Diagnosis Procedure Combination

DPC請求NAVI 2020-21

DPCコーディング＆請求の完全攻略マニュアル

診療情報管理士指導者
須貝和則 Kazunori Sugai

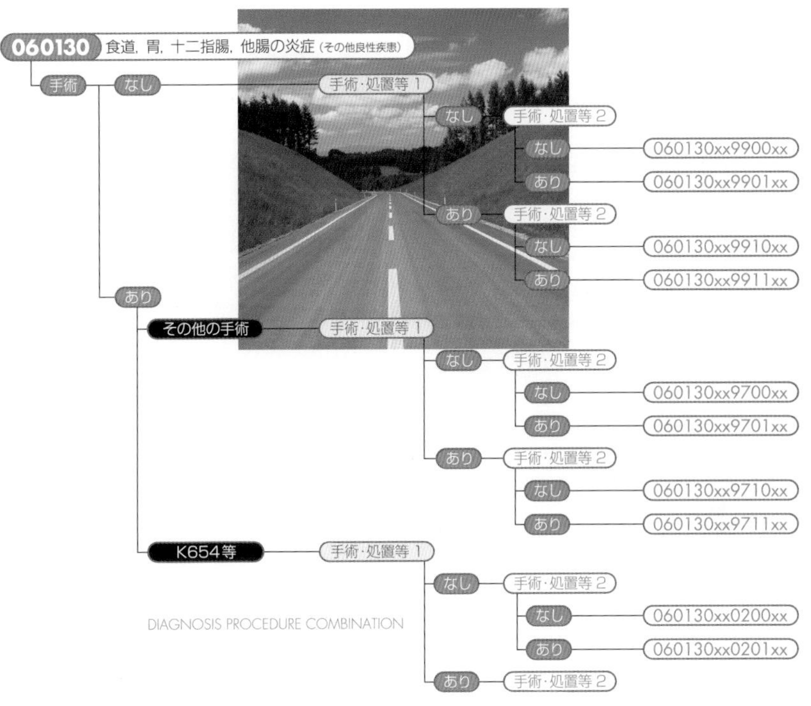

医学通信社

はじめに

本書はDPC/PDPSの参考書として活用いただけるよう執筆し，今回で第7版となります。DPC制度は2003年に導入され，すでに17年以上が経過していますが，DPC算定のルールの複雑さやDPCコーディングのむずかしさといった実務面については，難易度が高まるばかりです。たくさんの読者の方から，この著書をバイブルとして活用していただいているとのお声掛けをいただく機会がありますが，本当に嬉しく思います。

さて，2020年度は新型コロナウイルス（COVID-19）の感染拡大により，世界的に感染症の危機に直面しています。医療機関はCOVID-19の診療と一般診療との調整に追われ，さらに患者の診療抑制も加わり，病院経営はたいへんきびしい状況下にあります。医療機関の最も大きな収入源となる入院診療収入は，DPC算定にかかわる収入によって支えられているといっても過言ではありません。DPC制度にかかわる実務者の知識の向上や体制の改善は病院運営の要といえるでしょう。本書がその助けとなることができれば光栄です。

一方，DPCデータを活用した取組みについてはさらに勢いが増し，特にEFファイルを用いた重症度，医療・看護必要度Ⅱの指定拡大や国内のデータベース化の推進のためのKファイルの導入も始まりました。ますますDPCデータの有用性は高まることになるでしょう。

本書は，第1章でDPC制度の基本部分をしっかりと理解してもらうために，初心者向けに講演式にまとめてあります。概要を十分理解するためには，別に『DPC点数早見表』（医学通信社刊）を参照するなど，DPC分類そのものに触れながら，制度の大枠を実感してください。診断群分類の分岐はもちろんですが，関係告示・通知・疑義解釈もきわめて重要です。

第2章から第5章は複雑で，理解するためには保険請求の知識が必要です。難解な表現もありますが，じっくりと時間をかけて読み込んでほしいと思います。内容としては，実務で有用な情報をできる限りわかりやすく解説しています。特に第3章では，これまでの診療報酬改定の流れがわかるように，それぞれの改定年度を考慮して記載していますので，注意して読んでほしいと思います。

最後に第6章の事例部分は，重要な事例を残し，新たな事例を追加したうえで内容をブラッシュアップしました。実際にコーディングを行ってみてほしいと思います。

最後に，著者のわがままを受け入れご尽力いただいた医学通信社の編集部にも心から感謝申し上げます。

2020年10月

須貝和則

目　次

Contents

目　次

※　本書において，（『DPC早見表』p.000）とあるのは，『**DPC点数早見表　2020年４月版**』（医学通信社刊）のページ数を示すものです。

第１章　DPC 入門：ポイント31

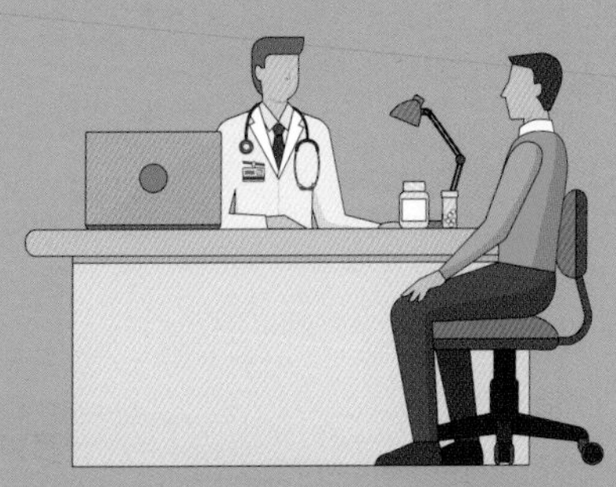

ポイント1 DPCの基本用語

1．**DPC**；「日本版診断群分類」※DPC（Diagnosis Procedure Combination）
—Diagnosis；診断，Procedure；処置（手術，検査等），Combination（組合せ）
—患者の医療情報を14桁コードで数値表現したもの
2．**DPC/PDPS**；「DPCに基づいた定額報酬支払制度」※PDPS（Per-Diem Payment System）
—Per-Diem；1日当たり，Payment System；支払制度
—診療報酬支払制度としての略称
3．**MDC**；「主要診断群」※MDC（Major Diagnostic Category）
—Major；主要な，Diagnostic；診断の，Category；分類
—01神経系疾患から18その他の疾患まで18種類，DPC 14桁の前2桁を指す
4．**基本DPC**「DPCの前6桁コード」
—505種類から構成
—分類の名称として使用される
5．**DPCコーディング**
—患者個々の入院診療に対する，DPCの14桁コードを決定すること
—傷病名，手術・処置等，重症度・副傷病を選択する3つの構造

解説 「DPC」という用語は，診断群分類に基づく定額報酬算定制度（包括支払制度）という意味と患者分類としての診断群分類が混合して用いられることがあります。DPCは本来，日本独自の診断群分類を意味し，定額報酬支払制度は「DPC/PDPS」という用語になります。

また，DPC（診断群分類）は14桁コードの数値構造をしており，前2桁を「**MDC（主要診断群）**」といい，この2桁のコードには日本語の疾患系用語が用いられています。また，MDCを含む前6桁を「**基本DPC**」といい，このコードには傷病名に沿った表現が付けられ，分類の名称として使用されています（例：010010 脳腫瘍）（詳細はp.20）。

これらの用語を用い，入院医療の支払額を決定するためにDPCコードを決めることを「**コーディング**」といいます。コーディングの考え方は，入院期間を通して最も医療資源を伴った傷病名を1つ挙げ，行われた手術・処置等の選択，合併症（重症度）により判断します（詳細はp.86）。

ポイント2 DPC制度と基本事項

【DPC制度のひろがり】

・2003（平成15）年4月　特定機能病院を対象に導入
・2020年4月現在，対象病院・病床は1757病院・約48万床で，一般病床を有する病院の全病床の約54%を占める。

【DPC制度の基本事項】

・急性期入院医療の診療報酬の包括支払制度
・疾病の特性および重症度を反映した診断群分類に基づき算定
・在院日数に応じた1日当たりの定額報酬
・医療機関別係数等により，医療費の支払額は各病院で異なる

解説 DPC制度は，1998年，国立病院等での試行を経て，2003年4月より**80の特定機能病院と2病院のナショナルセンター**に導入されました。

DPC制度が，特定機能病院を中心に導入が行われ，その後，一般の急性期病院に急速に普及した理由は，DPC制度がこれからの急性期入院医療の基本的な診療報酬支払制度に変わることを医療機関が強く認識していたためです（詳細はp.20）。

導入より十数年を経過し，DPC制度は日本の急性期病床の包括評価制度として定着しました。

DPC制度の基本は，診断群分類を用いて入院医療の診療報酬を算定することです。つまり，医療費の支払制度を指しますが，特徴的なことは，従来の診療報酬制度（出来高）が入院料や管理料，薬剤料，検査料等を行ったつど算定するのに対し，DPC制度はそれらの算定項目を**診断群分類に基づいた包括点数**によって算定することです。しかも，包括点数は，**1日の定額報酬**となっており，入院から退院までの在院日数に応じて支払額を計算します。さらに，医療費の支払額は，係数設定により病院ごとに異なるという点です（詳細はp.28）。

ポイント3　DPC対象病院となるまで

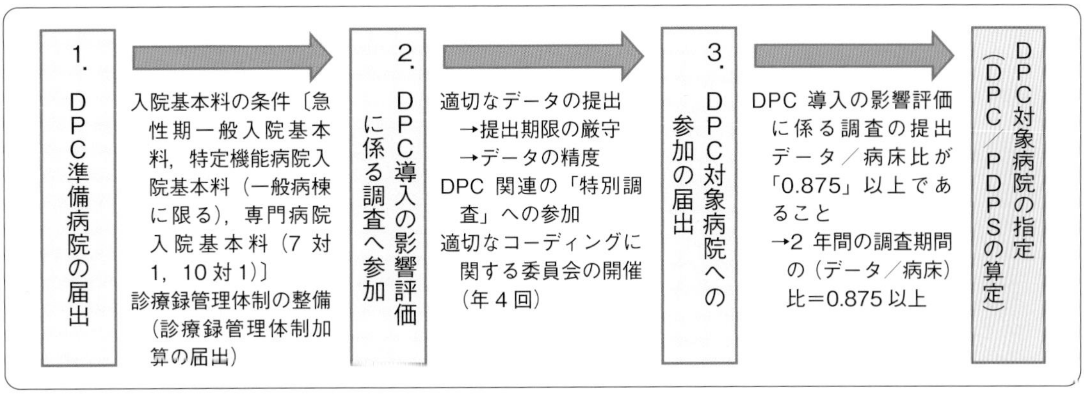

1. DPC準備病院の届出
→ 入院基本料の条件〔急性期一般入院基本料，特定機能病院入院基本料（一般病棟に限る），専門病院入院基本料（7対1，10対1）〕
診療録管理体制の整備（診療録管理体制加算の届出）
2. DPC導入の影響評価に係る調査へ参加
→ 適切なデータの提出
→提出期限の厳守
→データの精度
DPC関連の「特別調査」への参加
適切なコーディングに関する委員会の開催（年4回）
3. DPC対象病院への参加の届出
→ DPC導入の影響評価に係る調査の提出データ／病床比が「0.875」以上であること
→2年間の調査期間の（データ／病床）比＝0.875以上
DPC対象病院の指定（DPC／PDPSの算定）

解説　**DPC対象病院**になるためには，その前に**DPC準備病院**となる必要があります。

DPC準備病院になるためには厚生局への届出が必要であり，入院基本料などの条件，診療録管理体制の整備等を満たすことが求められます。

施設要件のなかで最も重要な位置を占めているのが，「**DPC導入の影響評価に係る調査**」に参加し，指定されたデータを提出期限を守り作成し，データ精度（チェックソフトで合格を得たデータ以外には提出できない）を維持しながら適切に送付することが条件となります。

また，毎年調査項目が見直される「**特別調査**」への参加，院内において年4回以上開催が義務付けられている「**適切なコーディングに関する委員会**」の実施などもあります。

DPC制度でこれら厳しい施設要件を課し，2年間の準備期間後にDPC対象病院とするような高いハードルを設定する狙いは，組織力があり優良な人材・施設を有する急性期病院にのみDPC対象病院としての位置づけを与えたい考えが根底にあるためです（詳細はp.21）。

ポイント4　支払いのための診断群分類決定

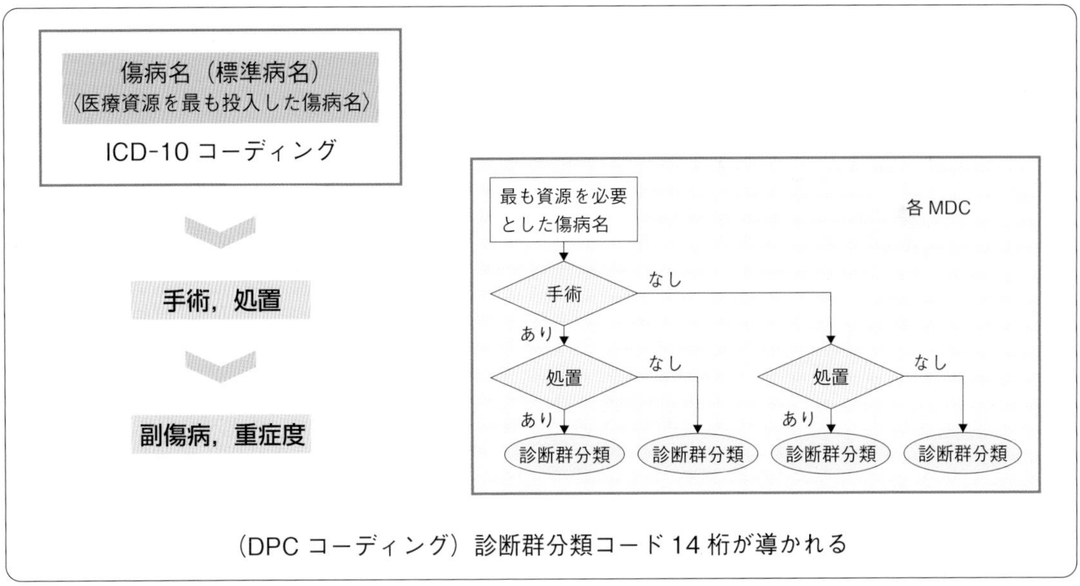

傷病名（標準病名）
〈医療資源を最も投入した傷病名〉
ICD-10コーディング
↓
手術，処置
↓
副傷病，重症度

各MDC
最も資源を必要とした傷病名
手術 — あり → 処置 — あり → 診断群分類／なし → 診断群分類
手術 — なし → 処置 — あり → 診断群分類／なし → 診断群分類

（DPCコーディング）診断群分類コード14桁が導かれる

解説　診断群分類コードを決めるためには，まずは第1段階，入院中**“医療資源を最も投入した傷病名”**を標準病名より決め，ICD-10コードを付けます。この作業を**“ICD-10コーディング”**といいます（詳細はp.77）。

続いて第2段階で入院期間中に行った手術や処置を選び，第3段階で定義副傷病や重症度を決めます。

この過程を経て，診断群分類の14桁コードが決まります。この作業全体を，**“DPCのコーディング”**といいます（詳細はp.86）。

ポイント5　医療資源を最も投入した病名とは

病名表現	考え方
主傷病名	患者さんの主たる病名
医療資源病名	入院期間（当該期間）の主たる病名

・入院から退院までの入院期間において，最も人的・物的に医療資源を投入した傷病名を「医療資源病名」といいます。

・DPC/PDPSの分類決定では，この医療資源病名を1つ選ぶことから始まります。この医療資源病名は必ずしも主傷病名ではありません。主傷病名は患者さんの病歴から人的・物的な医療資源投入量を勘案し，入院期間で中心となる病名であり，医療資源病名は当該入院期間を対象に最も重要な病名をみています。

解説　DPCは，**医療資源を最も投入した病名**（以下，医療資源病名）を1つ決めることになりますが，**主傷病名**と**医療資源病名**は別のものとして考える必要があります。もちろん，2つが一致しても問題はありませんが，病名に対する概念を分けておくことが重要です。ただしいずれも，傷病名は医師が決めるとされていますので，DPC担当者が無断で変えることはできません。

主傷病名は，ときに複数に及ぶこともあり，医師が主たる病名であると認識すればよいものです。一方，医療資源病名は必ず1つであり，**入院期間を通して人的・物的に医療資源が最も多くかかった病名**が挙げられます。この人的・物的資源投入の判断は，原則として医師が行うこととされています。

医療資源病名の決定は，診療報酬請求のつど決定することも条件の1つになっているため，入院から退院まで月の定時請求を伴うケースでは，入院途中で仮に医療資源病名を決定することになります。そして改めて，退院時に全経過を考慮したうえで，医療資源病名の決定を行うなど，退院時に総括するような認識が必要です（詳細はp.74）。

ポイント6　DPC/PDPSの仕組み

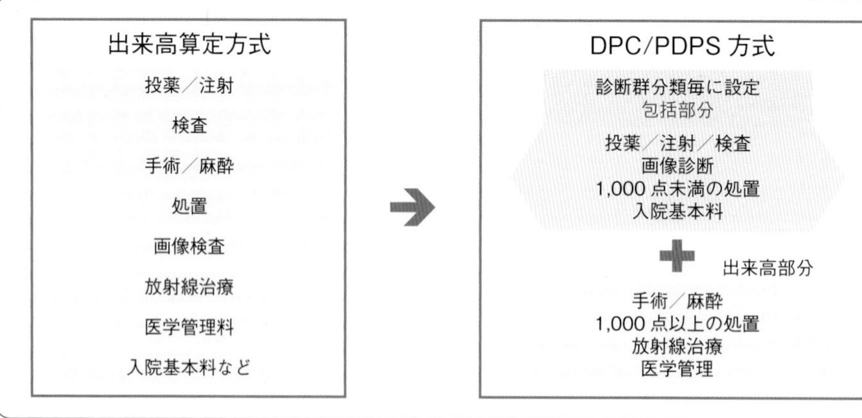

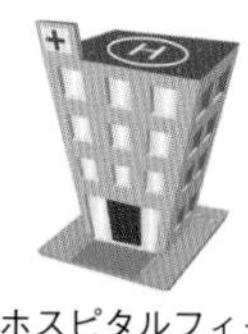
ホスピタルフィー

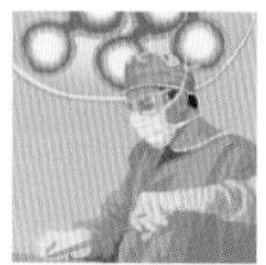
ドクターフィー

解説　DPC/PDPSは，包括部分と出来高部分を合計して請求額を計算します。

包括部分はいわゆる**ホスピタルフィー**といい，主に入院基本料や病院の管理費を意味するとされます。出来高部分は**ドクターフィー**といい，主に医師の技術料という意味で使われます。しかし，包括部分には投薬や注射，検査，画像診断，処置料が含まれています。

診療報酬の算定は，包括部分は診断群分類別に1日の定額が設定されているため，入院期間中に1つの診断群分類を決め，その点数によって計算します。出来高部分は医科点数表により算定を行います（詳細はp.62）。

ポイント７　診断群分類 14 桁コードの意味

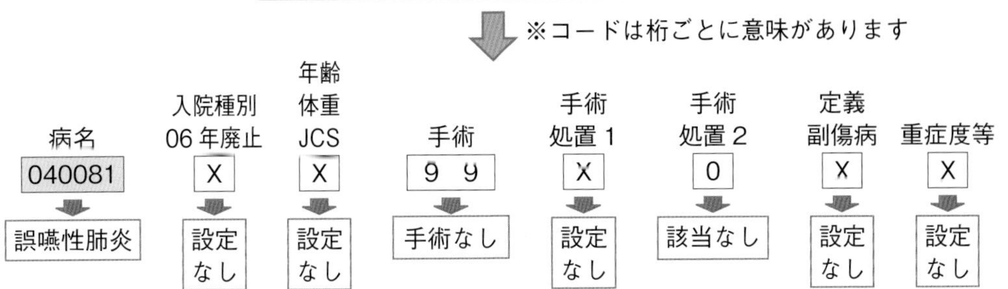

解説　診断群分類は **14 桁の DPC コード**からなります。入院から退院までの診療経過をそれぞれの条件に添って数値と記号によって表したものです。この 14 桁の内容は，病名と治療行為等によって各々の診断群分類ごとに変わります。

例えば誤嚥性肺炎により内科治療を行った場合，まずは**医療資源を最も投入した病名**として“誤嚥性肺炎”を挙げ，診断群分類上 6 桁の番号を導き出します。

次に 9 桁目以降は，**手術・処置等**，**定義副傷病**の選択になります。治療は抗生剤の点滴が行われていますが，手術は特に行われていないので，“なし”にします。この段階で，特に間違いやすい点は，病名に関連した手術，処置に対してのみ有無の選択をすると誤解するケースです。つまり，事例の場合，肺炎に対する手術の有無だけを考える誤りです。肺炎は内科治療が通常ですが，DPC の手術の選択は入院期間中に行われたすべての手術に対して判断を行うこととされています。よって，病名が肺炎でも他疾患に対する手術を実施していれば手術“あり”となるのです。

そして，人工呼吸は行われていないので，手術・処置等 2 は“なし”，糖尿病の治療が行われた記載があるので副病名として糖尿病が挙げられていますが，この 040081 の診断群分類には定義副傷病の設定はありません。一方，仮に 040090 急性気管支炎の分類の場合には，10007x 2 型糖尿病の定義副傷病が設定されています。

このように誤嚥性肺炎が本当に確定病名であったのか，急性気管支炎の診断ではなかったのかなど，医療資源を最も投入した病名の決定は重要な意味をもちます。

したがって DPC のコーディングは診断群分類の分類形態を確認しながら，適切な DPC の 14 桁コードを決定します（詳細は p.25）。

ポイント８　DPC 14 桁分類コードと樹形図

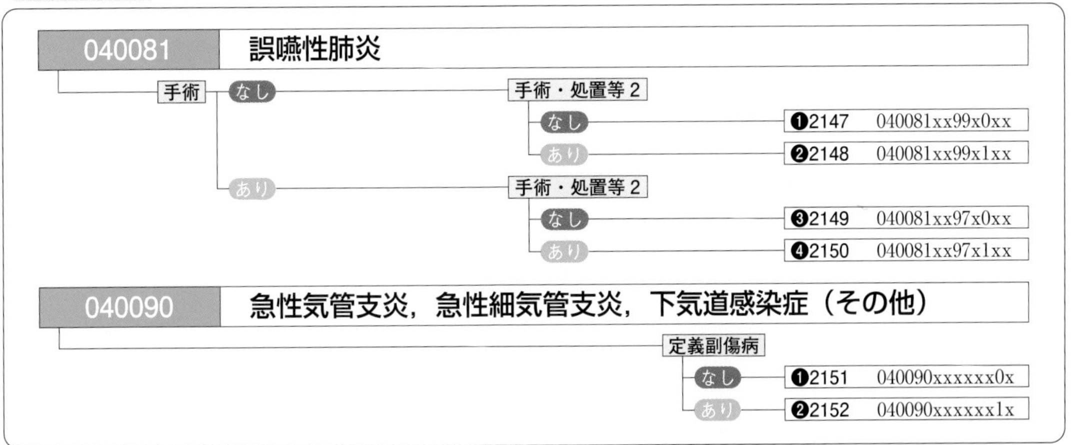

解説　DPC 14 桁コードの思考過程をより理解しやすくしたものが，**樹形図**です。

樹形図は，すべての分類に対して作成されているため，疾患を中心に治療過程を考えながらオーバービューに見て確認するのに適しています。

また，入院期間や診療点数などを確認し，他の分類と比較するのにも使用できます。医療現場では，この樹形図を頻繁に活用しています。

ポイント9 主要診断群 MDC とは

誤嚥性肺炎：040081xx99x0xx の前 6 桁は「04-0081」に分解されます。
この「04」の 2 桁は，主要診断群「MDC」といいます。
MDC は 18 種類の疾患区分で構成されます。
※MDC（Major Diagnostic Category）

MDC	日本語表記	MDC	日本語表記	MDC	日本語表記
01	神経系疾患	07	筋骨格系疾患	13	血液・造血器・免疫臓器の疾患
02	眼科系疾患	08	皮膚・皮下組織の疾患	14	新生児疾患，先天性奇形
03	耳鼻咽喉科系疾患	09	乳房の疾患	15	小児疾患
04	呼吸器系疾患	10	内分泌・栄養・代謝に関する疾患	16	外傷・熱傷・中毒
05	循環器系疾患	11	腎・尿路系疾患及び男性生殖器系疾患	17	精神疾患
06	消化器系疾患，肝臓・胆道・膵臓疾患	12	女性生殖器系疾患及び産褥期疾患・異常妊娠分娩	18	その他

解説 引き続き，誤嚥性肺炎を例にとって説明を行っていきます。

DPC 14 桁コードは，前 2 桁を**主要診断群「MDC」**と称して，18 種類に分けて大分類を構成しています。

18 種類は，MDC 番号の他，区分する臓器別の表題名が付き，検索する際に大分類をわかりやすくしています。

ポイント10 診断群分類数と支払い分類

	MDC 数[※1]	傷病名数	診断群分類数	包括対象[※2]	支払い分類[※3]
2003 年 4 月	16	575	2,552	1,860	
2004 年 4 月	16	591	3,074	1,726	
2006 年 4 月	16	516	2,347	1,438	
2008 年 4 月	18	506	2,451	1,572	
2010 年 4 月	18	507	2,658	1,880	
2012 年 4 月	18	516	2,927	2,241	
2014 年 4 月	18	504	2,873	2,309	
2016 年 4 月	18	506	4,918	4,244	2,410
2018 年 4 月	18	505	4,955	4,296	2,462
2020 年 4 月	18	502	4,557	3,990	2,260

※1 MDC：Major Diagnostic Category 主要診断群
※2 包括対象となる DPC 数
※3 CCP マトリックスを導入した分類は，複数の診断群分類が同一の支払い分類となる。

解説 DPC 制度で用いられる診断群分類は，2020 年度改定によって，主要診断群（MDC）数 18，傷病名数 502，診断群分類数 4557，包括対象となる DPC 数 3990，そして支払い分類数は 2260 となりました。

診断群分類数が 4557 あるのに対し，包括対象が 3990 と若干少ない理由は，診断群分類に出来高算定となる分類が混じっていることを表しています。

また，支払い分類数 2260 をかなり少なく感じるかもしれません。上記の図表を見ると，2014 年度までは診断群分類数が 2000～3000 であるのに対し，2016 年度以降に 4000 を超えるようになったのがわかります。これは CCP マトリックスが導入されたことにより，診断群分類数が極度に増えたことを示しています。したがって，重症度を細かく反映した分類＝CCP マトリックスを導入しても，支払い分類の数はそれほど増えていないのです（詳細は p.146，p.164）。

ポイント11　定義副傷病の選択

・医療資源病名に対し，併存する疾患，合併する疾患を「定義副傷病」といいます。
・定義副傷病は，すべての分類に設定されているわけではありません。
・定義副傷病はMDCコードにより示され，「手術あり・なし」で分かれています。

MDCコード	定義副傷病
040040　肺の悪性腫瘍	手術あり・なし共通
	040080　肺炎等
	手術なし
	130070　白血球疾患（その他）
	手術あり
	070040　骨の悪性腫瘍（脊椎を除く）

解説　医療資源病名に続き，DPCコーディングでは副傷病を挙げることが特に重要です。DPCコード14桁の13桁目が**定義副傷病**の有無を判断する数字になりますが，定義副傷病の設定はすべての分類（MDCコード）に設定されているわけではありません。手術あり・なしの分岐の選択に応じて該当する定義副傷病が設定されています。

定義副傷病の選択の原則は，入院中の医療資源に影響を与えた傷病に限定されています。したがって，たいへん複雑ですが，入院中の関連病名をすべてチェックするなど，ミスコーディングを行わないためのチェック体制の整備が重要になります（詳細はp.76）。

ポイント12　CCPマトリックスの導入

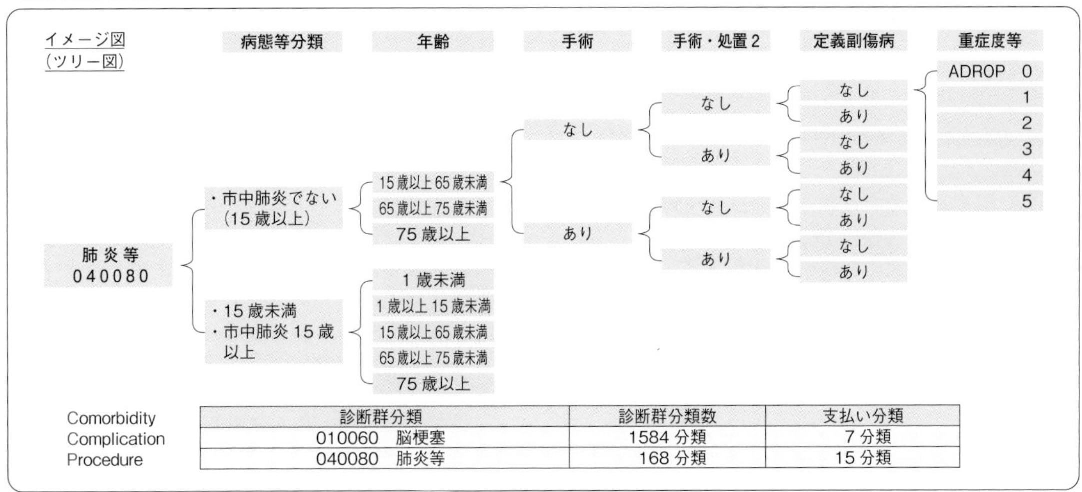

診断群分類	診断群分類数	支払い分類
010060　脳梗塞	1584分類	7分類
040080　肺炎等	168分類	15分類

解説　**CCPマトリックス**は，重症度をきめ細かく表現する分類構造として，2016年度より導入された診断群分類の仕組みです。CCP（Comorbidity Complication Procedure）とは，「**重症度を考慮した評価手法**」と訳されています。2016年度は，3つの分類（**脳梗塞，肺炎，糖尿病**）に導入され，2020年度には2つの分類（脳梗塞，肺炎）に限定されました。

040080肺炎等を例にとってその分類構造を見てみると，**重症度「A-DROPスコア」**が用いられ，スコア合計の値によってDPC分類は5段階に分かれるように設定されています。分類の特徴は「A-DROPスコア」が市中肺炎の重症度評価であるため，医療資源病名の次に「病態等分類」が来て，「15歳以上で市中肺炎でないもの」と「15歳未満もしくは15歳以上で市中肺炎のもの」に分かれ，続いて年齢別の評価，手術の有無と繋がります。

CCPマトリックスについては，このような分類特有の特徴を認識してコーディングし，データを分析する際にも注意する必要があります（詳細はp.146，p.164）。

ポイント13　診断群分類の点数パターン

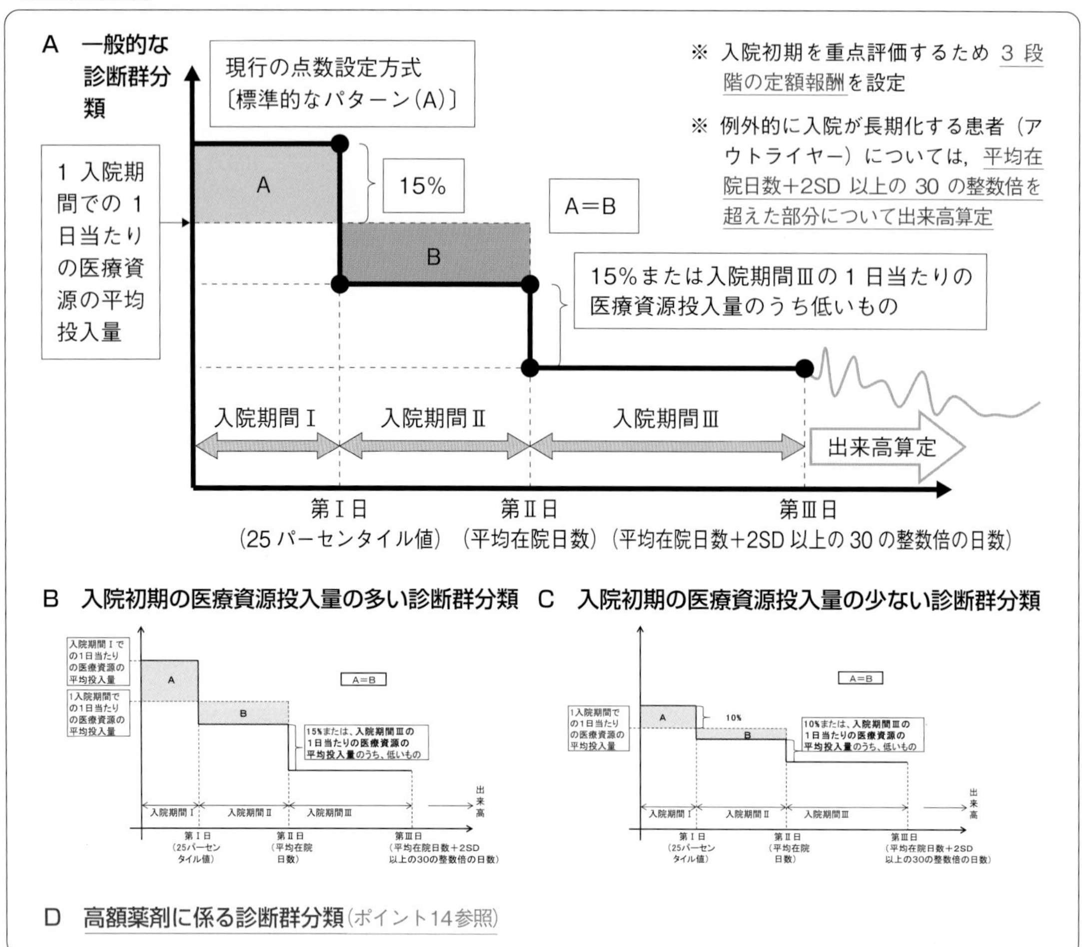

解説　診断群分類の点数は，4つのパターンから構成され，それぞれの分類別に4つのパターンから期間と包括点数が決められています。

図は，縦軸が1日の点数，横軸が在院日数です。入院当初の**入院期間Ⅰ**が最も高く，**入院期間Ⅲ**まで3段階に設定されています。

入院期間Ⅲまでの日を**特定入院期間**といい，この日数の範囲がDPCの包括範囲です。**入院期間Ⅲを超えると出来高**に変ります。出来高に変るとDPCレセプトとは別に出来高のレセプトを作成し，請求が行われます。**平均在院日数＋2 SD 以上の 30 の整数倍の日数**となります。

入院期間Ⅱの第Ⅱ日はDPC病院全体からみた診断群分類ごとの平均在院日数です。つまり平均的な治療期間と考えることができます（詳細はp.68）。

ポイント 14　高額薬剤の点数パターン（D）

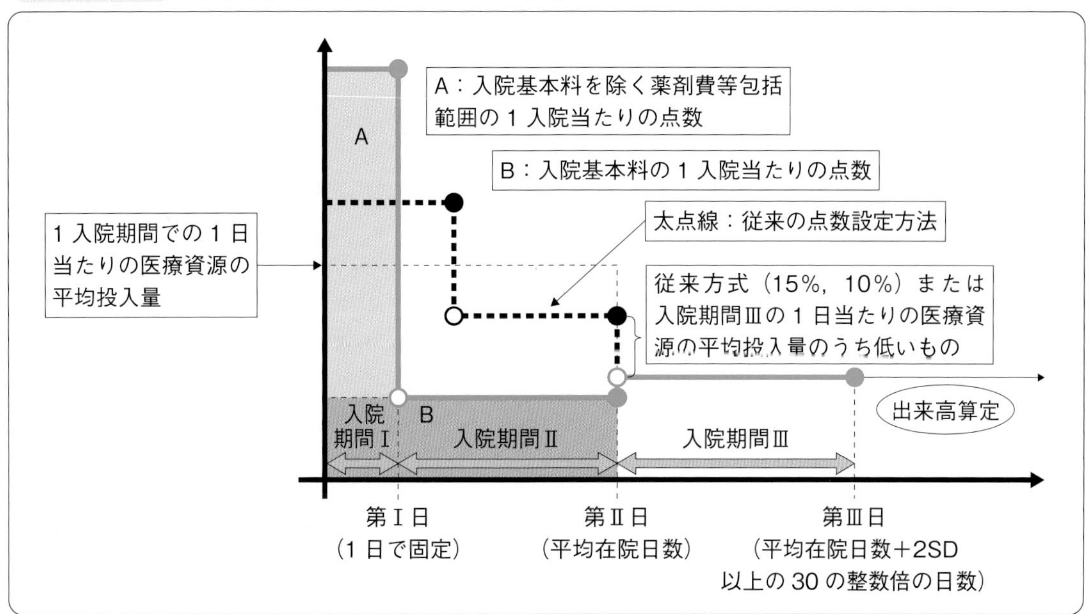

解説　この診断群分類点数表は，2012 年度から新設された**高額薬剤の投与**等に用いられている点数パターンです。

入院期間Ⅰが 1 日に設定されています。抗悪性腫瘍薬など，高額薬剤指定で 10 万点を超えるものもあるので，コーディングを誤らないように慎重にチェックする必要があります。

入院期間Ⅱの点数が低く抑えられていますので，入院日数の短縮が効果的なパターンです。

また，入院期間Ⅱを超えて，再び点数が上昇する分類もあります。これは，Ⅱの期間までの総点数をⅠの期間とⅡの期間で配分し，Ⅰの期間（1 日）に薬剤費分を固定して点数配分したため，変則的にⅢの期間が高くなったわけです。薬剤によっては，1 回目の投与から短期間で 2 回目の投与期間が連続して 1 入院内で行われる場合など，長期になる入院もあります。

したがって，点数パターンを見て，患者の QOL を重視しながらも，入院期間を考慮し，治療計画をどのように組み立てるのかが課題となります（詳細は p.61）。

ポイント 15　診断群分類点数表の見方

番号	診断群分類番号	傷病名	手術名	手術・処置等1	手術・処置等2	定義副傷病	重症度等	入院日			点数（点）		
								Ⅰ	Ⅱ	Ⅲ	入院期間Ⅰ	入院期間Ⅱ	入院期間Ⅲ
2141	0400801497x105	肺炎等（市中肺炎かつ 75 歳以上）	あり		あり	なし	A-DROP スコア 5	14	29	90	2,967	2,212	1,880
2142	0400801497x111	肺炎等（市中肺炎かつ 75 歳以上）	あり		あり	あり	A-DROP スコア 1	14	29	90	2,967	2,212	1,880
2143	0400801497x112	肺炎等（市中肺炎かつ 75 歳以上）	あり		あり	あり	A-DROP スコア 2	14	29	90	2,967	2,212	1,880
2144	0400801497x113	肺炎等（市中肺炎かつ 75 歳以上）	あり		あり	あり	A-DROP スコア 3	14	29	90	2,967	2,212	1,880
2145	0400801497x114	肺炎等（市中肺炎かつ 75 歳以上）	あり		あり	あり	A-DROP スコア 4	14	29	90	2,967	2,212	1,880
2146	0400801497x115	肺炎等（市中肺炎かつ 75 歳以上）	あり		あり	あり	A-DROP スコア 5	14	29	90	2,967	2,212	1,880
2147	040081xx99x0xx	誤嚥性肺炎	なし		なし			9	19	60	2,796	2,066	1,756
2148	040081xx99x1xx	誤嚥性肺炎	なし		あり			9	21	60	3,270	2,522	2,128
2149	040081xx97x0xx	誤嚥性肺炎	あり		なし			19	37	90	2,680	1,981	1,684

診断群分類番号の名称・分岐の情報

注）出来高に落ちる分類は除外している

入院期間Ⅰ～Ⅲ当たりの日数　入院期間別 1 日当たりの点数

注）入院日，点数は表示された数字までを含む「以下」である。

解説　診断群分類点数表は，電算システム用に作成されたものです。

包括される DPC コードごとに入院期間と 1 日の点数が配置され，表形式になっているので，検索や独自のシステム構築，分析等を行うときには点数マスターとなるものです（詳細は p.139～）。

ポイント16　DPC 導入の影響評価に係る調査

DPC 準備病院および DPC 対象病院は，次のデータを期日内に提出することが条件

DPC 提出データ

様式名称			内容
様式1	患者別匿名化情報		診療録情報（主傷病名，入院の目的，手術術式等）
様式4	患者別匿名化情報		医科保険診療以外のある症例調査票
H ファイル	患者別匿名化情報		カルテからの日別の匿名化情報（重症度，医療・看護必要度）
EF 統合ファイル	患者別匿名化情報	診療報酬請求情報	医科点数表による出来高情報（入院）
外来 EF 統合ファイル	患者別匿名化情報	診療報酬請求情報	医科点数表による出来高情報（外来）
D ファイル	患者別匿名化情報	診療報酬請求情報	診断群分類点数表により算定した患者に係る診療報酬請求情報（DPC 対象病院のみ）
様式3			施設調査票（病床数，入院基本料等加算算定状況等） 患者単位ではなく，医療機関単位での情報
K ファイル			①生年月日，②カナ氏名，③性別を基に生成した共通 ID に関する情報

解説　DPC 導入の影響評価に係る調査基本事項として，DPC データは7つの様式名称にあるデータ区分によって構成されます。これらのデータをすべてエラーチェックソフトをかけて，一定の水準以上に仕上げたものが提出できることになります。

《様式1》

退院サマリーと同じ形式を持つ情報の集積であり，当月内に退院した患者の病名，手術，入退院情報，患者情報などの診療情報を医師のもとで作成します。

《E・F ファイル》

医科点数表の出来高情報となるため，医事会計情報の登録が遅滞なく処理されていれば，後は電算処理でデータが作成されます。

《D ファイル》

DPC/PDPS での請求情報となるため，DPC 対象病院のみが提出します。DPC 分類とその関連した請求情報が網羅されています。

《外来 EF 統合ファイル》

E・F ファイルの外来情報です。DPC では入院患者を対象とするため，患者単位の診療全体を通した情報分析に限界がありました。そこで 2012 年度より外来 EF 統合ファイルの提出が始まりました。

《様式4》

医科点数表以外のいわゆる自費のデータになります。DPC データに混在する自費データを選別するために提出するものです。

《様式3》

施設調査票です。主に施設基準の届出に準じたもので，医療機関単位の情報を作成し，提出します。

《H ファイル》

2016 年から提出が必要となった，該当患者についての「重症度，医療・看護必要度に係る評価票」の評価点数データです。このデータは，一般病床のあり方が中医協で議論されるうえで重要な情報です。

《K ファイル》

DPC データには個人を特定する情報は含まれず，ID 番号においても暗号化をかけます。K ファイルは DPC データに生年月日，性別，氏名の3情報を含む共通キーを作成するためのもとになるデータです。

（詳細は p.23）

ポイント17　実際のDPCコーディング

【入院経過：病歴】
80歳男性。2型糖尿病でインスリン自己注射施行中の患者が，肺炎の疑いにより呼吸器内科に入院し，誤嚥性肺炎と診断され，抗生物質の点滴を行った。23日目で症状軽快し，退院した。

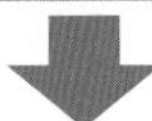

患　　者 ⇒	年齢は80歳の男性である
病名（入院時）⇒	誤嚥性肺炎
ICD-10コード ⇒	J69.0 食物および吐物による肺臓炎
MDCコード ⇒	040081 誤嚥性肺炎
入院経過 ⇒	入院治療の中心（医療資源）は肺炎への抗生物質の点滴（手術もない）である。肺炎に主な合併症（呼吸不全）はなく，人工呼吸も行っていない。

【DPCコード】040081xx99x0xx

解説　【入院経過：病歴】を参考に実際の肺炎のコーディングをみてみましょう。

コーディングで最も大切なことは，**入院から退院までの診療の流れを掴むことです**。

全体像がみえなければ，医療資源病名の選択もICD-10の付与もできません。ICD-10コードの付与に注意し，標準病名マスターより誤嚥性肺炎を選択し，ICD-10コードを確認します。J69.0が該当し，適切なコードと判断します。

そして入院経過をみながらMDCコードを仮決定し，医療資源のかかり方をみながらDPCコードを導き出します（詳細はp.139～）。

ポイント18　DPCの対象外患者

1．急性期以外の特定入院料等算定患者
・障害者施設等入院基本料，特殊疾患入院医療管理料，回復期リハビリテーション病棟入院料，地域包括ケア病棟入院料，特殊疾患病棟入院料，緩和ケア病棟入院料，短期滞在手術等基本料（「1」に限る）

2．「診断群分類」で包括対象外となった患者
・診断群分類により導かれる

3．評価療養，患者申出療養を受ける患者
・先進医療，医薬品・医療機器の治験に係る診療，医薬品医療機器等法承認後で保険収載前の医薬品の使用，医薬品医療機器等法承認後で保険収載前の医療機器の使用，適応外の医薬品の使用，適応外の医療機器の使用

4．厚生労働大臣が定める特定の手術・薬剤を算定する患者
・新規に保険導入される手術，薬剤を投与した患者が対象となる

5．入院時・入院目的によりDPC対象外となる患者
・入院後24時間以内に死亡した患者
・生後7日以内に死亡した新生児
・臓器移植を行った患者（同種心移植，生体部分肝移植，造血幹細胞移植など）

解説　DPC/PDPSの対象患者は，原則一般病床に入院するすべての患者ですが，次の5つの区分は対象外として**医科点数表に則って出来高で算定**を行います（詳細はp.57）。

1．**急性期以外の特定入院料等を算定する病床に入院する患者**（DPC対象病棟に戻ったときには，転棟日より包括を開始します）。
2．DPCの対象患者としてDPCコードには該当するが，**分類が出来高算定となっている場合**。
3．**評価療養，患者申出療養を受ける患者**。評価療養とは，保険診療と保険外診療の併用を認めたもので，先進医療，治験などがある。
4．**新規に保険収載される処置や手術を実施，薬剤を投与された場合**。保険導入されて間もない新規の手術手技や薬剤が指定されています。薬剤については診断群分類が限定されています。
5．**入院直後の死亡，臓器移植を行った場合**など。

特に注意すべきは4で，診療報酬改定により特定の処置・手術の対象が変わることや，薬剤などは保険収載される新薬などが対象となるため，随時新しい情報を得ておくことが求められます。

ポイント19 DPC/PDPSの計算方法

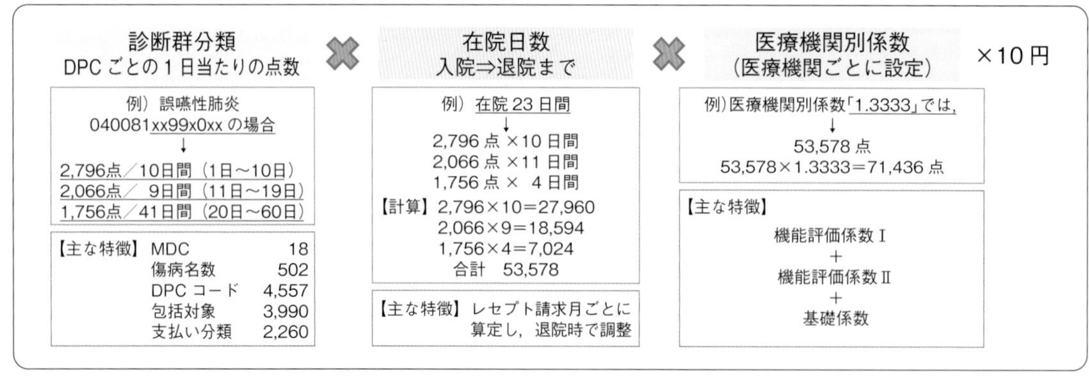

解説 DPC/PDPSの包括部分の計算を実際に行ってみましょう。

はじめに，**診断群分類**を1つ選びます。今回の例は，誤嚥性肺炎040081を選んでいます。点数を算出するためには，**手術や処置**，**副病名**などの情報が必要です。肺炎に手術の有無があるのかと不思議に思われるかもしれませんが，入院期間中に手術が行われたか否かで（他の疾患に対する手術も含め）判断することになります。この事例の分類は手術なしということで，040081xx99x0xxを選んでいます。

この分類の配点は，入院1日目から10日目までが1日2,796点，11日目以降は1日2,066点，20日目以降は1日1,756点となっており，算定は，これらの配点に在院日数を当てはめていきます。つまり，23日間入院した場合は，10日＋9日＋4日に分解し，それぞれに配点を掛けて合計を出します。そして合計点に対し，病院ごとに決められた**医療機関別係数**を掛けて，包括部分の算定額が決まります（詳細はp.29）。

なお，肺炎が細菌性肺炎であった場合は，傷病名変更に伴いDPC分類も040080肺炎等に代わります。この分類は**CCPマトリックス**という分類構造で他とは異なります（詳細はp.146，p.164）。

ポイント20 医療機関別係数

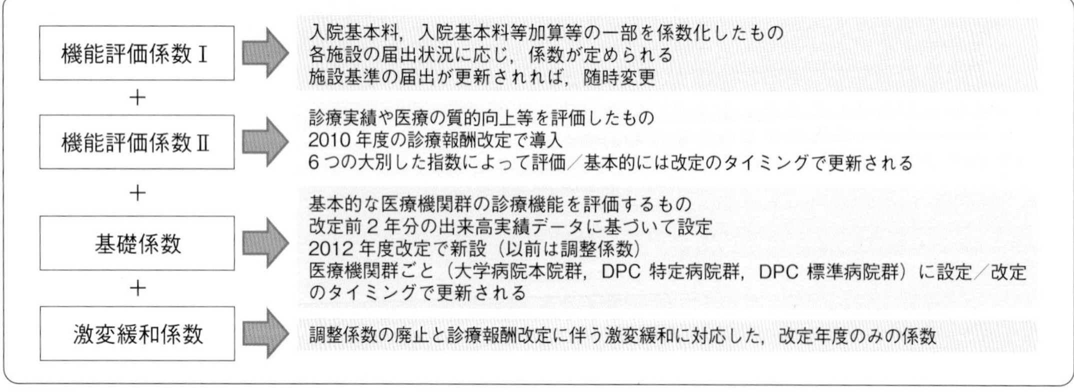

解説 DPC/PDPSは，診断群分類ごとの入院1日当たりの点数に在院日数を掛け，患者当たりの包括合計点数に**医療機関別係数**を掛けて算定します。この医療機関別係数は，**機能評価係数**と**基礎係数**の和によって医療機関ごとに決められています。

機能評価係数は，2つに分かれており，**機能評価係数Ⅰ**は入院基本料の一部や入院基本料等加算を係数化したものです。よって，随時，施設基準の届出に応じて設定されます。**機能評価係数Ⅱ**は，病院機能を反映した評価係数を意味し，急性期を反映する医療の透明化・効率化・標準化・質の向上などが挙げられています。

一方，基礎係数はかつてDPC対象病院を一定の評価によりⅠ群からⅢ群に分け，係数を設定したものでしたが，2018年度改定において，Ⅰ～Ⅲは序列をイメージするとして，**大学病院本院群（大学病院の本院）**，**DPC特定病院群（一定の要件を満たす高機能な病院）**，**DPC標準病院群（その他の急性期病院）**に置き換えられました。特に特定病院群の一定要件の基準値は，大学病院本院群のおよそ最低値で設定されています（詳細はp.29）。

ポイント21　機能評価係数Ⅰ

急性期入院料や入院基本料等加算を係数化

- 医科点数表の施設基準の届出等により，算定可能となった月から係数に反映できる
- 一般病棟入院基本料は，最も低い急性期一般入院料7を基本ベース（係数0.0000）にして急性期一般入院料1～6をプラス係数に，地域一般入院基本料はマイナス係数に設定されている
- 入院基本料等加算は，それぞれ加算項目ごとに係数で評価されるものと別途出来高点数で算定できるものに分かれる
- 機能評価係数Ⅰは係数に評価されるもの，されないものに区分されるが，いずれも算定要件や施設基準に則って判断する

解説　機能評価係数Ⅰは，医科点数表の第1節入院基本料，第2節入院基本料等加算を評価した係数です。医科点数表では点数評価が行われていますが，機能評価係数Ⅰにおいて係数化された項目は，基礎係数や機能評価係数Ⅱに合算（マイナス係数は減算）し，医療機関別係数の一部になります。

この係数は，施設基準の届出等により算定可能となった月初めのタイミングで係数の変更を行うことになります。医事算定の現場では，施設基準の届出と医事システムへの係数設定にミスマッチが発生し，算定もれが発生するので注意が必要です（詳細はp.29）。

ポイント22　機能評価係数Ⅱ

名称	範囲	評価の考え方
保険診療係数	医療機関群	適切なDPCデータの作成，病院情報を公表する取組み，保険診療の質的改善に向けた取組みを評価
効率性係数	全医療機関	各医療機関における在院日数短縮の努力を評価
複雑性指数	医療機関群	各医療機関における患者構成の差を1入院あたり点数で評価
カバー率係数	医療機関群	様々な疾患に対応できる総合的な体制について評価
救急医療係数	全医療機関	救急医療の対象となる患者治療に要するX資源投入量の乖離を評価
地域医療係数	医療機関群	地域医療への貢献を評価

〈評価方法〉

- 相対評価を行うための指数値を設定し，上限下限値の処理等を行って係数値を設定する方法
- 上限値以上を取得した医療機関は，すべて同じ係数になる（下限値以下はすべて係数0）

係数名	上限値	下限値
保険診療	固定係数値	
効率性指数	97.5% tile値	2.5% tile値
複雑性指数	97.5% tile値	2.5% tile値
カバー率指数	1.0	0
救急医療指数	97.5% tile値	0
地域医療指数（定量）	1.0	0
地域医療指数（体制）	1.0	0

解説　機能評価係数Ⅱは，2016年度には8項目が設定されていましたが，2018年度改定により6項目へと見直されました。

算出に当たり，「指数」，「係数」という言葉が用いられていますが，指数というのはそれぞれの評価をそのまま数値で表したものです。一方，係数とは指数をもとに得られた数値で，変数に掛けるための一定の数値という解釈です。つまり，機能評価係数Ⅱを評価するためには，まずは算出する指数を明らかにする必要があります。指数の考え方は，ポイント23以下で説明します。

ポイント23 機能評価係数Ⅱの指数①

保険診療指数

・提出するデータの質や医療の透明化，保険診療や医療の質を評価
・項目数が少ないので，確実に減点を回避すること

保険診療指数の評価
未コード化傷病名　2％以上を減点（2019 年度以降は様式 1 全病名）
部位不明・詳細不明コード（ICD-10）　10％以上を減点
DPC データの様式間の矛盾　1％以上を減点
病院情報を公表　加点（自院のホームページ上で公表）
保険診療への取組み（2022 年度からの評価を検討）

解説　機能評価係数Ⅱの 6 項目の指数は複雑ですので，考え方のポイントをまとめました。

1）**保険診療指数**：DPC データの精度，未コード化傷病名の使用割合等，5 項目で構成。病院情報を公表する取組みは 2016 年度より追加。自院 HP で指定された臨床指標を公表することで評価される。前年度 10 月 1 日時点を見て，その対応が次年度の係数に反映される（詳細は p.31）。

ポイント24 機能評価係数Ⅱの指数②

効率性指数

・医療機関の診断群分類ごとの在院日数短縮を評価した項目
・診断群分類別に見て，年間 12 例以上（月 1 例以上）を対象
・包括評価の対象となっている診断群分類のみ計算対象として評価

分母
当該医療機関の患者構成が全 DPC/PDPS 対象病院と同じと仮定した場合の平均在院日数
解説 自院の診断群分類ごとの平均在院日数を全 DPC 病院の診断群分類の構成に置き換えて，全体の平均在院日数を計算するという意味

分子
全 DPC/PDPS 対象病院の平均在院日数

複雑性指数

・医療機関の患者構成の差を 1 入院あたりの点数で評価した項目
・診断群分類別に見て，年間 12 例以上（月 1 例以上）を対象
・包括評価の対象となっている診断群分類のみ計算対象として評価

分母
全病院の平均 1 入院あたり包括点数
解説 全 DPC 病院の診断群分類別の包括点数の平均値

分子
当該医療機関の包括範囲出来高点数（1 入院当たり）を，DPC（診断群分類）ごとに全病院の平均包括範囲出来高点数に置き換えた点数
解説「包括範囲出来高点数」とは診断群分類点数表に基づく出来高実績点数。よって，自院の診断群分類別の包括範囲出来高点数を全 DPC 病院の包括範囲出来高点数に置き換え，自院の患者構成によって包括範囲出来高点数を計算するという意味。

解説

2）**効率性指数**：疾病構造の違いを診断群分類別に補正した在院日数の相対値により評価（詳細は p.32）

3）**複雑性指数**：施設ごとの診療の複雑さについて，診断群分類別に 1 入院当たりの包括点数の相対値により評価（詳細は p.33）

ポイント 25　機能評価係数Ⅱの指数③

カバー率指数

・様々な疾患に対応できる総合的な体制の評価
・診断群分類別に見て，年間 12 例以上（月 1 例以上）を対象
・すべての診断群分類（支払い分類）を計算対象として評価

分母
全診断群分類数

分子
当該医療機関で一定以上算定している DPC 数
解説 一定以上算定しているという意味は 12 症例以上を指す。自院の診断群分類の出現数を評価したもの

救急医療指数

・救急医療（緊急入院）の対象となる患者治療に要する資源投入量の乖離を評価
・救急医療入院患者について，入院後 2 日目までの包括範囲出来高点数と診断群分類点数表の設定点数の差額を計算（総和を求め），1 症例あたりに換算し医療機関別に係数化
・対象患者は，救急医療管理加算の取得施設と取得なし施設で分け，救急医療管理加算や救命救急入院料などの算定者としている。取得なしは，様式 1 の「救急医療入院」の項目で判断
・A 205 救急医療管理加算の施設基準を取得している施設は，「救急医療入院」の患者

A 205　救急医療管理加算
A 300　救命救急入院料
A 301　特定集中治療室管理加算
A 301-2　ハイケアユニット入院医療管理料
A 301-3　脳卒中ケアユニット入院医療管理料
A 301-4　小児特定集中治療室管理料
A 302　新生児特定集中治療室管理料
A 303　総合周産期特定集中治療室管理料

地域医療指数

・体制・定量評価の 2 種類の指数で評価
・体制評価指数は「5 疾病 5 事業」の急性期指標
・定量評価指数は小児（15 歳未満）とそれ以外（15 歳以上）
・体制評価指数は下記の 9 項目（1 領域 1 P）より，上限を医療機関群で分けた（大学病院本院群・DPC 特定病院群 8 P，DPC 標準病院群 6 P）

領域	概要
がん	がんの地域連携実績及びがん診療連携拠点病院等の体制を評価
脳卒中	脳卒中の急性期の診療実績を評価
心血管疾患	緊急時の心筋梗塞の PCI や外科治療の実績及び急性大動脈解離に対する手術実績を評価
精神疾患	精神科入院医療の診療実績を評価
災害	災害時における医療への体制を評価
周産期	周産期医療への体制を評価
へき地	へき地の医療への体制を評価
救急	救急車等受け入れ実績及び救急医療の体制を評価
その他	その他重要な分野への貢献を評価

解説　4）**カバー率指数**：施設ごとに出現する診断群分類の種類数により評価

5）**救急医療指数**：救急入院患者の入院後 2 日間までの包括範囲出来高点数（出来高診療実績）と診断群分類点数表の設定点数との差額の総和で評価

6）**地域医療指数**：地域医療への貢献度を院内体制（体制評価指数）と受入れ患者数（定量評価指数）により評価。評価対象は 3 つの医療機関群の範囲内で比較される。

詳細は p.34

ポイント26　地域医療指数のポイント①

体制評価指数①

<table>
<tr><th>評価項目</th><th>DPC 標準病院群</th><th>大学病院本院群</th><th>DPC 特定病院群</th></tr>
<tr><td rowspan="2">がん</td><td colspan="3">退院患者の〔「B 005-6 がん治療連携計画策定料」を算定した患者数〕／〔医療資源病名が悪性腫瘍に関連する病名である患者数〕（0.5 P）</td></tr>
<tr><td>「がん診療連携拠点病院の指定」，「小児がん拠点病院の指定」，「地域がん診療病院」，「特定領域がん診療連携拠点病院」（いずれかで 0.5 P）</td><td colspan="2">「都道府県がん診療連携拠点の指定」又は「小児がん拠点病院」の指定（0.5 P）
「地域がん診療連携拠点病院の指定」（0.25 P）</td></tr>
<tr><td>脳卒中</td><td colspan="3">・t-PA 療法の実施（0.25 P）
・A 205-2 超急性期脳卒中加算の算定実績又は血管内治療の実施実績を評価（0.5 P）
・A 205-2 超急性期脳卒中加算の算定実績及び血管内治療の実施実績を評価（1 P）
（血管内治療の実施：入院 2 日目までに K 178-31，K 178-32，K 178-4 のいずれかが算定されている症例の診療実績）
※いずれか最大値で評価</td></tr>
<tr><td rowspan="2">心血管疾患</td><td colspan="3">医療資源を最も投入した傷病名が「急性心筋梗塞」であり，予定外の入院であって時間外対応加算（特例を含む）・休日加算・深夜加算が算定され，入院 2 日目までに経皮的冠動脈形成術等（K 546，K 547，K 548，K 549，K 550，K 550-2，K 551，K 552，K 552-2）のいずれかが算定されている症例の診療実績により評価（0.5 P）</td></tr>
<tr><td colspan="3">入院中に大動脈解離に対する手術（K 5601，K 5602，K 5603，K 5604，K 5605，K 560-21，K 560-22，K 560-23，K 5611 のいずれかが算定されている症例）の診療実績（25% tile 値以上の医療機関を 0.5 P，その他は 0 P）</td></tr>
<tr><td>精神疾患</td><td colspan="3">A 230-3 精神科身体合併症管理加算の算定実績（0.5 P）
A 311-3 精神科救急・合併症入院料の 1 件以上の算定実績（1 P）</td></tr>
<tr><td>へき地</td><td colspan="3">「へき地医療拠点病院の指定」又は社会医療法人認可におけるへき地医療の要件を満たしていることを評価（いずれかで 1 P）</td></tr>
</table>

ポイント27　地域医療指数のポイント②

体制評価指数②

<table>
<tr><th>評価項目</th><th>DPC 標準病院群</th><th>大学病院本院群</th><th>DPC 特定病院群</th></tr>
<tr><td>災害</td><td colspan="3">・BCP の策定実績有無別（令和 3 年以降の評価導入を検討）災害拠点病院の指定（0.5 P）
・DMAT の指定（0.25 P）
・EMIS への参加（0.25 P）</td></tr>
<tr><td>周産期</td><td>「総合周産期母子医療センターの指定」，「地域周産期母子医療センターの指定」を評価（いずれかで 1 P）</td><td colspan="2">・「総合周産期母子医療センターの指定」を重点的に評価（1 P）
・「地域周産期母子医療センターの指定」は 0.5 P</td></tr>
<tr><td rowspan="2">救急</td><td>二次救急医療機関であって病院群輪番制への参加施設，共同利用型の施設又は救命救急センターを評価（0.1 P）</td><td colspan="2">救命救急センター（0.5 P）
二次救急医療機関であって病院群輪番制への参加施設，共同利用型の施設（0.1 P）</td></tr>
<tr><td>上記体制を前提とし，救急車で来院し，入院となった患者数（最大 0.9 P）</td><td colspan="2">上記体制を前提とし，救急車で来院し，入院となった患者数（救急医療入院に限る）（最大 0.5 P）</td></tr>
<tr><td rowspan="2">その他</td><td>右記のいずれか 1 項目を満たした場合 1 P</td><td colspan="2">①治験等の実施
・過去 3 カ年において，主導的に実施した医師主導治験が 8 件以上又は主導的に実施した医師主導治験が 4 件以上かつ主導的に実施した臨床研究実績が 40 件以上（1 P）
・20 例以上の治験の実施（※），10 例以上の先進医療の実施または 10 例以上の患者申出療養の実施（0.5 P）
（※）協力施設としての治験の実施を含む。</td></tr>
<tr><td colspan="3">②新型インフルエンザ等対策
・新型インフルエンザ患者入院医療機関に該当（0.25 P）</td></tr>
</table>

解説　体制評価指数の一つひとつの算出条件は，診療報酬請求項目に則って細かく指定されています。さらに，領域別項目数は全体で 9 項目（9 点）から成り，指数値の上限値は DPC 標準病院群は 6 点，大学病院本院群・DPC 特定病院群は 8 点と上限が異なります（詳細は p.34）。

ポイント28　3つの医療機関群の基礎係数

3つの医療機関群別の基礎係数

群	基礎係数	対象
大学病院本院群	1.1327	大学病院本院　82病院
DPC特定病院群	1.0708	実績要件を満たす　156病院
DPC標準病院群	1.0404	上記以外のDPC対象病院　1,519病院

解説　**医療機関群**の区分は，**基礎係数**を3つに分けて配点するために分けられたものです。

かつてのⅠ群は大学病院の本院（特定機能病院），Ⅱ群は一定の実施要件を満たす高機能な病院，Ⅲ群はⅠ・Ⅱ群以外の一般病院とされていましたが，優劣のイメージをなくすためⅠ～Ⅲの表現は廃止されています。

しかし，実際のところ，医療機関の認識はあまり変わっていません。その理由は基礎係数の差がある以上，以前のイメージを拭い去れないためです（詳細はp.29，p.43）。

ポイント29　医療機関群の実施要件

診療密度		・1日当たり包括範囲の出来高平均点数（患者数補正後）
医師研修の実施		・届出病床当たりの医師数（医師免許取得後2年目まで）
高度な医療技術の実施（6項目のうち5項目以上を満たす）	外保連試案	・手術1件当たりの外保連手術指数（外科医師数・手術時間補正後） ・DPC算定病床当たりの外保連手術指数（外科医師数・手術時間補正後） ・手術実施件数（全国平均値）
	特定内科診療	・症例割合 ・DPC算定病床当たりの症例件数 ・対象症例数
重症患者に対する診療の実施		・複雑性指数（重症DPC補正後）

解説　基礎係数に係る**医療機関群の実施要件**は，4つの区分により評価が行われます。

1）**診療密度**：症例数が一定以上の診断群分類に該当する患者について，当該医療機関が全DPC対象病院の平均的な患者構成と同様な患者群に対して診療を行ったと仮定した場合の1日当たり包括範囲出来高実績点数

2）**医師研修の実施**：基幹型臨床研修医病院は厚労省に報告している臨床研修医数と厚生局へ届け出ている病床数により算出した数値

3）**高度な医療技術の実施**：6項目中5項目以上を満たすことが条件。外保連手術指数とは，外科系学会社会保険委員会連合による手術分類第8版の手術難易度，協力医師数，手術時間から計算された数値。特定内科診療は，内科系学会社会保険連合から提案された25疾病が重症かつ特別な疾患であると定義づけられています。

4）**重症患者に対する診療の実施**：当該施設のデータから，全DPC参加病院データの平均在院日数より長い平均在院日数を持つDPCで，かつ1日当たり包括範囲出来高実績点数が平均値より高いDPCを抽出し，これらのDPCについて複雑性指数を算出した数値

上記の評価により，DPC特定病院群になる基準値は大学病院本院群の最低値とされ，1）から3）すべての項目において上回ることが条件となりました（詳細はp.30）。

ポイント30 DPCと医療の質管理

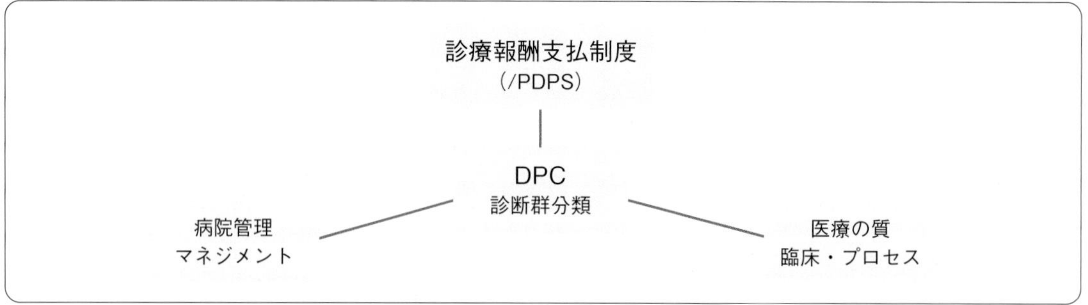

解説 DPC対象病院の入院会計は，実施した医療を診断群分類に基づいて算定し，診療報酬の請求を行うものです。基本的に診断群分類（DPC）は，診療内容をグループ化するケースミックス（ツール）といえますが，診療報酬の支払制度（PDPS）と連動することによって，**病院のマネジメントや医療の質の分析**に役立つ情報に変わり，たいへん大きな意味をもつことになります。

病院管理の視点では，診断群分類によって臨床的に妥当なかたちで，疾病や行為が情報化されるため，DPCデータを用いて**臨床のプロセス分析や入院期間の検討**，**合併症の発生率**など，診療に立ち入った取組みが実現できます。診断群分類が導入される前は，このような診療に係る分析はほとんど行われておらず，ブラックボックスの領域でした。診断群分類は，全国共通の分類であるため，**施設間比較（ベンチマーク）**も実現されました。

このようにDPCは，診療報酬支払制度上の診断群分類という位置づけでありながらも，病院管理，医療の質に関する取組み，臨床・プロセス分析に役立つマネジメントツールとして利用されています(詳細はp.114)。

ポイント31 特定内科診療25疾患

疾患No.	疾患名				
1	重症脳卒中(JCS 30以上)	9	急性心筋梗塞	19	急速進行性糸球体腎炎
2	髄膜炎・脳炎	10	急性心不全	20	急性白血病
3	重症筋無力症クリーゼ	11	解離性大動脈瘤	21	悪性リンパ腫
4	てんかん重積状態	12	肺塞栓症	22	再生不良性貧血
5	気管支喘息重症発作	13	劇症肝炎	23	頸椎頸髄損傷
6	間質性肺炎	14	重症急性膵炎	24	薬物中毒
7	COPD急性増悪	15	糖尿性ケトアシドーシス	25	敗血症性ショック
8	急性呼吸窮〈促〉迫症候群，ARDS	16	甲状腺クリーゼ		
		17	副腎クリーゼ		
		18	難治性ネフローゼ症候群		

解説 **特定内科診療**は，内科系学会社会保険連合によって，各内科系学会合意のうえで，重篤な急性疾患・病態が高度の熟練を要する技術として，DPC**特定病院群要件**にある「**高度な医療技術の評価**」に該当する疾患（診療）であると定義付けたものです(詳細はp.31)。

マネジメントの視点からこれらの疾患の評価条件を見ると，疾患名はもちろんのこと，対象となるDPCコードやポイントに挙げられた重症度を適切に判断してコーディングしたDPCデータに基づいて判断されることがわかります。

例えば，甲状腺クリーゼや副腎クリーゼは「診断名があればすべて」という条件設定になっていることを見れば，医師からこの病名が確実に挙げられ，入院時併存症や入院後発症疾患にもれなく登録されていることが重要になります。クリーゼという病名は，医師が意識してDPC情報に挙げなければ，医療資源病名や副傷病名に隠れてもれてしまう可能性のある合併症です。

基礎係数に係る部分ですので，登録もれがないよう，他の疾患も含めて臨床側にしっかりと認識してもらうことが大切です。

第 2 章　DPC 制度の基礎知識

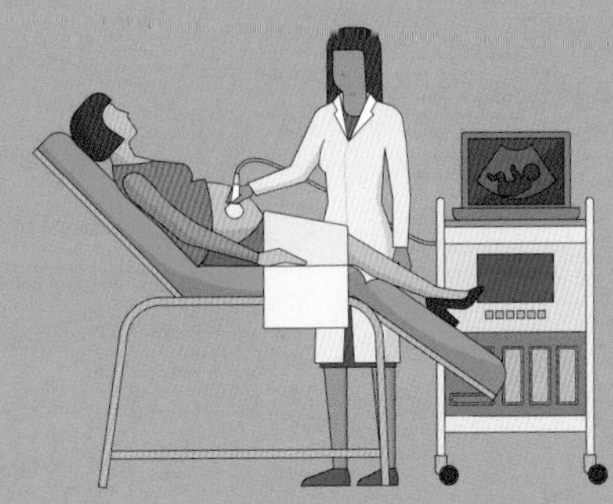

1．診断群分類（DPC）

WHO（世界保健機関）が定めた**国際疾病分類（ICD-10：International Classification of Disease, Tenth Revision）**は，1989年に第10回の修正が承認され，日本では1993年から使用されています。DPCは，この『疾病，傷害，死因統計分類提要ICD-10（2013年版）』に基づく**18の主要診断群**（MDC：Major Diagnostic Category）に属する**502の基礎疾患**を，重症度，年齢，手術・処置等の有無，定義副傷病名などで分け，**4557のDPCコード**，**3990の包括対象DPC数**（2003年発足当初は1860），**2260の支払い分類**に構成したものです（2020年3月23日付厚生労働省告示第81号別表＝診断群分類点数表，保医発0323第2号）。

DPC/PDPSによる算定においては，複数の傷病に対する治療を行った場合でも，対象患者の入院全期間を通じて人的・物的医療資源を最も投入した傷病名に基づき，診断群分類を1つだけ選ぶことになります。**診断群分類コード**は，分類の分かれる項目内容がすべてわかるような14桁の数字から構成されています（**図表2-1**）。

この診断群分類は，医療資源の同等性，臨床的な類似性，分類の簡素化・精緻化，アップコーディング防止 ── などの観点から，臨床専門家で構成される診断群分類調査研究班による見直し案の報告等に基づき，改定のつど見直しが行われています。

例えば，2010年度改定では，「高額薬剤による分岐の見直し」（2014年改定では，高額な材料を用いる心臓カテーテル検査等も対象とされた），「化学療法レジメンによる分岐の追加」，「副傷病による分岐の見直し」などが行われました。2012年度改定では，「がん化学療法の主要な標準レジメンによる分岐の追加」，「副傷病による分岐の精緻化」などが行われました。

そして2016年度改定では，診断群分類点数表の一部に重症度を考慮した評価手法（**CCPマトリックス**）が導入され，2018年度改定においては，010060脳梗塞1584分類，040080肺炎等168分類，100060～100081糖尿病144分類が，その対象になりました。

さらに2020年度改定では，糖尿病の分類を10006x，10007x，10008xに集約するなど，スリム化の方向性も見えてきました。

2．対象病院

1）対象病院の変遷

2003年4月のDPC制度開始時点では，高度な医療を提供する病院として大学病院本院や，一部のナショナルセンター〔国立がん研究センター中央病院（東京），国立循環器病研究センター（大阪）〕の2病院を加えた計82の特定機能病院等の一般病床が対象とされました。

この制度は当初から発足1年を経過した時点

図表2-1　診断群分類コード14桁の構成内訳

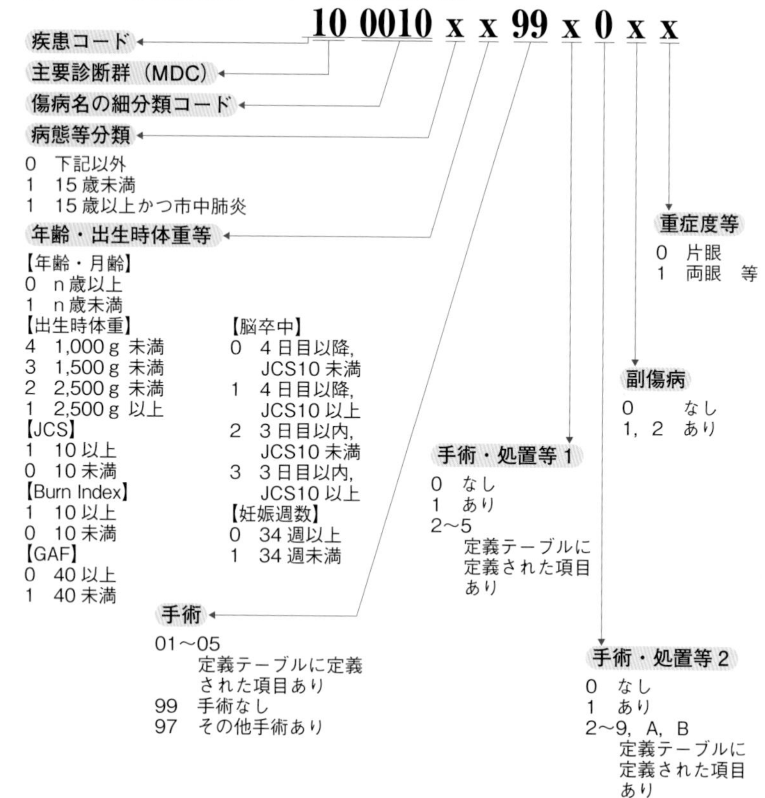

で見直すこととされていたため，制度そのものの見直しと併せて，対象病院の拡大についても議論が重ねられ，結局のところ，2003 年からデータ収集のために調査協力していた 92 医療機関のなかから一定の基準を満たしたところが手挙げ方式で参加することに決まりました。民間病院を含めた 51 病院が告示され，2004 年 4 月から 7 月の間に準備の整ったところから順次スタートし，2006 年 3 月までの 2 年間の試行というかたちで DPC が導入されました（試行的適用病院）。

2006 年度改定になると，それまでの特定機能病院等の DPC 請求を行っている病院 82 に加えて，試行的適用病院 62 のすべて，そして新規導入病院を含め，合計 359 病院を「**DPC 対象病院**」と位置づけました。

この頃になると DPC は急性期病院の診療報酬制度という認識が定着し，以降急速に広がりをみせます。そして，DPC に参加する病院は増え，DPC 対象病院数は**図表 2-2** のとおりとなりました。DPC 算定病床数としては約 49 万床であり，急性期一般入院基本料に該当する病床の約 83％を占める規模となっています。

当初の特定機能病院を対象とする高度急性期医療の制度設計から考えると，かなり多様な病院が参加し，なかには必ずしも急性期として対象ではない病院も参加しているとの意見もあり，2008 年改定の際に，DPC 制度上の急性期対象を「**患者の病態が不安定な状態から，治療によりある程度安定した状態に至るまで**」と定義したうえで，重症の急性期医療に限定することなく，軽症の急性期医療も含めて DPC の対象にすることとされました。

図表 2-2　DPC 対象病院数と DPC 算定病床数の変遷

年度	病院数	算定病床数
2003 年度対象病院	82	66,497
2004 年度対象病院	144	89,330
2006 年度対象病院	359	176,395
2008 年度対象病院	713	286,088
2009 年度対象病院	1,278	430,224
2010 年度対象病院	1,388	455,148
2011 年度対象病院	1,447	468,362
2012 年度対象病院	1,505	479,539
2013 年度対象病院	1,496	474,981
2014 年度対象病院	1,585	492,206
2015 年度対象病院	1,580	484,081
2016 年度対象病院	1,667	495,227
2017 年度対象病院	1,664	483,747
2018 年度対象病院	1,730	488,563
2019 年度対象病院	1,727	482,361
2020 年度対象病院	1,757	483,180

2）対象病院の基準

（『DPC 早見表』p.417）

⑴　A 100「1」急性期一般入院基本料，A 104 特定機能病院入院基本料（一般病棟に限る），A 105 専門病院入院基本料について，7 対 1 入院基本料，10 対 1 入院基本料に係る届出を行っていること。なお，A 205 救急医療管理加算の基準を満たしていることが望ましい

⑵　A 207 診療録管理体制加算の届出

⑶　厚生労働省が実施する「DPC 調査」に適切に参加し，入院患者および外来診療データを提出すること

⑷　上記⑶の調査において適切なデータを提出し，かつ，調査期間（1 カ月当たり）の「データ／病床比」が 0.875 以上であること

⑸　「適切なコーディングに関する委員会」を設置し，年 4 回以上開催すること

3）DPC 制度の参加・退出ルール

DPC 制度の参加・退出ルールについては，「**DPC 制度への参加等の手続きについて**」（令和 2 年保医発 0327 第 6 号）に定められています（『DPC 早見表』p.460）。

⑴　参加のルール

「DPC 制度に参加する」とは，DPC 調査に参加し，DPC 対象病院として医療機関の基礎係数および機能評価係数Ⅱ（激変緩和係数を含む）の公示（掲載）を受けることを意味します。

DPC 制度への参加は 2 年に 1 回の診療報酬改定時に限られています。改定の 6 カ月前までに届け出なければなりません。また，DPC 制度に参加するためには，DPC 対象病院の基準をすべて満たすことが条件です。医療機関からの届出後，地方厚生局を経て厚労省保険局医療課が判断します。

⑵　退出のルール

DPC 制度からの退出とは，すべての入院患者について医科点数表により算定を行うこととされています。つまり，診断群分類に基づく包括払いから出来高算定への請求方法の切替えを

第2章　基礎知識

意味します。また，退出の手続きについては，次の４つの退出理由により区分されています。

①通常の場合

通常とは医療機関側の意思で退出する場合を指し，診療報酬改定の６カ月前までに申出を行い，改定に合わせて退出する。

②DPC 対象病院の基準を満たさなくなった場合

定量的な「データ／病床比」0.875 以上の基準が満たせなくなった場合などは，医療体制の崩壊により病床稼働が悪化した医療機関に見られる。また，DPC 調査に適切に参加できていない場合やコーディング委員会が適切に開催されていないケースでは，強制的に中医協の審査によって退出が決定する。

③特別の理由により緊急に退出する必要がある場合

通常の場合を待てず，緊急的に退出する事案が発生した場合など。

④保険医療機関を廃止する場合

保険医療機関を廃止する場合。

⑶　退出した病院の DPC 調査への参加

通常の診療報酬改定のタイミングで退出した病院は，次回の改定まで DPC 調査に引き続き参加し続けることが条件になります。通常以外の事由による退出は，厚労省保険局医療課が定める期間，DPC 調査に参加することになります。

３．準備病院

DPC 準備病院とは，DPC 制度に参加することを前提に DPC 対象病院となるために準備していることをいいます。つまり，この DPC 制度に参加するということは，DPC 対象病院になることを意味していますので，「DPC 対象病院となることを希望する病院」と読み替えることができます。したがって，DPC 準備病院は基本的に DPC 対象病院と同条件の機能が必要とされます。

一方，DPC 対象病院となるためには，**DPC 制度に参加する２年前の 10 月から翌々年９月までの DPC 調査データ**が係数告示上に必要になるため，DPC 対象病院としての準備期間は，実質的には２年以上になります。また，DPC 準備病院について DPC 対象病院への新規参加は，診療報酬改定時に限られるため，募集は前年度の９月ごろに行われています。

４．DPC 調査による提出データ

DPC 調査の正式名は，「**DPC 導入の影響評価に係る調査**」です（『DPC 早見表』p.415）。この調査の目的は，診断群分類点数表の作成および医療機関別係数の設定等のための診療データの収集とされていました。しかし，その後，急性期病床だけでなく，地域包括ケア病棟や回復期リハビリテーション病棟，さらに療養病棟の入院診療においてもデータ提出加算の算定が可能となったことで，実質的にはデータ提出が入院医療全体へと広がりました。これは DPC データが情報の標準化を生み出し，診療の実態を客観視するために優れており，診療のアウトカム分析にも対応可能なことから，高く評価された結果だと言えます。

なお，データ提出加算の留意事項に，次のような考え方の原則が示されています。

> **データ提出加算**（留意事項通知より抜粋）
> 厚生労働省が毎年実施する「DPC 導入の影響評価に係る調査（特別調査を含む）」に準拠したデータを正確に作成し，継続して提出されることを評価したものである。
> 提出されたデータについては，特定の患者個人を特定できないように集計し，医療機関毎に公開されるものである。
> また，提出されたデータは，入院医療等を担う保険医療機関の機能や役割の分析・評価等や「DPC データの提供に関するガイドライン」に従い厚生労働省保険局において行う DPC データの第三者提供のために適宜活用されるものである。

提出するデータは，**図表 2-3** の８項目から構成されます。

様式１は入院単位で作成する診療情報で，患者ごとに入院から退院までの過程を整理した診療情報です。様式３は医療機関の保険診療の施設機能を見たもので，例えば入院基本料や入院基本料等加算などの届出情報など，個々の施設が取得している施設基準を反映したものです。様式４は，医療保険と医療保険外を区分するために設定される情報で，公費・先進医療から分

図表 2-3　DPC 調査の提出データ一覧

様式名	内容	入力される内容
様式 1	患者属性や病態等の情報	性別，生年月日，病名，病期分類など
様式 3	施設情報（施設ごとに作成）	入院基本料等の届け出状況
様式 4	医科保険診療以外の診療情報	医科保険診療以外（公費，先進医療等の実施状況）
入院 EF 統合ファイル	医科点数表に基づく診療報酬算定情報	入院の出来高レセプト
外来 EF 統合ファイル	外来医科点数表に基づく診療報酬算定情報	外来の出来高レセプト
D ファイル	診断群分類点数表に基づく診療報酬算定情報	DPC レセプト
H ファイル	日ごとの患者情報	重症度，医療・看護必要度
K ファイル	3 情報から生成した一次共通 ID に関する情報	患者の生年月日，カナ氏名および性別から生成した一次共通 ID

図表 2-4　K ファイルの構成

項目	内容
施設コード	K ファイル生成用データの施設コード
データ識別番号	K ファイル生成用データのデータ識別番号
入院年月日	K ファイル生成用データの入院年月日
退院年月日	K ファイル生成用データの退院年月日
実施年月	K ファイル生成用データの実施年月
生年月	K ファイル生成用データの生年月日より yyyymm の 6 桁
一次共通 ID	生年月日，カナ氏名，性別の 3 情報を元に支援ツールで自動生成される ID。可変（最大 64 桁）

娩といった自由診療までを網羅します。入院 EF・外来 EF 統合ファイルはいわゆるレセプト情報で，医科点数表に基づき出来高算定した情報になります。

一方，D ファイルは，DPC 包括請求の DPC レセプトの情報で，診断群分類点数表に基づき算定した情報です。H ファイルは重症度，医療・看護必要度Ⅰの情報，K ファイルは 2020 年改定から新たに加わった「3 情報から生成した一次共通 ID に関する情報」と説明されています。この 3 情報とは，個人を特定する生年月日・カナ氏名・性別のことで，これらの情報を用いて ID が自動生成されます。そもそも K ファイルは，医療保険レセプト情報（NDB）と介護保険レセプト情報との連結解析を可能にさせるための情報です。具体的には**図表 2-4** で構成されます。

1）様式1

様式 1 は「**簡易診療録情報**」という表現が用いられています。これは，退院サマリーに似た情報が集約されているためです。

告示では，情報の種別を大まかに患者属性（生年月日，性別等），入退院情報（入院年月日，入院経路，退院年月日，退院時転帰等），診療目的，診療科，手術情報等としていますが，登録するデータの種別数（ペイロード種別）は，約 50 種類に及びます。そしてこれらの項目は，たびたび見直しが行われることもあり，診療情報管理士が専属で点検し，専門的に関与することが推奨されています。

(1)　対象範囲

様式 1 作成の対象は，「**調査対象期間中に 1 日でも医科保険で入院料を算定したもの**」となります。DPC 包括請求はもちろんですが，出来高算定も対象です。

したがって，医科保険を使用する評価療養（治験や先進医療）も，救急患者の 24 時間以内の死亡（入院料の算定がある場合）も対象となりま

図表 2-5　転棟したときの様式 1

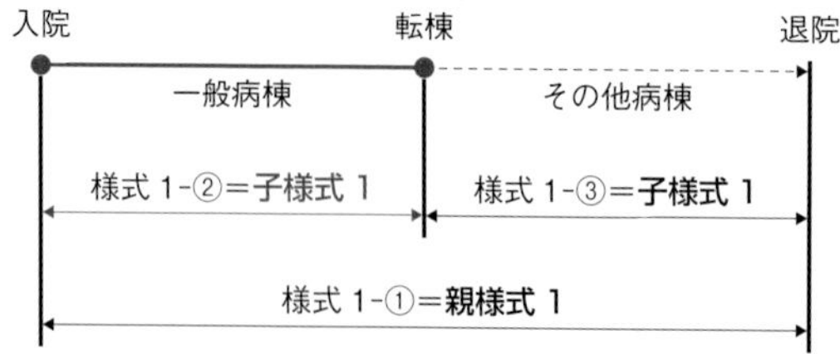

す。ただし，産科（分娩）で一部に医科保険（入院料の算定はない）を併用したものや自費患者は対象外になります。

期間指定は，毎年 4 月 1 日から翌年 3 月 31 日までの 1 年間で，その間に退院または転棟した全患者が対象となります。

⑵　**データ入力・取扱いにおける特記事項**

入院日から退院日までの期間が基本ですが，一般病棟から対象外病棟（その他の病棟）等へ転棟し，退院した場合は，入院から転棟までの一般病棟を子様式として，その他の病棟を含めた退院までを親様式として別に様式 1 を作成します（図表 2-5）。

⑶　**提出時期**

原則として 3 カ月分を一括して提出スケジュールの締切日までに，定められた形式でデータを提出します（統合 EF ファイル，D ファイル，様式 4，様式 3 他も同様）。

2）統合 EF ファイル

E ファイルの内容は「**診療明細情報**」，F ファイルは「**行為明細情報**」です。

⑴　**対象範囲**

医科点数表に基づく出来高による診療報酬の算定分を範囲とし，入院医科保険の全患者が対象です。労災・公害・その他の除外分と保険分とが混在した場合は，D，E，F ファイルは医科保険部分のみ対象とします。治験や先進医療の対象患者も，医科保険部分のみが調査の対象となります。

⑵　**必要となる情報**

EF ファイルは**診療報酬明細書情報**です。医科点数表に基づく出来高算定による診療報酬の情報で，匿名化された情報（対象は全患者）です。

3）D ファイル

⑴　**対象範囲**

D ファイルは「**包括レセプト情報**」であり，DPC 対象病院のみが提出するものです。

⑵　**必要となる情報**

診断群分類点数表により算定する患者の包括評価点数，医療機関別係数等に関する DPC レセプトそのものの請求情報です。DPC 分類 14 桁の情報も含まれます。

4）H ファイル

H ファイルは，2016 年度に新たに設定された項目で，一般病棟入院基本料等の施設基準にある「**重症度，医療・看護必要度**」の日別評価データになります。

⑴　**対象範囲**

DPC 調査に参加するすべての病院が対象になります。

⑵　**必要とする情報**

一般病棟用評価票を基本に，特定集中治療室用，ハイケアユニット用の 3 つの区分によって構成され，各評価項目の点数の情報になります。

⑶　**データ入力・取扱いにおける特記事項**

1 日ごとの登録情報を 1 カ月分にまとめて作成します。日々のデータ登録は，看護師が日常業務のなかで行っていることが多く，データ精度を担保することが大切です。

5）様式 4

⑴　**対象範囲**

様式 4 は「**医科保険診療以外のある症例調査票**」で，全患者が対象です。自費のみによる出産，健康診断のための入院，労災保険のみの入院等も含め，すべての入院が対象となります。

⑵　**必要となる情報**

医科保険診療以外のある症例。入院を通してどのような支払いがなされたかの実績について，退院時点の確定情報でデータを作成します。医科レセプトのみ，歯科レセプトあり，保険請求なし，保険と他制度の併用，その他のいずれかに分類します。

⑶　**データ入力・取扱いにおける特記事項**

様式 4 は患者単位のレセプトだけではわからない情報であり，様式 3 と同じく医事課等において別途把握が必要となるデータです。

6）様式 3

⑴　**必要となる情報**

様式 3 は「**施設調査票**」で，届出病床数，入院基本料等加算算定状況，開設者の種別（国立・公立・公的・社会保険関係・医療法人・個人などの別）の情報が含まれます。

⑵　**データ入力・取扱いにおける特記事項**

様式3は患者単位ではなく医療機関単位での情報であるため，新たな施設基準の届出が行われていないか，医事課等において別途把握が必要となるデータです。

7）Kファイル

Kファイルは国が保有する医療・介護分野のビッグデータを連結解析させるために用いるデータ項目で，2020年度に新たに設定されました。

項目新設の背景には，情報活用の障壁となっていた以下2つの課題の存在がありました。

・NDB，介護DBで保有する情報は国への提出前に匿名化され，個人が特定できる情報項目が削除されたうえでデータベースに収載されている。

・NDB，介護DB双方の匿名化に用いる情報項目や識別子の生成方法が異なり，連結解析を行うことはできない。

つまり，新たに連結可能となる共通のIDが必要になっていたのであり，そこでKファイルが設定されたのです。NDBと介護DBに加えて，DPCデータベースも共通のIDによって連結されます。

⑴　**対象範囲**

入院EF統合ファイルで含まれる症例となります。

⑵　**必要となる情報**

生年月日，カナ氏名，性別の3情報から生成される一次共通ID，入退院日等の基本事項がセットになった情報です。

⑶　**データ入力・取扱いにおける特記事項**

Kファイル生成機能によって生成されるものです。原則として3カ月分を一括して提出します。

5．診断群分類樹形図と点数表の構造

診断群分類樹形図と点数表は，①樹形図（ツリー図），②対象疾患，手術・処置等（さらにおよそ3つの要素に分けられます），③診断群分類点数――等から構成されています（なお，本書での樹形図と点数表の表示は，医学通信社刊行『DPC点数早見表』での表示方法に原則として準拠しています）。

1）樹形図

基本的には，以下のような項目に従って順次枝分かれしていき，最終的な診断群分類として点数が定められています。

・診断群分類6桁コード，疾患名
・年齢，JCS（Japan Coma Scale），出生時体重，Burn Indexなど
・手術
・手術・処置等1，手術・処置等2
・定義副傷病
・重症度等

⑴　**診断群分類6桁コード，疾患名**

「診断群分類6桁コード」は6桁の番号で構成され，冒頭の2桁がMDCコード（疾患名の大分類で，01～18までの18分類），残りの4桁が「分類コード」となっています。「分類コード」には，分類を代表する「疾患名」が付いています。

⑵　**年齢，JCS，出生時体重，Burn Indexなど**

「○歳以上」「○歳未満」，JCSのスコア「10以上」「10未満」など，指定された数値以上・未満によって分類が変わります。

年齢，JCSについては診断群分類区分の適用が開始される入院日等の年齢，スコアによります。JCS（Japan Coma Scale）は意識レベルの分類，Burn Indexは熱傷の重症度を判断する指標です。

また，「010060脳梗塞」では「脳卒中の発症時期」，「040080肺炎等」では「病態等分類」「年齢」などの分岐も存在します。

⑶　**手術，手術・処置等1，手術・処置等2**

手術・処置・化学療法・放射線治療などの実施に対する「あり」「なし」によって分類が変わります。

⑷　**定義副傷病**

診断群分類6桁コード・疾患名を決定するに至った「医療資源病名」以外の傷病名です。主に合併症を指しますが，入院当初に患者がすでにもっていた傷病（入院時併存症）と，入院後に発症した傷病（入院後発症傷病）の両方を含みます。

⑸　**重症度等**

「重症度等」は，眼科系疾患に設けられた「両眼」・「片眼」，1つの分類だけに設定された

060350 急性膵炎の「重症」・「軽症」，そして2016年度から導入されたCCPマトリックスの重症度により，肺炎の「A-DROPスコア」，脳梗塞の「発症前Rankin Scale」が新たに設定されました。

⑹ **診断群分類**

「手術」「手術・処置等1」「手術・処置等2」「定義副傷病」「重症度等」について，「あり」「なし」や種類によって枝分かれし，最終的には「告示番号（左にある数字，1～3990）」と「診断群分類コード（右にある14桁の数字）」が入った「診断群分類」（支払い分類）ボックスに到達します。

このボックスで告示番号の付いていない点線囲みのもの〔右端に（出来高）とあるもの〕は，データ上該当症例はあったが，症例が少ないものとして包括対象外としてDPC点数が設けられていないものです（出来高での算定）。

また，2016年度から導入された**CCPマトリックス**により，診断群分類4557に対し，支払い分類2260と差があります。これはCCPマトリックスを導入した分類においては，複数の診断群分類コードが同一の支払分類に集約されていることを意味しています。

そして，診断群分類コードは14桁ですが，そのうち上6桁は，樹形図ごとに共通する「診断群分類6桁コード（MDCコード＋分類コード）」です。下8桁が，枝分かれをした際の手術や定義副傷病等の「あり」「なし」による違いを示しています。

2）ICD名称

ICD名称は，樹形図の見出しになっている「疾患名」（医療資源を最も投入した傷病名）に対応するICDコードとその分類名称です。WHOの**国際疾病分類ICD-10**に準拠していますので，必ずしも臨床的な傷病名表現を用いていません。

ICDコードは，『疾病，傷害および死因統計分類提要　ICD-10（2013年版準拠）』（第1巻～第3巻）（厚生統計協会）により，診療録から診断名，患者の病態などを読みとったうえで付けます。

なお，厚生労働省からは，コーディングを行うための参考資料として**『DPC／PDPS傷病名コーディングテキスト』**が発行されています（『DPC早見表』p.379）。これはICDに関する知識不足に起因する不適切なコーディングや，いわゆるアップコーディング（意図的に高い報酬を得るための傷病名コーディングを行うこと）事例の存在が指摘されていることを受けて，適切なDPCコーディングを推進する目的で作成されたものです。

このコーディングテキストは適宜改訂が行われていますので，注意が必要です。

3）樹形図における分岐内容を示す項目

樹形図における分岐内容を示す項目は，以下の項目に分かれています。

①手術
②手術・処置等1
③手術・処置等2
④定義副傷病

⑴ ①手術，②手術・処置等1，③手術・処置等2は，樹形図の「手術・処置等」などに該当する具体的な手術・処置等を示しています。これらの手術や処置等の「あり・なし」によって分岐を決めます。

複数の手術や処置等を行い，同一疾患内の複数の診断群分類に該当する可能性がある場合は，手術，手術・処置等1，手術・処置等2のすべての項目において，樹形図で最も下に掲げられた診断群分類コードを優先して選択します。

また，「K037＋K074＄」のように複数項目が表記されていることがあります。この場合，同一入院期間中にK037腱縫合術とK074＄靱帯断裂縫合術の両方を行った場合に該当します。なお，「＄（＝ワイルドカード）」とは，それ以下の分類をすべて含むという意味です。例えばICDでも，「H81＄」は，「H810」「H811」……など，「H81」に属するすべての疾病が含まれます。

⑵ 手術，手術・処置等1，手術・処置等2のコードは医科診療報酬点数表の第2章第9部処置のJコード，第10部手術のKコードをそのまま利用しています（コード表記では，例えばK571の「1」は「K5711」と表記されています）。

⑶ 基本的には，②手術・処置等1には医科診療報酬点数表のKコード（手術）に該当する項目が入り，③手術・処置等2にはEコード（画像診断），Gコード（注射），Jコード（処

置），Mコード（放射線治療），特定の薬剤が入ります（一部例外もあります）。

手術・処置等2には「1あり」といった分岐が存在する場合があります。この「1」は手術・処置等2の表の1の項目が該当します。「1あり」と対になっている「なし」には，1に該当する手術・処置を行わなかった場合が該当します。

(4) ④定義副傷病は，手術のあり・なしによって副傷病名がMDC6桁のかたちで表示されています（分類によっては手術ありなし共通の場合もあります）。該当する傷病がある場合には定義副傷病をありとして分岐させます。

(5) 手術，手術・処置等1，手術・処置等2，定義副傷病については，表に挙げられていても，樹形図には分岐項目として存在していない場合があります。

それらは，収集データで出現はしたものの数が少ない等の理由によって，現在は分岐項目となっていないものです。今後さらに症例数が集まって整理された際に，分岐項目となる可能性があるため，参考として掲げられています。したがって，樹形図に存在していない手術・処置・定義副傷病等があった場合でも，分類は変わりません。

(6) また，「手術」にある「その他の手術あり」という分岐項目では，分岐に指定された以外の手術（Kコード）が該当します。この「その他のKコード」には，医科診療報酬点数表の手術の部K920以降の「輸血」等も含みます。切開・縫合を伴うような手術を行わずに，単に輸血のみを行った場合でも，「その他の手術あり」とみなされますので，分類の際には注意が必要です。

ただし，血漿成分製剤（新鮮液状血漿，新鮮凍結人血漿等）は医科診療報酬点数表に定めるとおり注射の部で取り扱われますので，「その他の手術あり」とはなりません。

(7) 「MDC05循環器系疾患」のいくつかの診断群分類には，以下のような分岐が設定されています。

①「手術・処置等1」分岐：なし 1あり

→ この場合，分岐は「なし」として扱います。「1あり」は「心臓カテーテル法による諸検査（一連につき）」ありを意味しますが，当該検査を実施しても診断群分類としては「なし」と同じグループになります。

②「手術・処置等1」分岐：なし 1,2あり

→ この場合，分岐は「なし」として扱います。「1あり」は「心臓カテーテル法による諸検査（一連につき）」あり，「2あり」は「電気生理学的検査」を意味します。「1」および「2」もしくは「1と2」の両方が「あり」であっても，診断群分類としては「なし」と同じグループとなります。

4）診断群分類点数表

(1) 診断群分類点数表は，1日当たりの包括点数を示しています。樹形図ごとの「診断群分類」ボックスにある告示番号が，この診断群分類点数表です。

(2) 診断群分類点数表は，2010年度から，表現が修正されました。それ以前は，その日を超えると出来高算定となる「特定入院期間（日）」という用語が規定されていましたが，その表現がなくなりました。その代わり，従来はⅠ・Ⅱと分かれていた「入院期間」が「入院日Ⅰ・Ⅱ・Ⅲ」と基準日が示され，点数も「入院期間Ⅰ日以内」，「入院期間Ⅰ日を超えⅡ日以内」，「入院日Ⅱ日を超えⅢ日以内」――という3通りの表現に修正されました（なお，本書の点数表部分では，医学通信社刊『DPC点数早見表』第2章と同じ表記方法，つまり「入院日Ⅰ・Ⅱ・Ⅲ」を「入院日A・B・C」で示しています）。

(3) 入院日Ⅲを超えた日からは，出来高払いとなります。

(4) **CCPマトリックス**

2016年度の改定より診断群分類点数表の一部に，重症度を考慮した評価手法「CCP（Comorbidity Complication Procedure）マトリックス」が導入されました。CCPマトリックスは，きめ細かく重症度を反映できる点ですぐれているとされています。

CCPマトリックスの特徴は，重症度を考慮して詳細に分類数が設定されている点ですが，その反面，DPC点数は一定の支払分類に集約されており，慣れないと解釈が大変で，わかりにくいところがあります（**図表2-6**）。

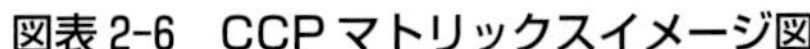
図表 2-6　CCP マトリックスイメージ図

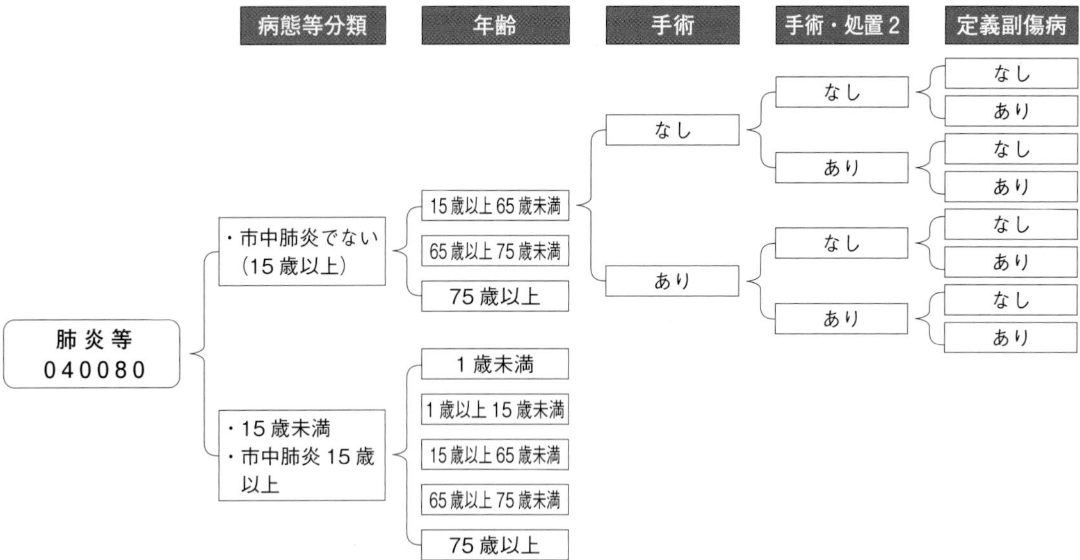

たとえば，010060 脳梗塞は，診断群分類数が 1600 程度あり，この分類の重症度は「発症前 Rankin Scale」の値によって細分化され，スコアによって診断群分類が決定します。しかし，分類が細かく分かれていても，実際に診療報酬点数を決める DPC 点数＝支払分類数はわずか 7 分類が設定されているだけなのです。

一方，同じ CCP マトリックス式の分類においても，040080 肺炎等には，冒頭に「病態等分類」が設定されているものもあり，この場合の病態とは市中肺炎と市中肺炎でないものを年齢というキーワードで区分しています。さらに重症度等には，「A-DROP スコア」が合計点数で評価されており，分類条件項目に対する理解（知識）と臨床（カルテ）情報の有効性が高まってきています。

6．点数の算定方法

包括対象患者 1 人ごとに，診断群分類点数表の規定に基づき決定された 14 桁の診断群分類区分に応じて，それぞれの入院期間別点数（1 日当たり点数）が定められています。その点数に入院日数および医療機関別係数を掛けて算出します（『DPC 早見表』p.428）。

すなわち，DPC/PDPS における包括評価部分の算定式は次のようになります。

> 診断群分類による包括点数＝診断群分類ごとの 1 日当たり点数×入院日数×医療機関別係数

1）入院期間別の点数

在院日数に応じて，①**入院期間Ⅰ**，②**入院期間Ⅱ**，③**入院期間Ⅲ**に分けられ，診断群分類による逓減制が採られています。

2016 年度の改定までは，平均在院日数の標準偏差の 2 倍までの期間が入院日Ⅲとして定められてきましたが，2016 年度改定において，算定ルール見直しの際，「入院日Ⅲ日（包括算定の終了日）を入院の日から 30 の整数倍とする」ことに改められました。

2）入院期間Ⅲ（第Ⅲ日）の期間設定の考え方

DPC 制度では，診断群分類の入院期間Ⅲに設定された日数は「30 の整数倍」とされています（図表 2-7）。

これは従来，平均在院日数の標準偏差の 2 倍を基準としていた入院期間Ⅲの日数設定を，すべての分類について 30, 60, 90, 120, ……といった 30 日の倍数の日数に延長するものです。このねらいは，期間を延長することによって，包括請求範囲を広げることにあるとされます。この包括期間を長く設定することは，包括期間が切れて出来高算定となったタイミングで，高い検査や薬剤投与を行う病院が見られたことに対処

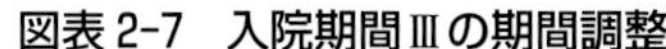

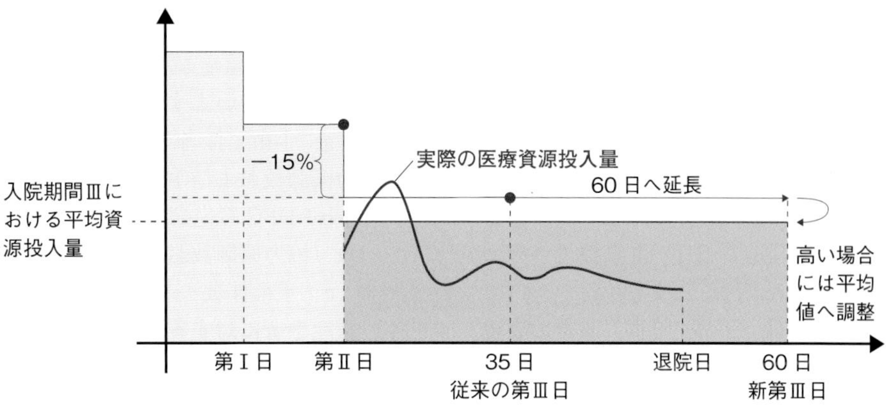

したと言われています。

3）医療機関別係数

医療機関別係数とは，以下の 4 つの係数（**図表 2-8**）の合計によって構成されます。基本的な係数の考え方は次のように整理されます。

①**基礎係数**：医療機関群（DPC 標準病院群，大学病院本院群，DPC 特定病院群）の 3 つの係数区分が設けられている。医療機関群ごとの基本的な診療機能を評価。診療機能（施設特性）を反映するために 3 つの医療機関群に分類している。直近の診療実績（改定前 1 年分の出来高実績データ）に基づく。

②**機能評価係数Ⅰ**：医療機関の人員配置や医療機関全体として有する機能等を反映し，出来高点数体系で評価されている。構造的因子を反映（出来高点数を医療機関別係数に換算）する。

③**機能評価係数Ⅱ**：医療提供体制全体としての効率改善等へのインセンティブ（医療機関が担うべき役割や機能に対するインセンティブ）を評価。

・全 DPC 対象病院が目指すべき望ましい医療の実現

・社会や地域の実情に応じて求められている機能の実現（地域における医療資源配分の最適化）

④**激変緩和係数**：診療報酬改定に伴う激変緩和に対応するための係数（改定年度 1 年間のみ）。診療報酬改定がある年度については改定に伴う変動に関して，推計診療報酬変動率（出来高部分も含む）が 2 %を超えて変動しないよう係数を設定。

図表 2-8　医療機関別係数

包括点数に対する出来高実績相当の係数 **基礎係数**
医療機関の人員配置や機能全体を評価 **機能評価係数Ⅰ**
医療機関の役割機能を評価 **機能評価係数Ⅱ**
改定に伴う変動を抑える係数 **激変緩和係数**

7．医療機関別係数

1）廃止された暫定調整係数（または調整係数）

調整係数とは，DPC の円滑導入を図るため，各医療機関の医業収入水準が改定前後で基本的に維持されるよう設定されてきた係数ですが，2010 年度以降，この調整係数の役割を基礎係数や機能評価係数Ⅱへ段階的に移行させることで，最終的には 2018 年度に暫定調整係数の仕組みが廃止されました。この経緯は 2012 年度改定で新たに基礎係数が設定されたことを受け，その名称も「調整係数」から「**暫定調整係数**」に変更されました。

廃止が決定した暫定調整係数は激変緩和の観点から段階的に進められ，2014 年度改定では 50%相当が機能評価係数Ⅱへ置き換えられました。2016 年度で計 75%置換，2018 年度で移行完了（100%置換）となり廃止されました。

2）基礎係数

2012 年度改定で新設された基礎係数は，**医療機関群**（DPC 病院Ⅰ～Ⅲ群の 3 群）ごとの基本的な診療機能を評価するものです。2016年改定では，1667のDPC対象病院をⅠ群（81病院），Ⅱ群（140病院），Ⅲ群（1446病院）の3群に分け，直近の診療実績（改定前2年間分の出来高実績データ）に基づき，各群の基礎係数が設定されました。DPC病院Ⅰ群は大学病院本院，DPC病院Ⅱ群は一定の要件を満たす高診療密度病院群，DPC病院Ⅲ群はⅠ・Ⅱ群以外のその他急性期病院と位置づけられました。

2018年度改定では，Ⅰ群，Ⅱ群，Ⅲ群の表現が病院の序列を感じさせるとして，**DPC標準病院群**（旧Ⅲ群），**大学病院本院群**（旧Ⅰ群），**DPC特定病院群**（旧Ⅱ群）**（図表2-9）**と名称が変更されています。

基礎係数に係る**医療機関群の実施要件**は，4つの区分により評価が行われます。

1）**診療密度**：症例数が一定以上（1症例／月）の診断群分類に該当する患者について，当該医療機関が全DPC対象病院の平均的な患者構成と同様な患者群に対して診療を行ったと仮定した場合の1日当たり包括範囲出来高実績点数

2）**医師研修の実施**：基幹型臨床研修医病院は厚生労働省に報告している臨床研修医数（2011研修医受入および2012募集意向調査）と厚生局へ届け出ている病床数により算出した数値

3）**高度な医療技術の実施**：2つの区分6項目からなります。6項目中5項目以上を満たすことが条件です。なお外保連手術指数とは，外科系学会社会保険委員会連合による手術分類第8版の手術難易度，協力医師数，手術時間から計算された数値。特定内科診療については，内科系学会社会保険連合から提案された25疾病が重症かつ特別な疾患であると定義づけられています。

③　a；手術1件当たりの外保連手術指数（協力医師数および手術時間補正後）

③　b；DPC算定病床当たりの外保連手術指数（協力医師数および手術時間補正後）

③　c；手術件数

4）**重症患者に対する診療の実施**：当該施設のデータから，全DPC参加病院データの平均在院日数より長い平均在院日数を持つDPCで，かつ1日当たり包括範囲出来高実績点数が平均値より高いDPCを抽出し，これらのDPCについて複雑性指数を算出した数値

上記の評価により，DPC特定病院群になる基準値は大学病院本院群の最低値とされ，1）から3）③a－cすべての項目において上回ることが条件となりました。

3）機能評価係数Ⅰ

前述のとおり医療機関の構造的要素を評価する係数として，すべて出来高評価体系における点数設定を元に設定される係数です。具体的には，基本診療科の入院基本料，入院基本料等加算など出来高点数を係数化したものです。この係数は，届出によりそのつど変更されます。

4）機能評価係数Ⅱ

2010年度改定で導入された係数です。**保険診療指数**，**効率性指数**，**複雑性指数**，**カバー率指数**，**地域医療指数**，**救急医療指数**，2014年改定で新設された**後発医薬品指数**，そして2016年改定では重症度の乖離率を評価した**重症度指数**を

図表2-9　DPC特定病院群の設定

【実績要件1】：診療密度	1日当たり包括範囲出来高平均点数（全病院患者構成で補正，後発医薬品補正：外的要因補正）	
【実績要件2】：医師研修の実施	届出病床1床当たりの臨床研修医師の採用数 （基幹型臨床研修病院における免許取得後2年目まで）	
【実績要件3】：高度な医療技術の実施 （6項目のうち5項目以上を満たす）	外保連試案	(3a)：手術実施症例1件当たりの外保連指数
		(3b)：DPC算定病床当たりの同指数
		(3c)：手術実施症例数
	特定内科診療 **（図表2-10）**	(3A)：症例割合
		(3B)：DPC算定病床当たりの症例件数
		(3C)：対象症例件数
【実績要件4】：重症患者に対する診療の実施	複雑性指数（重症DPC補正後）	

図表 2-10　特定内科診療

疾患No.	疾患名	対象 DPC コードと条件	ポイント
1	重症脳卒中（JCS 30 以上）	010040x199x$$x（入院時 JCS 30 以上） 010060x199x$$x（入院時 JCS 30 以上） DPC 対象外コード含	出血と梗塞 JCS 30 以上
2	髄膜炎・脳炎	010080xx99x$xx（処置 2 あり，G005 中心静脈注射のみ症例除く） 150050（MDC6 全て）	処置 2（人工呼吸器・γグロブリン） 150050 が ver 1 ではコメント欄のみで定義で抜けていたのを訂正
3	重症筋無力症クリーゼ	010130xx99x$xx（処置 2 あり/なし）（ICD G70$ のみ）	診断名(ICD10)で判断
4	てんかん重積状態	010230xx99x$$x（処置 2・副傷病あり/なし）（ICD G41$ のみ）	診断名(ICD10)で判断
5	気管支喘息重症発作	040100xxxx1xx（処置 2　1　あり）（J045 人工呼吸）（ICD J46$，J45$ のみ）	処置 2（人工呼吸器）
6	間質性肺炎	040110xxxx1xx（処置 2 あり）（ICD 絞りなし） 040110xxxx2xx（処置 2 あり）（ICD 絞りなし） J045 人工呼吸あり	処置 2（1　人工呼吸器・2　シベレスタットナトリウム）
7	COPD 急性増悪	040120xx99$1xx（処置 2　1　あり）	処置 2（人工呼吸器）
8	急性呼吸窮〈促〉迫症候群，ARDS	040250xx99x1xx（処置 2　1　あり）（J045 人工呼吸あれば可　PGI2 のみは除く）	処置 2（1　PGI2 が注射薬に限定人工呼吸器）
9	急性心筋梗塞	050030xx975$$x（処置 1　5　あり）（ICD　I21$ のみ）	K コードあり
10	急性心不全	050130xx99$$$x（処置 2 あり　SPECT・シンチ・中心静脈注射のみ除く） 050130xx975$xx（処置 1　5　あり）	人工呼吸器 or 緊急透析 K コードあり
11	解離性大動脈瘤	050161xx99$$xx（処置 2 あり　G005 のみ除外）（DPC　外含）（ICD I71 のみ）	処置 2（人工呼吸器・緊急透析）
12	肺塞栓症	050190xx975xxx（処置 1　5　あり） 050190xx99x1xx（処置 2　1　あり　G005 のみ除外）（ICD I822 を除く）	処置 2（人工呼吸器・緊急透析） K コードあり
13	劇症肝炎	060270xx9$x$xx（手術あり/なし，処置 2　あり G005 のみ除外）（ICD 絞りなし）	処置 2（人工呼吸器，PMX　等）
14	重症急性膵炎	060350xx$$$1x$（手術あり/なし，処置 2　あり G005 のみ除外）（ICD K85 のみ）	処置 2（人工呼吸器，CHDF　等）
16	糖尿性ケトアシドーシス	100040（MDC6 全て）	診断名あればすべて
17	甲状腺クリーセ	100140xx99x$$x（処置 2 あり/なし）（ICD E055 のみ）	診断名あればすべて
18	副腎クリーゼ	100202xxxxx$xx（処置 2 あり/なし）（ICD E272 のみ）	診断名あればすべて
19	難治性ネフローゼ症候群	110260xx99x$xx（処置 2 あり/なし）（腎生検 D412 必須）（ICD N04$ のみ）	診断名と腎生検
21	急速進行性糸球体腎炎	110270xx99x$xx（処置 2 あり/なし）（腎生検 D412 必須）（ICD N01$ のみ）	診断名と腎生検
22	急性白血病	130010xx99x$xx（処置 2　2-7　あり） 130010xx97x$xx（処置 2　2 - 7　あり）（ICD C910，C920，C950 のみ）	化学療法，実症例数
23	悪性リンパ腫	130020xx9$x3xx 130030xx99x$$x（処置 2　3-5　あり） 130030xx97x$$x（処置 2　3-5　あり）（ICD 絞りなし）	化学療法，実症例数
24	再生不良性貧血	130080（MDC6 全体）（ICD　絞りなし）	実症例数
26	頸椎頸髄損傷	160870（MDC6 全体）（ICD　絞りなし）（リハビリ実施必須）	リハビリ
27	薬物中毒	161070xxxxx$$x（処置 2 あり　G005 のみ除外）（ICD　絞りなし）	処置 2（人工呼吸器・PMX　等）あり
28	敗血症性ショック	180010x$xxx3xx（処置 2　3　あり）（ICD　絞りなし）	処置 2　3（PMX・CHDF）あり

含め 8 つの指数に大別されました。

2018 年度改定では，後発医薬品指数は後発医薬品使用体制加算として機能評価係数 I に置き換わり，廃止されました。また，重症度指数についても効果が見込めず，2 年だけの評価として打ち切られました。DPC 調査による厚生労働省への提出データに基づき，DPC 対象病院ごとに係数が設定されます。詳細は**図表 2-11** を参照してください（『DPC 早見表』p.24）。

(1)　保険診療指数

保険診療指数は，DPC データ提出の適切な取扱いと精度管理，そして保険診療実績を評価したもので，5 項目が設定されています。

この保険診療指数には，DPC データの質を担保させる評価や保険診療としての評価が盛り込まれています（**図表 2-12**）。減点を中心とした評

価が多く，その評価も一定期間が過ぎて効果が薄れつつあり，指数とするには限界を迎えています。そのため，筆者は，今後，評価項目が見直される可能性が高いと見ています。それは保険診療の質的改善に向けた取組みとして令和4(2022) 年度からの評価が検討されていることを見てもわかります（**図表 2-13**）。

一方, データ精度については要注意です。「未コード化傷病名2％以上」に対する減点については，一定程度の発生を許容しながらも，よりきびしく絞り込んでいく方向にあるからです。データ提出時のエラーコードの不備を修正するだけではなく，医療情報システム上の医事マスタの管理に対して目を配ることが求められています。

今後，このような**データ精度に関する部分は厳格化される**方向です。DPC データの精度管理には，例えばICD コードや未コード化傷病名といった一部のデータ項目に限って精度を上げるものから，重症度，医療・看護必要度Ⅱなどと EF ファイルのデータの整合性を図るものもあり，厳格化は広範囲に影響します。

(2) 効率性指数

効率性指数とは，患者の疾病構造の違いを補正した在院日数の相対値により評価した指数です。端的には，DPC 分類ごとの入院期間の適正

図表 2-11　機能評価係数Ⅱの6項目

〈項目〉	評価の考え方	評価指標（指数）
1）保険診療指数	提出するデータの質や医療の透明化，保険診療の質的向上等，医療の質的な向上を目指す取組を評価。原則として1点，右記の基準に該当した場合はそれぞれ加算又は減算	適切な DPC データの作成 ・「部位不明・詳細不明コード」の使用割合が 10％以上の場合，0.05 点減算する。 ・DPC データの様式間の記載矛盾のあるデータの件数が全体の1％以上の場合，0.05 点減算する。 様式1の親様式・子様式間〔データ属性等（郵便番号，性別，生年月日等）〕，様式1と EF ファイル間（入院日数入院料の算定回数の矛盾），様式4と EF ファイル（医科保険情報と先進医療等情報の矛盾），D ファイルと EF ファイル（記入されている入院料等の矛盾） ・未コード化傷病名である傷病名の割合が2％以上の場合，0.05 点減算する（様式1で評価）。 ・病院情報の公表：自院のホームページ上で公表した場合に 0.05 点加算する。 （・保険診療の質的改善に向けた取組：令和4年度からの評価を検討）
2）地域医療指数	体制評価指数と定量評価指数で（評価シェアは1：1）構成	体制評価指数： 5疾病5事業等における急性期入院医療を評価 定量評価指数： 〔当該医療機関の所属地域における担当患者数〕／〔当該医療機関の所属地域における発生患者数〕を1）小児（15 歳未満）と2）それ以外（15 歳以上）について同配分で評価（1：1）。 DPC 標準病院群は2次医療圏，大学病院本院群及び DPC 特定病院は3次医療圏の DPC 対象病院に入院した患者を対象とする。
3）効率性指数	各医療機関における在院日数短縮の努力を評価	〔全 DPC/PDPS 対象病院の平均在院日数〕／〔当該医療機関の患者構成が，全 DPC/PDPS 対象病院と同じと仮定した場合の平均在院日数〕 ※当該医療機関において，12 症例（1症例／月）以上ある診断群分類のみを計算対象とする。 ※包括評価の対象となっている診断群分類のみを計算対象とする。
4）複雑性指数	各医療機関における患者構成の差を1入院当たり点数で評価	〔当該医療機関の包括範囲出来高点数（1入院当たり）を，診断群分類ごとに全病院の平均包括範囲出来高点数に置き換えた点数〕／〔全病院の平均1入院当たり包括点数〕 ※当該医療機関において，12 症例（1症例／月）以上ある診断群分類のみを計算対象とする。 ※包括評価の対象となっている診断群分類のみを計算対象とする。
5）カバー率指数	様々な疾患に対応できる総合的な体制について評価	〔当該医療機関で一定症例数以上算定している DPC 数〕／〔全診断群分類数〕 ※当該医療機関において，12 症例（1症例／月）以上ある診断群分類のみを計算対象とする。 ※すべて（包括評価の対象・対象外の両方を含む）の支払い分類を計算対象とする。

図表 2-11（続き）　機能評価係数Ⅱの6項目

〈項目〉	評価の考え方	評価指標（指数）
6）救急医療指数	救急医療（緊急入院）の対象となる患者治療に要する資源投入量の乖離を評価	1症例当たり〔以下の患者について，入院後2日間までの包括範囲出来高点数（出来高診療実績）と診断群分類点数表の設定点数との差額の総和〕 ※救急医療管理加算2相当の指数値は1/2 【「A 205 救急医療管理加算」の施設基準のある施設】 「救急医療入院」かつ以下のいずれかを入院初日から算定している患者 ・「A 205 救急医療管理加算」 ・「A 300 救命救急入院料」 ・「A 301 特定集中治療室管理加算」 ・「A 301-2 ハイケアユニット入院医療管理料」 ・「A 301-3 脳卒中ケアユニット入院医療管理料」 ・「A 301-4 小児特定集中治療室管理料」 ・「A 302 新生児特定集中治療室管理料」 ・「A 303 総合周産期特定集中治療室管理料」 【「A 205 救急医療管理加算」の施設基準を取得していない施設】 「救急医療入院」の患者

図表 2-12　保険診療指数の評価

未コード化傷病名	2％以上を減点（2019年度以降は様式1全病名）
部位不明・詳細不明コード（ICD10）	10％以上を減点
DPCデータの様式間の矛盾	1％以上を減点
病院情報を公表する取組み	加点（図表 2-11）
保険診療への取組み	（2019年度からの評価）

図表 2-13　病院情報公表の7項目

1）年齢階級別退院患者数
2）診療科別症例数の多いものから3つ
3）初発の5大疾患のUICC病気分類別ならびに再発患者数
4）成人市中肺炎の重症度別患者数等
5）脳梗塞のICD10別患者数
6）診療科別主要手術の術前・術後日数　症例数の多いものから3つ
7）その他（DICの請求率等）

化を図るための「**在院日数の指標**」と表現されることもあります。

全病院（全DPC対象病院）の平均在院日数と当該病院（患者構成が全病院と同じと仮定した場合）の平均在院日数の比によって算出されます。ポイントは，計算対象となるDPC分類が月1症例以上（年間12症例以上）あることと包括評価となっている分類に限定していることです。よって，分類が出来高となっているものは外されます。

効率性指数を高めるためには，単に病院の平均在院日数を短縮する対策だけでは有効でなく，DPC分類ごとに分析を進め，全国平均である入院期間Ⅱを基準に在院日数の短縮化を進めることが効果的です。また，当該病院の「患者構成が全病院と同じと仮定した」とは，全病院のDPC分類ごとに当該病院の平均在院日数を差し替えて，全体の平均在院日数を計算し比較するという意味になりますので，全国的に患者数の多い疾患やクリニカルパスのある治療などに注目して適正化を図ることが賢明です。

(3)　複雑性指数

複雑性指数は，医療機関における**患者構成の差を1入院当たりの点数で評価**したものです。主に，当該病院の診療の複雑度を表す指標とされます。

計算式は大変わかりにくく，当該病院のDPC分類ごとの**1入院期間の包括内出来高点数を全国の包括内出来高点数（DPC分類ごと）に置き換え平均し，その点数を全国の平均1入院当たり包括点数で割った値**が指標となります。対象となるのは，効率性指数と同様で，DPC分類が月1症例以上（年12症例以上）あることや包括評価となっている分類に限定されています。

このDPCの機能評価係数Ⅱに設定されている複雑性指数の分析に際しては，出来高点数の比較から算出されるものであり，「診療報酬点数」によって算出されているという認識をまず理解することが重要です。また，当該病院の「DPC分類ごとの1入院期間内の包括出来高点

図表 2-14　上限値・下限値の設定

具体的な設定	指数		係数
	上限値	下限値	最小値
保険診療	（固定の係数値のため設定なし）		
効率性	97.5%tile 値	2.5%tile 値	0
複雑性	97.5%tile 値	2.5%tile 値	0
カバー率	1.0	0	0
救急医療	97.5%tile 値	0	0
地域医療（定量）	1.0	0	0
（体制）	1.0	0	0

項目ごとに上限値下限値を設定

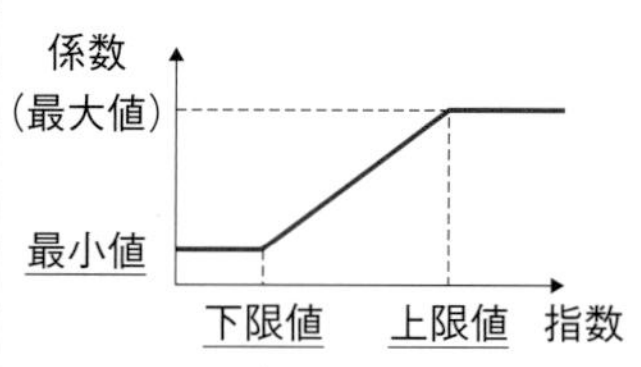

数を全国の包括内出来高点数（DPC 分類ごと）に置き換え」が行われるということは，一般的に重症な疾患や入院期間Ⅱが長く点数も高い分類の診療を増やすことが，複雑性指数の評価を高めるのに有利であることがわかります。

しかし，医療機関は受け入れる患者の疾病を自由に変えることができないことや，DPC に合わせて急激に診療体制を変更することは不可能であるため，複雑性指数を簡単に上昇させることはできません。ただし，マネジメントの方法として，事務方が複雑性指数を高める分類を特定し，診療科の医師に認識してもらうことは効果的です。

(4)　カバー率指数

カバー率指数は，**様々な疾患に対応できる総合的な診療体制を評価**した指数です。DPC 分類の出現数の多い，多様な疾患を取り扱う大規模な病院ほど有利になります。

分類対象は支払い分類すべてとされ，包括も出来高の分類も対象です。さらに効率性指数が全対象病院内で評価されているのに対し，カバー率は群ごとに出現数を比較します。また，2018 年より下限値が 0 に改められたので，少しの違いでも係数に反映されます（**図表 2-14**）。

(5)　救急医療指数

救急医療指数は，**救急入院の対象となる治療に係る医療資源投入量を入院から 2 日間に限り評価**した指数です。入院から 2 日間の包括内出来高点数と DPC 算定点数の差額の総和で評価されます。

救急入院の対象は，A 205 救急医療管理加算を算定した患者および A 300 救命救急入院料，A 301 特定集中治療室管理料などの急性期の特定入院料を初日から算定した患者が対象とされます。なお，救急医療管理加算 2 を取得している病院は，指数値が 1/2 に減算されています。一方，救急医療管理加算「1」，「2」の施設基準を取得していない医療機関は「救急医療入院かつ当該特定入院料を入院初日から算定している患者」が対象となるので，様式 1 の救急医療入院の区分は重要な役割を果たします。

(6)　地域医療指数

地域医療指数は，**地域医療への貢献を評価**した指数です。地域医療計画における一定の役割を 9 項目で評価したものです。基礎係数の区分（DPC 標準病院群，大学病院群，DPC 特定病院群）のなかで得られるポイントから評価したものを体制評価指数といい，小児（15 歳未満）と小児以外を区分し，取扱い患者数によって定量的に評価を行うものを定量評価指数として 2 項目が設定されています。

体制評価指数では大学病院本院群，DPC 特定病院群，DPC 標準病院群の条件は，項目によって異なり，比較的 DPC 標準病院群はポイントがとりやすく設定されています。さらに，ポイント取得の上限が設定されており，大学病院本院群および DPC 特定病院群の上限は 8 ポイント，DPC 標準病院群は上限 6 ポイントと異なります。また，2018 年度改定により，各項目が算定実績値によって評価されるように変わりました（**図表 2-15**）。

地域医療指数の手続きは，毎年の 10 月ごろにかけて地方厚生局に届出を行い，その結果で次年度の評価が決定し，係数が通知されます（**図表 2-15**）。

図表 2-15　地域医療指数・体制評価指数の項目（2020 年 4 月時点）

地域医療計画等における一定の役割を 9 項目で評価（1 項目 1 P，上限は大学病院本院群，DPC 特定病院群：8 P，DPC 標準病院群：6 P）。

評価項目	概要	DPC 標準病院群	大学病院本院群	DPC 特定病院群
がん	がんの地域連携体制への評価（0.5 P）	退院患者の〔「B 005-6 がん治療連携計画策定料」を算定した患者数〕／〔医療資源病名が悪性腫瘍に関連する病名（例：胃の悪性腫瘍等）である患者数〕		
	医療機関群毎にがん診療連携拠点病院等の体制への評価（0.5 P）	「がん診療連携拠点病院の指定」，「小児がん拠点病院の指定」，「地域がん診療病院」，「特定領域がん診療連携拠点病院」（いずれかで 0.5 P）	「都道府県がん診療連携拠点の指定」又は「小児がん拠点病院の指定」（0.5 P） 「地域がん診療連携拠点病院の指定」（0.25 P）	
脳卒中	脳卒中の急性期の診療実績への評価	・t-PA 療法（イ）の実施を評価（0.25 P） ・A 205-2 超急性期脳卒中加算の算定実績（ロ）又は血管内治療の実施実績（ハ）を評価（0.5 P） ・A 205-2 超急性期脳卒中加算の算定実績（ロ）及び血管内治療の実施実績（ハ）を評価（1 P） （血管内治療の実施：医療資源を最も投入した傷病名が脳梗塞であり，入院 2 日目までに K 178-31，K 178-32，K 178-4 のいずれかが算定されている症例の診療実績） ※　いずれか最大値で評価		
心血管疾患	緊急時の心筋梗塞の PCI や外科治療の実績（0.5 P）	医療資源を最も投入した傷病名が「急性心筋梗塞」であり，予定外の入院であって時間外対応加算（特例を含む）・休日加算・深夜加算が算定され，入院 2 日目までに経皮的冠動脈形成術等（K 546，K 547，K 548，K 549，K 550，K 550-2，K 551，K 552，K 552-2）のいずれかが算定されている症例の診療実績により評価		
	急性大動脈解離に対する手術実績（0.5 P）	入院中に大動脈解離に対する手術（K 5601，K 5602，K 5603，K 5604，K 5605，K 560-21，K 560-22，K 560-23，K 5612 イのいずれかが算定されている症例）の診療実績（25% tile 値以上の医療機関を 0.5 P，その他は 0 P）		
精神疾患	精神科入院医療への評価	A 230-3 精神科身体合併症管理加算の算定実績（0.5 P） A 311-3 精神科救急・合併症入院料の 1 件以上の算定実績（1 P）		
災害	災害時における医療への体制を評価	・BCP の策定実績有無別（令和 3 年以降の評価導入を検討）災害拠点病院の指定（0.5 P） ・DMAT の指定（0.25 P） ・EMIS への参加（0.25 P）		
周産期	周産期医療への体制を評価	「総合周産期母子医療センターの指定」，「地域周産期母子医療センターの指定」を評価（いずれかで 1 P）	・「総合周産期母子医療センターの指定」を重点的に評価（1 P） ・「地域周産期母子医療センターの指定」は 0.5 P	
へき地	へき地の医療への体制を評価	「へき地医療拠点病院の指定」又は社会医療法人認可におけるへき地医療の要件を満たしていることを評価（いずれかで 1 P）		
救急	医療計画上の体制及び救急医療の実績を評価	二次救急医療機関であって病院群輪番制への参加施設，共同利用型の施設又は救命救急センターを評価（0.1 P）	・救命救急センター（0.5 P） 二次救急医療機関であって病院群輪番制への参加施設，共同利用型の施設（0.1 P）	
		上記体制を前提とし，救急車で来院し，入院となった患者数（最大 0.9 P）	上記体制を前提とし，救急車で来院し，入院となった患者数（救急医療入院に限る）（最大 0.5 P）	

図表 2-15（続き） 地域医療指数・体制評価指数の項目（2020 年 4 月時点）

評価項目	概要	DPC 標準病院群	大学病院本院群	DPC 特定病院群
その他	その他重要な分野への貢献	右記のいずれか 1 項目を満たした場合 1 P	①治験等の実施 ・過去 3 カ年において，主導的に実施した医師主導治験が 8 件以上又は主導的に実施した医師主導治験が 4 件以上かつ主導的に実施した臨床研究実績が 40 件以上（1 P） ・20 例以上の治験（※）の実施，10 例以上の先進医療の実施または 10 例以上の患者申出療養の実施（0.5 P）（※）協力施設としての治験の実施を含む。	
	②新型インフルエンザ等対策 ・新型インフルエンザ患者入院医療機関に該当（0.25 P）			

第3章　DPCの2020年度改定

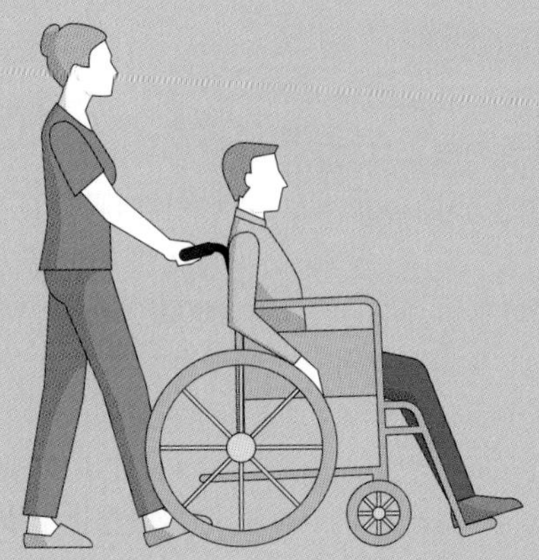

図表 3-1　2008〜2020 年度の DPC 比較

比較項目	2008 年	2010 年	2012 年	2014 年	2016 年	2018 年	2020 年
傷病名数	506	507	516	504	506	505	502
DPC コード総数	2451	2658	2972	2873	4918	4955	4557
包括対象 DPC 数	1572 (64.1%)	1880 (70.7%)	2241 (75.4%)	2309 (80.4%)	4244 (2410)*	4296 (2462)*	3990 (2260)*

*2016 年以降は，CCP マトリックスの導入により，DPC 数に比し支払数（　）内は非常に少ない。

1．DPC と診療報酬改定について

近年の DPC 制度における診療報酬改定の動向は，2018 年にむけた暫定調整係数の廃止に対し，どのように制度設計を対応させていくのか，というところでした。

また，DPC 分類を用いた包括請求は，コーディングの精度を高める仕組みづくりが着々と進んでおり，実務環境としては DPC コーディング委員会の開催回数を医療機関内に増やし，委員会が議論する内容まで踏み込み，コーディングテキストを手引書に置き，適切なコーディングをさせる方向へと導いています。

この背景には，急速に発展する医療の ICT 化が関係しており，有用性の高い DPC データをより精度の高いものにして活用したいという日本の医療制度改革の狙いが見え隠れしています。したがって，DPC 制度に係る医療関係者は，DPC を単なる保険請求の仕組みとして収支ばかりに目を向けるのではなく，情報分析やデータの利活用ができる環境を病院内に構築し，そうした人材を育てられる土壌を創らなければなりません。これまでの診療報酬改定の動向を振り返りながら，これからの DPC 制度について認識を改めていきましょう。

2．これまでの改定の動向

1）2008 年度改定のポイント

2008 年度の診断群分類の見直しでは，主要診断群（MDC）が 16 から 18 まで 2 つ広がったことを受け，診断群分類数は 2451 となり，分類数は 104 分類ほど増えました。また，包括対象の診断群分類数は 1438 → 1572 へと増え，全体の 64.1%が包括対象の診断群分類で占められています（図表 3-1）。その後，改定を重ね，診断群分類は精緻化が図られています。

2008 年度改定では，分類の精緻化，癌の化学療法に対する分岐の増設，薬剤（インターフェロン：IFN）に対する投与日数の設定，副傷病の見直し ── 等が行われています。例えば化学療法の分岐は，040040 肺の悪性腫瘍，060035 大腸（上行結腸から S 状結腸）の悪性腫瘍，060040 直腸肛門（直腸・S 状結腸から肛門）の悪性腫瘍，090010 乳房の悪性腫瘍が主な対象となっています。癌の化学療法の治療は高額薬剤を伴うため，DPC で採算がとれるのか医師も悩むところです。2012 年度には期間Ⅰが 1 日の設定になった高額な化学療法の分類も約 20 種類ほど増え，DPC 分類はさらにむずかしくなりました。

一方，薬剤（IFN）に対する投与日数の設定については，060290 慢性肝炎（慢性 C 型肝炎を除く），060295 慢性 C 型肝炎では IFN-α または IFN-β の投与によって分岐があり，IFN-β は 7 日以上投与することで適用されます。この一定期間以上の投与とは，入院中の投与回数をトータルして日数計算とします。連続投与に限ったものではないことに注意しなければなりません。

2）2010 年度改定のポイント

2010 年度診療報酬改定では，以下の考え方に基づく DPC 分類の見直しが行われました。

①医療資源同等性が担保されている〔医療資源の投入量が適切にグルーピングされている（在院日数，包括範囲点数）〕。

②臨床的類似性が担保されている（臨床的な観点から問題・違和感が少ない）。

③分類は可能な限り簡素であり，分類のコーディングに際して，臨床現場の負担が少ない。

④制度運用上の問題が少ない。

これら 4 項目をわかりやすく表現すると，「分類中の症例ごとのバラツキをなくし，臨床と制度に沿う」という解釈になるでしょう。

そして，分類見直しの具体的な変更点についても，次の 3 点となっています。

・高額薬剤による分岐の追加：薬剤指定分類数

を129分類から202分類へと増やす
・化学療法レジメンによる分岐の追加：がん化学療法の標準的レジメンの分岐を追加する
・副傷病定義の複数化：手術ありの場合と手術なしの場合とで，異なる副傷病を対象として設定する

このなかで，化学療法レジメンによる分岐の追加では，「120010 卵巣・子宮付属器の悪性腫瘍」が対象に挙げられています。また，副傷病の定義が複数化されたため，DPC担当者は，副傷病が設定されている分類に注意を払い，さらに術式と設定された病名の関連性にも，より意識を向ける必要があります。言い換えれば，主病名に対する随伴症や合併症の知識を，よりしっかりもつことが求められるのです。

3）2012年度改定のポイント

2012年度診療報酬改定は，2つの基本軸により対応されています。

①診断群分類点数表の改定および医療機関別係数の見直し

②基礎係数の区分として3つの医療機関群が設定された

①の改定により，入院期間1日当たりの点数が，大きく4種類の設定方法に変わり，新たに高額薬剤に係る診断群分類における設定が追加されました（**図表3-2**）。

一方，②の基礎係数の設定は，役割や機能に着目した3つの医療機関群から，Ⅰ群を大学病院の本院に限定，Ⅱ群の対象基準をⅠ群の最低値としました。Ⅲ群はⅠ・Ⅱ群以外とし，4つの選定基準（「診療密度」，「医師研修の実施」，「高度な医療技術の実施」，「重症患者に対する診療の実施」）が設けられています。また，円滑な現場対応，激変緩和の措置という理由により，基礎係数に暫定調整係数が加えられて，設定されていますが，今後この暫定調整係数は機能評価係数Ⅱへ置き換えられるものであるとして，2012年度の改定でより明確に方向性が示されました。

また，「特定入院期間と薬剤等包括項目の算定ルール見直し」も行われました。これは，化学療法ありの診断群分類の分岐を選択した患者の投与日が特定入院期間（現行，入院期間Ⅲ）を超えている場合，包括期間においても出来高の期間に入っても化学療法の薬剤料を二重に算定

図表3-2　高額薬剤に係る診断群分類における設定方法

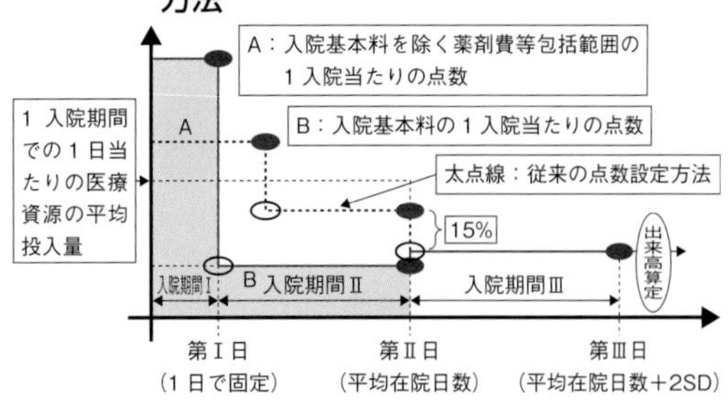

していることになるため，算定のルールを改め，“包括期間内に化学療法等の薬剤を投与しなければ化学療法ありの分岐を選択してはいけない”というルールを定めたものです。入院当初から化学療法が計画されていたにもかかわらず，状態が悪いため投与日を見送っていた場合などに包括期間が過ぎてしまうケースが想定されます。化学療法に限らず手術・処置等2の分岐選択にも関係しますので，改められた算定ルールをしっかりと理解しておきましょう。

4）2014年度改定のポイント

2014年度改定の主なポイントは，**機能評価係数Ⅱの見直しと算定ルールの見直し**です。

機能評価係数Ⅱは**図表3-3**に示されているように，段階的に暫定調整係数から機能評価係数Ⅱへの置換えが行われており，いかに確実に機能評価係数Ⅱを取得できるかが病院の経営に大きく関わることになります。取得できない項目，または自院の係数が小さい項目は，その原因を明らかにし，検証を行ってみる必要があります。

また，自院の暫定調整係数と機能評価係数Ⅱを比べ，双方の値が同じ程度（50%，50%）であれば安心ですが，暫定調整係数のほうが極端に比率が大きい場合には，今後の係数減少が予測されるため，現段階から改善を試みていく必要があります。その際，DPC対象病院の係数は，すべての対象病院のものが公開されていますので，同規模程度の病院と比べることができます。

算定ルールの見直しについては，**図表3-4**の2項目が大きな変更点になります。

DPCの持参薬使用とは，入院中に使用する内服薬を事前に外来で処方し，入院時に持参させることで入院中の包括部分のコストを落とす運用として，これまでの中医協のなかで，不適切な対応として議論となってきたものです。**図表**

図表 3-3　機能評価係数Ⅱへの置換え

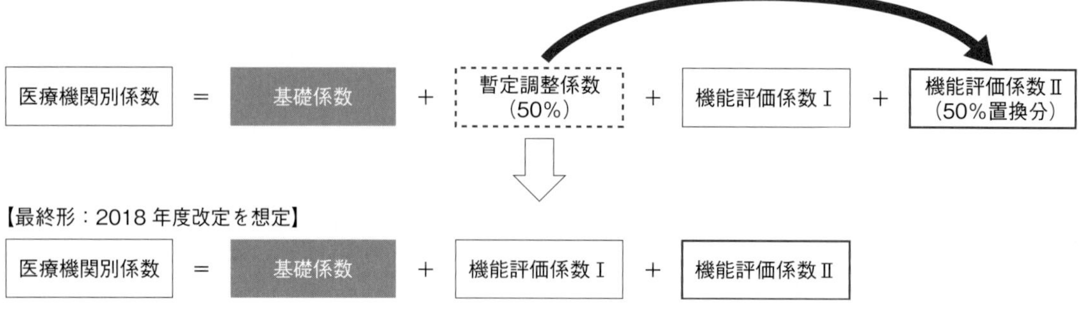

図表 3-4　2014 年改定時の算定ルール見直し

主な変更ルール	内容
同一疾患による再入院の一連ルール変更 改定前 （3 日以内）→ （MDC 6 桁）→	●前回の入院と今回の入院を一連と見なすルール ●再入院までの期間は，7 日以内とする ●同一と見なす疾患は，MDC 2 桁とし，前回入院の MDC 2 桁と今回入院時の入院契機の病名から導かれた MDC 2 桁で照合する ●再入院までの期間は，通算する入院期間には含めない ●がんの化学療法のための再入院は，このルールから外される
持参薬の原則禁止ルールの設定	●入院の契機となった傷病に使用する持参薬は原則禁止

3-5 に掲げる規定が設けられました。

しかし，そもそも入院時に，すでに服薬中の薬剤に関する情報を，病院薬剤師が医師へ情報提供することは重要な専門的業務と考えられています。病棟薬剤業務実施加算に明示されている病棟薬剤業務の 1 つにも「入院時に，持参薬の有無，薬剤名，規格，剤形等を確認し，服薬計画を書面で医師等に提案するとともに，その書面の写しを診療録に添付する」とあります。

これは，過去の投薬や注射の薬剤情報と服薬中の薬剤を把握することが，入院時の病棟薬剤師の業務として挙げられているものであり，入院中に使用するしないにかかわらず，服薬中の薬剤がある場合（持参薬）には鑑別することが必要とされているわけです。

このあたりをよく理解したうえで，今回の改定に伴う持参薬禁止の運用を整備しなければなりません。端的にいえば「入院の契機となる傷病の治療に係る持参薬は禁止」という解釈にもなるので，診療側はどのような持参薬が駄目で，何の薬ならいいのかといったことを具体的に示さなければ，現場が混乱するという意見もあり，運用を周知させる段階での病棟薬剤師との協力が必要不可欠となっています。

また，2014 年度改定では，実質マイナス改定の影響と DPC 対象病院が医療資源を効率化したこともあり，基礎係数が大きく減算されました。

図表 3-5　入院時持参薬に関する規定

●入院中の患者に対して使用する薬剤は，入院する病院において入院中に処方することが原則であり，入院が予定されている場合に，当該入院の契機となる傷病の治療に係るものとして，あらかじめ当該又は他の病院等で処方された薬剤を患者に持参させ，当該病院が使用することは特別な理由がない限り認められない（やむを得ず患者が持参した薬剤を入院中に使用する場合については，当該特別な理由を診療録に記載すること）
●予定入院の患者において，当該入院の契機となった傷病を治療するために使用することを目的とする薬剤については，特段の理由がない限り，当該病院の外来で事前に処方すること等によって患者に持参させ入院中に使用してはならないこととする

医療機関群	2014 年度 基礎係数	2012 年度 基礎係数
DPC 病院Ⅰ群	1.1351	1.1565
DPC 病院Ⅱ群	1.0629	1.0832
DPC 病院Ⅲ群	1.0276	1.0418

この減算のもととなるのは，各病院が DPC 対策として行ってきたむだのない医療への取組みです。例えば，在院日数を短縮し入院費用が

抑えられれば，DPCの出来高換算額は減少するわけです。また後発医薬品への切り替えや入院時検査の外来移行，持参薬の利用もDPCの出来高換算額を抑えることに繋がります。さらに短期的な考え方をすると，医療機関ごとの暫定調整係数も前年度の出来高換算額から算出されていますので，過度な医療費の抑制は次年度以降の係数に影響することとして認識していかなければなりません。

5）2016年度改定の動向とポイント

①薬価制度の見直しによる影響

2016年度の改定は本体部分で＋0.49％（国庫負担換算500億円程度）とされていますが，薬価や材料はマイナス改定で，全体では▲1.31％（国庫負担換算800億円程度）ほど削減されています。

特に薬価は市場拡大再算定，特例拡大再算定という薬価制度の見直しによって大幅にダウン，よく聞く薬の値段が引き下げられたという印象です。この，見直された制度の仕組みは，次のような説明がされています。

・**市場拡大再算定**：売上市場規模が当初想定の2倍以上かつ年間売上（薬価ベース）で150億円超となった場合，当該医薬品ならびに場合によっては類似薬効の他の医薬品も含めて，薬価の引下げを行う措置のこと。
　→抗血小板薬；プラビックス錠（サノフィ），C型肝炎治療薬；ソバルディ錠，ハーボニー配合錠（いずれもギリアド・サイエンシズ），抗がん剤；アバスチン点滴静注用（中外製薬）の4成分6品目が対象

・**特例拡大再算定**：年間販売額がきわめて大きい品目の取扱いについて新設。年間販売額が1000億～1500億円（予想）の1.5倍以上のものについては，薬価を最大25％引き下げ，年間販売額1500億円超（予想）の1.3倍以上では薬価を最大50％引き下げること。
　→C型肝炎治療薬；ダクルインザ錠，スンベプラカプセル（ブリストル・マイヤーズ），ヴィキラックス配合錠（アッヴィ合同会社）や，加齢黄斑変性治療薬，抗てんかん薬など20成分45品目（内用薬：13成分35品目，注射薬：7成分10品目）が対象

この影響は，外来でいえば，たとえばC型肝炎治療薬は高額なため，4月の患者1人当たりの外来単価が大きく落ち，入院でいえば，高額な抗がん剤が下落することによって，DPC分類のDパターン（高額薬剤に係る診断群分類）のDPC日当点が落ち，内科系の診療科に大きな影響がみられたようです。

そこでDPC請求全体において，包括範囲となる薬価や材料のマイナス影響が収入にどれほど出たのか心配になるところですが，調べてみると，DPC制度は，在院日数の短縮化がさらに進んだことや，新たに高額な薬剤等が包括範囲に含まれたことによって，DPC日当点がある程度コントロールされたように見受けられます。厚労省関係者も「機能評価係数Ⅱが思った以上に落ちたことの問題点などを指摘されますが，4月以降の収益を全体的に見てほしいと思います」とコメントしており，この意味は，改定後のDPC日当点と入院期間の関係による収入を指していると思われます。

②入院時の説明とDPCコーディング委員会

具体的改定ポイントについて，DPC制度における体制では，次の2項目の変更が大きいことと捉えます。

・**入院する際の患者への説明**
・**DPCコーディング委員会**

1つめの「**入院する際の患者への説明**」は，絶対（しなければならない）条件から望ましい（できればするべき）条件に変ったことです。それは，入院時の診療報酬算定方法（DPC制度）の説明になります。改定前は，診療報酬算定方法等としてDPC制度を説明し，入院診療計画書を作成する際に「診断群分類区分の名称など」を付加して説明することとされてきました。改定により望ましい要件に変りましたので，まったく行わなくてもいいというわけではありませんが，必然性はなくなりました。

一方，「**DPCコーディング委員会**」は，開催回数（年間2回以上→4回以上），出席者の範囲（個々の事例を取り扱う際には当該診療科の医師），議論する内容（診療報酬の多寡の議論を行う場ではない）の3項目が見直されています。この狙いは，コーディング委員会のレベルアップにあります。

調べたところ，レベルの低いコーディング委員会とは，単に診療報酬点数（DPC請求点数）の高くなるコーディングを検証するだけの議論

を行うことを指し，これに「診療報酬の多寡の議論」という表現を用いています。しかし，これを読み間違えると「診療報酬の点数の議論は不可」と勘違いします。そもそもDPCのコーディングは，診療報酬点数に基づき医療資源のかかり方をみながらコーディングの適切性を判断するため，診療報酬を抜きにして議論はできません。よって，不適切な議論とは「どちらのコーディングが高いか安いかだけを判断するコーディングの議論を行うこと」だと捉えています。

③基礎係数と機能評価係数Ⅱ

2016年度の基礎係数は，**Ⅰ群1.1354，Ⅱ群1.0646，Ⅲ群1.0296**となっています（**図表3-6**）。Ⅲ群病院は，Ⅱ群との差が0.0350あるので，Ⅱ群になれば3.5％増収になると考えがちですが，実際のところⅡ群病院はⅡ群なりの機能や診療体制をつくらなければいけませんので，それほど単純ではありません。

図表3-6　2016年度改定での基礎係数

医療機関群	施設数	基礎係数
DPC病院Ⅰ群（大学病院本院）	81	1.1354
DPC病院Ⅱ群（高機能な病院）	140	1.0646
DPC病院Ⅲ群	1,446	1.0296
合計	1,667	1.0499

図表3-7　医療機関別係数の分布

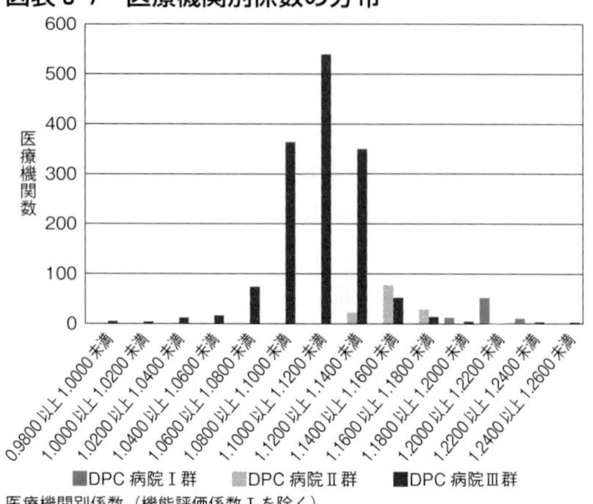

医療機関別係数（機能評価係数Ⅰを除く）
＝（基礎係数）＋（暫定調整係数）＋（機能評価係数Ⅱ）

図表3-7は，DPC対象病院全体の医療機関係数（機能評価係数Ⅰを除く）を比べたものですが，現時点でトータルにみた係数の分布はバラついており，病院群の基礎係数だけの優位差は大きな問題になっていないようです。つまり，Ⅲ群病院でもかなり高い係数を取得しているところがみられるのです。

これをどのようにみるのかが，大切な視点です。というのは，この医療機関別係数には暫定調整係数が含まれているので，ある意味，“下駄”を履かせた評価になります。この“下駄”は，過去の収入を担保するためのものです。従来係数の高い病院は，高い数値を維持できるようになっています。

この**暫定調整係数が2018年度には廃止**されますので，次期改定でも同じような分布が維持されるかはわかりません。当たり前に考えれば，Ⅲ群がⅡ群を追い越すような係数の仕組みは，調整が図られると考えられるところです。

④機能評価係数Ⅱの2つの評価項目

2018年までが特に重要な期間であり，どこに視点を置くかでDPCが大きく変っていくなかで，注目すべきポイントは2つあります。

その1つは，**図表3-8**のⅡ群要件の**診療密度**です。診療密度とは包括範囲内の出来高点数を計算したものになります。これからのDPC対象病院の行方を左右するのは，まさに診療密度対策にあると考えます。ここでいう診療密度の計算は，全体の1日当たりの平均点数で評価されていますが，病院内ではDPC分類ごとや診療科別，病棟別といった層別化した内容で評価していくことが求められます。マネジメントとしては，無駄を省き，資源投入が必要なところには，しっかりと投入するような考え方になります。

2つめは，機能評価係数Ⅱの**重症度指数**です。この指数は，8つある機能評価係数Ⅱの項目のなかで，2016年度に設けられた指数です。計算式は，**図表3-9**のとおりです。むずかしそうにみえますが，いわゆる出来高算定とDPC包括算定を比べた差を表した指標です。厚労省から自院の評価値は告示されてはいませんが，いろいろと分析可能な指標になります。

この係数の説明をみると「暫定調整係数の廃止に向けて，重症者の診療に悪影響が出ないような配慮」とあります。裏を返せば暫定調整係数に変って設けられた係数といえます。したがって，診療密度と同じことですが，この係数を考えるとき，重症患者の受入メリットと原疾

図表3-8　DPC病院Ⅱ群の要件

【実績要件1】 診療密度	1日当たり包括範囲出来高平均点数（全病院患者構成で補正；外的要因補正）
【実績要件2】 医師研修の実施	届出病床1床当たりの臨床研修医師の採用数（基幹型臨床研修病院における免許取得後2年目まで） 特定機能病院は当該実績要件を満たしたものとして取り扱う。
【実績要件3】 高度な医療技術の実施	次の6項目のうち5項目以上の基準を満たすもの (3a)：手術実施症例1件当たりの外保連手術指数（外科医師数および手術時間補正後） (3b)：DPC算定病床当たりの同指数（外科医師数および手術時間補正後）(3c)：手術実施症例件数(3A)：症例割合(3B)：DPC算定病床当たりの症例件数(3C)：対象症例件数
【実績要件4】 重症患者に対する診療の実施	複雑性指数（重症DPC補正後）

患に対するコーディングをしっかりと行うことの重要性がみえてきます。つまり，かかったものはかかったものとして，適切にコーディングすることが大切になります。たとえば，出来高差のマイナスを避けて，小手先でコーディングを変更することは，後から悪い影響が出てくることになります。やはり，適切なコーディングが肝要です。

6）2018年度改定の動向とポイント

2018年度の改定は医療・介護の同時改定ということで，“2025年問題”と言われる高齢化による疾病構造の変化に医療体制がどのように立ち向かうのかについて，方向性が示される内容だったと思います。

それを示すのが**図表3-10**です。これは，今後の方向性を示す重要な資料の一つと筆者は捉えています。一見，縦軸が医療ニーズ，横軸が医療提供体制（病床区分）を表現した図表に見えますが，よく見ると右下に「医療資源の投入量」と記載されていて，こちらが横軸であることがわかります。つまり，**急性期・回復期・療養を「医療ニーズ」と「医療資源投入量」でエリア分けし，決して急性期入院医療に医療資源投入量の低い患者を置かない**という，厚労省の強い

図表3-9　重症度係数の算定式

当該医療機関における〔包括範囲出来高点数〕／〔診断群分類点数表に基づく包括点数〕を評価 （ただし救急医療指数で既に評価されている救急入院2日目までの包括範囲出来高点数は除外する）
◎診断群分類上同じ分類であっても，より濃密な医療を必要とする重症患者が一定程度発生することから，調整係数の廃止に向けて，そのような患者の診療に対して一定程度の配慮を行う目的で，「重症度係数」を設定することとした。

メッセージが示されているのです。高齢化に伴って医療ニーズの低い患者の増加が見込まれているわけですが，そこを明確に医療資源投入量で線引きをすると解釈すべきなのです。

この考えに基づいて，DPC制度においても，高度急性期・急性期医療を担うために必要な制度設計や評価軸がぶれないように，診断群分類の精緻化と適切な係数設定の見直しが図られました。その1つが**調整係数の廃止**です。調整係数の廃止は，医療機関の機能が十分に係数へ反映できるよう，機能評価係数Ⅱへの置換えというかたちで行われましたが，これによって急性期医療の提供と医療資源投入量の関係を整理したことになります。

DPC制度において，調整係数は報酬の安定性（円滑導入，安定的な運営への配慮）という役割を果たしてきましたが，標準的な急性期医療を展開できない医療機関に対する“救済措置”に変容してしまいました。そこで，調整係数を廃止し，標準的な急性期医療を展開できない医療機関にはDPC制度からの退出を求める方向へ舵が切られたのです（**図表3-11**）。現時点では激変緩和係数を残していますが，対象となった医療機関は，これを「経過措置」と捉えて，早急な対策を講じる必要があります。

①医療機関別係数の見直し

医療機関別係数全体の改正点を整理すると**図表3-12**のようになります。

特に医療機関群の名称については，「Ⅰ群，Ⅱ群，Ⅲ群」の分類だったものを，これでは群ごとの序列を想起させるといった指摘を踏まえ，**「大学病院本院群，DPC特定病院群，DPC標準病院群」**に見直されました。

②機能評価係数Ⅰの見直し

機能評価係数Ⅰは，入院基本料7対1などの

図表 3-10　入院医療の評価の基本的な考え方（イメージ）

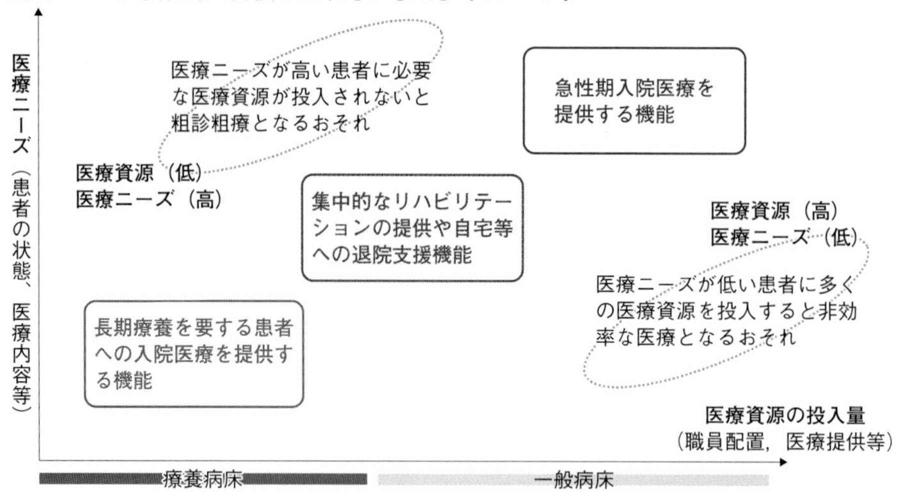

入院料の細分化に対応し，それぞれに**急性期一般入院基本料が係数化**されています。また，**後発医薬品の係数評価が廃止されて A 243 後発医薬品使用体制加算に置き換わった**ことで，外来診療における後発医薬品の導入実績が加わりました。「1」の**施設基準要件は実績 85%以上**という大変きびしいものとなっています。

さらに，**A 245 データ提出加算に新設された「注 2」提出データ評価加算が係数化**されています。この加算は，DPC 調査への参加と適切なデータ作成が必須事項とされ，**様式 1 はもちろんのこと，外来 EF および医科の診療報酬明細書に記載されたすべての傷病名に 1 割以上未コード化傷病名があってはならない**としています。

③機能評価係数Ⅱ

機能評価係数Ⅱは，暫定調整係数が機能評価係数Ⅱに置き換わったことから，評価内容がかなり適正化された印象があります。

その代表が地域医療係数です。同係数は，それまで施設要件で得ることができていましたが，2018 年改定によりそれぞれの評価項目の算定実績によってポイントが付与されるように見直されました（p.35 図表 2-15）。

④提出データ評価加算

次に今回の改定で新設された **A 245「注 2」提出データ評価加算**を見てみましょう。同加算は，データ提出加算 2 に付帯したものです。内容については，**図表 3-13** の通知（抜粋）が示されています。

図表 3-11　調整係数の置換え

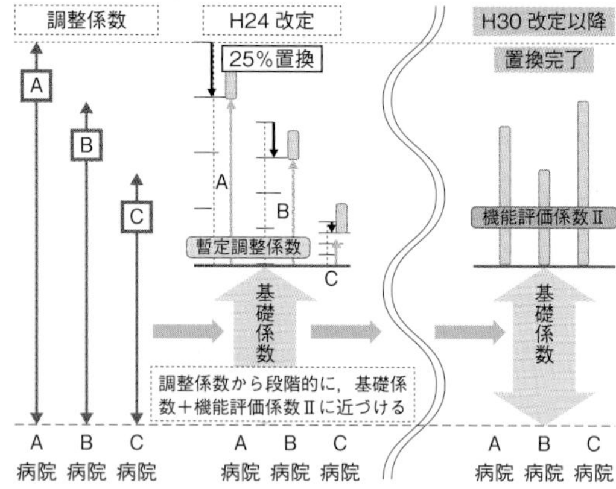

図表 3-12　医療機関別係数の改正点

●基礎係数（医療機関群）
　→これまでの 3 つの医療機関群（Ⅰ～Ⅲ）の設定方法を継続し，医療機関群の名称を変更。「DPC 標準病院群」（改定前のⅢ群），「大学病院本院群」（改定前のⅠ群），「DPC 特定病院群」（改定前のⅡ群）に見直す
●機能評価係数Ⅰ
　→従前の評価手法を継続
●機能評価係数Ⅱ
　→後発医薬品係数，重症度係数を整理・廃止するとともに，基本的評価軸を 6 係数（保険診療係数，地域医療係数，効率性係数，複雑性係数，カバー率係数，救急医療係数）とし，係数の評価手法について所要の見直しを実施
●激変緩和係数
　→調整係数の廃止と診療報酬改定に伴う激変緩和に対応した激変緩和係数を設定（改定年度のみ）

図表 3-13　提出データ評価加算に関する通知

(8)①(前略) 当該加算を算定する月の前々月において，調査実施説明資料に定められた様式1において入力されるレセプト電算処理用の傷病名コードの総数に対する未コード化傷病名のコード（レセプト電算処理用の傷病名コード：0000999）の割合，外来EFファイルに入力される傷病名コードの総数に対する未コード化傷病名の割合がそれぞれ2％未満，かつ，医科の全ての診療報酬明細書に記載された傷病名コードの総数に対する未コード化傷病名の割合が10％未満であって，当該保険医療機関において，その結果を記録し保存している場合に，データ提出加算2のロ又は4のロを算定する医療機関において算定できる。

(9)②(前略) 遅延等が認められ，データ提出加算を算定できない月がある場合，データ提出加算を算定できない月から6か月間，当該加算を算定できない。例えば，4月22日に提出すべきデータが遅延等と認められ，6月にデータ提出加算を算定できない場合，当該加算は6月から11月までの6か月間算定できない。（令2保医発0305・1）

①は，データ精度の評価を行う際の評価基準を示したものです。レセプト電算処理用の傷病名コードに**未コード番号「0000999」として登録されたデータを不備なデータとして認識し，未コード化傷病名割合として1割を基準値**としています。分母の範囲は，様式1の病名欄のすべて，外来EFファイル，医科の出来高レセプト（診療報酬明細書）の傷病名コードとされていて，それはつまり，DPC**提出データのすべての傷病名コードに該当**します。さらに，その発生割合を集計し，記録・保存していることが要件とされています。このような**記録や保存という要件は，適時調査において必ず確認が入る**ので注意が必要です。

②はデータ提出遅延の際のペナルティーで，**遅延によって算定できない期間は6カ月間**とされています。これは，同加算の施設基準「ロ」にある「診療内容に関する質の高いデータが継続的かつ適切に提出されている」体制を評価するもので，施設基準の通知には「**当該加算を算定する月の前6か月間に一度もデータ提出の遅延等がない**」こととされています。**継続性と精密性に重きを置いている**ことがはっきりとわかります。

未コード化傷病名とは，いわゆるワープロ病名と言われるもので，各医療機関が独自に使用している病名のことです。これまで，この未コード化傷病名の発生（登録）がデータ分析等において大きな問題となっていたため，今改定により，整備したいという厚労省の考えが読みとれます。

ワープロ打ちした病名の登録が厳禁であることはもちろんですが，**医事請求に用いる病名の管理を厳格に行うことや，廃止される病名をそのまま放置せず，しっかりと置換えを行う**などの対応がこれからの課題となります。

病名整理が行われず，膨大な数の病名が1患者に登録されることや，急性期の病名が長期にわたって残っているようなことも，提出データ評価加算の取得を機に整理されていくのではないか――と厚労省は期待しており，今後その方向へ導くのではないかと思います。

3．2020年度改定の動向とポイント

2020年度診療報酬改定は，働き方改革の推進や入院医療の適正化および評価方法の見直し，そしてかかりつけ医や地域医療のあり方，ICTの活用や医薬品の適正使用などに主眼が置かれています。

特に急性期医療は，入院患者の評価指標として代表的な**重症度，医療・看護必要度**（以下「必要度」）の評価項目および判定基準の見直しが行われ，入院基本料の施設基準の届出にかかわるため，基準値がどこまで上昇するのかが注目の的となっていました。

その一方で，筆者は，必要度Ⅰから Ⅱへの切替えがどこまで広がりを見せるのか，つまり，**必要度Ⅰから必要度Ⅱへどの程度まで移行するのか**を興味深く見ていました。結果は，「**400床以上の急性期一般入院基本料（急性期一般入院基本料1～6に限る）の届出を行っている病棟については，一般病棟用の重症度，医療・看護必要度Ⅱを用いて評価を行うこと**」とされました。これは，**図表3-14**を見てもわかるように，病床数が多いほど必要度Ⅱを届け出ている割合が高い傾向にあり，医療機関でも必要度Ⅱへの切替えの意識も浸透してきたため，切り替えたと思われます。病床数が多い病院をターゲットにすることで，必要度Ⅱへの切替えが加速するでしょう。今後，必要度Ⅱを主流として推し進めるというメッセージであると考えます。

また，こうした流れを客観的に見ていくと，**データ重視**という今後の医療政策の方向性が見

えてきます。DPCデータは，**ますますその価値が高まっていくことは間違いありません。**

1）必要度の「検証」から「確認」へ

必要度Ⅰから必要度Ⅱへの切替えは単なる評価方法の変更ではなく，**DPCデータの価値が飛躍的に高まった**ことを意味しています。つまり，**EFデータの精度が問われている**のです。

ここで改定による必要度ⅠとⅡそれぞれの主な変更点を見てみましょう。特に注目する点は，A，C項目にある「**レセプト電算処理システム用コード一覧」を用いて評価を行うとされた項目**です。「一般病棟用」については，**当該評価者により各選択肢の判断を行う必要はない**として，これらの基準が当該コードへと置き換えられました。

また，必要度に関する施設基準については，もう1つ重要な部分が変更になっています。それは，「正確性を担保」する部分です。

以前は，「実際に，患者の重症度，医療・看護必要度が正確に測定されているか定期的に**院内で検証を行う**」とされていましたが，「実際に，患者の重症度，医療・看護必要度が正確に測定されているか定期的に**院内で確認を行うこと**」に変わりました。この「検証」から「確認」への置換えは，必要度ⅠからⅡへの切替えやA・C項目に電算処理システム用コードが用いられたことによって，**人的作業に対する「検証」からデータ抽出に対する「確認」へと切り替わったこと**を示しています。したがって医療機関では今後，レセプト情報の正確性を定期的に「確認」する仕組みが必要となるのです。「検証」から「確認」はつい見落としがちですが，この点はきわめて重要な変更点です。**指導・監査では，具体的にどのような点検，確認作業が行われているのかが問われる**ことになるでしょう。**これまで看護部任せであった必要度が医事（DPC担当者）へと移った**ことを示していると言えます。

では，実際にどのような点検・確認体制を構築すべきでしょうか。筆者は，**これまでの検証に対する考え方に加えて，データ分析を用いる**ことではないかと考えています。

必要度Ⅰでは，評価者の登録もれや評価の過誤を人的チェック中心に行ってきました。今後は電子カルテ側でシステム化し，日々のオーダ情報や算定情報を用いることで確認作業が進むことになると思われますが，この部分は電子カルテのベンダーによって対応に差が見られ，データ精度にも課題があるように聞いています。

図表3-14　重症度，医療・看護必要度ⅠとⅡの導入状況（令和元年度調査）

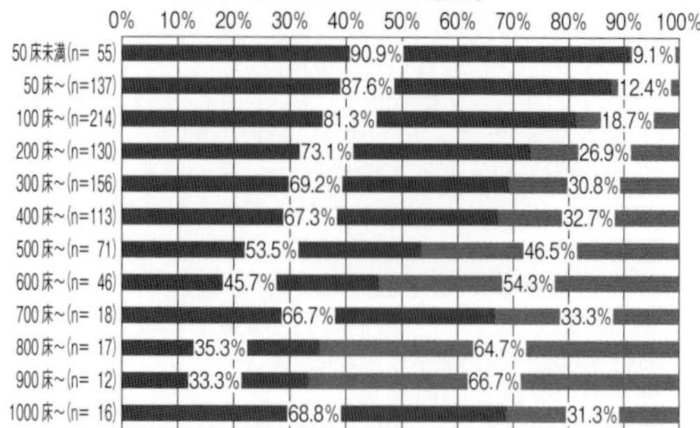

■ 重症度，医療・看護必要度Ⅰ　■ 重症度，医療・看護必要度Ⅱ

※一般病棟用の重症度，医療・看護必要度の届出種別を回答した施設のみ

※許可病床数は，各施設の合計許可病床数として回答されたものを使用

出典：令和元年度入院医療等の調査（施設票）

一方，**オーダ情報や算定情報は，データの発生源（臨床現場）をしっかりと押さえることが**大切です。すでに多くの医療機関では，医療現場におけるドレナージや術後の創傷処置，心電図モニターといったコスト情報の入力もれをチェックする仕組みを考え，意識付けや日々の点検により，必要度を適切に上昇させる取組みなどが行われてきました。こうした取組みは，必要度ⅠからⅡへと置換えが行われた医療機関では特に重要な意味をもつことになりますが，必要度Ⅰの医療機関においても，A・C項目に電算処理システムが導入されたことを踏まえると大切です。したがって，DPC制度の導入によって緩んでしまった包括部分のコストデータの入力の徹底について，厳重に管理したうえで教育を行っていく必要があるのです。

筆者が勤める医療機関では，まずは必要度に対する意識を医師に植え付けるため，病棟管理を行う各科の医師に対して，病棟ごとの必要度の状況変化などがわかる資料を提供して理解を求めてきました。しかし，徹底したコストデータの入力は医師の負担感が大きく，クリニカルパスの見直しによる負担軽減や代行入力によるタスクシフトを考慮すべきではないかといった指摘も寄せられ，当然のことができていないこ

図表 3-15　重症度，医療・看護必要度のマネジメントの分析例

	病院数	他院での症例数（件）	他院での実施率（%）	当院実施数（件）	当院の症例数（件）	当院での実施率（%）	自院と他院実施率差（%）
前立腺の悪性腫瘍 前立腺悪性腫瘍手術等	165	1,625	83.4	2	10	20.0	−63.4
結腸の悪性腫瘍 結腸切除術等 処置 1 なし 処置 2 なし 副傷病なし	305	2,038	63.9	3	15	20.0	−43.9
薬物中毒 処置 2：中心静脈注射等(1) 副傷病なし	28	38	62.3	2	5	40.0	−22.3
胆嚢水腫，胆嚢炎等 腹腔鏡下胆嚢摘出術等 処置 1 なし 処置 2 なし 副傷病なし	286	1,444	36.1	3	20	15.0	−21.1
乳房の悪性腫瘍 乳腺悪性腫瘍手術 乳房部分切除術（腋窩部郭清を伴わないもの）処置 2 なし	153	972	33.5	2	13	15.4	18.1
弁膜症 弁置換術等 処置 1 なし 処置 2 ：中心静脈注射等(1) 副傷病なし	151	922	98.0	4	5	80.0	−18.0
食道の悪性腫瘍 食道悪性腫瘍手術等 処置 2 ：人工腎臓等(1)	114	420	92.3	3	4	75.0	−17.3
胆管結石，胆管炎 腹腔鏡下胆嚢摘出術等 処置 1：限局性腹腔膿瘍手術等 処置 2 なし 副傷病なし	61	81	55.1	2	5	40.0	−15.1
ヘルニアの記載のない腸閉塞 その他の手術 処置 1 なし 処置 2 なし 副傷病なし	226	639	51.6	3	8	37.5	−14.1
頭蓋・頭蓋内損傷 その他の手術 処置 2 なし 副傷病なし	199	1,053	40.4	4	15	26.7	−13.7
直腸肛門の悪性腫瘍 直腸悪性腫瘍手術 切除等 処置 1 なし 処置 2 なし 副傷病なし	261	1,131	94.5	5	6	83.3	−11.2
股関節・大腿近位の骨折 人工骨頭挿入術 肩，股等	233	1,400	15.3	2	26	7.7	−7.6
胃の悪性腫瘍 胃切除術 悪性腫瘍手術等 処置 2 なし 副傷病なし	280	1,858	86.9	8	10	80.0	−6.9
肝・肝内胆管の悪性腫瘍 肝切除術 部分切除等 処置 2 なし 副傷病なし	178	581	80.9	9	12	75.0	−5.9
手術・処置等の合併症 その他の手術 処置 2 ：人工腎臓等(1)	90	160	43.0	2	5	40.0	−3.0
リンパ節，リンパ管の疾患 その他の手術	24	35	13.8	3	24	12.5	−1.3

とについて病院側の努力不足も実感しました。また，各論に関しては個々の事例に対する分析も求められ，**図表 3 -15** に示したように，DPC 分類ごとに入力もれの多い対象を洗い出す（DPC 分析ソフトを活用してベンチマークした）作業も行い，これは効果的でした。

2 ）救急医療管理加算の厳格化

急性期一般入院基本料にかかわる必要度 I および II の評価内容については，**図表 3 -16** のとおり見直しが図られました。評価内容については，A 項目の専門的治療・処置のなかで「**免疫抑制剤の管理**」**が注射に限定**され，投薬は対象外に設定されました。また，救急搬送後の入院に対し，**必要度 I は救急搬送後の入院を 2 日間**

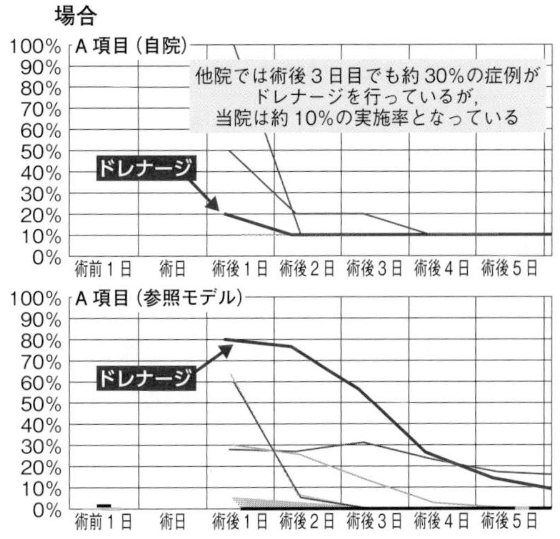

図表 3-16　重症度，医療・看護必要度の評価項目の見直し

A 項目の見直し

▶「免疫抑制剤の管理」について注射剤のみを対象とする
▶救急患者の評価を充実する

A	モニタリング及び処置等	点数
7	専門的な治療・処置 ⑥免疫抑制剤の管理	2点
8	救急搬送後の入院（必要度Ⅰのみ／2日間）	

⇨

A	モニタリング及び処置等	点数
7	専門的な治療・処置 ⑥免疫抑制剤の管理（注射剤のみ）	2点
8	必要度Ⅰ： 救急搬送後の入院（5日間） 必要度Ⅱ： 救急に入院を必要とする状態（5日間） （入院日に救急医療管理加算又は夜間休日救急搬送医学管理料を算定した患者）	

C 項目の見直し

▶手術の評価日数を実績を踏まえて延長する
▶入院で実施される割合が高い手術・検査を評価対象に追加する

C	手術等の医学的状況	点数
16	開頭手術（7日間）	1点
17	開胸手術（7日間）	
18	開腹手術（4日間）	
19	骨の手術（5日間）	
20	胸腔鏡・腹腔鏡手術（3日間）	
21	全身麻酔・脊椎麻酔の手術（2日間）	
22	救命等に係る内科的治療（2日間）	

⇨

C	手術等の医学的状況	点数
16	開頭手術（13日間）	1点
17	開胸手術（12日間）	
18	開腹手術（7日間）	
19	骨の手術（11日間）	
20	胸腔鏡・腹腔鏡手術（5日間）	
21	全身麻酔・脊椎麻酔の手術（5日間）	
22	救命等に係る内科的治療（5日間）	
23	別に定める検査（2日間）	
24	別に定める手術（6日間）	

	対象となる検査・手術（例）
別に定める検査	経皮的針生検法，EUS-FNA，縦隔鏡，腹腔鏡，胸腔鏡，関節鏡，心カテ（右心・左心）
別に定める手術	眼窩内異物除去術，鼓室形成術，上・下顎骨形成術，甲状腺悪性腫瘍手術，乳腺悪性腫瘍手術，観血的関節固定術　等

	必要度Ⅰの割合	必要度Ⅱの割合
急性期一般入院料 1	3割1分	2割9分
急性期一般入院料 2	2割8分	2割6分
急性期一般入院料 3	2割5分	2割3分
急性期一般入院料 4	2割2分	2割
急性期一般入院料 5	2割	1割8分
急性期一般入院料 6	1割8分	1割5分
7対1入院基本料〔特定機能病院入院基本料（一般病棟に限る）〕	／	2割8分
7対1入院基本料（専門病院入院基本料）	3割	2割8分
7対1入院基本料（結核病棟入院基本料）	1割1分	0.9割

から5日間に引き上げ，必要度Ⅱにおいては「緊急に入院を必要とする状態」として「入院日に救急医療管理加算又は夜間休日救急搬送医学管理料を算定した患者」に限定して5日間を評価することに変わりました。この救急搬送を高く評価したことは，今回の改定の本丸に位置付けられている「地域医療の確保を図る観点から早急に対応が必要な救急医療体制等の評価」に関係して充実させたことになります。

しかし，厚労省は単にアメを与えるだけではなく，救急医療管理加算の算定について厳格化を図っています（**図表 3-17**）。特に診療報酬明細書の摘要欄に記載することが義務付けられた「イ，ウ，オ，カ又はキを選択する場合は，それ

図表３-17　救急医療管理加算の厳格化

2020年改定前	→	2020年改定後
【救急医療管理加算】 １　救急医療管理加算１　　900点 ２　救急医療管理加算２　　300点 ［算定要件］ (2)　救急医療管理加算１の対象となる患者は，次に掲げる状態にあって，医師が診察等の結果，救急に入院が必要であると認めた重症患者をいう。 (3)　救急医療管理加算２の対象となる患者は，(2)のアからケまでに準ずる重篤な状態にあって，医師が診察等の結果，緊急に入院が必要であると認めた重症患者をいう。 ［届出について］ 施設基準を満たしていればよく，届出を行う必要はない。		【救急医療管理加算】 １　救急医療管理加算１　　950点 ２　救急医療管理加算２　　350点 ［算定要件］ (2)　救急医療管理加算１の対象となる患者は，次に掲げる状態のうちアからケのいずれかの状態にあって，医師が診察等の結果，緊急に入院が必要であると認めた重症患者をいう。 (3)　救急医療管理加算２の対象となる患者は，(2)のアからケまでに準ずる状態又はコの状態にあって，医師が診察等の結果，緊急に入院が必要であると認めた重症患者をいう。 ［届出について］ 施設基準の届出を行うこと（※施設基準は従来と変更なし）。

算定対象となる状態

ア　吐血，喀血又は重篤な脱水で全身状態不良の状態
イ　意識障害又は昏睡
ウ　呼吸不全又は心不全で重篤な状態
エ　急性薬物中毒
オ　ショック
カ　重篤な代謝障害（肝不全，腎不全，重症糖尿病等）
キ　広範囲熱傷
ク　外傷，破傷風等で重篤な状態
ケ　緊急手術，緊急カテーテル治療・検査又はt-PA療法を必要とする状態
コ　その他の重症な状態（加算２のみ）

▶救急医療管理加算の算定に当たって，以下について診療報酬明細書の摘要欄に記載すること。

- ◆　アからケのうち該当する状態（加算２の場合は，アからケのうち準ずる状態又はコの状態のうち該当するもの）
- ◆　イ，ウ，オ，カ又はキを選択する場合は，それぞれの入院時の状態に係る指標
- ◆　当該重症な状態に対して，入院後３日以内に実施した検査，画像診断，処置又は手術のうち主要なもの

ぞれの入院時の状態に係る指標」は，今後の請求時の審査において厳重に査定されることが予測され，より慎重な算定に導かれることになります。

また，救急医療管理加算２でも，「当該重症な状態に対して，入院後３日以内に実施した検査，画像診断，処置又は手術のうち主要なもの」について根拠を示すことが謳われており，医療機関が安易に「コ　その他の重症な状態」で算定することのないよう防止しているのではないかと著者は見ています。これらを考慮しながら，必要度の評価と算定要件を合わせてみていくと，なかなかきびしい点も付加されていることがわかります。

一方，C項目においては，対象となる検査・手術等の対象が入れ替わっているので，マスターの公開に併せて自院が行っている手技を見ながら，次年度以降の医師の入替え等も考慮しながら慎重に分析する必要があります。

３）次のステップに入るための準備期間

DPC係数の基本軸は以下の４つの評価によって構成されていますが，2020年度改定ではこの４つの軸に特段の変化はなく，これまでの立て付けが維持されたという印象があります。

- **●基礎係数（医療機関群）**
- **●機能評価係数Ⅰ**
- **●機能評価係数Ⅱ**
- **●激変緩和係数**

その理由について，導入から15年以上が経過してDPC制度そのものが成熟したという考え方もできますが，筆者は，**DPC制度が完成の域に達したと言うより，次のステップへの準備期間に入ったためと見ています。**

これまでの改定では，医療機関群と各係数の置き方を細かく調整してきました。いわば，**急性期医療の標準化のためのマクロ的な対策を講じてきた**のです。

しかし，実は重要な課題が残されたままに

図表3-18 DPC/PDPSの安定的な運用に係る今後の課題

〈分析・検討の概要〉

急性期の医療の標準化に向けた検討

○ 病院別の医療資源投入量や在院日数は，一定の幅は存在するものの平均に収れんすることが望ましいが，DPC対象病院の診療実態を分析したところ，ばらつきが見られた。

○ また，転棟した症例や比較的医療資源投入量の少なくて済む症例の割合と，医療資源投入量との関係が認められた。

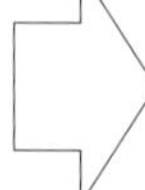

〈対応や今後の方向性〉

各病院における自身の診療状況の把握

○ 次の指標について，DPC対象病院全体の分布における位置を各病院に連絡し，その後の当該指標の変化について分析する。

・医療資源投入量　・在院日数

・転棟した症例の占める割合

・「手術なし」かつ「手術・処置等1なし」の占める割合

粗診粗療の可能性のある病院の検討

○ DPC対象病院の診療実態について分析する中で，必要な医療が十分に提供されていない，また，急性期医療が適切な病棟で実施されていない病院の存在が指摘された。

診療実態の状況や具体的原因の調査

○ 医療資源投入量が少なく，「手術なし」かつ「手術・処置等1なし」の症例が占める割合が高い病院や，在院日数が短く，自院他病棟への転棟割合が高い病院について，書面調査や個別のヒアリングを行う。

○ 医療資源投入量が多い又は在院日数が長い病院についても引き続き評価・分析を行う。

なっています。その課題とはDPC対象病院の「**ばらつき**」です。具体的には，一部の医療機関で粗診粗療が起きている，あるいは，DPC対象病院として同じ制度下で保険請求を行っているが医療の標準化が図れていない――といった問題です。このあたりを2020年度改定では，**図表3-18**のように指摘しています。

そしてこうした課題を解決するために，次の4つの指標が注目されています。

- **医療資源投入量**
- **在院日数**
- **転棟した症例の占める割合**
- **「手術なし」かつ「手術・処置等1なし」の占める割合**

今後は，急性期医療の標準化を進める観点や，粗診粗療の病院があるという指摘を踏まえ，個別に医療機関の状況を深掘りすることになり，次回の改定に向けてDPC対象病院のあり方が議論されるのだと思います。

4）2020年度改定におけるDPC係数の改定

続いて，DPC係数の改定について見てみましょう。今改定において係数評価で変更があったのは，機能評価係数Ⅱのうちの地域医療指数・体制評価指数の「その他」にある**治験実績**です。

治験の評価は，「過去3カ年において，主導的に実施した医師主導治験が8件以上，又は主導的に実施した医師主導治験が4件以上かつ主導的に実施した臨床研究実績が40件以上（1P）」に見直されました。これは，**臨床研究中核病院の承認要件（研究実績）の見直しを反映したもの**です。臨床研究中核病院に認定されているのは，大学病院を中心とした全国13施設（2020年4月時点）なので，この係数取得のハードルはかなり高く設定されていると言えます。

また，**新たな評価として「新型インフルエンザ等対策（新型インフルエンザ患者入院医療機関に該当）0.25P」が加わりました**。「新型インフルエンザ患者入院医療機関」とは，感染症法に基づき，入院措置に対応する医療機関を指定したものですが，感染症指定医療機関ならびに結核病床を有する第2種感染症指定医療機関などが対象となっています。

続いて基礎係数を見ます。医療機関群別の基礎係数は，**図表3-19**のように改められました。2019年度との差を見ると，**基礎係数は全体的に増加していることがわかりますが，これをもって診療収益が増収になると考えるのは拙速**です。やはり，診断群分類の配点や入院日数の設定を考慮し，自院の患者構成を見ていく必要が

図表3-19 基礎係数一覧

医療機関群	施設数	基礎係数	2019年度との差
大学病院本院群	82	1.1327	+0.0025
DPC特定病院群	156	1.0708	+0.0027
DPC標準病院群	1,519	1.0404	+0.0030

図表3-20　診断群分類の数

	MDC数※1	傷病名数	診断群分類数	包括対象※2	支払い分類※3
2003年4月	16	575	2,552	1,860	
2004年4月	16	591	3,074	1,726	
2006年4月	16	516	2,347	1,438	
2008年4月	18	506	2,451	1,572	
2010年4月	18	507	2,658	1,880	
2012年4月	18	516	2,927	2,241	
2014年4月	18	504	2,873	2,309	
2016年4月	18	506	4,918	4,244	2,410
2018年4月	18	505	4,955	4,296	2,462
2020年4月	18	502	4,557	3,990	2,260

※1　MDC：Major Diagnostic Category 主要診断群
※2　包括対象となるDPC数
※3　CCPマトリックスを導入した分類は，複数の診断群分類が同一の支払い分類となる。

あるのです。

では，診断群分類を見てみましょう。**図表3-20**のとおり，**診断群分類数も支払分類数も，その総数が減少**しています。特に診療報酬に係る部分では，包括対象4,296→3,990，支払い分類2,462→2,260へと減少しています。主なMDCの変更点としては，「1型糖尿病の末梢循環不全なし／あり（100060・100061）」が一体となり「10006x 1型糖尿病（糖尿病性ケトアシドーシスを除く）」に集約されました。これは「10007x 2型糖尿病」，「10008x その他の糖尿病」でも同様で，糖尿病のICD-10コードに共通して設定されている5桁目の合併症コード（末梢循環合併症を伴うもの「.5」，多発合併症を伴うもの「.7」など）がMDC上では支払分類まで考慮されなくなったという意味になります。ここまで細分類したコーディングを正確に行える医療機関が限られるためだと推測されます。

一方，診断群分類上での**定義副傷病の変更**（**図表3-21**）**は，より精緻化が図られている**印象があります。定義副傷病は在院日数や配点に影響の出る部分ですので，実務者はしっかりとチェックしておきましょう。

5）DPCルールの変更（入院起算日と加算の算定）

次にDPCルールの見直しに触れておきましょう。今改定での変更として，改定資料では「入院中に一回のみ算定が可能とされている加算等の内，DPC/PDPSにおいて出来高で算定するものについて，入院期間が通算される再入院の場合は算定できないことを明確化する」という説明が掲載されています。つまり，**入院基本料等加算や医学管理料の指定項目について，再入院では算定できないというルール**です（**図表3-22**）。

これは，DPCの「一連」の入院とみなす7日**以内の再入院に限らず，診療報酬算定の起算日のルール「入院期間の計算」**（**図表3-23**）**に基づき，再入院時に算定の判断を行う**というものです。

この考え方の基本は，同じ疾患に対して治療が継続している間の入院は，一度退院しても一連の入院として取り扱うのが原則だが，「ア」「イ」の条件を満たす場合には，新たな入院として再入院時に起算日をリセットできるというものです。そもそもDPC算定では，この起算日のルールが適用されず，入院時に起算日がリセットされることが原則とされてきました。今回，この取扱いが改められたわけです。

改定資料では肺炎が例示されています（**図表3-24**）。10日目に同じ肺炎で再入院したケースにおいて，患者サポート体制充実加算は算定できないことを示しています。この加算は入院時に1回という条件があるため，一連となる再入院では算定できないことが強調されています。

しかし，ここで注意してほしいのは，初回の入院の肺炎と再入院時の肺炎が**図表3-22**のア・イに該当し，別々の肺炎とすることができないかを，しっかりと確認する必要があるとい

図表 3-21 定義副傷病の変更点（抜粋）

(1)追加副傷病

DPC6	追加副傷病
010050	【手術あり】てんかん（010230）
010080	【手術なし】2型糖尿病（糖尿病性ケトアシドーシスを除く）（10007x）
010310	【手術あり】呼吸不全（その他）（040130）
040090	【手術あり・なし共通】2型糖尿病（糖尿病性ケトアシドーシスを除く）（10007x）
040160	【手術あり・なし共通】胸水，胸膜の疾患（その他）（040190）
040170	【手術あり・なし共通】肺炎等（040080）
040180	【手術なし】肺炎等（040080）
04026x	【手術なし】呼吸不全（その他）（040130）
050050	【手術あり】手術・処置等の合併症（180040）
060190	【手術あり】敗血症（180010）
⋮	⋮

(2)削除副傷病

DPC6	削除副傷病
010010	【手術あり・なし共通】誤嚥性肺炎（040081）
010010	【手術なし】白血球疾患（その他）（130070）
010010	【手術あり】脳脊髄の感染を伴う炎症（010080）
010010	【手術あり】腎臓または尿路の感染症（110310）
010020	【手術なし】肺炎等（040080）
010020	【手術なし】腎臓または尿路の感染症（110310）
010030	【手術あり】非外傷性頭蓋内血腫（非外傷性硬膜下血腫以外）（010040）
010030	【手術あり】水頭症（010200）
010030	【手術あり】肺炎等（040080）
010030	【手術あり】誤嚥性肺炎（040081）
⋮	⋮

(3)変更のある副傷病

DPC6	名称	2020年改定前
010010	【手術あり】肺炎等（040080）	【手術あり・なし共通】
010069	【手術なし】腎臓又は尿路の感染症（110310）	【手術あり・なし共通】
03001x	【手術なし】放射線皮膚障害（080245）	【手術あり・なし共通】
03001x	【手術なし】白血球疾患（その他）（130070）	【手術あり】
040010	【手術なし】白血球疾患（その他）（130070）	【手術あり・なし共通】
040040	【手術なし】白血球疾患（その他）（130070）	【手術あり・なし共通】
050130	【手術あり】敗血症（180010）	【手術あり・なし共通】
060010	【手術なし】白血球疾患（その他）（130070）	【手術あり・なし共通】
060010	【手術あり】肺炎等（040080）	【手術あり・なし共通】
060010	【手術あり】誤嚥性肺炎（040081）	【手術あり・なし共通】
⋮	⋮	⋮

㈱CGIメディカルより提供

図表 3-22 同一傷病等での再入院に係る取扱い（一部抜粋）

③ …**A205** 救急医療管理加算から **A206** 在宅患者緊急入院診療加算まで，**A212** 超重症児（者）入院診療加算・準超重症児（者）入院診療加算，**A231-3** 重度アルコール依存症入院医療管理加算，**A232** がん拠点病院加算，**A234-3** 患者サポート体制充実加算，**A236-2** ハイリスク妊娠管理加算，**A237** ハイリスク分娩管理加算，**A246** 入退院支援加算，**A247-2** せん妄ハイリスク患者ケア加算，**B004** 退院時共同指導料1，**B005** 退院時共同指導料2，**B006-3** 退院時リハビリテーション指導料，**B014** 退院時薬剤情報管理指導料及び **B015** 精神科退院時共同指導料に掲げる費用は，以下のア，イの場合を除き，再入院時には算定することができない。

ア　退院後，一旦治癒し若しくは治癒に近い状態までになり，その後再発して当該保険医療機関又は当該保険医療機関と特別の関係にある保険医療機関に入院した場合

イ　退院の日から起算して3月を超える期間，診断群分類区分の上6桁が同一の場合について，いずれの保険医療機関に入院することなく経過した後に，当該保険医療機関又は当該保険医療機関と特別の関係にある保険医療機関に入院した場合

（令2保医発0323第2号，『DPC点数早見表2020年版』p.431）

図表3-23　入院期間の計算（入院料の通則，留意事項の抜粋）

(2)　…保険医療機関を退院後，同一傷病により当該保険医療機関又は当該保険医療機関と特別の関係にある保険医療機関に入院した場合の入院期間は，当該保険医療機関の初回入院日を起算日として計算する。
　ただし，次のいずれかに該当する場合は，新たな入院日を起算日とする。
ア　1傷病により入院した患者が退院後，一旦治癒し若しくは治癒に近い状態までになり，その後再発して当該保険医療機関又は当該保険医療機関と特別の関係にある保険医療機関に入院した場合
イ　退院の日から起算して3月以上〔特定の疾患の患者については1月以上（詳細略）〕の期間，同一傷病について，いずれの保険医療機関に入院又は介護老人保健施設に入所（短期入所療養介護費を算定すべき入所を除く）することなく経過した後に，当該保険医療機関又は当該保険医療機関と特別の関係にある保険医療機関に入院した場合

（令2保医発0305第1号，『診療点数早見表2020年版』p.75）

図表3-24　再入院時の加算の取扱いについて

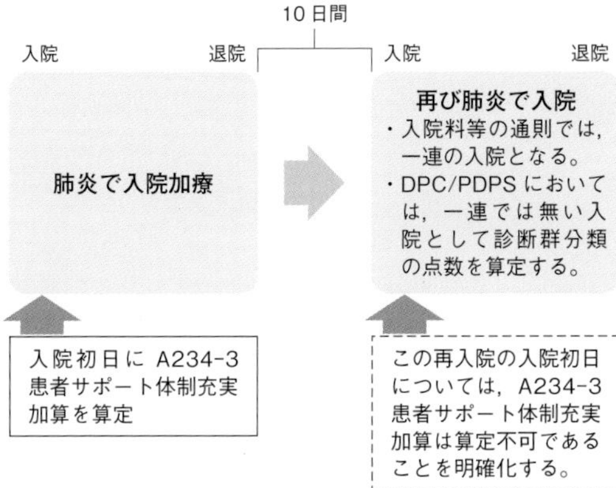

うことです。退院して10日間経過し，再び肺炎で入院するケースでは，膿胸があって再発したのでもない限り，一度治癒して別の肺炎で入院してきたと判断することも臨床上ではめずらしくありません。したがって，コーディングでは一連とするのか，しないのかを医師に確認し，適切に判断する必要があります。また，審査では「一連」と判断されるケースも増えることが想定されますので，傷病名の付け方に注意し，詳記で補うなど，十分に配慮する必要があります。

6）出来高となる新規手技への条件付与

令和2年6月9日付事務連絡で，DPC算定に係る事項に訂正がありましたので，取り上げたいと思います。**DPCにおいて出来高となる厚生労働大臣指定の手技の1つに，追加条件が付与された**ものです（図表3-25）。

K930脊髄誘発電位測定等加算には「1」と「2」があり，下記のように細分化されています。

図表3-25　官報掲載事項の一部訂正（令2.6.9事務連絡）

令和2年3月23日（号外第56号）厚生労働省告示第82号（厚生労働大臣が指定する病院の病棟における療養に要する費用の額の算定方法第1項第5号の規定に基づき厚生労働大臣が別に定める者の一部を改正する件）

誤	正
メ　K930脊髄誘発電位測定等加算　1　脳，脊椎，脊髄，大動脈瘤又は食道の手術に用いた場合	メ　K930脊髄誘発電位測定等加算　1　脳，脊椎，脊髄，大動脈瘤又は食道の手術に用いた場合（食道の手術に用いた場合に限る）

1　脳，脊椎，脊髄，大動脈瘤又は食道の手術に用いた場合　**3,630点**
2　甲状腺又は副甲状腺の手術に用いた場合　**3,130点**

ともに留意事項通知で対象となる手術手技の範囲が指定されているのですが，2020年改定で食道手術に対する適用拡大が図られました。

DPC制度では，指定された新規医療行為が追加された場合，DPC算定の対象外としています（告示第140号）。その理由は，**新設項目であるため診療報酬データが存在せず，包括算定のための適切な評価ができないから**とされています。つまり，DPC調査データに基づき包括点数を定めるというDPC制度の原則に適応できないことから，**データが集まるまでの期間は出来高算定**としているのです。

脊髄誘発電位測定とは，手術中の電気メスによる熱や組織の牽引による神経損傷のリスクを低減させることを目的に開発されたもので，術中の神経モニタリングになります。今回の改定によって，**食道悪性腫瘍手術の際に神経モニタ**

リング装置を使い，反回神経麻痺の予防を図ることが保険診療で可能となったのです。したがって，DPCで指定する手術手技としては新たに適用拡大した食道の手術に限定されるはずでしたが，改定時の告示第140号には特定する記載がなく，K930脊髄誘発電位測定等加算「1」のすべてが対象とされたため，今回の訂正が行われたのです。

すでに保険請求は行われているので，遡って訂正する指示がない以上，事務連絡以降の対応と解釈するのが妥当ではないかと思います。

具体的には，以下の手技が対象となります。

K527　食道悪性腫瘍手術（単に切除のみのもの）
K529　食道悪性腫瘍手術（消化管再建手術を併施するもの）
　1　頸部，胸部，腹部の操作によるもの
　2　胸部，腹部の操作によるもの
K529-2　胸腔鏡下食道悪性腫瘍手術
K529-3　縦隔鏡下食道悪性腫瘍手術

第 4 章　DPC 請求の実践知識

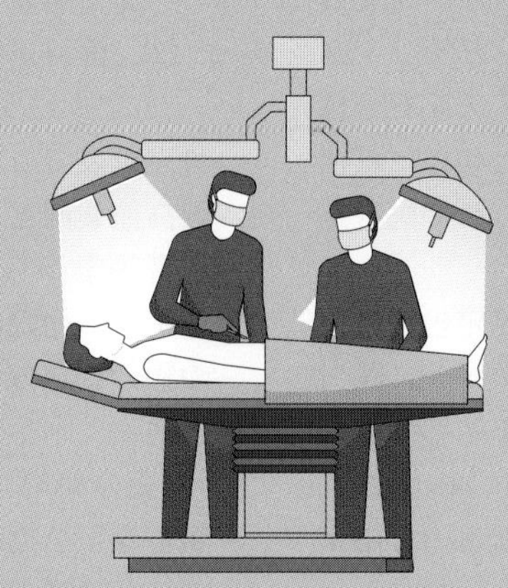

1．対象患者・対象外患者

1）対象患者

DPC対象患者の条件には，いくつかの捉え方があります。

まず一つは，**DPC算定病床**という考え方です（『DPC早見表』p.417）。対象は**図表4-1**に掲げた入院料を算定する病棟になります。しかし，たとえば一般病床には併設されたDPC対象外の地域包括ケア病棟や回復期リハビリテーション病棟，療養病棟といった別の特定入院料の施設基準をもつ病棟があり，それらの病棟に転棟した場合には，対象外病棟の期間として医科点数表による算定となります。

二つ目に，DPC対象患者とは「算定告示に定める診断群分類点数表に掲げる分類区分に該当する入院患者」という診断群分類を基準にした考え方があります（『DPC早見表』p.426）。これは，診断群分類上に包括算定となるものと出来高算定となるものが存在しているためです。

また三つ目として，療養の給付告示において包括算定の対象外とされるものが細かく指定されているため，対象患者を正確に把握するためには，むしろ**対象外となる患者**を押さえておくことが大切にもなります（**図表4-4参照**）（『DPC早見表』p.426）。

ここで厚労省の疑義解釈をみながら解説を進めていきます。

問2-1　DPC対象患者は，自らの意志で診断群分類点数表による算定か，医科点数表による算定を選択することができるのか。

答　選択できない。

図表4-1　DPC算定病床

- A 100　一般病棟入院基本料
- A 104　特定機能病院入院基本料（一般病棟に限る）
- A 105　専門病院入院基本料
- A 300　救命救急入院料
- A 301　特定集中治療室管理料
- A 301-2　ハイケアユニット入院医療管理料
- A 301-3　脳卒中ケアユニット入院医療管理料
- A 301-4　小児特定集中治療室管理料
- A 302　新生児特定集中治療室管理料
- A 303　総合周産期特定集中治療室管理料
- A 303-2　新生児治療回復室入院医療管理料
- A 305　一類感染症患者入院医療管理料
- A 307　小児入院医療管理料

上記の疑義解釈のとおり，DPC算定あるいは出来高算定を患者側の都合あるいは病院側の都合で自由に選択することは認められません。基本的にDPC対象病棟に入院したうえで出来高となる患者は，次のように整理されます。

(1)　5号告示に該当した患者

(2)　診断群分類点数表に定める入院日Ⅲを超えた患者

(3)　医科点数表算定コードに該当した患者

ここで(1)の5号告示とは，DPC対象外の医科点数表で算定する患者のことで，いわゆる**新規高額薬剤として指定された薬剤を投与された患者等**を指します。例えば，「厚生労働大臣が指定する病院の病棟における療養に要する費用の額の算定方法」（告示第93号）の第5号「その他別に厚生労働大臣が定める者」に基づき，「**別表の薬剤（指定された高額薬剤と診断群分類番号）を投与される患者**」とされているものです（『DPC早見表』p.434）。

疑義解釈では，次のように新規高額薬剤について対象患者の条件指定を行っています。しかし，新規に保険収載された高額薬剤がすべて対象というわけではないので，注意が必要です。DPC制度上で出来高対象となる高額薬剤は，一定のルールが設定されており，年4回時期を決めて中医協において追加変更されています（**図表4-2**）。

問2-11　厚生労働大臣が告示する高額薬剤が投与された患者であるが，告示されていない診断群分類区分が適用される場合，その患者は「厚生労働大臣が別に定める者」に該当する患者として包括評価の対象外となるのか。

答　当該患者については「厚生労働大臣が別に定める者」には該当せず包括評価の対象となる（薬剤名と対象診断群分類区分が一致しなければ包括評価の対象外患者とはならない）。

また，このほかに包括評価の対象外となるものには，告示により示された新規の手術，傷病名，U 07.1が挙げられています。このU 07.1は，COVID-19（新型コロナウイルス感染症の傷病）に該当するICD-10で，COVID-19は出

図表 4-2　高額薬剤（厚生労働大臣が定めるもの）の新規対応

【基本事項】

●新たに保険収載・効能追加となった高額薬剤については，医療の技術革新の導入が阻害されないよう，一定の基準に該当する薬剤を使用した患者については，当該薬剤の十分な使用実績データが収集されDPC包括評価が可能となるまでの期間，包括評価の対象外としている。これを「高額薬剤判定」という。

●「高額薬剤判定」は，包括評価の対象外となる薬剤および当該薬剤が使用される診断群分類を告示するいわゆる「高額薬剤告示」への追加および診断群分類の定義（傷病名・手術・処置等）を定める「定義告示」への追加の2つの作業からなり，新薬の薬価収載に合わせ，年4回実施している（なお，緊急に薬価収載された新薬については，必要に応じて追加的な判定作業を実施する）。

【高額薬剤指定の考え方】

新たに保険適用される以下の3つの医薬品について，その効能・効果から当該医薬品を使用する可能性のある診断群分類（14桁コード）を抽出する。各診断群分類について，1入院当たりの薬剤費用を算出する。その薬剤費用が一般の診断群分類と比べて84%tile値を超えている場合に高額薬剤として指定される。

そして中医協の承認を得て告示される。ただし，なかには類似薬効比較方式といわれる方法で算出した薬剤で，診断群分類の定義テーブルの分岐に手術・処置2として考慮されている場合には，定義テーブルへの追加も行われる。

①　新薬
②　効能効果・用法用量の一部変更
③　事前評価済公知申請

図表 4-3　COVID-19の算定

3　厚生労働大臣が指定する病院の病棟における療養に要する費用の額の算定方法別表19の診断群分類点数表の番号3979又は3980に該当するもののうち，厚生労働大臣が定める傷病名，手術，処置等及び定義副傷病名（平成20年厚生労働省告示第95号）の表に規定する傷病名U071に該当する患者

来高となります（図表4-3）。

一方，自由診療からDPC対象患者となることもあります。たとえば出産のために入院した患者が帝王切開を実施することになるときなどは，保険診療の取扱いによりDPC対象に変わります。具体的な対応は疑義解釈に示されています。

このときの注意点は，DPC算定の起算日は，**“保険給付が開始されたとき”**をDPC算定の初日とする点です。上記のケースでは，帝王切開を決定した日（患者の同意した日）が起算日になることが多いのではないでしょうか。

問2-7　分娩のために入院中の患者が，合併症等に罹患して保険給付が開始された場合には包括評価の対象となるのか。

答　保険給付が開始された時に包括評価の対象となるか否かを判断する。なお，包括評価の対象となる場合には，保険給付が開始された日を入院の起算日とする。

2）対象外患者

DPC対象外患者は，次のように整理して覚えるとわかりやすいです（図表4-4）。

a）**入院後24時間以内に死亡した患者または生後1週間以内に死亡した新生児**

b）**臓器移植を受ける患者**（医科点数表手術コードで指定）

c）**評価療養，患者申出療養を受ける患者**

d）**回復期リハビリテーション病棟入院料等の急性期以外の対象外病棟など特定入院料等を算定する患者**

問2-3　午前0時をまたがる1泊2日の入院についても，入院した時刻から24時間以内に死亡した場合には包括評価の対象外となるのか。

答　包括評価の対象外となる。

問2-4　DPC算定の対象外となる病棟からDPC算定の対象病棟に転棟したが，転棟後24時間以内に死亡した場合には包括評価の対象外となるのか。

答　包括評価の対象外となる患者は「当該病院に入院後24時間以内に死亡した」患者であり，転棟後24時間以内に死亡した患者はその範囲には含まれない。

入院後24時間以内の死亡については，これらの疑義解釈が出ています。基本となるところは，入院時刻から24時間以内に死亡退院した患者を包括対象外とするところです。ただし，DPC算定上は対象外とされても，DPC調査においては様式1作成の対象となるなど，DPC請求と

図表 4-4　DPC の対象除外となる患者

①入院後 24 時間以内の死亡患者または生後 1 週間以内に死亡した新生児
②評価療養，患者申出療養を受ける患者
③臓器移植を受ける患者（下記）
K 014　皮膚移植術（生体・培養）
K 014-2　皮膚移植術（死体）
K 514-4　同種死体肺移植術
K 514-6　生体部分肺移植術
K 605-2　同種心移植術
K 605-4　同種心肺移植術
K 697-5　生体部分肝移植術
K 697-7　同種死体肝移植術
K 709-3　同種死体膵移植術
K 709-5　同種死体膵腎移植術
K 716-4　生体部分小腸移植術
K 716-6　同種死体小腸移植術
K 780　同種死体腎移植術
K 780-2　生体腎移植術
K 922　造血幹細胞移植
④急性期以外の特定入院料等算定患者（下記）
A 106　障害者施設等入院基本料
A 306　特殊疾患入院医療管理料
A 308　回復期リハビリテーション病棟入院料
A 308-3　地域包括ケア病棟入院料
(1)　地域包括ケア病棟入院料 1 から 4 まで
(2)　地域包括ケア入院医療管理料 1 から 4 まで（一部除外あり）
A 309　特殊疾患病棟入院料
A 310　緩和ケア病棟入院料
A 400　短期滞在手術等基本料（「1」に限る）
⑤医師等の数が，医療法第 21 条第 1 項第 1 号等に規定された数の 7 割に満たない病棟に入院している患者
⑥その他厚生労働大臣が定める者（下記の新規保険収載手術を受ける患者，特定の高額薬剤を投与される患者）
K 007-3　放射線治療用合成吸収性材料留置術
K 082-5　人工距骨全置換術
K 082-6　人工股関節摺動面交換術
K 134-3　人工椎間板置換術（頸椎）
K 134-4　椎間板内酵素注入療法
K 147-2　頭蓋内モニタリング装置挿入術
K 154-4　集束超音波による機能的定位脳手術
K 172　脳動静脈奇形摘出術　2　複雑なもの
K 181-6　頭蓋内電極植込術　2　脳深部電極によるもの　ロ　7 本以上の電極による場合
K 374-2　鏡視下咽頭悪性腫瘍手術（軟口蓋悪性腫瘍手術を含む）
K 386-2　輪状甲状靱帯切開術
K 394-2　鏡視下喉頭悪性腫瘍手術
K 445-2　顎関節人工関節全置換術
K 446　顎関節授動術　1　徒手的授動術　イ　単独の場合
K 487　漏斗胸手術　4　胸骨挙上用固定具抜去術
K 496-5　経皮的膿胸ドレナージ術
K 527-2　食道切除術（単に切除のみのもの）
K 534-4　腹腔鏡下横隔膜電極植込術
K 570-4　経皮的肺動脈穿通・拡大術
K 574-3　経皮的卵円孔開存閉鎖術
K 594　不整脈手術　4　左心耳閉鎖術
K 616-6　経皮的下肢動脈形成術
K 617-6　下肢静脈瘤血管内塞栓術
K 627-2　腹腔鏡下リンパ節群郭清術（3　骨盤を除く）
K 654-4　腹腔鏡下十二指腸局所切除術（内視鏡処置を併施するもの）
K 687　内視鏡的乳頭切開術　3　胆道鏡下結石破砕術を伴うもの
K 703-2　腹腔鏡下膵頭部腫瘍切除術　2　リンパ節・神経叢郭清等を伴う腫瘍切除術の場合
K 705　膵嚢胞胃（腸）バイパス術　1　内視鏡によるもの
K 710-2　腹腔鏡下脾固定術
K 719-6　腹腔鏡下全結腸・直腸切除嚢肛門吻合術
K 732-2　腹腔鏡下人工肛門閉鎖術（悪性腫瘍に対する直腸切除術後のものに限る）
K 775-2　経皮的腎（腎盂）瘻拡張術（一連につき）
K 823-6　尿失禁手術（ボツリヌス毒素によるもの）
K 910-4　無心体双胎焼灼術（一連につき）
K 910-5　胎児輸血術（一連につき）
K 921-2　間葉系幹細胞採取（一連につき）
K 921-3　末梢血単核球採取（一連につき）
K 922-2　CAR 発現生 T 細胞投与（一連につき）
K 924-3　同種クリオプレシピテート作製術
K 930　脊髄誘発電位測定等加算　1　脳，脊椎，脊髄，大動脈瘤又は食道の手術に用いた場合

DPC 調査の取扱いの違いには注意が必要です。

一方，DPC 算定対象外となる評価療養，先進医療，治験については，次の疑義解釈が出ています。

問 2-8　治験，臓器移植，先進医療を行った患者等，包括評価の対象外となる患者がいったん退院し，同じ病院に再入院した場合は，包括評価の対象患者として算定してよいか。

答　医学的に一連の診療として判断される場合は医科点数表により算定すること（包括評価の対象患者とならない）。

問 2-9　外来で治験を行っている患者が骨折等で入院した場合，その患者は包括評価の対象となるのか。

答　入院時に既に治験の対象者であることから包括評価の対象とはならない。

問 2-10　先進医療として認められている技術が医療機器の保険収載等の理由により，途中で保険適用となった場合，該当する先

進医療の技術による治療を受けた患者は包括評価の対象となるのか。それとも次回改定までの間は引き続き包括評価の対象外となるのか。

答　保険適用となる以前に当該技術による治療を受けた入院の場合には包括評価の対象外となる。保険適用後に当該技術による治療を受けた患者については包括評価の対象となる。

問 13-5　入院の途中で先進医療や治験等の評価療養の対象となった場合，包括評価の対象外となる時期はいつか。また，その後先進医療や治験等を終了した場合は再び包括評価の対象となるのか。

答　診療報酬の請求方法は，患者の退院時に決定された請求方法をもって一の入院期間において統一するため，当該入院すべてを医科点数表に基づき再請求をする。

問 13-6　臓器移植や治験等の実施を予定して入院し，前月は医科点数表により請求していたが，患者の容態の急変等により実施しないことが決定された場合には，どのように算定するのか。

答　診療報酬の請求方法は，患者の退院時に決定された請求方法をもって一の入院期間において統一するため，退院時に診断群分類区分に該当する場合には，前月分を当該診断群分類区分により再請求する。

いずれも医療行為の範囲や一連とするか否かの解釈によって包括算定と出来高算定の切り替えを行うこととなります。

診療の一部に治験を併用するケースや，先進医療について何が先進医療となるのかといった算定項目部分等，これらの判断は非常にむずかしいところです。担当医はもちろんのこと，当該医療の責任医師や治験事務局，ときには医事課内にも請求の担当者が決められていることがありますので，詳細まで確認し，常に対象患者が入院する情報をキャッチできるように運用の構築を行いましょう。

特に**問 2-9** の外来治験の患者が骨折等の治療で入院したケースは，外来の治験が入院まで影響することを解説しています。この場合，治験の期間であるため請求方法も一連と見ているのです。

図表 4-5　評価療養，選定療養，患者申出療養

評価療養
- 先進医療
- 医薬品の治験に係る診療
- 医療機器の治験に係る診療
- 薬事法承認後で保険収載前の医薬品の使用
- 薬事法承認後で保険収載前の医療機器の使用
- 適応外の医薬品の使用
- 適応外の医療機器の使用

選定療養
- 特別の療養環境（差額ベッド）
- 予約診療
  診療時間以外の診察
- 大病院の初診
- 大病院の再診
- 制限回数を超える医療行為
- 180 日超の入院
- 歯科の金合金等
- 歯科の金属床総義歯
- 小児齲蝕の指導管理

患者申出療養

なお，評価療養，選定療養，患者申出療養について，**図表 4-5** にまとめました。この選定療養のなかには，「特別の療養環境」のように，DPC 算定において自費で別途患者に請求できるものが多く設定されていますが，180 日超入院のように DPC との関係がわかりにくいものもあります。これに関する疑義解釈は 2010 年度に公表されたもののなかで明確にされています。参考にしてください。

Q：180 日超の長期入院患者に係る選定療養の対象であるか否かを判断する場合には，包括評価の対象期間は 180 日の日数に含めるのか。

A：180 日超の長期入院患者に係る選定療養は「通算対象入院料」の算定日数に応じて判断するため，包括評価の対象期間は 180 日の日数に含めない。

（2010 年度疑義解釈より）

この 180 日の「通算対象入院料」とは，医科点数表による算定部分ですので，DPC 対象外として医科点数表の患者が対象となる場合の適応と考えられます。

一方，いわゆる**労災・公災は DPC 対象外**です。

問 2-12　主たる保険が労災又は公災の適用

患者は包括評価の対象外となるのか。

答 包括評価の対象外となる。

問 2-13 労災又は公災が適用される入院患者が，他科受診において医療保険が適用される場合は，医科点数表により算定するのか。

答 医療保険が適用される診療については医科点数表により算定する。

公災は公務員が労務災害に遭遇した場合の医療保障ですが，これらを含めDPCの対象外とされる理由は，たとえば労災は労働者災害補償保険による保険給付が行われるなど，それぞれの制度による給付が行われるためです。しかし退院時まで労災適用が明確にならず保留とされる会計もありますので，取扱いを確認しましょう。

図表 4-4 ④の急性期以外の特定入院料等算定患者については，2010年度から，対象外病棟へ転棟した日はDPC点数表ではなく転棟先の請求方法（医科点数表）により出来高算定することが規定され，医科点数表における転棟日の算定ルールと同様になりました。なお，再びDPC算定へ戻る場合の起算日は戻った日からDPC算定となります（『DPC早見表』p.433）。

一方，2018年度までは，DPC算定対象となる病棟から地域包括ケア病棟入院医療管理料を算定する病室（一般病棟に限る）に転室した場合，診断群分類点数表に定める入院期間Ⅲまでの期間は，引き続き転室前と同じ診断群分類区分により算定し，起算日は当該入院日とされていました。この対応は，診断群分類点数表で算定する期間は，地域包括ケア病棟入院料を算定することはできません（『DPC早見表』p.432）。

一方，2020年度改定では，病棟単位となる地域包括ケア病棟入院料までこのルールが拡大され，さらに算定内容も見直しが図られました。

続いて，今年の改定で見直された**地域包括ケア病棟入院料算定病棟への転棟**について解説します（**図表 4-6**）。

地域包括ケア病棟に関する新たなルールは，同じ医療機関内でDPC対象病棟から地域包括ケア病棟へ転棟する際，**診療報酬の多寡に応じて転棟タイミングを図る医療機関が少なくないことを問題視し，適正化を行った**ものです。

改定前までは，診断群分類の日当点と地域包括ケア病棟入院料の点数差を比較し，地域包括ケア病棟入院料が上回るタイミングで転棟させるのが，経営的メリットが高かったことから，DPC/PDPSの「入院日Ⅰ」の最終日が区切りとされていたケースが少なくありませんでした。

今改定で「入院日Ⅱ」までがDPC包括期間とされたことは，**全国の平均的な入院期間（＝入院期間Ⅱ）までを標準的な報酬として整え，それ以降の長い入院は地域包括ケアへと導かれる**ことを強調したかたちになります。この考え方は，地域包括ケア病棟入院料が急性期後の受入れ（post-acute）を目的としている一面があるためです。

このような状況において，DPC対象病棟と地域包括ケア病棟を併せもつ医療機関のマネジメントでは，どこに着目すればいいのでしょうか。筆者はDPC対象病棟の運用では，**重症度，医療・看護必要度と効率性指数に重きを置いたマネジメントがより強くなるので，個々の患者の入院期間をしっかりとコントロールするための可視化が求められる**ようになると見ています。例えば，「入院日Ⅱ」を過ぎて，重症度，医療・看護必要度も満たさない状況で漫然と入院している効率性の悪い患者について，転院・転棟させるための院内ルールや，電子カルテ上のアラーム機能が必要になると思われます。

一方で，post-acute機能としてDPC包括期間内の患者を受け入れることで，収益性の向上を図ることも重要な課題だと思われます。

すでに中医協では，**地域医療構想の実現に向けた経営統合**が議論されています。地域医療構想の影響で患者構成が大きく変化するなか，DPC担当者は**DPCデータをよりいっそう活用しなければならない**ときを迎えていると思われます。

地域包括ケア病棟入院料の制限には，このほかに次の再入院ルールもあります。DPC算定対象となる病棟に入院していた患者が，退院の翌日から起算して7日以内に地域包括ケア病棟入院料を算定する病室に再入院（転室）する場合は，同様に一連とみなされます（『DPC早見表』p.432）。再入院の定義は以下のとおりです。

・直近のDPC算定対象となる病棟等に入院していた際の医療資源病名と再入院時の入院契

図表 4-6　地域包括ケア病棟入院料算定病棟への転棟について

> ⑽　**地域包括ケア病棟入院料 1 から 4 までを算定する病棟に転棟する場合等の取扱い**
> 　DPC 算定対象となる病棟から地域包括ケア病棟入院料 1 から 4 までに係る届出を行っている病棟（一般病棟に限る）に転棟した場合，第 2 の 2 の⑴の②に掲げる診断群分類点数表に定める**入院日Ⅱまでの期間は，引き続き転棟前と同じ診断群分類区分により算定すること**とし，起算日は当該入院日とする。ただし，第 2 の 2 の⑴の③に掲げる**入院期間Ⅲにおいて，地域包括ケア病棟入院料 1 から 4 までに係る届出を行っている病棟に転棟した場合は，転棟した日から医科点数表により算定する。**なお，診断群分類点数表で算定する期間は，地域包括ケア病棟入院料 1 から 4 までを算定することはできない。

令 2 保医発 0323 第 2 号，『DPC 点数早見表 2020 年 4 月版』p.432

機病名の MDC 2 桁が同一である場合

・直近の医療資源病名と再入院時の医療資源病名が MDC 6 桁で一致（同一）である場合
・分類不能コードの使用，また 180040 手術・処置等の合併症に定義される ICD コード（再入院時入院契機病名）と医療資源病名とが一致（同一）した場合

次の疑義解釈資料も確認しておきましょう。

> **問 2-6**　DPC 対象病院において，回復期リハビリテーション病棟入院料又は緩和ケア病棟入院料を算定する一般病棟に入院しているが，当該入院料の算定対象外となる患者については包括評価の対象となるのか。
> **答**　入院している病棟（床）で判断するため，包括評価の対象とならない。

この疑義解釈は，回復期リハビリテーション病棟や緩和ケア病棟などの特定入院料を算定する病棟が，DPC 対象病院として一般病棟入院基本料の病棟を併設しているケースについての解説です。特定入院料の算定対象外となった場合に一般病棟入院基本料を算定するルールがあっても，算定方法は入院している病棟の届出病床の区分で判断する ── という意味を示しています。

例えば，回復期リハビリテーション病棟入院料には疾患ごとの算定上限日数があり，この上限を超えた場合，当該病棟の入院料で算定することとされています。当該病棟が仮に一般病棟であるときには，DPC 算定対象とはならないとされています。

3）投与された患者は DPC/PDPS 対象外となる高額薬剤

⑴　2012 年度改定による変更

DPC/PDPS では，2011 年に高額薬剤の取扱いが変わりました。それまで高額な新薬は,「薬剤費の平均＋1 SD（標準偏差)」という判定基準〔「前年度に使用実績のない医薬品等については，当該医薬品等の標準的な使用における薬剤費（併用する医薬品も含む）の見込み額が，使用していない症例の薬剤費の平均＋1 SD を超えること」中医協資料〕によって出来高対象とされてきましたが，この標準偏差という基準を改め, 薬剤費の 84 パーセンタイル値が新たな判定基準となりました。つまり, 薬剤費が 84 パーセンタイルという基準値を超えれば出来高対象となり，同等か下回れば包括対象となります。これは，厚生労働省の提案に基づき，中医協によって当該薬剤として承認されたのち，告示されます。

なお，この新規高額薬剤については，2012 年度改定から，出来高算定対象となる診断群分類や適応症等が明示されたことに加え，該当する ICD-10 コードも参考として明示されるようになりました（『DPC 早見表』p.436)。これは，限定される適応症に対し ICD-10 コードを照合させることでシステム的に正確にチェックできるようになれば，診療報酬請求の手続きおよび審査がより円滑化されるからだと思われます。病院にとっては，病名に対する ICD-10 コーディングの精度がいっそう重要になります。

⑵　疑義解釈資料の確認

> **問 13-7**　入院中に新たに高額薬剤として告示された薬剤を，当該入院中に投与する場合，どの時点から包括評価の対象外となるのか。
> **答**　診療報酬の請求方法は，患者の退院時に決定された請求方法をもって一の入院期間において統一するため，投与時点で高額薬剤として告示されている場合は入院期間す

べてを医科点数表に基づき算定をする。

包括対象外となる新規高額薬剤のいちばんの問題は，入院途中で投与が決まったり，入院途中で告示がされたようなケースの場合，どの時点で出来高に切り替えるのかという点です。これについては，疑義解釈の回答にあるように，**「退院時に決定された請求方法をもって一の入院期間において統一」**となります。

このルールができる2014年度改定までは，投与された時点あるいは告示日が出来高への切替え日とされていましたが，2016年度改定で算定ルールの見直しが図られ，退院時の請求方法に一本化されたものです。つまり，入院途中であっても最後の退院時の請求方法（該当事例では，DPC対象外で入院時にさかのぼり出来高請求）に決められました。この点については2016年度に次の疑義解釈が出ています。

問　「疑義解釈資料の送付について（その1）」（平成28年3月31日付事務連絡）の別添2の問13-7において，「診療報酬の請求方法は，患者の退院時に決定された請求方法をもって一の入院期間において統一するため，投与時点で高額薬剤として告示されている場合は入院期間すべてを医科点数表に基づき算定をする」と示されているが，今般の緊急改定されるオプジーボの薬価についても同様の取扱いとなるか。

答　そのとおり。なお，詳細は『「厚生労働大臣が指定する病院の病棟における療養に要する費用の額の算定方法第1項第5号の規定に基づき厚生労働大臣が別に定める患者について」の一部改正等について』（平成29年1月31日保医発0131第1号）を参照されたい。

参考例（平29保医発0131・1）

それまで包括評価とされていた薬剤が2月1日に「高額薬剤」として告示
当該薬剤を2月1日跨ぎの入院中に投与した場合の請求方法について

前提：以下は，当該高額薬剤による治療に1入院期間を通じ最も医療資源を投入した場合とする。

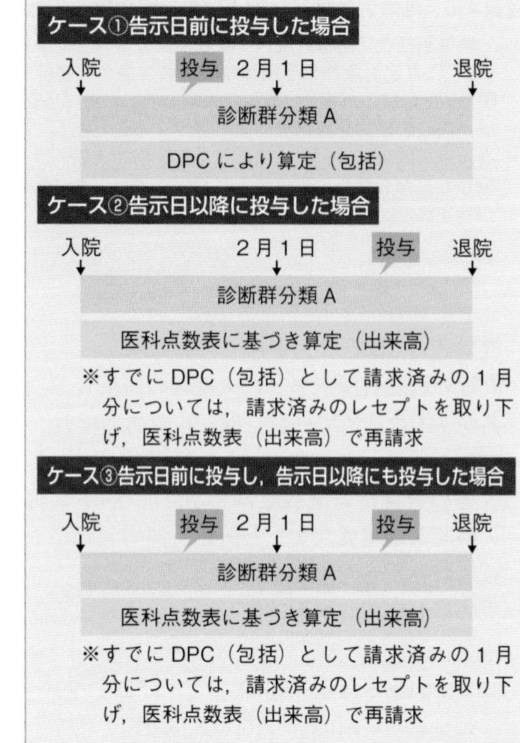

問の参考例を見るとよくわかるように，告示日が重要なポイントになります。告示日前に投与した場合，高額な薬剤料は包括内に収められてしまいます。このあたりを医師にしっかりと説明することが大切です。

2．包括の範囲

診断群分類によって包括されるのは，**図表4-7**で挙げられている項目です。告示では「診断群分類点数表に含まれる費用」と表現されています（『DPC早見表』p.429）。

また，包括範囲を大きく整理し，さらに，出来高項目を**図表4-8**に示します。特に重要なことは，出来高で算定できる項目をよく把握し，算定もれのないように注意することです。

たとえば，抗HIV薬，血友病の対象薬は高額な薬剤が多く，うっかりして出来高算定にすることを忘れていることがあります。

次の疑義解釈資料も含めて確認しておきましょう。

問6-25　出来高算定可能な抗HIV薬には，「後天性免疫不全症候群（エイズ）患者におけるサイトメガロウイルス網膜炎」に対する治療薬も含まれるのか。

答　含まれない。

問 6-27　グランツマン血小板無力症患者（GP Ⅱb-Ⅲa及び／又はHLAに対する抗体を保有し，血小板輸血不応状態が過去又は現在見られるもの）に使用する「血液凝固第Ⅶ因子製剤〔エプタゴルアルファ（活性型）（遺伝子組換え）〕」は出来高で算定することができるのか。

答　算定できる。

図表 4-7　診断群分類点数表に含まれる費用

ア	第1章第2部第1節　入院基本料
イ	第1章第2部第2節　入院基本料等加算
ウ	第1章第2部第4節　短期滞在手術等基本料
エ	第2章第1部　医学管理等の費用
オ	第2章第3部　検査の費用
カ	第2章第4部　画像診断の費用
キ	第2章第5部　投薬の費用
ク	第2章第6部　注射の費用
ケ	第2章第7部第2節　薬剤料
コ	第2章第8部第2節　薬剤料
サ	第2章第9部　処置の費用
シ	第2章第13部第1節　病理標本作製料

1）疑義解釈資料の確認

(1)　医科点数表による算定との関係

問 6-3　外来受診した後，直ちに入院した患者について初・再診料を算定することができるか。また，この場合，外来受診時に実施した検査・画像診断に係る費用を別に医科点数表に基づき算定することができるか。

答　初診料を算定することはできるが，再診料又は外来診療料（時間外加算等を除く）については算定することはできない。また，検査・画像診断に係る費用は包括評価の範囲に含まれており，別に医科点数表に基づき算定することはできない。

問 6-4　医科点数表の「在宅医療」に定める「薬剤料」は，包括評価の範囲に含まれるのか。

答　「在宅医療」は包括評価の範囲に含まれていないため，「在宅医療」に定める「薬剤料」は別に医科点数表に基づき算定することができる。

図表 4-8　DPC/PDPS の出来高算定項目

(1)　入院基本料のうち，区分番号 **A 100** の注4，注5及び注12，**A 104** の注5及び注10並びに **A 105** の注3，注4及び注9に掲げる費用

(2)　入院基本料等加算のうち，区分番号 **A 205** から **A 206** まで，**A 208** から **A 213** まで，**A 219** から **A 233-2** まで，**A 234-3** から **A 242** まで，**A 244**（2に限る）及び **A 246** から **A 251** までに掲げる費用

(3)　短期滞在手術等基本料のうち，短期滞在手術等基本料1に掲げる費用

(4)　医学管理等の費用のうち，区分番号 **B 000** から **B 001-3-2** まで及び **B 001-6** から **B 015** までに掲げる費用

(5)　検査の費用のうち，区分番号 **D 206**，**D 295** から **D 325** まで及び **D 401** から **D 419-2** までに掲げる費用

(6)　画像診断の費用のうち，通則第4号及び第6号に掲げる画像診断管理加算1，通則第5号及び第7号に掲げる画像診断管理加算2及び画像診断管理加算3並びに区分番号 **E 003**〔3のイ（注1及び注2を含む）に規定する費用に限る〕に掲げる費用

(7)　注射の費用のうち，区分番号 **G 020** に掲げる費用

(8)　処置の費用のうち，区分番号 **J 001**（5に限る），**J 003**，**J 003-3**，**J 003-4**，**J 010-2**，**J 017**，**J 017-2**，**J 027**，**J 034-3**，**J 038** から **J 042** まで，**J 043-6**，**J 043-7**，**J 045-2**，**J 047**，**J 047-2**，**J 049**，**J 052-2**，**J 054-2**，**J 062**，**J 116-5**，**J 122**（4から6までに限る。ただし，既装着のギプス包帯をギプスシャーレとして切割使用した場合を除く），**J 123** から **J 128** まで（既装着のギプス包帯をギプスシャーレとして切割使用した場合を除く），**J 129**（2に限る。ただし，既装着のギプス包帯をギプスシャーレとして切割使用した場合を除く）及び **J 129-2**（2に限る。ただし，既装着のギプス包帯をギプスシャーレとして切割使用した場合を除く）に掲げる処置料並びに **J 038**（1から3までに限る）に掲げる人工腎臓に当たって使用した保険医療材料〔特定保険医療材料及びその材料価格（材料価格基準）（平成20年厚生労働省告示第61号。以下「材料価格基準」という）別表Ⅱ区分040⑴及び⑸に掲げる材料に限る〕並びに **J 042** に掲げる腹膜灌流（1に限る）に当たって使用した薬剤（腹膜灌流液に限る）及び保険医療材料（材料価格基準別表Ⅱ区分051から区分053までに掲げる材料に限る）に係る費用

(9)　病理標本作製料のうち，区分番号 **N 003** に掲げる費用

(10)　HIV感染症の患者に使用する抗HIV薬に係る費用

(11)　血友病等の患者に使用する遺伝子組換え活性型血液凝固第Ⅶ因子製剤，遺伝子組換え型血液凝固第Ⅷ因子製剤，血液凝固第Ⅷ因子機能代替製剤，遺伝子組換え型血液凝固第Ⅸ因子製剤，乾燥人血液凝固第Ⅷ因子製剤，乾燥人血液凝固第Ⅸ因子製剤（活性化プロトロンビン複合体及び乾燥人血液凝固因子抗体迂回活性複合体を含む）及び乾燥濃縮人血液凝固第Ⅹ因子加活性化第Ⅶ因子製剤に係る費用

外来受診からただちに入院したような直入のケースについては，外来時のCT画像検査や検体検査料を外来分として別途出来高で算定できないか，DPCを導入した当初は，しばしば筆者のもとに問合せが入ることがありました。基本的に外来からただちに入院した際の入院当日の外来分の請求は入院レセプトに含まれるため，DPC包括に入ります。

この算定ルールを具体的に示す通知や疑義解釈はありませんが，診療報酬請求書・明細書の記載要領に次のような一文があります（『診療点数早見表2020年版』p.1469）。

> 1　診療報酬明細書の記載要領に関する一般的事項
> (4)　同一月に同一患者につき，入院診療と入院外診療とが継続してある場合には，入院，入院外についてそれぞれ別個の明細書に記載する。
> 　なお，初診から直ちに入院した場合は，入院分のみの明細書に記載する。

また，在宅医療に関する請求は包括評価の範囲外として，別途出来高で算定できることも退院時には特に重要なところになるので，十分認識しておきましょう。

(2)　データ提出加算

問5-9　A245データ提出加算の算定日が入院中1回（原則として退院時）から，入院初日に変更となったが，DPC対象病院において，DPC算定病棟（包括評価の対象）に入院している患者はデータ提出加算1又は2を算定することができるか。

答　機能評価係数Ⅰで評価されているため算定することができない。

問5-10　①DPC算定病棟（包括評価の対象）→②DPC算定病棟以外の病棟→③DPC算定病棟（包括評価の対象外）と転棟した事例について，データ提出加算1又は2を算定することはできるのか。また，②DPC算定病棟以外の病棟に入院している期間中に今回の診療報酬改定を経た場合，③DPC算定病棟（包括評価の対象外）においてデータ提出加算1又は2を算定することはできるのか。

答　いずれの場合も，①DPC算定病床（包括評価の対象）において機能評価係数Ⅰの「データ提出加算」で既に評価されているため，算定することができない。

問5-11　①DPC算定病棟（包括評価の対象）→②DPC算定病棟以外の病棟に転棟した事例について，データ提出加算3又は4はどのように算定するか。また，②DPC算定病棟以外の病棟に入院している期間中に今回の診療報酬改定を経た場合，データ提出加算3又は4はどのように算定するか。

答　いずれの場合も，②の病棟がデータ提出加算3又は4の算定対象病棟の場合のみ，令和2年4月1日以降，転棟した日から起算して90日を超えるごとにデータ提出加算3又は4を算定する。

問12-1　「DPC導入の影響評価に係る調査」の提出について，提出方法不備，提出期限超過・未到着及び媒体内容不備等があった場合でも「A245データ提出加算」を算定することができるのか。

答　「DPC導入の影響評価に係る調査」の提出（データの再照会に係る提出も含む）で提出方法不備，提出期限超過，未到着及び媒体内容不備等があった場合は，データ提出月の翌々月の1か月分については「A245データ提出加算」は算定できない。

問12-2　データ提出に遅延等が認められたため，1か月「データ提出加算」を算定できなくなった場合，当該1か月の診療分はどのように算定するのか。

答　包括評価対象分については，当該月診療分のデータ提出加算に係る機能評価係数Ⅰを医療機関別係数に合算せずに算定すること。また，包括評価対象外の患者については，当該月の診療分において，医科点数表に基づき，退院時に「A245データ提出加算」を算定することができない。

DPCでは機能評価係数Ⅰで評価されているため，出来高算定はできません。**問5-10**のように対象病棟が変更されたケースにおいては，DPC対象として包括請求を行ったことが入院期間中1回でもあれば，データ提出加算を係数で算定しているので改めて出来高では算定できないこととなります。なお，今回，算定ルールの変更で退院時に1つの請求方法に統一されており，入院時からすべて出来高として算定している場合には，データ提出加算は算定できることになります。

なお，2018年度より，データ提出加算の「注2」提出データ評価加算が機能評価加算Ⅰに新設されました。

未コード化傷病名割合10%（入院外来）未満とすることやDPC調査の遅延が6カ月間ないことなど，高いデータ精度と徹底した体制が求められています。

(3) 検査・画像診断・処置

検査項目は包括に含まれ，別途算定できないのが原則ですが，月の途中で包括対象外となり医科点数で算定する場合など，月の算定回数に制限があるときに迷いが生じます。**問6-10**は，たとえば，超音波検査は生体検査料に属し，医科点数表の生体検査料「通則」通知に定められた「同一月内に2回以上実施した場合，所定点数の100分の90に相当する点数により算定することとされている生体検査は，外来及び入院にまたがって行われた場合においても，これらを通算して2回目以降は100分の90で算定する」，および超音波検査等の「通則」告示に定められた「2回目以降の当該検査の費用は，所定点数の100分の90に相当する点数により算定する」というルールなどに基づき，出来高で算定することは可能であるが減算ルールに従うべきことが示されています。

一方，D295からD325の内視鏡検査については，別途検査料が出来高で算定可能なため検査項目に付帯する「注」加算があるものは併せて算定可能となります（たとえば，D308胃・十二指腸ファイバースコピーと「注2」粘膜点墨法加算など）。

問6-10　月の前半が包括評価，月の後半が医科点数表に基づく評価（又は外来）の場合で，月の前半と後半に1回ずつ「D208心電図検査」を実施した場合，心電図検査の費用は全額算定してよいか。また，その他の生体検査やCT，MRI等についても同様の取扱いとしてよいか。

答　いずれも当該検査等の実施回数に応じて減算の上，算定することとなる。

問6-12　包括評価の対象患者について，手術中に行った超音波検査や造影検査は医科点数表により算定することができるか。

答　算定することができない。

問6-5　医科点数表の「検査（内視鏡検査）」の通則1に定める超音波内視鏡検査を実施した場合の加算点数は，別に医科点数表に基づき算定することができるか。

答　算定することができる。

問6-6　医科点数表の「検査（内視鏡検査）」の通則3に定める当該保険医療機関以外の医療機関で撮影した内視鏡写真について診断を行った場合に算定することとされている点数は，別に医科点数表に基づき算定することができるか。

答　算定することができる。

問6-8　医科点数表の「検査（内視鏡検査）」については，写真診断を行った場合は使用フィルム代を10円で除して得た点数を加算して算定するが，本加算点数を別に医科点数表に基づき算定することができるか。

答　算定することができない。

問6-7　コロンブラッシュ法については，「D311直腸鏡検査」の所定点数に，沈渣塗抹染色による細胞診断の場合は「N004細胞診」の所定点数を，また，包埋し組織切片標本を作製し検鏡する場合は「N001電子顕微鏡病理組織標本作製」の所定点数を合算した点数を算定するが，合算した点数を別に医科点数表に基づき算定することができるか。

答　合算した点数を算定することができる。

例えばD311直腸鏡検査は，出来高で算定可能な内視鏡検査に含まれるため，当該検査に伴う病理診断の第1節病理標本作製料内にあるN000病理組織標本作製（1臓器につき）およびN004細胞診はコロンブラッシュ法で別途算定可とされるため，特別に出来高算定可能となっています。

しかし，DPC算定下の原則として，病理診断に対する出来高・包括の算定の区分は，第1節病理標本作製料（N003を除く）は包括の範囲，第2節病理診断・判断料（N006，N007）は出来高で別途算定可能ということも確認しておきましょう。

問 6-9　心臓カテーテル法による諸検査，内視鏡検査等の検査の実施に伴う薬剤料，特定保険医療材料料は，包括評価の範囲に含まれるか。また，新生児加算等の加算は算定することができるのか。

答　そのとおり。また，新生児加算等の加算は算定することができる。

問 6-11　「D 206 心臓カテーテル法による諸検査」の注 8 に定められたフィルムの費用は，医科点数表に基づき算定することができるか。

答　算定することができない。

D 206 心臓カテーテル法による諸検査および D 295 以降の内視鏡検査は，検査料のみが別途請求できます。なお，D 206「注 1」の新生児加算，3 歳未満の乳幼児加算も同じく算定できます。

問 6-13　包括評価の範囲に含まれない検査又は処置等において，医科点数表の注書きで定められている加算点数については，別に医科点数表に基づき算定することはできるか。

答　フィルム代，薬剤料等に係る加算を除き，算定することができる。

問 6-14　経皮経肝胆管造影における「E 003 造影剤注入手技」は，「D 314　腹腔鏡検査」に準じて算定することとされているが，医科点数表に基づき別に算定することができるか。

答　算定することができない。

問 6-15　入院を必要とする侵襲的処置を含む画像診断に係る費用は，別に医科点数表に基づき算定することができるか。

答　「画像診断」は包括評価の範囲に含まれており，別に医科点数表に基づき算定することはできない。

問 6-16　核医学検査（核医学診断）に伴い使用する放射性医薬品についても包括評価の範囲に含まれるか。

答　そのとおり。包括評価の範囲に含まれる。

問 6-17　第 9 部処置の通則に規定された休日加算，時間外加算及び深夜加算は，当該処置の開始時間が入院手続きの後であっても算定できることとされているが，包括評価の範囲に含まれない処置料について，本加算を医科点数表に基づき別に算定することができるか。

答　算定することができる。

問 6-14 の疑義解釈は，E 003 造影剤注入手技の算定要件で経皮経肝胆管造影に限り内視鏡検査に準じて算定することとされているため，出来高で算定可能かを問うものです。あくまで造影に係る項目は包括内であるので，不可とされています。

また，**問 6-17** は，処置の「通則」にある加算に対して包括に含まれてしまうと考えるところですが，この休日・時間外・深夜加算は出来高算定可能であることが示されています。なお，この加算は，手術についても同様の設定がされています。

問 6-19　医科点数表に基づき算定するギプスの項目について，100 分の 20 等の例により，ギプスシャーレ，ギプスシーネ，ギプス除去料，ギプス修理料等を算定した場合も医科点数表に基づき算定することができるのか。

答　ギプスの項目の基本点数が 1,000 点以上であっても，ギプスシャーレ，ギプスシーネ，ギプス除去料，ギプス修理料等を 100 分の 20 等の例により算定した結果，1,000 点未満の処置に該当する場合，包括範囲に含まれ，算定することができない。

ギプスはその使用により 100 分の 20 等の減点条件があるので，1,000 点に満たない場合には算定できないことに注意することが必要です。

問 6-18　包括評価の範囲に含まれない処置料については，人工腎臓の導入期加算等などの処置料に係る加算点数を算定することができるか。

答　算定することができる。

人工腎臓は1,000点以上の処置に該当し，J038人工腎臓の「注1」～「注3」の加算（「注1」時間外・休日加算：380点，「注2」導入期加算1：200点，導入期加算2：500点，「注3」障害者等加算：140点）について，算定可能なことを指しています。

（編注）問　慢性腎不全での定期的なＪ038人工腎臓（維持透析）およびＪ042腹膜灌流「2　その他の腹膜灌流」については，出来高で算定する項目となっているが，その具体的な算定方法はどのようになるのか。

答　慢性腎不全の人工腎臓（維持透析）は次のように算定する。

Ｊ038　人工腎臓（1日につき）

1　慢性維持透析を行った場合1
イ　4時間未満の場合（別に厚生労働大臣が定める患者に限る）　1,924点
ロ　4時間以上5時間未満の場合（別に厚生労働大臣が定める患者に限る）　2,084点
ハ　5時間以上の場合（別に厚生労働大臣が定める患者に限る）　2,219点
ニ　4時間未満の場合（イを除く）　1,798点
ホ　4時間以上5時間未満の場合（ロを除く）　1,958点
ヘ　5時間以上の場合（ハを除く）　2,093点

2　慢性維持透析を行った場合2
イ　4時間未満の場合（別に厚生労働大臣が定める患者に限る）　1,884点
ロ　4時間以上5時間未満の場合（別に厚生労働大臣が定める患者に限る）　2,044点
ハ　5時間以上の場合（別に厚生労働大臣が定める患者に限る）　2,174点
ニ　4時間未満の場合（イを除く）　1,758点
ホ　4時間以上5時間未満の場合（ロを除く）　1,918点
ヘ　5時間以上の場合（ハを除く）　2,048点

3　慢性維持透析を行った場合3
イ　4時間未満の場合（別に厚生労働大臣が定める患者に限る）　1,844点
ロ　4時間以上5時間未満の場合（別に厚生労働大臣が定める患者に限る）　1,999点
ハ　5時間以上の場合（別に厚生労働大臣が定める患者に限る）　2,129点
ニ　4時間未満の場合（イを除く）　1,718点
ホ　4時間以上5時間未満の場合（ロを除く）　1,873点
ヘ　5時間以上の場合（ハを除く）　2,003点

4　その他の場合　1,580点

⇨材料料を含めた算定はＪ0381およびＪ0382に限る。人工腎臓の技術料と特定保険医療材料料（ダイアライザー等），透析液および薬剤料が算定対象となる。以下，今回の入院目的＝医療資源最多使用病名とする。

例①　今回の入院目的が「慢性腎不全の治療の場合」で併存症に肺炎あり（副傷病名：肺炎）
→DPC「慢性腎不全(110280)」で算定＋人工腎臓(Ｊ0381,Ｊ0382及びＪ0383)〈出来高〉＋特定保険医療材料料（出来高）

例②　今回の入院目的が「肺炎（040080）の治療の場合」で併存症に慢性腎不全あり（副傷病名：なし）
→DPC「肺炎（040080）」で算定＋人工腎臓（Ｊ0381，Ｊ0382及びＪ0383）〈出来高〉＋特定保険医療材料料（出来高）

(4)　手術・麻酔

問6-20　診断群分類区分が手術の有無により区別されていない傷病については，「手術料」は別に医科点数表に基づき算定することができないのか。

答　診断群分類区分の内容にかかわらず，「手

術料」は別に医科点数表に基づき算定することができる。

問 6-21 「輸血料」は包括評価の範囲に含まれないのか。また，輸血に伴って使用する薬剤及び輸血用血液フィルターは別に医科点数表に基づき算定することができるのか。

答 「輸血料」は包括評価の範囲に含まれない。また，輸血に係る薬剤及び特定保険医療材料のうち，「手術」の部において評価されるものについては，別に医科点数表により算定することができる。

この2つの疑義のように，診断群分類の手術の選択で混乱することが多いようです。

基本的に第10部手術の部で指定されているKコードの手技が実施されていれば，手術ありとなります。よって，輸血もK 920に該当しますので，診断群分類のなかで輸血は「その他の手術」になります。もちろん，診断群分類に直接該当する手術が他にある場合には，ツリー図の下に明示された手術が優先されるために，この輸血が選択されることはありません。また，040100喘息のように手術・処置等2と定義副傷病の分岐のみで手術の分岐がないものも多数あります。

問 6-26 手術に伴い，術前・術後に用いた薬剤（例：腹部外科手術の前処理として用いた経口腸管洗浄剤，術後の疼痛緩和に用いた非ステロイド性鎮痛薬等）は，手術に係る費用として別途算定することが可能か。

答 手術に係る費用として別途算定可能な薬剤は，当該手術の術中に用いたものに限られ，それ以外の薬剤については別途算定できない。

問 6-22 包括評価の範囲に含まれない手術や麻酔に伴う薬剤・特定保険医療材料はどの範囲か。

答 医科点数表に定める手術又は麻酔の部により算定される薬剤・特定保険医療材料である。

診療報酬明細書の（50）「手術・麻酔」の部に記載する手術・麻酔時の薬剤，特定保険医療材料は出来高で請求できます。それに伴い，保険請求（レセプト）には従来どおりの査定対策が必要になります。

問 6-26 の答にある「術中に用いられたもの」という，手術に係る費用の考え方は，レセプトの（50）「手術・麻酔」の欄に記載する術中に使用した薬剤という意味です。医療材料も同様の考え方になります。

問 6-23 「L 008 マスク又は気管内挿管による閉鎖循環式全身麻酔」を実施した場合，注7に掲げる加算は算定できるのか。

答 算定することができる。

問 6-24 「L 100 及び L 101 神経ブロック」は別に医科点数表に基づき算定するのか。また，神経ブロックを実施した際に使用する薬剤も医科点数表に基づき算定するのか。

答 そのとおり。

麻酔の手技として算定するものについても，付帯する加算は別途出来高で算定可能です。また，神経ブロックも同様に薬剤費も含め請求可能です。

3．入院期間

DPC/PDPSにおける入院期間の考え方は，定義告示に掲げられた入院日（日）に応じて，下記によるものとされます（『DPC 早見表』p.427）。

① **入院期間Ⅰ**：入院日Ⅰ以下の期間
② **入院期間Ⅱ**：入院日Ⅰを超えて入院日Ⅱ以下の期間
③ **入院期間Ⅲ**：入院日Ⅱを超えて入院日Ⅲ以下の期間

問 4-2 外泊した日数は包括評価に係る入院期間に算入するのか。

答 そのとおり。

DPC制度における外泊日の算定は，包括請求とはせず，医科点数表のルールに基づき外泊日の減算を行います。よって基本的には入院基本料の15%が適応されるため大幅な減算となります。さらに，外泊算定の日の日数も，包括請求の入院日数に含める（入院期間に算入）ため，DPC算定上も不利になります。この考え方の根底にあるものは，合理的な病床運営ということにあります。病院の収益性を考えると，無駄な外泊を減らすように管理するマネジメントや，やむを得ず自宅に戻すことが必要な場合には，１泊２日までの外出を導入・選択させる方法も考えられます（『DPC 早見表』p.431）。

(1) 入院患者の外泊期間中の入院料等については，入院基本料（療養病棟入院基本料を算定する療養病棟にあっては，外泊前日の入院基本料）の基本点数の 15%又は特定入院料の 15%を算定するが，精神及び行動の障害の患者について治療のために外泊を行わせる場合は更に 15%を算定できる。ただし，入院基本料の基本点数又は特定入院料の 30%を算定することができる期間は，連続して 3 日以内に限り，かつ月（同一暦月）6 日以内に限る。
外泊中の入院料等を算定する場合においては，その点数に 1 点未満の端数があるときは，小数点以下第一位を四捨五入して計算する。
なお，当該外泊期間は，次項「入院期間の計算」の入院期間に算入する。

問 4-3　入院日Ⅲを超えた日以降に，医科点数表に基づき算定する場合，入院基本料はどの入院料を算定すればよいのか。

答　医療機関が当該病棟について届出を行っている入院基本料を算定する。

問 13-8　入院日Ⅲを超えて包括評価の算定対象病棟に入院している患者が再び診断群分類区分に該当すると判断された場合は，再度包括評価の対象となるのか。

答　診療報酬の請求方法は，患者の退院時に決定された請求方法をもって一の入院期間において統一するため，再度包括評価の対象となる。

2016 年度の改定により退院時請求方法の統一が図られています。以前は統計的に個々の診断群分類ごとに入院日Ⅲが決められ，入院日Ⅲを超えた後は出来高となっていました。現在は，入院日Ⅲは 30 の整数倍の期間が設定されています。例えば，統計的には 20 日であっても 30 日になっています。この改定の背景には不適切な医療資源の誘導がみられたことがあるようです。具体的には，入院日Ⅲを超えるのを待ってから包括内に含まれてしまう高度な検査等を実施する病院がみられたとのことです。これを防止するため，DPC 包括入院期間を長く設定する動きがあったのです。

一方，以下のような化学療法の投与について，特別な対応の疑義解釈も出ています。この解釈は例外的でわかりにくく，薬剤料も高額なものが多いので，コーディングを間違えないように注意しましょう。

問 8-1　悪性腫瘍患者に対して入院日Ⅲを超えて化学療法が実施された場合，化学療法と同日に使用された抗悪性腫瘍剤以外の薬剤に係る薬剤料（制吐剤等）は算定することができるのか。

答　算定することができる。ただし，特定の薬剤名で分岐されている診断群分類区分に該当する場合には，当該薬剤と同時に併用される薬剤（併用療法を行うことが添付文書等により医学的に明らかなものに限る）に係る薬剤料については算定することができない。また，生理食塩水等溶剤として使用される薬剤に係る薬剤料も算定することができない。

問 8-2　入院日Ⅲを超えるまでの間に化学療法が実施された悪性腫瘍患者について，入院日Ⅲを超えて投与された抗悪性腫瘍剤に係る薬剤料は算定することができないのか。

答　算定することができる。

問 8-3　悪性腫瘍患者に対して入院日Ⅲを超えて化学療法が実施された場合であって，手術・処置等 2 の分岐が「2　放射線療法」「3　化学療法ありかつ放射線療法なし」となっている DPC コードについて，化学療法と放射線療法を実施したため，分岐 2 を選択した場合は，抗悪性腫瘍剤に係る薬剤料は算定することができるのか。

答　算定することができる。

問 8-4　悪性腫瘍患者等以外の患者について，例えば「D 206　心臓カテーテル法による諸検査　あり」を手術・処置等 1 の分岐で選択している場合であって，当該検査を入院日Ⅲを超えて実施した場合は，「D 206　心臓カテーテル法による諸検査」に係る特定保険医療材料等の費用は算定することができるのか。

答　算定することができる。

この化学療法の実施と入院日Ⅲを超えての実施との問題は，すでに手術・処置等２において化学療法が考慮された分類を選択したにもかかわらず，入院日Ⅲ以降の出来高算定においても化学療法代を算定できるのであれば，二重の支払いを受けることになるのではないかということです。

したがって，わかりやすい考え方は，化学療法ありのDPC分類をコーディングするときは，化学療法を実施した日が入院日Ⅲ以内に入るようになっていることが基本です。その際，２回以上の化学療法が行われたようなケースにおいては，化学療法ありの分類に対し，さらに入院日Ⅲ以降に化学療法の薬剤費を算定してもかまわないということも疑義解釈に書いてあります。

さらに**問 8-4**の解釈は，化学療法のⅢ超の制限があることを考慮して，他の項目も同様に考えるのか確認した疑義です。

> **問 3-3-4**　診断群分類が胃の悪性腫瘍（060020）等であり，一入院中に化学療法と放射線療法の両方を行った場合の「手術・処置等２」は「２（放射線療法）あり」を選択することとなるのか。
>
> **答**　そのとおり。「放射線治療あり」については特に明記されていない場合，化学療法を併用した患者も含まれるため注意されたい。

また，**問 3-3-4**の疑義解釈は，放射線療法ありの選択肢しかない場合（化学療法の選択肢がない）には化学療法を含むと考えるようにとの指示です。

１）特定入院期間と包括項目

2016年度の改定によって，特定入院期間超（入院日Ⅲ）が30の整数倍に延長されました。その考え方は，**図表 4-9**のように示されています。この対応の背景にあることは，入院日Ⅲ以降の出来高算定になるのを待って高額な薬剤を投与する病院が後を絶たなかったためであるといわれています。できる限り包括期間を長く取るという狙いがここにあります。

医療現場ではこの改定によって，どの程度期間超えの事例が減ったのでしょうか。ある病院の事例でみてみましょう。結果は，**図表 4-10**のように，それまで８％前後あった入院期間Ⅲ超えの割合が３％前後まで減少していることがわかります。

上記は2016年度改定でのことですが，入院日Ⅲが30の整数倍であるのには，こうした理由があるのです。

２）入院日Ⅲに関する算定ルール

それでは，入院日Ⅲを超えて化学療法が実施されたときのDPCルールについて整理してみましょう（『DPC早見表』p.431）。

> ⑴　**基本事項**
> 入院期間Ⅲを超えた日以降の診療報酬は医科点数表により算定する。
>
> ⑵　**算定上の留意事項（例外）**
> ①悪性腫瘍患者等に対して，診断群分類点数表に掲げる入院日Ⅲまでに化学療法等が実施されない場合は，入院日Ⅲ以降，抗悪性腫瘍剤等の費用は算定することはできない（関係告示）
> ②入院日Ⅲを超えるまでの間に化学療法が実施された悪性腫瘍患者について，入院日Ⅲを超えて投与された抗悪性腫瘍剤に係る薬剤料は算定することができる（疑義解釈より）
> ③化学療法等を特定入院期間内（入院日Ⅲ以内）に実施していないにもかかわらず「化学療法あり」等の診断群分類により算定する場合は，当該化学療法等は別途算定できないこととする（DPC制度について）

「化学療法あり」の分類を選択した場合には，入院日Ⅲまでの期間に化学療法が実施されていることが原則であるという考え方が基本になります。したがって，入院日Ⅲを超えて化学療法が実施されたことをもって「化学療法あり」の分類を選択することは③の解釈をすることになります。一方，②のように入院日Ⅲ以内に化学療法が実施され，さらに入院日Ⅲを超えて実施された場合には，抗悪性腫瘍剤等の費用を出来高で算定することが認められます。

一方，実際のコーディングの際に，入院期間後半で化学療法が実施されると，「化学療法あり」の分類に変更したことによって，入院日Ⅲを超えて化学療法を実施したことになってしまうことがあります。このようなケースでは，「化学療法あり」の分類を選択し，入院日Ⅲ以降の抗悪性腫瘍剤等の費用を算定しないといった③

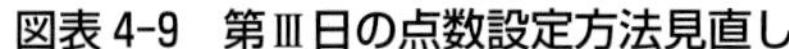
図表 4-9　第Ⅲ日の点数設定方法見直し

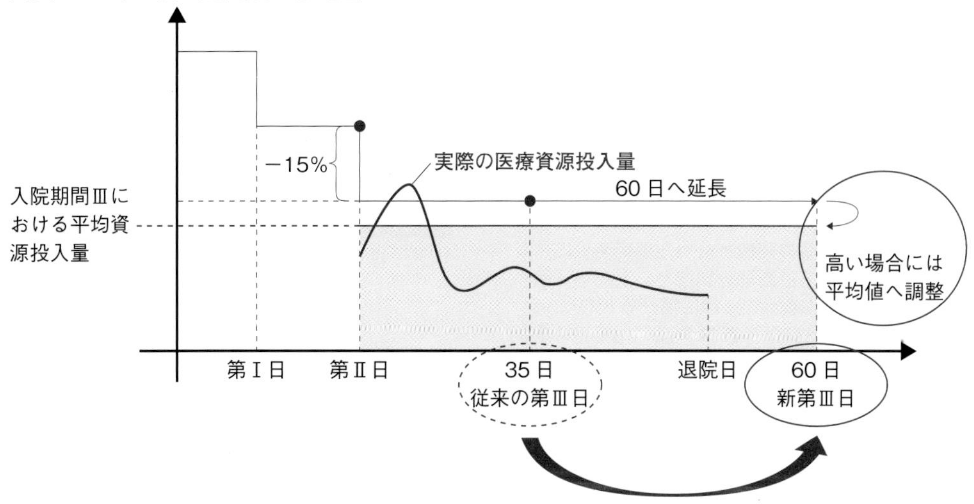

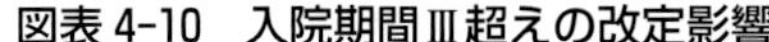
図表 4-10　入院期間Ⅲ超えの改定影響

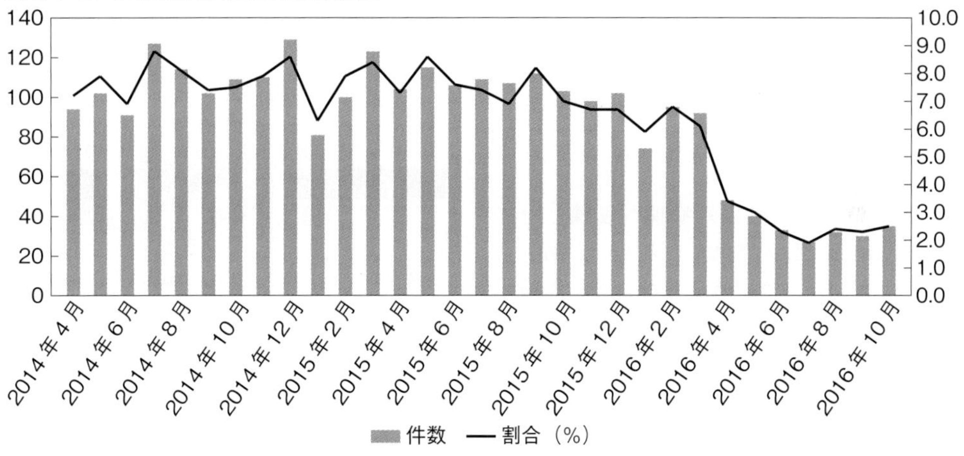

第4章　実践知識

の対応が行われることになります。

4．再入院

DPC 制度下での再入院の取扱いは診療報酬改定を重ねるごとに複雑化し，そのルールの解釈は大変むずかしいものとなっています。考え方の原点にあるのは，DPC 制度上の包括点数が逓減性となっていることから，入院日（起算日）をリセットして再入院を繰り返すことによって，診療報酬を高く得ようとする不正を防止する狙いがあります。

DPC 制度において定義された再入院ルールは，「退院した日の翌日から起算して 7 日以内の再入院」を対象の基本に置き，それぞれの入院を一つにまとめ，前回入院と再入院を一連の入院期間として包括点数を計算する ── というものです。さらに DPC 対象病床から転棟して再度 DPC 対象病床に戻った再入院のケースや，化学療法の投与方法（レジメン）による再入院のパターン，入院期間内で算定回数が限定される加算等の取扱いについても，診療報酬請求の適正化を目的に制約が加えられていきました。

それでは，**図表 4-11** に通知の再入院ルールを抜粋しましたので，見てみましょう。この再入院ルールが適用されるケースでは，前回退院日の翌日から再入院日までの期間（退院期間）は，一連の入院となった際にも入院期間に算入しないことになります。この考え方は**図表 4-12** を見るとよくわかります。

図表 4-11　再入院ルール抜粋

ア　直近のDPC算定対象となる病棟等に入院していた際の「医療資源を最も投入した傷病名」と再入院の際の「入院の契機となった傷病名」の診断群分類の上2桁が同一である場合又は直近のDPC算定対象となる病棟等に入院していた際の「医療資源を最も投入した傷病名」と再入院の際の「医療資源を最も投入した傷病名」の診断群分類の上6桁が同一である場合
イ　再入院の際の「入院の契機となった傷病名」に，定義テーブルにおいて診断群分類ごとに定める「医療資源を最も投入した傷病名」欄に掲げるICDコード以外のICDコード又は診断群分類「180040　手術・処置等の合併症」に定義されるICDコードを選択した場合
また，直近の入院における「医療資源を最も投入した傷病名」と再入院時の「入院の契機となった傷病名」の診断群分類の上2桁が異なり同一傷病等の一連の入院に該当しないにもかかわらず，直近の入院の際の「医療資源を最も投入した傷病名」と再入院の際の「医療資源を最も投入した傷病名」の診断群分類の上2桁が同一である場合は，再入院の際の「入院の契機となった傷病名」に係る治療内容と経過について，診療報酬明細書の摘要欄に記載すること。

令2保医発0323第2号

図表 4-12　再入院ルールが適用されるケース例

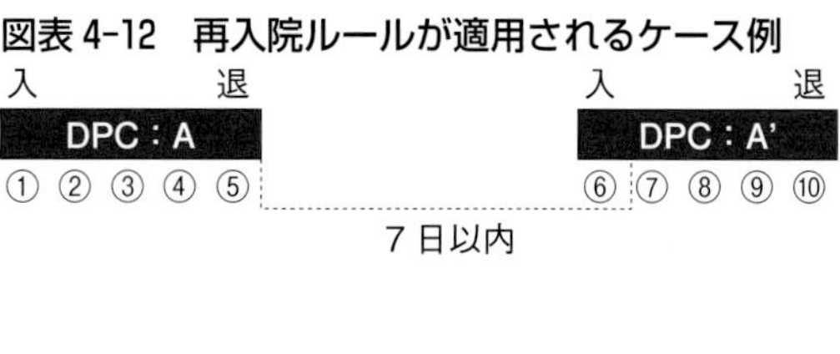

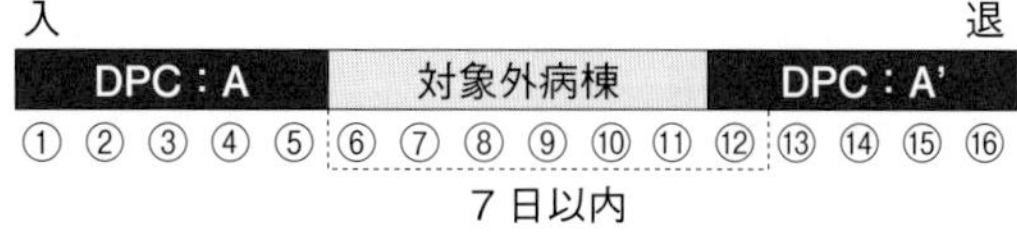

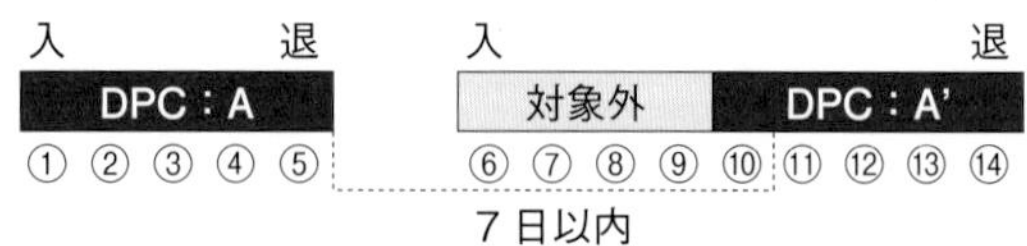

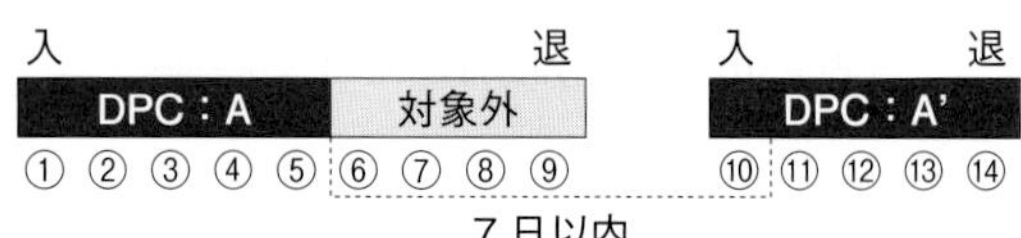

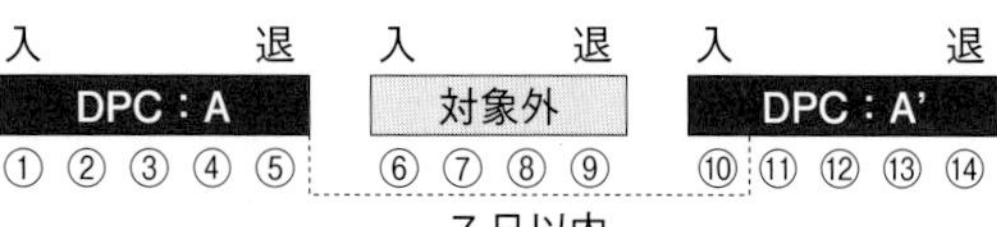

○数字は，入院日数のカウント（退院から次回入院までの日数は入院期間として算入しない）

なお，**図表 4-12**には対象外病棟へ転棟したケースで入院期間に算入されているものがありますが，これは「DPC算定対象とならない病棟への転棟期間は入院期間として算入する」と示されているためです。疑義解釈を見るとよくわかります。

> **問 9-7**　一般病棟において包括評価により算定している途中で精神病棟等へ転棟し，その後，一般病棟へ転棟して再度包括評価により算定する場合には，入院期間の起算日は入院日とするのか。
>
> **答**　DPC算定病棟以外の病棟からDPC算定病棟へ転棟した日を起算日とする。ただし，診断群分類番号上2桁が同一である傷病で転棟日から起算して7日以内にDPC算定病棟へ再転棟した場合には，前回入院日を起算日とし，一入院とする。

この再入院のルールを整理すると，次のような場合に一連とみなされることになります。

①直近の「医療資源を最も投入した傷病名」と再入院の際の「入院の契機となった傷病名」の診断群分類の上2桁が同一の場合

②直近の「医療資源を最も投入した傷病名」と再入院の際の「医療資源を最も投入した傷病名」の診断群分類の上6桁が同一

③再入院の際の「入院の契機となった傷病名」に，定義テーブルにおいて診断群分類ごとに定める「医療資源を最も投入した傷病名」欄に掲げるICDコード以外のICDコード又は診断群分類「180040　手術・処置等の合併症」に定義されるICDコードを選択した場合

この③にある，『定義テーブルにおいて診断群分類ごとに定める「医療資源を最も投入した傷病名」欄に掲げるICDコード以外のICDコード』とは，いわゆる「分類不能コード」といい，動悸R00.2，咳R05，呼吸困難R06.0，食欲不振R63.0のようなものが該当します。これらの症状に基づいた病名コードを使わず，疾患をしっかりとコードすることを促しているものと思われます。

上記①～③のパターンによるコーディングが

行われた場合に，DPC制度上の7日以内再入院を適用させることになります。さらに①に該当しないものの，②で2桁だけ一致する際には，『再入院の際の「入院の契機となった傷病名」に係る治療内容と経過について，診療報酬明細書の摘要欄に記載する』こととされています。これは，意図的に再入院時の傷病名を置き換えた可能性があることを懸念して設けられたルールです。

一方，化学療法による再入院については次のルールが適用されます。これは，**図表4-11**を適用しない除外ルールとなります。

予め当該病院に再入院することが決まっており，再入院時の「医療資源を最も投入した傷病名」が悪性腫瘍であり，かつ，化学療法に係る診断群分類区分（いわゆる「化学療法あり」の診断群分類区分を含む）に該当する場合は，同一傷病等での再入院に係る取扱いから除き一連の入院とはみなさない。当該規定を適用する場合については，化学療法の実施日（予定日）及びレジメンを含む化学療法の概要を診療報酬明細書の摘要欄に記載すること。なお，当該規定は，再転棟の場合は適用されないので留意すること。

令2保医発0323第2号

1）再入院ルールの見直しの経緯

DPC/PDPSにおける再入院ルールは，2014年改定において「3日以内」から「**7日以内**」に改められました（『DPC早見表』p.431）。

この再入院ルールが7日に改められた背景としては，不適切に入院をリセットすることを防止する意味があったためですが，多くの医療機関は平均在院日数短縮のため，あるいは患者さんからの希望により，治療の経過のなかであっても，退院できる状態であれば退院を検討しているのが実状です。再入院ルールを悪用する一部の医療機関のために，制度が複雑化してしまったように思われます。

さらに2018年度改定においては，分類番号上6桁の一致や，180040手術・処置等の合併症を一連とみなす新たなルールが設けられました。次の**問9-2**も参考にしてください。

2）例外的な再入院ルール

問9-1　包括評価の対象患者が退院日同日に同一保険医療機関に再入院し，当該再入院に係る「医療資源を最も投入した傷病」が前回入院時と異なる場合，どのように取り扱うのか。

答　例えば，胃がんにより入院していた患者であって包括評価の対象であった患者が，退院した日に事故に遭い再入院をする場合など，退院時に予期できなかった状態や疾患が発生したことによるやむを得ない場合の再入院については，新規の入院として取り扱い，当該再入院を入院期間の算定の起算日とする。ただし当該再入院について，再入院日の所定診断群分類点数表により包括される点数は算定できないものとする。

この解釈は，例外的な入院を指しています。入院当日のやむを得ない入院が条件ですが，一般的にけがや事故といった妥当な理由が必要になります。同日再入院日のDPC点数は，二重には算定できないためこの解釈があります。

なお，データを作成した際に，システムエラーとなることもありますので，注意が必要です。

問9-2　「一連」の入院とみなす7日以内の再入院は，「診断群分類番号の上2桁が同一の場合」とされているが，再入院時の入院期間における「医療資源を最も投入した傷病名」が決定した後に「一連」か否かを判断することになるのか。

答　以下のような7日以内の再入院については「一連」とみなす。

①再入院時の「入院の契機となった傷病名」から決定される診断群分類番号上2桁と前回入院の「医療資源を最も投入した傷病名」から決定される診断群分類番号上2桁が一致する場合

②再入院時と前回入院の「医療資源を最も投入した傷病名」から決定される診断群分類番号上6桁が一致する場合

問9-3　再入院の際の「入院の契機となった傷病名」に定義テーブルにおいて診断群分類ごとに定める「医療資源を最も投入した傷病名」欄に掲げるICDコード以外のICDコード，または診断群分類180040に定義されたICDコードを選択した場合7日以内の再入院では，ICD10コードが異なっていても，診断群分類番号上2桁が同一であれば，

「一連」とみなすのか。
答　そのとおり。

3）一連の入院とする再入院ルールの強化の流れ

2014年改定により，再入院の条件が診断群分類番号6桁から2桁に厳しく規制されました。再入院を一連の入院と見なすルールは，2008年改定の際に，患者を短期間で退院させ，日当点の高い入院期間Ⅰを繰り返し算定する不適切事例に対処するために導入されたもので，改定を繰り返すなかでルール設定は複雑な方向に向かっています。したがって2018年も強化されています。

問 9-4　一度目の入院期間中に，入院日Ⅲを超えて退院した後，診断群分類番号上2桁が同一である傷病名で7日以内に再入院した場合，どのように算定すれば良いか。
答　一連の入院中の傷病名・処置等を勘案し退院時に一の診断群分類区分を決定し算定する。

この部分の解釈は2016年度改定の「退院時請求方法の統一」によって改められました。入院日Ⅲを超えても7日以内再入院のルールが適応される場合は，一連と見なされ，退院時に請求方法を統一させます。この場合もやはり複数月にまたがって入院していたケースで，退院時に診断群分類を変更するようなケースでは，さかのぼって返戻をかけて統一させる必要が出ます。

問 9-8　同一傷病に該当するか否かは，前回入院の「医療資源を最も投入した傷病名」と再入院の「入院の契機となった傷病名」の診断群分類番号上2桁が同一であるかによって判断することとされているが，次の事例も一連とみなすのか。（例）半月板損傷（160620）にて入退院後，7日以内に上腕骨骨折（160730）にて入院
答　そのとおり。

この疑義解釈は，同じ整形疾患で上肢と下肢の違いがあってもMDC 16外傷・熱傷・中毒の上2桁によって一連とするのか，しないのかを決めることの例示です。

5．病名

診断群分類区分における「病名」の捉え方は，診療報酬請求上の「傷病名」に該当します。DPC制度では，『主治医が疾病及び関連保健問題の国際統計分類ICD-10（2013年版）に準拠した平成27年総務省告示第35号（統計法第28条第1項）の規定に基づく疾病，傷害及び死因に関する分類の「(1)基本分類表」から選択すること』とされています。これは，医学的な病名から診断群分類を導き出すため，例えば電子カルテの標準病名を選択する際には，ICD-10コードに留意して登録することを指示しています。

また，次の傷病名を用いることも禁止されています。その特徴を見ると，症状や詳細不明が含まれるICD-10コードに導かれている病名が使用不可とされています。

・詳細不明の寄生虫症（B 89）
・他章に分類される疾患の原因である連鎖球菌及びブドウ球菌（B 95）からその他及び詳細不明の感染症（B 99）
・心拍の異常（R 00）からその他の診断名不明確及び原因不明の死亡（R 99）まで〔ただし，鼻出血（R 04.0），喀血（R 04.2），気道のその他の部位からの出血（R 04.8），気道からの出血，詳細不明（R 04.9），熱性けいれん<痙攣>（R 56.0），限局性発汗過多<多汗>（症）（R 61.0），全身性発汗過多<多汗>（症）（R 61.1），発汗過多<多汗>（症），詳細不明（R 61.9）及びブドウ糖負荷試験異常（R 73.0）を除く〕
また，独立した（原発性）多部位の悪性新生物<腫瘍>（C 97），部位不明の表在損傷（T 14.0）から損傷，詳細不明（T 14.9）までについては選択せず，主たる部位のICD-10を選択すること。

令2保医発0323第2号

医療資源病名に関する適用のルールと副傷病名については**図表 4-13，14** にまとめましたので，参考にしてください。

1）医療資源病名

問 3-1-1　「医療資源を最も投入した傷病」はどのように選択するのか。
答　「医療資源を最も投入した傷病」は，入院期間において治療の対象となった傷病の中から主治医がICD 10コードにより選択する。

図表 4-13　医療資源病名

原則	入院期間において治療の対象となった傷病名のうち，医療資源を最も投入した傷病を指す。 ※ただし，退院時処方は投入した医療資源に含めない。
使用不可	B 89，B 95，B 99，R 00～R 99，C 97
対象外（可）	R 040，R 042，R 048，R 049，R 560，R 610，R 611，R 619，R 730
疑義解釈	●　対象外病床からの転棟は，対象外病床での医療資源投入量は含めないで傷病名を判断する。 ●　検査入院等で入院中に確定診断がつかない場合には，「疑い病名」が使用できる。
記載要領	●　傷病名欄には医療資源病名およびその対応する ICD-10 コード（5 桁まで）を記載する。 ●　医療資源病名が確定していない場合には入院の契機となった傷病名とする。 ●　傷病名は，「光ディスク等を用いた費用の請求に関して厚生労働大臣が定める方式」いわゆる標準病名マスターに用いている傷病名を使用する。
DPC 調査上での主なルール	●　入院期間中，複数の病態が存在する場合は医療資源を最も投入した傷病名で請求した手術等の診療行為と一致する傷病名を入力する。 ●　複数の手術や侵襲的処置を行った場合，そのうち最も診療報酬点数が高い診療行為を行った傷病を対象とする。 ●　転科があった場合には，診療報酬点数の高い診療行為を行った傷病を対象とする。 ●　ダブルコーディングに該当する病名の場合は治療対象となったコードを優先させ，医療資源の投入量に基づき主たるものを第 1 病名としてコーディングし，第 2 病名の登録が必要な場合は入院時併存症の欄に記入する。 など

図表 4-14　副傷病名

原則	副傷病とは，入院時併存症（入院当初に患者がすでに持っている傷病）および入院後発症傷病（入院後に発症した傷病）の両方を含むものである。
使用不可	疑い病名
対象外（可）	特に制限なし
疑義解釈	●　確認される傷病が疑い病名に係るもののみである場合には「副傷病なし」と判断する。
記載要領	●　入院時併存症・入院後発症傷病，どちらも重要なものから最大 4 つまで記載する（3 つ以下の場合には記載傷病名のみとみなす）。
DPC 調査上での主なルール	●　医療資源の投入量に影響を及ぼしたと判断される入院時併存症および入院後発症疾患がある場合には，必ず入力すること（入力を診断群分類点数表に定義された副傷病名がある場合に限らないようにすること）。 ●　入院後の検査で発見された傷病であっても，入院時にすでにその病態があったと主治医が判断できる場合は入院時併存症として，当該疾患の原因が入院前にあるとしても，発症した時期が入院後の場合には，入院後発症疾患として扱う。 など

問 3-1-2　「一連」の入院において独立した複数の疾病に対して治療が行われた場合にも，「医療資源を最も投入した傷病」は一つに限るのか。

答　そのとおり。

問 3-1-3　「医療資源を最も投入した傷病」については，DPC 算定病床以外の医療資源投入量も含めて考えるのか。

答　含めない。DPC 算定病床に入院していた期間において，「医療資源を最も投入した傷病」を決定する。

医師の判断により医療資源を最も投入した病名が選出され，診断群分類が決定される運用のプロセスを電子カルテ運用においても記録として明確に残すことが大切です。

問 3-1-5　「医療資源を最も投入した傷病」と手術内容が関連しないこともあり得るか。

答　あり得る。

多くの事例は，手術に対する資源投入の割合は大きくなるので，医療資源病名と手術目的の病名は一致します。この点を精度に対し第 1 に求めています。仮に異なった場合には，手術は出来高算定のため，入院時併存症および入院後発症疾患のいずれかに，当該手術の適応となる病名を入れることを忘れてはなりません。

> **問 3-1-4**　合併症に対する治療に医療資源を最も投入した場合に，合併症を「医療資源を最も投入した傷病」として診断群分類区分を決定するのか。
> **答**　そのとおり。
> **問 3-1-7**　「医療資源を最も投入した傷病」を決定するにあたり，医療資源に退院時処方に係る薬剤料や手術で使用した薬剤料を含めることができるか。
> **答**　含めることはできない。

DPC 請求においては，「電子情報処理組織の使用による費用の請求に関して厚生労働大臣が定める事項及び方式並びに光ディスク等を用いた費用の請求に関して厚生労働大臣が定める事項，方式及び規格について」(平成 30 年 4 月 27 日付保発 0427 第 10 号通知）別添 3 の標準病名にある傷病名コードを用いることが原則として定められています。この制約のなかで主たる傷病や合併症について，入院期間内の医療資源投入量を検討して，1 つの傷病を挙げて診断群分類を決定することになるのです。

また，**問 3-1-7** のように，手術で使用した薬剤を含めないとした疑義解釈も出ていることから，手術の資源投入量については悩ましい部分です。入院期間を通して広く解釈して判断することが大切です。

2）疑い病名・定義副傷病

医師が保険診療を行う際の原則に，医療行為を行うときには必ず病名を付けることが基本として挙げられます。治療を行うために，まずは診断を行うわけですが，ここで医師は必ず疑う病名をあげて検査を実施するという流れになります。疑い病名は診断の決定とともに確定病名に置き換わり，治療が始まります。

入院による診療が開始されると DPC の対象となるわけですが，それでも疑い病名のまま退院するようなケースがあり，次のような疑義解釈が出ています。

なお，病名の整理ができていないために，不用意に疑い病名を医療資源病名に用いてしまうことは，決してあってはならない基本的な点検ミスです。

(1)　疑義解釈資料の確認

> **問 3-1-8**　「疑い病名」により，診断群分類区分を決定してよいのか。
> **答**　原則として入院期間中に診断を確定し，確定した病名で診断群分類区分を決定すること。ただし，検査入院等で入院中に確定診断がつかなかった場合においては，「疑い病名」により診断群分類区分を決定することができる。

前立腺生検や大腸ポリープ切除術のように，退院後の病理報告書によって診断が確定する場合は，疑った癌の病名で決定します。なおその後に癌が病理で否定された場合においても，特に訂正（返戻）する必要はありません。

> **問 3-4-5**　定義副傷病の有無については，いわゆる疑い病名により「定義副傷病あり」と判断してよいか。
> **答**　確認される傷病が疑い病名に係るもののみである場合には，「定義副傷病なし」と判断する。

定義副傷病とは入院時併存症および入院後発症傷病を指しますが，DPC 分類に考慮された病名を指して定義副傷病と表現し，その病名は診断が確定された病名を対象としています。さらに入院時併存症および入院後発症傷病に挙げる病名は，入院期間中に重要なものから優先して記載します。

特に点数の高い病名については，すべての病名欄を埋めても病名もれとして返戻されることがあります。注意しましょう。

> **問 3-4-6**　定義告示内の定義副傷病名欄に診断群分類番号上 6 桁の分類が記載されているが，その疾患の傷病名欄に記載された ICD 10 コードに該当する場合に「定義副傷病あり」になるということか。
> **答**　そのとおり。

定義副傷病に明示された診断群分類上 6 桁に該当する病名を ICD-10 で照合し，副傷病の有無を判断します。

その他の疑義解釈資料も挙げておきます。

> **問 3-4-7**　定義副傷病は治療の有無によって「あり」「なし」を判断するのか。
> **答**　医療資源の投入量に影響を与えているのであれば，治療の有無に係わらず「定義副傷病あり」と判断する。最終的には医学的な判断に基づくものとする。

最終的には医学的な判断に基づくという意味は，医師の判断ということです。医療資源の投入が条件となっているため，診断や治療を伴わない病名は該当しません。

6．ICDコーディング

1）ICD-10コーディングの重要性

DPC制度におけるICDコーディングは，告示に定められた診断群分類区分の適用の考え方に基づくことが原則です（『DPC早見表』p.427）。

> 「傷病名」は入院期間において治療の対象となった傷病のうち医療資源を最も投入した傷病（医療資源を最も投入した傷病が確定していない場合は入院の契機となった傷病をいう）について，主治医が疾病及び関連保健問題の国際統計分類ICD-10（2013年版）に準拠した平成27年総務省告示第35号（統計法第28条第1項）の規定に基づく疾病，傷害及び死因に関する分類の「(1)基本分類表」（以下「ICD-10」という）から選択すること。　通知（令2保医発0323・2）

しかし，電子カルテが導入されている医療機関では傷病名の登録に際し，標準病名マスターを使用し，接頭語や接尾語を組み合わせたかたちで病名登録を行い，DPCコーディングの際の医療資源病名にも大まかなICD-10が転用されてしまうため，詳細不明や部位不明コードが登録されています。

上記コーディングの原則は，読み替えるとICD-10コードをコーディングのルールに則って登録することを指示しています。よって，診療情報管理士が専門的にICD-10コードを点検し，医師に確認することでDPCコーディングが確定するという流れができました。この体制は，徐々に強化が図られ，コーディングテキストが作成されることになったのです。

さて，ここで点検体制の整った医療機関のコーディング体制の特色は，**図表4-15**に掲げるような特徴があると思われますので，確認しておきましょう。

図表 4-15　コーディングの精度が高い医療機関の特徴

> ●コーディングチェック担当者が医事請求業務と診療行為に対する知識を有している
> ●手術・処置等1，2に係る行為ならびに副傷病名に対し，特別なチェックを入れている
> ●コーディングの検証に対し，コーディングチェックソフトと診療情報管理士の精査を能率的に活用し，その結果をもって医師に最終決定を促している
> ●日々のなかで症例の難易度別に濃淡をつけ，判断のむずかしいものについて集中的にチェックを入れている

2）Rコードの取扱い

次に，症状および徴候に分類される病名：Rコードについて整理します。入院時に医師から痙攣，急性腹症，意識障害といったRコードの病名が付けられたときにどのように対応すればよいか，特にDPC準備病院として新たに参加した施設の担当者は悩むところです。ICD-10の定義を見てみると，**図表4-16**のようになっています。

DPC調査では，**Rコードは（一部を除き）病名ではなく徴候や症状である。入院時併存症，入院後発症疾患には使用してよいが，医療資源を最も投入した傷病名（ICD-10コード）に用いてはならない**――とあります。また，DPCのルールにおいて，使用できないICDコードは次のように明確に指定されています。

> ただし，ICD-10のうち以下のものについては，選択しないこと。
> ・詳細不明の寄生虫症（B89）
> ・他章に分類される疾患の原因である連鎖球菌及びブドウ球菌（B95）からその他及び詳細不明の感染症（B99）
> ・心拍の異常（R00）からその他の診断名不明確及び原因不明の死亡（R99）まで〔ただし，鼻出血（R04.4），喀血（R04.2），気道のその他の部位からの出血（R04.8），気道からの出血，詳細不明（R04.9），熱性けいれん〈痙攣〉（R56.0），限局性発汗過多〈多汗〉（症）（R61.0），全身性発汗過多〈多汗〉（症）（R61.1），発汗過多〈多汗〉（症），詳細不明（R61.9）及びブドウ糖負荷試験異常（R73.0）を除く〕
> 　また，独立した（原発性）多部位の悪性新生物〈腫瘍〉（C97），部位不明の表在損傷（T14.0）から損傷，詳細不明（T14.9）までに

第4章　実践知識

ついては選択せず，主たる部位の ICD-10 を選択すること。　(令 2 保医発 0323 第 2 号)

ただしこの点をしっかりと理解し，医療資源病名に R コードが用いられないからといって R コードの病名を認識することを怠ってはいけません。

基本的に R コードが付く病名については，R コードのもとになる原疾患を挙げ，仮の DPC 区分として登録します。退院時まで診断が付かない場合などはこの疑い病名で DPC 区分を決定しますが，退院時のチェックを怠り，疑い病名が否定されているにもかかわらず疑い病名のままにしてしまうと，不注意のアップコーディングと思われる可能性があります。

日本医師会が DPC の問題点を公表したことがありましたが (「DPC についての日本医師会の見解」2008 年 6 月 11 日定例記者会見)，その資料のなかに，不適切なコーディング例として膀胱出血を膀胱癌として請求した事例が採り上げられていました。膀胱出血 (N 32.8) は R コードではありませんが，来院時に血尿 (膀胱出血) を主訴に入院した患者の病名を，その際に最も疑った膀胱癌の病名で仮登録をし，退院確定時のチェックで見逃したり，チェックを怠ったりした場合に，不適切なコーディングが成立してしまうのです。故意のアップコーディングとは言えないまでも，このような落とし穴があるので注意しましょう。

また，**図表 4-17** に入院の契機となる R コード病名を挙げ，診断決定される最もポピュラーな病名を対応させました。一概に，このような病名ばかりではありませんが，医事や DPC 分類の初心者の方には参考になるでしょう。

図表 4-16　ICD-10 による R コードの定義

- その症例に関するあらゆる事実を調査したにもかかわらず，それ以上明確な診断を下せなかったもの。
- 初診時に存在した徴候または症状が，一過性のもので，その原因を決定できなかったもの。
- その後の観察または治療を受けるための来院がなかったため仮に診断されたもの。
- 診断が下される前に観察または治療のために他所へまわされたもの。
- その他の何らかの理由によって，さらに詳細な診断が下されなかったもの。
- 追加情報が与えられてはいるが，それ自体が医療上重要な問題を意味する症状のもの。

3）多発疾患のコーディング

多発疾患についても，コーディングの際に疑問や戸惑いが多く生じるようです。つまり，多発の ICD-10 コードを選択するのか，各々別々の疾患としてコーディングするのかという疑問です。ICD-10 第 1 巻総論を見ると，多発のコーディングに対して次のように記載されています。“多発病態が「多発…」という分類項目に記録され，単一の病態が主たるものでない場合，「多発…」という分類項目に対するコードを，優先コードとして使用しなければならない。そして任意的追加コードを，記載されたその病態に

図表 4-17　入院の契機となる R コード病名と考えられる診断病名

R コード病名	考えられる診断病名
R 060　呼吸困難	J 969 呼吸不全　J 159 細菌性肺炎　J 439 肺気腫
R 11　嘔吐	K 297 胃炎　A 09 胃腸炎　F 505 神経性嘔吐症
R 51　頭痛	G 439 片頭痛
R 18　腹水	C 786 癌性腹水　K 746 肝硬変
R 33　尿閉	N 319 神経因性膀胱　N 40 前立腺肥大症
R 262　歩行困難	原因病態（脳梗塞，癌など）　M 6259 廃用症候群
R 391　排尿困難	N 319 神経因性膀胱　N 328 過活動膀胱
R 42　めまい	H 813 末梢性めまい症　G 458 一過性脳虚血発作　I 639 脳梗塞
R 509　不明熱	A 499 細菌感染症　原因病態を調べる
R 100　急性腹症	A 09 胃腸炎　A 049 細菌性腸炎
R 570　心原性ショック	I 498 洞性不整脈　I 443 房室ブロック　I 219 心筋梗塞　I 509 心不全
R 599　リンパ節腫大	C 779 リンパ節転移　L 049 リンパ節炎
R 609　浮腫	I 509 心不全　I 702 下肢閉塞性動脈硬化症
R 630　食欲不振	F 509 摂食障害　原因病態（癌等）を調べる
R 13　摂食困難（嚥下障害）	I 693 脳梗塞後遺症　癌の転移・末期など
R 568　痙攣	G 409 てんかん　G 408 症候性てんかん　I 639 脳梗塞

加えてもよい。／このようなコーディングは，主にHIV病に関連する病態，損傷および続発・後遺症に適用される”とあります（同書p.129）。つまり，**多発した疾患が単一の病態として主になりえない場合に対してのみ多発を用いる**ということです。

この解釈をDPCで考えると，多発の疾患が存在しても，ある疾患に対して医療資源が片寄っていた場合には，その疾患を主たるものとして医療資源病名に選択するということです。多発疾患を別々に分類し，DPC請求額が一番高くなる疾患を選ぶということが行われる可能性はありますが，前述のように医療資源の比重を十分検討して病名を挙げるように努めなくてはなりません。ただし，ここで述べている多発疾患は主に損傷などを指しており，外傷による骨折や挫滅，挫創のケースでこの解釈が適用されます。なお，多発憩室症（K 57.9），結節性多発動脈炎（M 30.0）のように多発性疾患が単一疾患と同様に扱われ，DPC上6桁が変わらないものもありますので留意してください。

さらに掘り下げて多発を考えてみましょう。ICD-10で多部位の損傷はT 00－T 07の範囲に収められ，この際の多部位の解釈は2部位以上の損傷ということになります。T 00は表在損傷，T 01は開放創，T 02は骨折，T 03は脱臼・捻挫というように，外傷の形態によって分類されています。そして，これらのICD-10コードはすべて同じ160990多部位外傷のDPCに収められています。すべて同じ点数ということで，診療した医師にとっては納得がいかないという意見も出ますが，著者は“手術料等が医師の技術料として出来高で評価されていること”を強調し，納得してもらうようにしています。

しかし，ここで，ある骨折で特定の部位に対して大きな手術を行った場合には，この骨折が医療資源病名となることも見逃してはなりません。それほどの点数差はありませんので，DPC点数でどちらが高いということにとらわれず，しっかりと精度が保たれた請求となるように努めましょう。

4）ダブルコーディングの取扱い

ダブルコーディングとは，ICD-10による二重分類の原則です。1つの病態について必ず原疾患に†マークを付し，症状発現に＊マーク

図表4-18　カンジダ症のICD-10コード

B 37.0	カンジダ性口内炎
B 37.1	肺カンジダ症
B 37.2	皮膚および爪のカンジダ症
B 37.3	外陰および腟のカンジダ症
B 37.4	その他の部位の尿路性器のカンジダ症
B 37.5	カンジダ性髄膜炎
B 37.6	カンジダ性心内膜炎
B 37.7	カンジダ性敗血症
B 37.8	その他の部位のカンジダ症
B 37.9	カンジダ症，詳細不明

（例：結核性髄膜炎A 17.0†　G 01*，など）を付し，1つの病名に2つのICDコードを使うルールです。

DPC制度ではこのダブルコーディングのルールは適用しません。たとえば糖尿病性白内障の病名では，糖尿病の治療を主に行ったと判断した場合には，2型糖尿病のE 11.3（白内障を伴う），白内障の治療を主とした場合には眼科の疾患コードH 28.0を取ります。

5）全身性カンジダ症のコーディング

「全身性カンジダ症という病名ではICD-10コードは何を選択するのか，そして該当するMDCは何になるのか」という質問を受けたことがあります。

カンジダ症は内因性真菌症で，病型で見ると表在性と深在性とに分かれます。ICD-10では**図表4-18**のとおり，肺や皮膚，髄膜炎や心内膜炎といった体の一部分に限局して起きるカンジダ症がB 37.0～B 37.6にまで分かれ，それ以外は「B 37.7カンジダ性敗血症」と「B 37.8その他の部位のカンジダ症」になります。ご質問の全身性カンジダ症は，「B 37.8その他の部位のカンジダ症」が指定されています。さらにDPCでは，B 37.8が「180035その他の真菌感染症」に，B 37.7が「180010敗血症」にと，異なるMDCが選択されることになります。この場合，敗血症の診断が重要になりますし，それによって医療行為や資源のかかり方が変わります。よって，ICD-10コードの選択は重要な意味をもっています。

6）ICDコーディングに関する質疑応答

以下に，寄せられた様々な疑問と著者の見解を示します。

Q 1　続発とは，どのようなものを指すのでしょうか。

A 『疾病，傷害および死因統計分類提要』(ICD-10) 第1巻 p.94 に，続発・後遺症に対する説明があります。第2巻内の該当する各ページに，その解釈が記載してあります。

Q 2 選択的帝王切開（年齢）の場合には，分娩の形態コード O 82 をとってよいのでしょうか（病名ではなく，分娩法になる）。

A 選択的帝王切開の DPC は 120260（分娩の異常）に該当するので使用できます。DPC 調査では，原因となる傷病名の検索が求められています。また，ICD-10 では Z 35 にハイリスク妊娠の管理がありますが，これは Z コードのため使用不可であることに注意しておきましょう。

Q 3 ICD-10 における糖尿病（E 10－E 14）で末梢循環不全，神経合併症を伴う場合は，多発合併症を伴うもの（.7）として取り扱っていいのですか。

A 糖尿病の DPC 分類は，2016 年度から CCP マトリックスが採用され，さらに MDC も見直されました。質問にある「.7」の多発合併症のコードは，1 型糖尿病 100061，2 型糖尿病 100071，その他の糖尿病 100081 で末梢循環不全あり「.5」と同じ MDC 内にまとめられました。その影響で，末梢循環不全はない多発合併（眼，腎機合併）もこの末梢循環不全ありの分類に属することになるため疑義があがっています。しかし，誤りではありません。

Q 4 肺炎で菌の同定ができない場合や培養などなく抗生剤などを投与した際は，どのように判断してコードすればいいでしょうか。

A 主治医の判断によるところですが，J 12 ウイルス肺炎と J 15 細菌性肺炎とでは DPC 分類が異なっています。また 2012 年度改定では J 69 により誤嚥性肺炎（040081）が分離し，2016 年度は CCP マトリックスが採用されています。現病歴を考慮したうえで，最も疑われる肺炎を選択し，主治医に確認しましょう。

Q 5 大腸癌と記載された病名を主治医に確認すると，S 状結腸部と横行結腸部にそれぞれポリープ様の別の癌があったと言われました。この場合，どちらかの病名を選択するのでしょうか，または C 18.8 結腸の境界部病変とするのでしょうか。

A ICD の境界部病変には該当しません。S 状結腸癌，横行結腸癌のどちらかの治療内容に資源的な偏りがあるのであれば，そちらを医療資源病名にします。仮に同等とした場合にどちらを選択するかは主治医に確認することが原則ですが，どちらを選んでも DPC 分類は 060035 結腸（虫垂を含む）の悪性腫瘍として同じになることを認識しておきましょう。

Q 6 癌の化学療法治療に対し，医師が，肺転移が資源病名に挙がる場合と原発の癌が挙がる場合とを混合しています。どのように考えればよいですか。

A 肺転移の場合，040040 肺の悪性腫瘍に入ります。原発の場合には，各々の腫瘍に分かれるわけですが，まずは化学療法の目的が，原発に対するものか，局所なのかの判断を薬剤の効用を含めて判断してもらいましょう。また分類によってはレジメンなどの抗癌剤の分岐もありますので，考慮できると思います。

Q 7 J 46 喘息発作重積状態は，重症や重積状態でないと選択できないのでしょうか。

A 主治医が重積発作と診断したことが原則となりますが，J 46 喘息発作重積状態と喘息の発作（J 45.9 喘息，詳細不明）では ICD-10 の分類が異なりますが，DPC 分類は 040100 で同じ MDC コードに入ります。

また，症例として呼吸不全をコードした場合には，040130 に離れてしまいます。この場合，適切とはいえないため注意しましょう。

7．手術，手術・処置等

1）疑義解釈資料の確認

DPC 分類のコーディングにおいて，手術分岐の原則は，入院期間に実施された手術すべてが考慮されるという考え方です。なかには手術の分岐がないものもありますが，医療資源病名に関連して術式が指定されているものと「その他の手術」にまとめられてしまうものもあります。「その他の手術」には，医療資源病名となる候補が複数ある場合には，医療資源病名とは直接関係のない併存症の手術も該当します。

問 3-2-1 手術を実施する予定で入院したもののその手術が実施されていない時点における診療報酬の請求であっても，入院診療計画等を勘案して「手術あり」の診断群分類区分により算定をしてよいか。
答　入院診療計画等に手術を実施することが記載されており，かつ，患者等への説明が行われている場合には「手術あり」の診断群分類区分により算定する。

入院診療計画書が作成され，患者に説明された手術は，診断群分類区分に考慮して，手術ありで請求できます。

DPC 制度は，退院時に最終的な診断群分類を決定し請求を確定しますが，入院中は月ごとの定期請求を行っていくため，実施前の手術予定を手術ありとしてコーディングに考慮してもいいという疑義解釈が出されています。よって入院診療計画書に記載された行為は重要な意味をもっています。

問 3-2-2　同一手術野又は同一病巣につき，2 以上の手術を同時に行った場合の費用の算定は，原則として，主たる手術の所定点数のみ算定することとされているが，算定しなかった手術が診断群分類区分の定義テーブルの項目に含まれている場合，当該手術に係る分岐を選択することができるのか。
答　選択することができる。

上記の疑義解釈にある医科点数表の手術の「通則 14」のルール「同一手術野又は同一病巣の主たる手術のみの算定」は，包括対象外として出来高で算定する手術手技料については，主たる手術料のみとなりますが，診断群分類の分岐に係る手術選択は同一手術野などのルールは適用されず，行われた術式によって分岐が可能ということになります。

これは，大腸がんで腹腔内臓器に多発転移があり，複数臓器を摘出した場合などを例にとると，手術手技は，保険請求上最も点数の高い直腸の悪性腫瘍手術を算定し，一方で 060035 結腸（虫垂を含む）の悪性腫瘍の手術分岐は結腸切除術（悪性腫瘍手術）を選択することができるという意味になります。

しかし，多くの医療現場で使用されている DPC システムは，医師が保険術式として登録した手術情報が DPC システムにそのまま反映されるため，複数手術を考慮するためには，医師にこの仕組みを理解してもらい，複数保険術式を挙げるところから始めなければなりません。この際，様式 1 の手術欄にも同様に複数手術を挙げる必要があるので，この点も注意が必要です。

問 3-2-4　診断群分類区分を決定するにあたり，医科点数表第 10 部「手術」に定める輸血のみを実施した場合は「手術あり」「手術なし」のいずれを選択することとなるのか。
答　「手術あり」を選択する。ただし，「K 920-2 輸血管理料」のみを算定した場合は「手術なし」を選択する。
問 3-2-5　手術の有無による分岐の決定において，「K920-2　輸血管理料」のみを算定し他の手術がない場合は「手術なし」となるのか。
答　そのとおり。

輸血の実施は，「その他の手術あり」に該当します。その根拠は，輸血が K 920 輸血を算定するため，手術区分の適用によって「手術あり」の分類が選ばれることになるからです。したがって，注射の部で取り扱われる血漿成分製剤（新鮮液状血漿，新鮮凍結人血漿等）は，該当しません。

問 3-3-6　診断群分類区分の決定にあたり，手術中に行った化学療法のみをもって「化学療法あり」を選択することができるか。
答　選択することはできない。「化学療法」には手術中の使用，外来・退院時，在宅医療での処方は含まれていない。

このほか，例えば TAE（K 615 血管塞栓術）で抗がん剤を注入した際の 060050 肝・肝内胆管の悪性腫瘍（続発性を含む）の診断群分類区分も，手術・処置等 2 の化学療法の有無はなしとして判断します。

問 3-3-4（再掲）　診断群分類が胃の悪性腫瘍（060020）等であり，一入院中に化学療法と放射線療法の両方を行った場合の「手術・

処置等２」は「２（放射線療法）あり」を選択することとなるのか。

答　そのとおり。「放射線治療あり」については特に明記されていない場合，化学療法を併用した患者も含まれるため注意されたい。

この放射線療法ありに化学療法ありが含まれるパターンは，すべての分類に適応されていることではありませんので，MDC コード別に手術・処置等２の分枝はチェックしておきましょう。

問 3-2-7　入院日Ⅲを超えた後に手術を行った場合も，診断群分類区分は「手術あり」として選択すべきか。

答　そのとおり。

DPC 算定のルールには「入院日Ⅲを超えた日以降に手術を実施した場合は『手術あり』の分岐を選択すること」とあります。上記の疑義解釈も同様の意味になりますが，この解釈を理解するうえでわかりにくいのが，悪性腫瘍等の化学療法と手術との解釈の違いです。

手術・処置等２に分岐が設定されている化学療法の場合には，入院日Ⅲまでに化学療法等が実施されない場合は，入院日Ⅲ以降も当該患者に投与する抗悪性腫瘍剤等の当該薬剤料などの費用は算定できないというルールがあります。

実務では，コーディングを決定してみて初めて入院日Ⅲを超えたのか，超えていないのかがわかるため，入院の後半に化学療法を実施したようなケースでは，気づくと入院日Ⅲを超えてからの投与となってしまうことがあります。このようなときは，化学療法ありの分岐を選択し，入院日Ⅲを超えてからの薬剤料を算定しない方法と，化学療法なしの分岐を選択し，入院日Ⅲを超えてからの薬剤料を算定する方法が考えられます。

手術の場合は，前述のとおり，入院日Ⅲを超えてもコーディングは「手術あり」とするので，このような調整は必要ありません。これは，DPC 分類によって考慮（分岐）されているものは，包括請求内ですでに算定しているという考え方に基づくものです。包括内に化学療法が行われず入院日Ⅲ以降に化学療法等が実施されてしまうと，包括内でも出来高でも化学療法の費用を算定したという二重の費用支払いを行っているという理屈になるからです。

以下，その他の疑義解釈も確認しておきましょう。

問 3-2-6　他院において手術の実施後に自院に転院した患者については，自院において手術が実施されなかった場合は「手術なし」の診断群分類区分に該当するのか。

答　そのとおり。

問 3-2-8　手術の区分番号「K ○○○」において，「●●術は区分番号『K △△△』の▲▲術に準じて算定する」と記載されている場合，診断群分類区分を決定する際は「準用元の手術で判断すること」となっているが，これは区分番号「K ○○○」で判断するということか。

答　そのとおり。

問 3-2-3　「K 678　体外衝撃波胆石破砕術（一連につき）」のように一連の治療につき１回しか算定できない手術について，算定できない２回目以降の手術に係る入院についても「手術あり」で算定することができるのか。

答　「手術あり」で算定することができる（２回目の入院で「K 678　体外衝撃波胆石破砕術」を再び行った場合，手術料は算定することができないが，診療行為として行われているため，「手術あり」として取り扱う）。ただし，その区分番号，名称及び実施日を診療報酬明細書の「診療関連情報」欄に記載する必要がある。

問 3-1-6　抜釘目的のみで入院したが，「医療資源を最も投入した傷病」は「○○骨折」でよいか。

答　「○○骨折」でよい。

問 3-4-1　「網膜剥離」については，「片眼」「両眼」に応じて診断群分類区分が分かれているが，いずれの診断群分類区分に該当するかは，一手術で判断するのか，一入院で判断するのか。

答　一入院で判断する。

問 3-4-2　「白内障，水晶体の疾患」について，一入院中において，片眼に白内障の手術を，もう一方の片眼に緑内障の手術を行った場合，重症度等は，「両眼」を選択するのか。

答　「片眼」を選択する。

問 3-4-3　「網膜剥離」について，一入院中において，片眼に「K 275　網膜復位術」を実施し，もう一方の片眼に「K 2761　網膜光凝固術（通常のもの）」を実施した場合，重症度は「両眼」を選択するのか。

答　「両眼」を選択する。

診断群分類番号上 6 桁が同一の疾患について，定義テーブルに掲げられた同一対応コードに含まれる複数の手術（フラグ 97「その他の K コード」を除く）を左眼，右眼それぞれに実施した場合は「両眼」を選択する。

問 3-3-9　「手術・処置等 2」に特定の薬剤名（成分名）での分岐がある場合，その薬剤の後発医薬品が保険適用された場合にも同じ分岐を選択することができるのか。

答　選択することができる（薬剤による診断群分類の分岐の指定については，原則として成分名で行っており，先発品か後発品かは問わない）。

問 3-3-2　DPC 留意事項通知の「用語等」に示されている「神経ブロック」について，例えば「L 100　1　神経ブロック（局所麻酔剤又はボツリヌス毒素使用）神経根ブロック」には，他に医科点数表に示されている「トータルスパイナルブロック」や「三叉神経半月神経節ブロック」は含まれないのか。

答　含まれない。「L 100　2　神経ブロック　腰部硬膜外ブロック」「L 100　5　神経ブロック　仙骨部硬膜外ブロック」についても同様に明示された手技に限る。

問 3-3-1　「D 291-2 小児食物アレルギー負荷検査」を 9 歳以上の患者に対して行った場合，食物アレルギー（診断群分類 080270）の「手術・処置等 1」は「あり」を選択するのか。

答　「なし」を選択する。

問 3-3-3　手術に伴った人工呼吸は医科点数表では「手術当日に，手術（自己血貯血を除く）の費用及び注射の手技料は，術前，術後にかかわらず算定できない」とされているが，DPC についても同様の取扱いか。

答　手術当日に手術に関連して行う人工呼吸については，術前・術後にかかわらず「人工呼吸なし」の診断群分類区分を選択する。

問 3-3-7　活性 NK 細胞療法は，化学療法に含まれるか。

答　化学療法に含まれない。

問 3-3-10　「G 006 植込型カテーテルによる中心静脈注射」を実施した場合，「手術・処置等 2」の分岐の区分で「G 005 中心静脈注射」を選択することができるのか。

答　選択することはできない。定義テーブルに記載されている項目のみで判断する。

問 3-3-11　手術に伴って中心静脈注射を実施した場合は，医科点数表では「手術当日に，手術（自己血貯血を除く）に関連して行う処置（ギプスを除く）の費用及び注射の手技料は，術前，術後にかかわらず算定できない」とされているが，診断群分類区分は「中心静脈注射あり」又は「なし」どちらを選択するのか。

答　手術当日に手術に関連して行う中心静脈注射については，術前・術後にかかわらず「中心静脈注射なし」の診断群分類区分を選択する。

問 3-3-12　閉鎖循環式麻酔装置による人工呼吸を手術直後に引き続いて行う場合は，「閉鎖循環式全身麻酔の所定点数に含まれ別に算定できない」とされているが，診断群分類区分は「人工呼吸あり」又は「なし」どちらを選択するのか。

答　閉鎖循環式麻酔装置による人工呼吸を手術直後に引き続いて行う場合は，「なし」の診断群分類区分を選択する。

2）薬剤の一般名と商品名の知識

次に，DPC のコーディングに係わる医薬品を考えます。

診断群分類の定義テーブルには，いくつもの医薬品が「手術・処置等 2」として指定されています。これらは，DPC 調査で提出されたデータに基づき，一定の薬剤投与が，医療資源消費に大きな影響を与えるものとして分類に考慮されています。

例えば，ベバシズマブという抗癌剤は，060035

結腸（虫垂を含む）の悪性腫瘍，060040 直腸肛門（直腸 S 状部から肛門）の悪性腫瘍の手術・処置等 2 などに分岐が設定されています。本薬剤を使用した場合と使用しない場合とでは，医療費のかかり方が大きく異なるため分類を分け，点数差を付けています。このベバシズマブ（一般名）は，2008 年から薬価収載された抗癌剤ですが，商品名はアバスチン® となります。このような薬剤分岐は診療報酬改定のたびに，分類の変更とともに見直されています。したがって，DPC 担当者にこうした薬剤知識がなく見落としていた場合には，病院収入に大きな損害を与えます。

実際に DPC 対象病院では，コーディングチェックソフトを活用して検証を行い，見落としを防ぐ工夫を行っています。一般的にはチェックシステムが導入されていても，最低限 DPC 担当者はこれらの分岐に関わる薬剤の一般名と商品名の知識を最低限に得ている必要があります。DPC 分類に表記されている薬の名称は，薬剤の一般名です。一方，診療で用いられる薬剤名は商品名が多いので，薬の商品名と一般名とを結び付けて整理した資料をあらかじめ作成しておくなど，工夫をしましょう。

次に，この樹形図の分岐に関わる主な薬剤・薬品とは異なり，ある薬剤を使用しただけで DPC の対象外となるものがあります。この薬剤による出来高の適用は，あらかじめ対象となる DPC 分類が決められており，主に新規高額薬剤が該当します。この対応は，「厚生労働大臣が別に定める者」に該当する患者として DPC 算定の対象外とするルールです。この対象となる薬剤は，毎年 2 月，5 月，8 月，11 月の年 4 回更新されます。高額薬剤の考え方および判定の手順は，**図表 4-19** のようになっています。一方，薬剤には抗 HIV 薬，血友病治療薬のように DPC 算定を行ったうえで，当該薬剤のみを別途出来高で算定できるものもあります（**図表 4-20**）。

また，DPC の手術・処置等 2 には，060290 慢性肝炎（慢性 C 型肝炎を除く）のようにインターフェロン（IFN）が設定されているものがあります。インターフェロンの種類はむずかしいところがありますので，**図表 4-21** に整理しました。

図表 4-19　高額薬剤の考え方・選定方法・判定の手順

1．**考え方**：新規に薬価収載された医薬品等（①新薬，②効能効果・用法用量の一部変更，③事前評価済公知申請）については，DPC/PDPS における診療報酬点数表に反映されないことから，一定の基準に該当する医薬品等を使用した患者については，包括評価の対象外とし，次期診療報酬改定までの間，出来高算定とする

2．**選定方法**：当該 1 入院当たりの薬剤費が，各 DPC コードで使用されている 1 入院当たりの薬剤費の 84%tile 値を超えている場合，当該医薬品を高額薬剤として指定

3．**判定手順**：該当医薬品

⇨ 個々の医薬品について，効能効果から当該医薬品を使用する DPC コードをすべて抽出

⇨ 抽出した DPC コードそれぞれについて，医薬品の用法用量から仮想投与回数（※）を集計（※当該医薬品を入院初日から退院まで添付文書どおりに投与した場合の退院までの投与回数）

⇨ 抽出した DPC コードそれぞれについて，集計した仮想投与回数を元に，当該医薬品に関する 1 入院当たりの薬剤費を算出（添付文書上，併用薬剤がある場合は合算）

⇨ 個々の DPC コードにおける 1 入院当たりの薬剤費を元に，高額薬剤の判定を実施

図表 4-20　別に出来高算定できる薬剤費

- HIV 感染症の患者に使用する抗 HIV 薬に係る費用
- 血友病等の患者に使用する遺伝子組換え活性型血液凝固第Ⅶ因子製剤，遺伝子組換え型血液凝固第Ⅷ因子製剤，遺伝子組換え型血液凝固第Ⅸ因子製剤，乾燥人血液凝固第Ⅷ因子製剤，血液凝固第Ⅷ因子機能代替製剤，乾燥人血液凝固第Ⅸ因子製剤（活性化プロトロンビン複合体及び乾燥人血液凝固因子抗体迂回活性複合体を含む）及び乾燥濃縮人血液凝固第Ｘ因子加活性化第Ⅶ因子製剤に係る費用

3）手術・処置等 2 の「動注化学療法」

2010 年度改定から，MDC 03 耳鼻咽喉科系疾患の 03001x 頭頸部悪性腫瘍の手術・処置等 2 に「動注化学療法」が設定されました。DPC のルール（令和 2 年保医発 0323 第 2 号）では，「医科点数表第 2 章第 6 部に掲げる注射のうち G002 動脈注射により化学療法を実施することをいう」と定めてられています。頭頸部の腫瘍は，一般的に脳神経外科や耳鼻咽喉科などが治療を担当することとなりますが，希少な事例も多く，大学病院やがん診療連携拠点病院などが中心となって治療を行います。

頭頸部悪性腫瘍は，約 90％が扁平上皮癌であ

図表 4-21　インターフェロン（IFN）の種類

①IFN にはα型とβ型がある。
- α型：筋注または皮下注
- β型：静注

②α型には天然型と遺伝子組換型がある。さらに遺伝子組換型は 3 つに区分される。
- α 2a 型
- α 2b 型
- コンセンサスインターフェロン

③α型遺伝子組換型にはさらに区分がある（※コンセンサス IFN を除く）。
- IFN α 2a，IFN α 2b
- PEG-IFN α 2a，PEG-IFN α 2b

り，解剖学的に複合臓器からなっています。頭頸部の癌としては主に咽頭癌が挙げられますが，ほかに舌，口腔，喉頭，上顎，鼻腔，唾液腺，甲状腺が主な疾患部位となります。また，浸潤，転移といった癌の広がりも多く，特に頸部リンパ節転移がみられます。

頭頸部悪性腫瘍の動注化学療法は，従来は浅側頭（せんそくとう）動脈経由で施行されていましたが，最近では血管カテーテルを用いた大腿動脈経由の血管造影によって，癌に栄養を供給している血管へ直接抗癌剤を注入する方法も実施されています。この治療法を超選択的動注化学療法といい，03001x 頭頸部悪性腫瘍の動注化学療法は主にこれを指します。

4）「初発の初回治療に限る」の解釈

抗悪性腫瘍薬のテモゾロミド（商品名：テモダールカプセル）については，010010 脳腫瘍の手術・処置等 2 に「内服薬による初発の初回治療に限る」という条件付きで実施区分が設定されていますが，実は DPC 調査項目においても**図表 4-22** のような説明が付け加えられ，データ収集が行われています。これについて，次のような質問を受けたことがあります。「テモゾロミドの初回治療という意味が正確に理解できない。テモゾロミドはある程度間隔を空けて治療を繰り返す薬剤だが，初回とはどの範囲をいうのか。転院してきた患者というだけで，なしという判断になるのか」という内容でした。

では，「初発の初回治療に限る」という条件の意味を考えてみましょう。まず，テモダールカプセルの用法を確認してみると，**図表 4-23** の記述が添付文書から確認できました。この薬剤は，悪性神経膠腫（グリオーマ）の治療薬であり，

図表 4-22　テモゾロミド（初発の初回治療に限る）の有無

テモゾロミドの初回治療を行えば「有」“1”を，「無」は“0”を入力する。例えば，他院でテモゾロミドによる治療を行って，自院に転院し，今回の入院でテモゾロミドの投与を行っても「無」となる。

（2020 年度「DPC 導入の影響評価に係る調査」実施説明資料）

図表 4-23　テモダールカプセルの用法・用量

1．初発の場合：放射線照射との併用にて，通常，成人ではテモゾロミドとして 1 回 75 mg/m² （体表面積）を 1 日 1 回連日 42 日間，経口投与し，4 週間休薬する。
その後，本剤単独にて，テモゾロミドとして 1 回 150 mg/m² を 1 日 1 回連日 5 日間，経口投与し，23 日間休薬する。この 28 日を 1 クールとし，次クールでは 1 回 200 mg/m² に増量することができる。
2．再発の場合：通常，成人ではテモゾロミドとして 1 回 150 mg/m² （体表面積）を 1 日 1 回連日 5 日間，経口投与し，23 日間休薬する。この 28 日を 1 クールとし，次クールで 1 回 200 mg/m² に増量することができる。

初発例と再発例では用法が異なり，初発例の場合は放射線治療との併用によって投薬が行われることがわかります。そして，初回は連日 42 日間投与し，そのあと 4 週間休薬するとあり，ここまでが初回ということになります。

質問内容を言い換えれば，この 4 週間休薬後の 2 回目以降も，連日 5 日間を繰り返すため「初回」という枠に入れてもいいという解釈もあるのではないか，ということです。

製薬会社に問い合わせたところ，この抗癌剤は初回のみ放射線治療を併用して投与されるため入院治療となることが多いが，2 回目以降は外来での治療となるようです。この点も理解すると，DPC/PDPS での評価が「初発の初回治療に限る」としていることもよく理解できます。よって，回答は「初発例の放射線照射治療併用下における 1 日 1 回連日 42 日間経口投与」のみが「初回治療」ということになります。

このあたりのことは，主治医が一番わかっている情報ですので，不明確なときは確認するとよいでしょう。

8．DPCコーディング

1）原疾患の追求とコーディング

「門脈圧亢進症性胃症」という病名について，この疾患は，上昇した門脈圧が原因となり発生する胃粘膜のうっ血性病変です。肝硬変などによる門脈圧亢進症において胃粘膜病変が起こり，上部消化管出血を伴い緊急入院となる経過が多いとされています。かつては，表層性胃炎やびらん性胃炎などとして取り扱われていたようです。

ここで，入院時契機病名として上部消化管出血を，副病名として肝硬変を挙げた事例を紹介します。入院経過では，輸血が主たる医療行為となっていたため，著者の病院のDPC担当者は，上部消化管出血の原因疾患を追求する過程で担当医から「門脈圧亢進症性胃症」を指示されたといいます。出血に対する治療が主な目的となっていたため，肝硬変を医療資源病名に挙げることには躊躇したというようなケースです。このような上部消化管出血のコーディングに対しては，医師の記載が乏しいケースの場合，やむを得ず上部消化管出血のまま通したり，ときに貧血を挙げることもあったといいます。

そこで，この医療資源病名としての違いをDPCの点数や日数から考えましょう。上部消化管出血（K 92.2）は060130食道，胃，十二指腸，他腸の炎症（その他良性疾患）となり，輸血を伴うため060130xx9700xxとなります。門脈圧亢進症性胃症（K 76.6）の場合は060300肝硬変（胆汁性肝硬変を含む）として060300xx97000xが適用されます（定義副傷病なし）。日数と点数は**図表4-24**を参照してください。

このように，点数差はそれほどでなくても日数差が大きいため，結果として合計点数に大きな差が出ます。そして何よりも，正しいコーディングを行うという点で，このような原疾患の追求は重要なことです。DPC担当者は，正しいコーディングの追求と診療報酬の確保が重要な役割です。

2）不適切なDPCコーディング

DPC制度では，高い診療報酬を得ようと意図的に診断群分類や算定の仕組みを操作し，不適切な請求を行うことを「**アップコーディング**」といいます。その一方で，意図的でない不注意による不適切なコーディングも存在し，この場合は，往々にしてマイナス算定となってしまうため，「**ダウンコーディング**」という表現を用いることもあります。

そもそも診断群分類は，各病院から提出されたDPCデータに基づいて構成されています。さらに，DPCデータにより分類の精緻化や医療費の配分の見直しが行われています。したがって，不適切なコーディングは診断群分類を歪めることにつながります。したがって，DPC制度を維持していくためには，適切なコーディングがきわめて重要となります。

続いてDPCの保険請求をみてみましょう。DPC請求において，一般的なコーディングの疑義は，レセプトの返戻というかたちで戻ってきます。現在，診断群分類に関する査定は行われていません。

> **返戻**：レセプトに不備があるなどの理由から審査機関がレセプトを差し戻し，再提出させること（当該レセプトの医療費の支払いは行われない）
> **査定**：提出したレセプトの請求項目に対し，減額・減点など，査定すること

厚生労働省は，DPCにおける適切でない請求例として，

①不適切なコーディング

- **医療資源を最も投入したとはいえない傷病名でのコーディング**
- **特定入院期間（入院日Ⅲ）超過後の手術による「手術あり」コーディング**

②入院期間のリセット

図表4-24　門脈圧亢進症性胃症と上部消化管出血のDPC比較

	入院期間Ⅰ	入院期間Ⅱ	入院期間Ⅲ	期間Ⅰ点数	期間Ⅱ点数	期間Ⅲ点数
上部消化管出血 060130××97000×	5日	11日	30日	2,870点	2,121点	1,803点
門脈圧亢進症性胃症 060300××97000×	8日	17日	60日	2,994点	2,253点	1,915点

第4章　実践知識

- **退院後のきわめて短期間での再入院**
- **包括対象外病棟との間での転棟の繰り返し**
- **他病院との間での転院の繰り返し**

などを公表しています。大別すると，①病名を操作して高額な分類を選択するアップコーディングと，②三段階に入院期間が下降する仕組みのなかで，一度退院し再入院すれば入院日Ⅰから点数がリセットされる仕組みを使った期間操作——となります。

この適切でない請求例を公表した後，DPC 請求は不正防止へと舵が切られ，診療報酬改定に合わせて算定ルールが強化されています。たとえば，②の入院期間のリセットは，2008 年の改定で同一傷病名について退院日の翌日から 3 日以内の再入院は前回入院と一連とみなす算定ルールができ，安易に再入院を繰り返すことで DPC 点数を押し上げる悪質な病院の対応にメスを入れました。しかし，その対策は 3 日以内を避けて 4 日目以降に再入院を意図的に操作する医療機関があることがわかり，期間が延長され，現在は 7 日以内になっています。

また，一連にする同一傷病の定義を MDC 6 桁から MDC の上 2 桁に拡大するなど，入院期間のリセットに対しては厳重に対策が行われています。

一方，①の不適切なコーディングとして挙げられている「医療資源を最も投入したとはいえない傷病名でのコーディング」とは，医療資源の投入量を無視し，複数登録された傷病名のなかから高点数となる診断群分類を選定して請求することをいいます。特に問題となったケースでは，播種性血管内凝固症候群（DIC）や敗血症が取り上げられていますが，これらの疾患は合併症のため，基礎疾患に対する治療のコーディングを検討したうえで，医療資源の投入量を勘案して重症事例にコーディングすることになります。したがって，軽症な事例には適応されないコーディングのはずが，高点数に導かれて多くの医療機関がコードしたという実態がありました。これに対しても，アップコーディングを防止する対策がとられ，DIC については関係告示および診療報酬請求書等の記載要領において 120290，130100 の DPC に係る請求についてはレセプトの出来高部分に次の記載が求められています。

- **DIC の原因と考えられる基礎疾患**
- **厚生労働省 DIC 基準による DIC スコアまたは急性期 DIC 診断基準による DIC スコア**
- **入院期間中に実施された治療内容および検査値等の推移**

また，コーディングの不正防止や精度向上を目的にコーディングをガイドした「DPC/PDPS 傷病名コーディングテキスト」が作成され，コーディング委員会の開催時に，事例検証などで活用することが義務づけられています。

入院日Ⅲ超後の手術による手術ありは，包括期間内の手術予定のないケースを指しています（疑義解釈により包括期間内に手術が計画されていなければならない）。

2016 年度改定で，入院期間Ⅲ超えの手術の分類が，「手術あり」にすることが明示されました。それではなぜ，『特定入院期間（入院日Ⅲ）超過後の手術による「手術あり」コーディング』が不適切な例とされているのでしょうか。

そもそも，手術代は出来高算定項目となるため，入院期間を超えた手術の実施自体は，意図的に操作することはなく，不適切なコーディングとあまり関係がありません。厚労省が問題にしているのは，術前検査や特別な処置を包括から出来高にすることで利益を得ることです。よって，防止策が実施され，2016 年度改定において，入院期間Ⅲを 30 の整数倍にして延ばしたのです。

医療資源を最も投入した病名は，入院中に行われた医療行為を医療資源のかかり方から判断し，選択するのです。この資源の判断は，主治医が主たる治療の対象とした見解（人的な要素・人件費などが含まれる）とされていることから，ある意味で医療資源の病名選択をむずかしくしているといえます。一部の方からは，「人件費のかかり方を正確に把握することは不可能なので，医療資源病名の選択は，事務が計算し，医師が承認だけを行っている」という実態もあるようです。これでは人的要素が反映されず，上記の不適切なコーディングにつながる可能性があります。正しくは，まずは医師が医療資源病名の判断をし，その検証を事務が行うという体制が望ましいのではないでしょうか。

たとえば，手術目的で入院してきた場合は，手術を行った病名が最も医療資源を投入した医療資源病名に選択される可能性が高いはずです。ただし，術後の合併症等に費用がかさみ，かかった医療費が回収できないとした場合，医療資源病名を感染症に変更したほうが適切と考えることもできます。

適切なDPCコーディングとは，主たる病名や合併症・併存症のなかから，入院経過を通して医療資源を判断し，一番資源が投入された病名を選び，その病名に対して行われた医療行為からDPC分類を判断していくことです。

3）コーディング点検のポイント

DPCコーディングは，退院時と考えがちですが，まずは，入院時に行っておくことが大切です。

医療法では，入院日から7日以内に入院診療計画書を作成することが義務づけられていますが，まさにこの時点での診療計画において，入院の契機となる病名に対する治療予定が示され，DPC分類を仮決定できる情報がここに十分集約されています。仮に情報に不足があっても，診療録の現病歴を参照することで把握できます。入院時にある程度コーディングを精査することができれば，月の定期請求も退院時請求においても，点検の負担を軽減することができます。また，数日で退院する短期入院の場合は，あらかじめ診療計画が詳細に決められているクリニカルパスや検査入院の場合が少なくないので，入院時の点検をそのまま退院時点検として，兼ねて実施することも可能です。

一方，退院時のコーディング点検の方法には，人的な方法と機械的にソフトを使用する方法がありますが，それぞれを併用して行うことが望ましいと考えられます。ソフトを用いた点検は，人の目では見落としが発生しがちな化学療法の薬剤の分岐や，傷病名の見落としによる副傷病の分岐など手術・処置の部分を重点的に見るのに大変効果的です。

⑴　DPCの重要な原則を意識する

はじめにDPCのコーディングの原則を考えます。地方厚生局が個別指導に入った際に指摘されるDPCコーディングに係る部分は主治医の判断によって分類が決定されていることが証明できるかということです。

これは，疑義解釈にある『**「医療資源を最も投入した傷病」は，入院期間において治療の対象となった傷病の中から主治医がICD 10コードにより選択する**』とされているためです。したがってコーディングは，最終的には医師が判断する必要があります。

ところが，DPC制度は保険請求を前提にしているため，医師の多くが医療事務の仕事と認識しています。このような場合に，確認作業を拒んだり，問い合わせですら迷惑がることもあります。しかし，前述したとおり，主治医が判断したという作業が何よりも大切です。たとえばコーディングソフトであれば，医師にシステム上の確定の操作を依頼する，また確認票などの紙による運用であれば，サインを残すということを徹底する必要があるのです。

そのほかには，診療録の退院時要約にDPC請求上の医療資源病名が存在していることが重要なポイントです。この根拠は，入院期間で最も医療資源を伴った傷病が退院時要約に書かれないことはありえないというのが指導側の考え方です。

⑵　キーワードを記録する

DPC担当者がDPCコーディングを点検する際の重要な留意点を考えましょう。著者は，月末や退院時の点検において，（台帳など）DPC担当者が点検のポイントを一定の様式を作成し，記録に残すことを勧めています。個々の患者の入院経過よりコーディングに関わるキーワードを簡単に記録するのです。中心静脈注射を行っていれば「CV」，リハビリテーションを行っていれば「リハ」，エダラボンなどの薬剤であれば「ラジ」（ラジカットの略）など，月末の点検時で来月に手術が予定されていれば「○○癌手術予定」といったように記載します。もちろん，チェック式にするといった工夫もできるかもしれません。これは，DPC担当者がコーディングを再度確認する際に常に役立ちます。問い合わせが入ったときにも即座に答えることができるのです。最大の効果は，点検効率が上がることです。

DPCの点検では，医事会計情報，診療録，医師から確認した情報といったように，DPC担当者が一時に頭に入れる情報は多く，複数を点検することは大変な作業になります。これを一括して整理し，誤りなく業務を行うためには，コーディングのポイントとなる診療行為を記録しておくことが非常に効果的なのです。そして，その記録は，退院時の点検効率をも向上させます。退院時のDPC点検では，入院から退院までの全経過を通して最も適切なDPCコードを選択するわけですから，入院経過を遡って点検する際に，そのコーディングポイントを頭に置いて行うのと，まったく何もなく確認するのでは，スピードも精度も違ってくるのです。病院の体制に適した記録方法を工夫し，効果的な運用を行いましょう。

⑶　医師との応対を記録する

DPC運用の記録には重要なポイントがもう一つあります。DPCコードは医師が決定するのが原則ですので，必ず医師が確定した記録を残す必要があります。この業務は日常的な作業になるため煩雑になりがちですが，徹底して行うことが重要です。実際には，医師が電子カルテに入力する病院ではその指示が記録になりますし，紙の運用であれば医師のサイン等が必要となることもあるでしょう。

しかし，これらの運用で問題となるのは，DPC担当者がコーディングを変更する必要があると判断した際の運用上のプロセスです。もっとも大切なことは医師とのやりとりをしっかりと記録に残すことです。ただし，すべてのケースを詳細に残すことは大変な労力になりますので，医師に確認してコーディングが変わったもの，変更を求めても医師の判断で変わらなかったもの，出来高差が大きいマイナス・プラスのケースなど，いくつかの基準を設けて記録することが賢明です。

著者も経験していますが，コーディングにはまったく関心のない医師，1点でも高いほうを選びたい医師，そして事務から問合せが入るとただ怒る医師 ── といろいろなタイプの医師がいます。こうした医師の対応の違いによって，ときに，適切なコーディングを求めながらも医療資源病名とは異なったコーディングにしなければならない場面に出会います。そうしたものは，のちの返戻でコードの誤りと判断される可能性があります。大変まれなケースかもしれませんが，そのような場合に自身の業務の正当性を説明する必要が生じることもありえます。DPC担当者にとって，コーディング記録を残すことは本当に重要なのです。

9．コーディングと算定の事例

1）胃瘻造設目的の入院のコーディング

DPC対象病院もケアミックス型が増えてきたためでしょうか，胃瘻造設目的で入院してきた患者のコーディングについて，何回か質問を受けました。コーディング・テキストでは「えん下障害による胃瘻造設」に対し，“その状態に至る原因となる病態を医療資源病名として選択する”とありますので，基礎疾患に脳梗塞がある場合には，そのまま脳梗塞を医療資源病名にすればいいのですが，はっきりとした基礎疾患の情報が得られない場合，ICD-10コードを何にするのか悩むところです。

まず，出来高であれば「経口摂取困難」を付けますが，R 63.3となりDPCでは使用できないRコードとなってしまいます。「摂食障害」とするとF 50.9で，精神・行動の障害に属してしまい，これも適当とはいえません。ここで，ある医学辞典でK 664胃瘻造設術を引いてみると，「胃内腔の減圧，または栄養の供給の目的で行う。頭頸部や食道の癌のような胃噴門部より口側の悪性腫瘍や，良性の食道狭窄などで栄養摂取が不十分な患者を対象とする」とあります。そこで，食道狭窄，食道閉塞のICD-10コードを見るとK 22.2が導かれ，「060130食道，胃，十二指腸，他腸の炎症（その他良性疾患）」に該当し，手術項目にしっかりと胃瘻造設術が設定されています。一方，医学辞典には「栄養摂取が不十分」との記載があったのでICD-10を見ると，E 43—E 46に，たんぱくエネルギー性栄養失調が軽度から重度まで分類されています。これらのコードから導かれる診断群分類は「100330栄養障害（その他）」に集約され，100330xxxxx0xxになります。

また，その一方で，高齢者の場合には認知症を忘れてはいけません。例えば，アルツハイマー型老年認知症はG 30.1が付き01021x認知症が導かれ，01021xxxxx0xxxが選択できるのです。

このように，胃瘻造設術から医療資源病名を検索した場合，いくつかのDPCコードが選択できることになるので，DPC担当者は診療録から情報をしっかりと得て，正しいコーディングを心がけなければなりません。現病歴から悪性腫瘍などの基礎疾患が検索でき，既往歴からは脳梗塞などが確認できるかもしれません。しかし，それでも特定する疾患が確認できない場合には，食道狭窄といった状態を示す病名を挙げることも，やむを得ないでしょう。

2）化学療法と抗癌剤のコーディング

コーディングテキストでは，抗癌剤投与後の好中球減少症に対する入院については，原疾患の「がん」のコーディングを行うことを指示しています。その記述は「原疾患が確定し診療を実施中，あえて一部の症状や兆候を傷病名として選択している場合」とし，確定している癌病名によらずDPCコードが選択されていることを不適切なコーディングの理由として取りあげています。

このコーディングは，抗癌剤治療を行ったあとに一度退院し，数日して副作用の発熱性好中球減少症などが発症した際の再入院を指しています。このときのコーディングに原疾患ではなく，好中球減少症を医療資源病名に選択し，130070白血球疾患（その他）とすることを指摘したものです。

このような事例は，抗癌剤治療の後，癌の治療目的ではなく，合併症の「好中球減少症」に対しGCS-F製剤を投与したことをストレートにコードしたものですが，この裏には，抗癌剤治療後の副作用発症を，入院を継続して見守るのか，一度退院してから発症時に再入院するのかといった治療の形態が関係しています。

当然，抗癌剤投与後は在院日数の延長は避けたいため，一度退院させることが望まれますが，再入院時に同じ癌病名で医療資源病名を選べば，7日以内の再入院ルールに抵触することになります。そこで，好中球減少症を医療資源病名にする医療機関が多くみられたために，コーディングテキストでは，その防止の意味でコーディング方法に釘を刺したのです。

問 3-3-5　化学療法の「レジメン別分岐」は，分岐の対象となっている薬剤に加えて，他の薬剤を併用しても選択することができるのか。

答　選択することができる。

問 3-3-8　化学療法の定義として「悪性腫瘍に対して抗腫瘍効果を有する薬剤を使用した場合」とあるが，高カルシウム血症の治療薬「ゾメタ」は骨転移に対して適応がある。このような薬剤の場合，ゾメタを使用すれば全て「化学療法あり」を選択することができるのか。

答　抗腫瘍効果を有する薬剤が，悪性腫瘍に対する抗腫瘍効果を目的に使用された場合にのみ「化学療法あり」を選択できる。質問の例では，高カルシウム血症の治療を目的に投与されている場合は，当該薬剤の使用をもって「化学療法あり」を選択することはできない。ただし，抗腫瘍効果の目的で使用した場合は「化学療法あり」を選択することができる。

問 3-3-8 は，抗腫瘍効果のある骨吸収抑制剤ゾメタ®（ゾレドロン酸水和物注射液）の使用について，「化学療法あり」と判断する際の考え方を解説したものです。著者は，ゾメタ® が骨転移に使用されたのか高カルシウム血症に使われたのか，そのつど面倒でも主治医に確認する必要があると指導しています。現場では，必ず診療録を確認し，そのつど問い合わせを行っています。なお，ある程度のルールを設けて確認の手間を省くことも考えたのですが，①悪性腫瘍による高カルシウム血症，②多発性骨髄腫による骨病変および固形癌骨転移による骨病変 ── と2つの効能・効果に分かれている一方，実際の臨床現場では骨転移・高カルシウム血症の両方に対する同時治療として投与される場合もあり，煩雑でもそのつど医師の確認が必要であると判断しました。

読者の皆さんは，最も投入した医療資源の量を，どのように判断しているのでしょうか。病名が複数存在した場合に，“この薬はこの疾患に使用された”と明らかに区分できる場合はいいのですが，事務が判断するには大変むずかしい場合もあります。前述のゾメタ® のように，特に抗腫瘍効果のある悪性腫瘍に関する薬剤はむずかしい領域です。しかし，医師の領域だと諦めてしまっては，DPCのデータ精度は上がりません。こうしたむずかしい領域を追求するのも，DPC担当者としての腕の見せどころかと思います。**図表 4-25** に抗癌剤の分類をまとめたの

図表 4-25　主な抗癌剤一覧

分類	薬剤（一般名）	代表的な商品名
アルキル化剤	注射用シクロホスファミド水和物	注射用エンドキサン
	ダカルバジン	ダカルバジン注用
	ベンダムスチン塩酸塩	トレアキシン点滴静注用
	ラニムスチン	注射用サイメリン
	ニムスチン塩酸塩	ニドラン注射用
	イホスファミド	注射用イホマイド
	テモゾロミド	テモダール点滴静注用
	エストラムスチンリン酸エステルナトリウム水和物	エストラサイトカプセル
	テモゾロミド	テモダールカプセル
	メルファラン	アルケラン
代謝拮抗剤	フルオロウラシル	5-FU 注
	ゲムシタビン塩酸塩	ジェムザール注射用
	ペメトレキセドナトリウム水和物	アリムタ注射用
	メトトレキサート	注射用メソトレキセート
	シタラビン	キロサイド注
	エノシタビン	サンラビン点滴静注用
	カペシタビン	ゼローダ
	テガフール・ギメラシル・オテラシルカリウム	ティーエスワン配合
	テガフール，ウラシル	ユーエフティ E 配合
	フルダラビンリン酸エステル	フルダラ錠
抗腫瘍性抗生物質製剤	ブレオマイシン塩酸塩	ブレオ注射用
	エピルビシン塩酸塩	ファルモルビシン
	マイトマイシン C	マイトマイシン
	アムルビシン塩酸塩	カルセド注射用
	ピラルビシン	テラルビシン注射用
	ピラルビシン	ピノルビン注射用
	ドキソルビシン塩酸塩	ドキシル注
	ドキソルビシン塩酸塩	アドリアシン注用
抗腫瘍性植物成分製剤	パクリタキセル	アブラキサン点滴静注用
	パクリタキセル	タキソール注射液
	イリノテカン塩酸塩水和物	カンプト点滴静注
	イリノテカン塩酸塩水和物	トポテシン点滴静注
	ドセタキセル水和物	ワンタキソテール点滴静注
	ビノレルビン酒石酸塩	ナベルビン注
	エトポシド	ラステット
分子標的薬	ベバシズマブ	アバスチン点滴静注用
	トラスツズマブ	ハーセプチン注射用
	セツキシマブ	アービタックス注射液
	パニツムマブ	ベクティビックス点滴静注
	ボルテゾミブ	ベルケイド注射用
	アザシチジン	ビダーザ注射用
	エリブリンメシル酸塩	ハラヴェン静注
	リツキシマブ	リツキサン注
	ペルツズマブ	パージェタ点滴静注
	ニボルマブ	オプジーボ点滴静注
	ラムシルマブ	サイラムザ点滴静注
	オシメルチニブメシル酸塩	タグリッソ錠
	セリチニブ	ジカディアカプセル
	ソラフェニブトシル酸塩	ネクサバール
	アレクチニブ塩酸塩	アレセンサ
	イマチニブメシル酸塩	グリベック
	ゲフィチニブ	イレッサ錠
	エルロチニブ塩酸塩	タルセバ錠
	スニチニブリンゴ酸塩	スーテント
	ダサチニブ水和物	スプリセル
	アキシチニブ	インライタ錠
	アファチニブマレイン酸塩	ジオトリフ
	レゴラフェニブ水和物	スチバーガ
ホルモン療法剤	フルベストラント	フェソロデックス筋注
	ビカルタミド	カソデックス
	アナストロゾール	アリミデックス
	レトロゾール	フェマーラ
	アビラテロン酢酸エステル	ザイティガ
	トレミフェンクエン酸塩	フェアストン
	タモキシフェンクエン酸塩	ノルバデックス
	エキセメスタン	アロマシン
その他の腫瘍用薬	シスプラチン	ランダ注
	カルボプラチン	パラプラチン注射液
	レンチナン	レンチナン静注用
	ネダプラチン	アクプラ静注用
	オキサリプラチン	エルプラット点滴静注液

で，参考にしてください。

3）薬効分類と癌化学療法

病院薬剤師の知人から，次のような質問を受けました。「DPC/PDPS にある化学療法とは，薬効分類番号における抗腫瘍性の薬剤の投与を指すものと理解していいか」という確認です。DPC/PDPS における化学療法とは，「悪性腫瘍に対する抗腫瘍用薬，ホルモン療法，免疫療法等の抗腫瘍効果を有する薬剤の使用」と定義されています（**図表 4-26**）が，DPC 担当者が薬効分類の視点を持つことです。

薬効分類番号とは，医薬品コード体系のなかの一つですが，改めて調べてみると，いろいろと便利であることに気づきました。医薬品コードとしては，日本標準商品分類番号や薬価基準収載医薬品コード，JAN コードなどがよく聞くものです。日本標準商品分類番号は添付文書に明示されています。また，薬価基準収載医薬品コードは薬価に，JAN コードは薬剤部の医薬品入出庫管理に用いられています。そこで，DPC 担当者としては，薬剤の効能や薬価などを調べる際に薬効分類コードの存在を意識できれば，

図表 4-26　化学療法の定義

「化学療法」とは，悪性腫瘍に対する抗腫瘍用薬，ホルモン療法，免疫療法等の抗腫瘍効果を有する薬剤の使用（当該入院中に処方されたものに限ることとし，手術中の使用及び外来又は退院時に処方されたものは含まない）をいい，抗生剤のみの使用及び G-CSF 製剤，鎮吐剤等の副作用に係る薬剤のみの使用等は含まない。

（令 2 保医発 0323 第 2 号より）

図表 4-27　化学療法実施が推測される主な薬効分類

薬効分類番号	薬効分類名
421	アルキル化剤
422	代謝拮抗剤
423	抗腫瘍性抗生物質製剤
424	抗腫瘍性植物成分製剤
429	その他の腫瘍用薬
245	副腎ホルモン剤
246	男性ホルモン剤
247	卵胞ホルモンおよび黄体ホルモン剤
248	混合ホルモン剤
249	その他のホルモン剤（抗ホルモン剤を含む）
639	その他の生物学的製剤

かなり役立つ情報になるでしょう。

例えば，効能を調べるために添付文書を見た場合，その右上には日本標準商品分類番号が記載されていることに気付きます。この番号は「87○○○○」という 6 桁で構成され，最初の「87」が医薬品を示す番号と決められています。そして重要なのが，87 の次の○○○という 3 桁であり，これが実は「薬効分類番号」を意味しています（3 桁目が作用部位または目的，薬効，4 桁目が成分または作用部位，5 桁目が用途を示します）。なお，最後の 6 桁目は成分を意味します。この 3 桁の「薬効分類番号」に着目すれば，癌化学療法に使用される抗腫瘍性の薬剤か否かが判断しやすい，というわけです。

では，薬効分類からみた化学療法は何番になるのか，こうしたことを押さえておけば，DPC コーディングの際に役立つと思われます。**図表 4-27** に薬効分類の該当部分を抜粋しましたので，参考にしてください。なお，ゾメタのように，抗腫瘍効果を有する薬剤が抗腫瘍効果を目的に使用された場合にのみ「化学療法あり」を算定できるとされている薬剤もなかにはあるので，十分注意しなければなりません。

4）癌転移と抗癌剤とコーディング

化学療法の DPC 上の取扱いを理解する一助として，抗癌剤治療のコーディングに関する大変興味深い質問を紹介します。肺癌・癌性胸膜炎の患者に対して癌性胸水の減少のためピシバニール® 注射用 5 KE を使用した場合には，コーディングはどうなるのか，という質問です。癌の治療は，原発または転移のどちらかに医療資源の偏りが見られる場合はよいのですが，資源の偏りに判断が付かないケースも多々あります。

このピシバニール® 注射用 5 KE は抗悪性腫瘍剤です。まず，この効能・効果を確認します。

・胃癌（手術例）患者及び原発性肺癌患者における化学療法との併用による生存期間の延長
・消化器癌患者及び肺癌患者における癌性胸・腹水の減少

などとあります。この患者は，高齢で肺癌の経過観察中に胸水の増加を認め，癌性胸膜炎の治療のために入院，胸腔ドレーンを留置し，ピシバニール® 注射用 5 KE を注入したとのことでした。そこで，DPC 担当者は，肺癌の化学療法あり（肺の悪性腫瘍 040040xx99040x）とするか，癌性胸膜炎の化学療法あり（胸壁腫瘍，胸膜腫瘍 040050xx99x3xx）とするかの判断に迷っているというのです。

この事例について著者の見解を述べると，医療資源病名は癌性胸膜炎，DPC は胸壁腫瘍，胸膜腫瘍で化学療法ありの 040050xx99x3xx をコードするのが適当であると考えます。その根拠は，原発の肺癌に対する切除治療は行わず，続発性（転移）の癌性胸膜炎の治療を主に行っているためです。

ここで，ある疑問が出てきます。仮に，医師が医療資源病名は原発の肺癌ではないかと判断した場合はどのように考えるのか，ということです。もちろん，医療資源病名は医師が判断するものですが，医療資源そのもののかかり方からみて肺癌が不適切といえるのでしょうか。肺癌に限らず，癌の治療に対するコーディングは解釈に迷うことが多々あります。原発病名に対して行った治療なのか，転移に対する治療なのか，原発臓器が手術によって摘出された後の化学療法，原発・転移のそれぞれ同時期に行われた治療など，考えれば考えるほど複雑に絡み合います。

この解釈をめぐって，コーディングテキストには次のように記載されています。

> 新生物は原発，転移にかかわらず治療の中心となる対象疾患であれば医療資源病名として分類する。ただし，原発性新生物が治療後等で長期に存在しない場合（過去の治療で切除されている等）は，現在の治療において治療や検査の中心となった続発部位の新生物，現在の傷病名（1年前の甲状腺切除術による甲状腺機能低下症等）を選択する。

つまり，がん診療の場合，直接的に治療の対象となった臓器（治療の中心）を確認し，その臓器の治療に対し医療資源のかかり方をみながらコーディングすることと解釈できます。また，この薬剤のようなケースでは，特に効能・効果を意識し，がん治療を行ったというような医師の判断を仰ぎながら，肺癌にするのか癌性胸膜炎とするのか，また，「化学療法あり」としていいのかを決めていく必要があるのです。

5）大腸癌のコーディング例

ある医療機関では，S状結腸癌の直腸浸潤症例に対して低位前方切除術を施行した場合，医療資源病名に直腸癌C 20を挙げ，060040直腸肛門（直腸S状部から肛門）の悪性腫瘍の分類で請求しているそうです。この質問は，医療資源病名は原発部位のS状結腸癌ではないかという内容でした。

ICD-10のルールや院内がん登録の考え方によれば，直腸浸潤を直腸癌として捉えることはなく，原発部位のS状結腸癌（C 18.7）としてコードします。しかし，DPC/PDPSは診療報酬制度ですので，保険請求特有の考え方をします。

まず，S状結腸癌のDPC分類は「060035結腸（虫垂を含む）の悪性腫瘍」になります。しかし，この分類には低位前方切除術は設定されていません。この低位前方切除術は，一般的に直腸癌への手術であり，S状結腸など結腸部への手術方法ではないからです。よってDPC分類では，この低位前方切除術は「060040直腸肛門（直腸S状部から肛門）の悪性腫瘍」に設定されています。一方，S状結腸癌と低位前方切除術の関係を知人の医師に確認したところ，「S状結腸の下部

図表4-28　直腸S状部の定義

> 直腸S状部：岬角の高さより腸間膜が終わる第2仙椎下縁の高さまでの腸管，解剖学的にはS状結腸であるが，外科的には直腸S状部と呼ばれ，直腸の一部として扱われている。その理由は，外科的に重要な意味をもつ脈管系が腹膜反転部より口側の固有の上部直腸と同一であり，手術に際してS状結腸よりもむしろ直腸と考える方がよいからである。

（大腸癌研究会『大腸癌取扱い規約　第6版』金原出版より）

にできた癌が進んで直腸S状部にかかる場合は，低位前方切除術になる」ということです。「直腸S状部」とは，S状結腸から直腸への移行部位ですが，つまり，S状結腸癌が直腸S状部に浸潤すると，低位前方切除術が施行されるのです。

そこで，『大腸癌取扱い規約』から直腸S状部の定義を確認してみると，**図表4-28**のような説明がありました。つまり，直腸S状部は，解剖学的にはS状結腸でありながら，臨床的には直腸として取り扱われているのです。この微妙な位置に広がった癌ですので，治療法も直腸に対する手術が適応となるのでしょう。仮に直腸S状部が原発部位であったとすれば，ICD-10コードは「C 19直腸S状結腸移行部の悪性新生物」になり，直腸癌の「060040直腸肛門（直腸S状部から肛門）の悪性腫瘍」が該当します。

ここで標準病名マスターをみてみましょう。標準病名マスターには「直腸S状部結腸癌，直腸S状部悪性腫瘍」の2つの病名が存在し，付帯するICD-10はC 19が用意されています。

よって，この病名を医療資源病名に選択すれば，適切なコーディングになります。

6）血友病のコーディング例

次に，血友病患者の算定事例についてみてみましょう。血友病に関する薬剤は，DPC/PDPSでは，診断群分類点数とは別に出来高算定できる薬剤に指定されています。ここで重要なことは，診断群分類点数の費用とは別に出来高算定できる薬剤の認識と，その場合の診断群分類区分をどのように判断するのか（何でコーディングするのか）という考え方です。以下の事例（臨床経過）を見てください。

> 発熱の症状により誤嚥性肺炎で入院し，約1カ月間ゾシン静注用などの抗生物質製剤を

中心に保存血輸血，中心静脈注射，酸素吸入等を行った。入院35日目頃から貧血，血尿の症状が悪化，後天性血友病が診断された。治療としてノボセブンHI静注用を投与し，出血を抑えた。その後，肝機能障害を伴い，高齢であったため，継続的な治療を中断した。

まず，医療資源病名の選択として，誤嚥性肺炎→後天性血友病と変更すべきかどうかの判断が必要です。誤嚥性肺炎に対し，ゾシン静注用という高額な抗生物質が投与されるだけでなく，35日間にわたって多くの医療資源が投入されていることがわかります。入院途中からは，後天性血友病に対して，遺伝子組換え活性型血液凝固第Ⅶ因子製剤であるノボセブンHI静注用が投与されています。

ここで，コーディングにおいては，誤嚥性肺炎または後天性血友病のどちらを医療資源病名として選択しても，ノボセブンHI静注用は出来高算定できる薬剤であることは忘れてはなりません。また，特にこの薬剤は高額なため，会計データを見ると後天性血友病に医療資源病名を変更する意識が生まれます。一方で注意しなければならないのは，誤嚥性肺炎に対する長期間の抗生物質製剤や中心静脈注射，酸素吸入等の資源も一つひとつは大きな資源にはみえませんが，積み重ねると，かなりの資源投入になるということです。ましてや，入院途中から後天性血友病が診断確定した場合，各々の入院基本料を医療資源として捉えることもできます。そのようにして考えを整理し，①後天性血友病＋ノボセブンHI静注用と，②誤嚥性肺炎＋ゾシン静注用とを比較検討することになります。

事例によって異なるかもしれませんが，算定額としては往々にして②のほうが高くなる傾向にあると著者は考えています。いずれにせよ，主治医と相談して決定するプロセスが大切ですが，出来高算定できる薬剤に対する病名登録も請求上大切ですので注意しましょう。

7）劇症肝炎に対する治療のコーディング

続いて，高額な医療資源を伴った劇症肝炎治療のコーディングについて考えてみましょう。劇症肝炎で救命治療が必要な状態の患者に対し輸血，吸着式血液浄化法，高額な薬剤投与などを施行した結果，かなりの高額に至ったコーディング事例があり，出来高算定との差額で数百万円のマイナスが発生するといわれます。

まずは，劇症肝炎のICD-10コードを検索してみました。標準病名マスターでは「B 19.0 詳細不明のウイルス肝炎，昏睡を伴うもの」が指定されています。このコードは，ICD-10第3巻（索引表）からも導かれますが，著者は，このICD-10コードは適切とは思いません。さらに検索を続けていくと，劇症肝炎は急性肝萎縮症という状態に陥る肝障害であることがわかり，**図表4-29**の「K 72 肝不全，他に分類されないもの」に導かれます。確かに，このK 72コードは劇症肝炎を包含していますので，急性を選択し，K 72.0が正しいコードと考えます。次にDPCのコーディングでは，K 72.0から導かれるMDCを検索すると「060270 劇症肝炎，急性肝不全，急性肝炎」になります。ここで，先ほどの標準病名マスターから導かれるB 19.0も見てみると，同じ060270に属していることがわかります。熱心にICD-10コーディングを追求しても結果が同じだとがっかりしますが，正確なコーディングに努めた結果だと自負し，自信をもつことが大切ではないでしょうか。

続いて，060270の樹形図の分岐を見ていくと，手術あり・なしの分岐に加え，手術・処置等2の分岐があります。輸血（手術あり），およびJ 041 吸着式血液浄化法を実施し，060270xx97x4xxに確定します。

実は，ここからが最も重要な点です。標準的なコーディングとしての検証は前述のとおりでよいのですが，問題となるのは，他の医療資源病名が選択できなかったのかという視点です。

図表4-29　肝不全のICD-10コード

K 72	肝不全，他に分類されないもの 包含：肝性： ・昏睡　NOS ・脳症　NOS 黄色肝萎縮またはジストロフィー 肝（細胞）壊死，肝不全を伴うもの 肝炎： ・急性 ・劇症　｝NEC，肝不全を伴うもの ・malignant
K 72.0	急性および亜急性肝不全
K 72.1	慢性肝不全
K 72.9	肝不全，詳細不明

図表 4-30　劇症肝炎の診断基準と臨床像

劇症肝炎とは肝炎のうち症状発現後8週間以内に高度の肝機能障害に基づいて肝性昏睡Ⅱ度以上の脳症をきたし，プロトロンビン時間40%以下を示すものとする。そのうちには，発病後10日以内に脳症が出現する急性型と，それ以降に出現する亜急性型がある。（第12回犬山シンポジウム）

臨床像では肝炎症状発現後，数日以内に黄疸が高度となり，急速に意識障害を伴ってくる。
脳浮腫，消化管出血，腎不全，播種性血管内凝固症候群（DIC），全身感染症を伴いやすく，これらの合併症が死因となることが多い。（南山堂「医学大辞典」）

つまり，合併症に対する病名の洗い出しが十分に行われたのか，そのうえで医療資源病名にできる他の病名があったか否かの判断です。

図表 4-30から考えると，主病名としては急性肝炎，併存症としては肝性脳症，合併症としては脳浮腫，消化管出血，腎不全，DICというように区分できます。当然，肝炎のみならず黄疸や意識障害，DIC予防のための全身管理が行われていることは確かですが，医療資源的にみると吸着式血液浄化法の費用が高額になると考えられます。この場合の医療資源病名は，劇症肝炎や肝性昏睡が挙げられます。ここで留意する点は，肝性脳症の分類です。肝性脳症のICD-10は**図表 4-29**のようにK72に属し，標準病名マスターにおいてもK72.9に該当します。K72.9から該当するMDCをみると060300肝硬変（胆汁性肝硬変を含む）になるのです。そして，DPCコーディングでは，吸着式血液浄化法は060300xx9701xxとなるのです。

このあたりのコーディングは，医療資源のかかり具合の捉え方によって変わってくる点です。したがって，医師との調整が重要になります。

10．退院時処方

1）疑義解釈資料の確認

退院時処方の薬剤料は，「退院後に在宅において使用するために薬剤を投与した場合は，薬剤料のみを算定することができる」というルールに基づき出来高で算定することができます。

退院時処方に係る保険請求は，出来高における傷病名と同様に病名登録が必要になりますので査定対策が求められます。しかし，包括レセプトの傷病情報欄が他の病名で満たされている（各病名欄がいっぱいになっている）場合は，病名もれとはならないといった考え方がありました。

また，コーディングにおける退院処方の取扱いの原則は「退院後に在宅において使用するための薬剤を退院時に処方すること」とされていますので，診断群分類を決定する際の医療資源の投入量には含めないことが，はっきりと明記されています。

通常，退院処方は退院日やその数日前に処方情報が入るため，わかりやすいわけですが，入院中の定時処方が長期で，退院時に残薬を通院処方に切りかえることがあり，わかりにくくなることがあります。また，在宅医療のケースなどもあるので，疑義解釈も含めしっかりと理解を深めておきましょう。

問 10-1　退院時処方は，「退院後に在宅において使用するために薬剤を退院時に処方すること」とあるが，転院先で使用するために薬剤を処方する場合も退院時処方として医科点数表に基づき算定することができるのか。

答　算定することができない。

問 10-2（再掲）　診断群分類番号上2桁が同一の傷病で退院日の翌日から起算して7日以内に再入院した場合は，前回入院の退院時処方を算定することができるか。

答　退院中に使用した分に限り算定することができる。ただし，退院日当日に診断群分類番号上2桁が同一の傷病で再入院した場合は算定することができない。

月末から月またぎになる一連の再入院のケースでは，再入院時の診断群分類番号の上2桁の一致によって，在宅で使用することにならないために前月のレセプトの退院時処方を取り消す必要がありますので，月初の処理に注意しましょう。

また，**問 10-1**については，ある審査支払機関から「○○医療機関に貴院退院日に入院しており，貴院における退院時投薬は転院目的ではないでしょうか」としてDPCレセプトの返戻を受けた医療機関があるようです。急性期の医療機関であれば，回復期や療養など他施設への転院は頻繁に行われることですが，退院時処方との関係をしっかりと点検し，このような返戻の防止に努めなくてはなりません。

2）退院時処方における「在宅」

退院時処方として算定するには，処方する薬剤が退院後の在宅において使用される薬剤ということが退院時処方の絶対条件であり，転院の場合は在宅という条件に該当しないため，前述のように退院時処方を別途出来高では算定できません。このルール自体はむずかしいものではありませんが，実際に自宅以外の施設への転院となった場合，介護施設など居宅の解釈が大変わかりにくい場合があります。

著者も，多くの医師から退院時処方が算定できるのかできないのか，簡単に説明してほしいと要望されることがよくあるため，**図表 4-31** のように整理しました。参考にしてください。

問 10-5　「フォルテオ皮下注キット 600 μg」について，入院中に薬剤料を算定する場合は，フォルテオ皮下注キット 600 μg の薬価を 28（日分）で除したものを 1 日分（1 回分）の薬剤料として算定することとされているが，入院中に処方したフォルテオ皮下注キット 600 μg について，入院中に使用しなかった分については，それに相当する日数分を退院時に処方したものとすることは可能か。

答　入院中に処方したフォルテオ皮下注キット 600 μg について，入院中に使用しなかった分については，引き続き在宅で使用する分に限り，退院時に処方したものとして差し支えない。

問 10-6　「上記**問 10-5** で入院中に処方したフォルテオ皮下注キット 600 μg について，入院中に使用しなかった分については，引き続き在宅で使用する分に限り，それに相当する日数分を退院時に処方したものとして差し支えないとされているが，インスリン製剤や点眼薬等についても，同様の取扱いとなるのか。

答　当該取扱いは薬価を使用可能日数（回数）で除したものを 1 日分（1 回分）の薬剤料として算定することとされている薬剤に限る。

問 10-7　介護老人福祉施設に退院する場合，退院時処方の薬材料は別に算定することができるのか。

答　算定することができる。

図表 4-31　DPC における退院時処方の算定の考え方

①居宅として退院時処方が算定できる
●特別養護老人ホーム（介護老人福祉施設）
常時介護が必要で，自宅では生活できない方が対象の施設。医療行為は行われない。
②施設／病院として退院時処方が算定できない
●老人保健施設（介護老人保健施設）
病状が安定し，リハビリに重点をおいた介護が必要な方が対象の施設。医学的な管理の下での介護や看護，リハビリが受けられる。
●介護療養型医療施設（介護医療院）
急性期の治療が終わり，病状は安定しているものの，長期療養が必要な方が対象の施設。介護体制の整った医療施設（病院）での医療や看護などが受けられる。
※その他，転院の病院
リハビリテーション病院，療養型病院，有床診療所など

また，転院時に 2 週間程度分の薬を持参薬として要求する介護施設もあるようです。相手方の都合による取決めですが，そもそも，MSW など医療相談員が，この転院先で使用する薬剤を退院時処方では出せない（算定できない）という DPC/PDPS の算定ルールを理解していない場合もあります。

このような際の対応について著者の病院では，主な転院先施設に事情を説明する方向で MSW による調整を図っています。どこの医療機関でも共通して注意が必要なことですので，しっかりと対応を考えてみましょう。

次の疑義解釈資料 2 つも確認してください。

問 10-3　入院中に処方した薬剤に残薬が生じた場合，在宅でも使用可能なものについては退院時処方として医科点数表に基づき別に算定することができるか。

答　残薬に相当する処方を中止した後に，改めて退院時処方として処方することで算定することができる。

問 10-4　退院の予定が決まっている患者に対して，退院日の前日もしくは前々日に在

宅で使用する薬剤を処方した場合，退院時処方として算定することができるか。

答　土曜日・日曜日の退院で，退院日当日に薬剤部門の職員が休みであるなど正当な事情が認められる場合には算定することができる。ただし，予定していた退院が取りやめになった時には退院時処方の算定は取り下げること。

11．算定の実践

1）算定の留意事項

(1)　基本

①DPC請求の基本は，**退院時に決定された請求方法をもって一つの入院期間において統一**します。ここでいう請求方法とは，診断群分類点数表によるDPC包括請求と医科点数表による出来高請求のことをいいます。

②入院日Ⅲを超えて退院した場合のみ，DPC包括請求と出来高請求の2種類のレセプト請求となるため，必ず総括表を付けます。

③DPC包括請求の請求方法のみで，月またぎで退院した際，入院途中に傷病名の変更等，診断群分類区分の変更が生じた場合は，分類変更に伴う差額調整を退院時に行います。

④退院時までに診断が付かないやむを得ないケースは，最も疑う傷病名により診断群分類区分を決定します。

⑤月またぎの入院において，請求方法が包括請求から出来高請求に代わったような場合には，返戻を行い，一つの請求方法に統一します。

(2)　特定入院料等

以下の疑義解釈資料を確認しましょう。

問4-3（再掲）　入院日Ⅲを超えた日以降に，医科点数表に基づき算定する場合，入院基本料はどの入院料を算定すればよいのか。

答　医療機関が当該病棟について届出を行っている入院基本料を算定する。

問7-1　1日当たりの加算により評価される特定入院料に係る施設基準の取扱いはどうすればよいのか。

答　従来どおり，医科点数表，基本診療料の施設基準等に基づき，所定の手続を行う。

問7-2「特定集中治療室管理料」を14日算定していた患者が引き続き「ハイケアユニット入院医療管理料」を算定する病床に転床した場合，21日目まで15日以上21日以内の期間の点数を算定するのか。

答　そのとおり。

問7-3　一度目の入院時に「救命救急入院料」を限度日数に満たない日数分算定し，診断群分類番号上2桁が同一である傷病名で7日以内に再入院した場合で「救命救急入院料」算定可能病室に入室した際，限度日数までの「救命救急入院料」は算定可能となるのか。

答　1回の入院期間とみなし，算定することができない。特定入院料の算定可否については医科点数表における取扱いと同様である。

問7-4　診断群分類番号上2桁が同一である傷病名で7日以内に再入院した場合は，退院期間中の日数は入院期間として算入しないが，「小児入院医療管理料」を継続して算定している場合，退院期間中の日数は「小児入院医療管理料」に係る期間として算入しないのか。

答　そのとおり。

問7-5　包括評価の対象患者について特定入院料に係る加算を算定している期間においては，その期間中に実施した心臓カテーテル法による諸検査，内視鏡検査，診断穿刺・検体採取料又は包括評価の範囲に含まれていない入院基本料等加算を算定することができるか。

答　心臓カテーテル法による諸検査，内視鏡検査及び診断穿刺・検体採取料については，診断群分類点数表による包括評価の範囲に含まれていないため算定することができる。なお，包括評価の範囲に含まれていない入院基本料等加算については，特定入院料に係る加算の種類により算定できる範囲が異なるため注意すること。

(3)　起算日

問9-7（再掲）　一般病棟において包括評価により算定している途中で精神病棟等へ転棟し，その後，一般病棟へ転棟して再度包

第4章　実践知識

括評価により算定する場合には，入院期間の起算日は入院日とするのか。

答 DPC算定病棟以外の病棟からDPC算定病棟へ転棟した日を起算日とする。ただし，診断群分類番号上2桁が同一である傷病で転棟日から起算して7日以内にDPC算定病棟へ再転棟した場合には，前回入院日を起算日とし，一入院とする。

問2-7（再掲） 分娩のために入院中の患者が，合併症等に罹患して保険給付が開始された場合には包括評価の対象となるのか。

答 保険給付が開始された時に包括評価の対象となるか否かを判断する。なお，包括評価の対象となる場合には，保険給付が開始された日を入院の起算日とする。

問9-1（再掲） 包括評価の対象患者が退院日同日に同一保険医療機関に再入院し，当該再入院に係る「医療資源を最も投入した傷病」が前回入院時と異なる場合，どのように取り扱うのか。

答 例えば，胃がんにより入院していた患者であって包括評価の対象であった患者が，退院した日に事故に遭い再入院をする場合など，退院時に予期できなかった状態や疾患が発生したことによるやむを得ない場合の再入院については，新規の入院として取り扱い，当該再入院を入院期間の算定の起算日とする。ただし当該再入院について，再入院日の所定診断群分類点数表により包括される点数は算定できないものとする。

問13-4 切迫早産で入院し診断群分類点数表により算定した後，自費で分娩を行った患者が，分娩後に引き続き，分娩の合併症により診断群分類点数表により算定することとなった場合において，診断群分類点数表による算定の起算日は，分娩後の合併症により医療保険の適用となった日となるのか。

答 そのとおり。

問9-7の解釈は一般病床からDPC対象外の病棟（精神）に転棟し，再度一般病床に戻った場合（7日再入院適応外の場合）の起算日は，一般病床へ戻った日を新たな入院日と考え，起算日にします。この際，一連となる7日以内の再入院の適応については注意が必要なことを疑義解釈は示しています。また，地域包括ケア入院医療管理料を算定する病床への転院の場合にも初回入院日が起算日となるルールがあるので留意しましょう。

なお，DPC請求における起算日はDPC分類の入院日Ⅰの開始日であり，包括点数の算定基準日になります。したがって，包括期間内にDPC分類が変更となった場合においても，起算日は入院日であり，これが原則です。しかし，分娩などの自費診療の場合は，たとえば帝王切開のように治療方針が決定し，保険診療の適応が開始した時点が起算日になります。

2012年度の疑義解釈には，医科点数表による起算日との関係について次の疑義解釈が出ていました。現在は割愛されていますが，解釈の中身は生きています。

《2012年度の疑義解釈》

問5-3 180日超の長期入院患者に係る選定療養の対象であるか否かを判断する場合には，包括評価の対象期間は180日の日数に含めるのか。

答 180日超の長期入院患者に係る選定療養は，「通算対象入院料」の算定日数に応じて判断するため，包括評価の対象期間は180日の日数に含めない。

問5-4 一般病棟に90日を超えて入院する患者であって，厚生労働大臣の定める状態でない患者（特定患者）については，包括評価による点数の算定にあたってどのように取り扱うのか。

答 入院日Ⅲを超えている場合等，医科点数表により診療報酬を算定している患者が特定患者に該当する場合は，特定入院基本料を算定する。包括評価による診療報酬を算定している場合は，特定患者に該当する場合であっても診断群分類点数表の通りに算定する。なお，90日の日数は，当該病棟に入院した日を起算として，包括評価の対象期間も含めて算定する。

以下の疑義解釈資料も確認しましょう。

問9-8（再掲） 同一傷病に該当するか否かは，前回入院の「医療資源を最も投入した

第4章 実践知識

傷病名」と再入院の「入院の契機となった傷病名」の診断群分類番号上 2 桁が同一であるかによって判断することとされているが，次の事例も一連とみなすのか。（例）半月板損傷（160620）にて入退院後，7 日以内に上腕骨骨折（160730）にて入院

答　そのとおり。

問 9-6　一度目の DPC 算定対象となる病棟に入院していた期間中に入院日Ⅲを超えた後, DPC 算定対象とならない病棟へ転棟後，診断群分類番号上 2 桁が同一である傷病名で 7 日以内に再度 DPC 算定対象となる病棟に転棟した場合，どのように算定するのか。

答　一連の入院中とみなし，傷病名・処置等を勘案し退院時に一の診断群分類区分を決定し算定する。

問 4-1　4 月 1 日から新規に DPC 対象病院となる場合，4 月 1 日以前から入院している患者については，4 月 1 日から 5 月 31 日までの 2 か月間は医科点数表により算定し，6 月 1 日より包括評価の算定となるのか。

答　そのとおり。なお，入院期間の起算日は入院日とする。

(4)　外来との算定関係

問 6-2　外来で月 1 回のみ算定することとなっている点数（診断群分類点数表により包括される点数に限る）を算定した後，同じ月に入院となり診断群分類点数表による算定を行った場合に，入院前に実施した月 1 回のみ算定することとなっている点数（診断群分類点数表により包括される点数に限る）について算定することができるのか（例：検体検査判断料等）。

答　算定することができる。

問 6-1　診断群分類点数表による算定を行った患者が退院し，退院した月と同じ月に外来において月 1 回のみ算定することとなっている点数（診断群分類点数表により包括される点数に限る）を別に算定することができるのか（例：検体検査判断料等）。

答　算定することができない。

算定回数に上限がある場合や，月 1 回の条件の際，包括されている算定項目について，このような疑義が生じます。**問 6-2** は入院前の外来算定分は可となり，**問 6-1** は退院後の外来算定の 1 回のしばりに対し，不可と判断されています。明確な判断基準は明らかにされていませんが，算定に関する疑義解釈をそれぞれ全体的にみて理解することが一番だと思います。この算定のしばりに対し，次のような質問を受けたことがあります。「入院日Ⅲ超で出来高請求となった場合，当該月に出来高で月 1 回のみの算定と規定されている診療報酬点数(「コンピューター断層診断」等）は算定できますか」。

例えばコンピューター断層診断，検体検査管理加算などは月 1 回の算定が条件となっていますが，上記疑義解釈からわかることは，DPC 算定の入院月に入院前の外来で実施したものは算定可とし，退院した後の同月に外来受診した際の月 1 回算定は行えないというものです。

これらの解釈から, DPC 算定で入院日Ⅲを超えた当該月は，月 1 回の算定分が DPC の包括内に含まれているため出来高での算定はできない，ただし，継続して入院日Ⅲ超のまま翌月も入院しているのであれば，翌月は算定可能——と考えられます。

(5)　対診・他医療機関受診の取扱い

入院中の患者に係る対診・他医療機関受診の取扱いについては, 次の通知が出されています。

> 診療上必要があり，入院中の患者に対し他の保険医療機関の保険医の立合診療（以下「対診」という）が実施された場合又は入院中の患者が他の保険医療機関を受診し診療が実施された場合における診療の費用（対診が実施された場合の初・再診料及び往診料を除く）は，当該保険医療機関の保険医が実施した診療の費用と同様に取扱い, 当該保険医療機関において算定する。
> なお，この場合の医療機関間での診療報酬の分配は，相互の合議に委ねるものとする。

この解釈によれば，入院中の患者が他の医療機関を受診し，検体検査や画像検査，投薬，注射などを受ければ，包括請求内に含まれ別途保険請求ができないことになります。また，医療機関間の診療報酬の配分は，実費で精算することになるので，入院医療機関の持ち出しになります。しかし，包括請求外の手術や処置等，診

断群分類の分岐にある医療行為はDPC請求に反映できるため，持ち出しにはなりません。これらの点を押さえながら，以下の疑義解釈をみてみましょう。

問 11-1　DPC算定病棟に入院しているが，医科点数表により算定している患者が他医療機関を受診した場合，どのような取扱いとなるのか。

答　DPC算定病棟に入院している患者が，他の保険医療機関を受診し診療が実施された場合における診療の費用（対診が実施された場合の初・再診料及び往診料は除く）は，当該保険医療機関の保険医が実施した診療の費用と同様に取り扱い，当該医療機関において算定する。

なお，この場合の医療機関間での診療報酬の分配は相互の合議に委ねるものとする。DPC算定病棟に入院している患者については，算定方法にかかわらず（診断群分類点数表・医科点数表のいずれで算定していても）同じ取扱いである。また，DPC算定病棟内にある病室単位で算定する特定入院料を算定する病床（例：地域包括ケア入院医療管理料）に入院している患者についても同じ取扱いである。

問 11-2　DPC算定病棟に入院中の患者が他の保険医療機関を受診した場合，他の保険医療機関で行われたDPCの包括対象外となる診療行為については，入院中の保険医療機関で別に医科点数表に基づき算定することができるのか。

答　算定することができる。ただし，この場合，診断群分類番号の選定については他の保険医療機関で行われた診療行為を含めて決定すること。また当該診療行為に係る費用の分配については，医療機関間の合議に委ねるものとする。

問 11-3　DPC算定病棟に入院中の患者が他の保険医療機関を受診した場合，他の保険医療機関で行われたDPCの包括範囲内の診療行為については，入院中の保険医療機関で別に医科点数表に基づき算定することができるのか。

答　算定することができない。ただし，この場合，診断群分類番号の選定については，他の保険医療機関で行われた診療行為を含めて決定すること。また，当該診療行為に係る費用については，医療機関間の合議に委ねるものとする。

問 11-4　DPC算定病棟に入院中の患者が，他の保険医療機関に依頼して検査・画像診断（PET・MRI等）のみを行った場合の診療報酬については，他の保険医療機関では算定できず，合議の上で精算することとしているがよいか。

答　よい。

問 11-5　DPC算定病棟に入院中の患者が他の保険医療機関を受診した場合，入院中の保険医療機関において施設基準の届出を行っていないが，他の保険医療機関で施設基準の届出を行っている診療行為は入院中の保険医療機関で別に医科点数表に基づき算定することができるのか。

答　算定することができる。また，この場合，診断群分類番号の選定については，他の保険医療機関で行われた診療行為を含めて決定すること。また，当該診療行為に係る費用の分配については，医療機関間の合議に委ねるものとする。

問 11-6　DPC算定病棟に入院中の患者が他の保険医療機関を受診した場合，外来でしか算定できない診療行為について入院中の保険医療機関で別に医科点数表に基づき算定することができるのか。

答　算定することができない。

問 11-7　DPC算定病棟に入院中の患者が他医療機関を受診し先進医療を受けた場合について，入院中の保険医療機関で請求し合議の上で精算することになるのか。

答　他医療機関で実施した診療行為に係る費用のうち，保険給付の対象となるものは合議にて精算するが，保険外の費用は合議の対象とはならない。なお，先進医療を受けた患者については包括評価の対象外となるため注意すること。

問 11-8　DPC算定病棟に入院中の患者に対診を実施した場合，入院中の保険医療機関において施設基準の届出を行っていないが，他の保険医療機関で施設基準の届出を行っている診療行為は入院中の保険医療機関で別に医科点数表に基づき算定することができるのか。

答　算定することができない。

問 11-9　DPC 算定病棟に入院中の患者に対し他医療機関での診療が必要となり，当該入院中の患者が他医療機関を受診した場合（当該入院医療機関にて診療を行うことができない専門的な診療が必要となった場合等のやむを得ない場合に限る）の他医療機関において実施された診療に係る費用は，入院医療機関において請求し，この場合の医療機関間での診療報酬の分配は，相互の合議に委ねるものとされているが，当該分配により他医療機関が得た収入には消費税は課税されるか。

答　健康保険法等の規定に基づく療養の給付等は，消費税が非課税となる（消費税法第 6 条）。

質問のケースの場合，他医療機関が行う診療にあっては，社会保険診療であるから，当該療養の給付に係る診療報酬は入院医療機関との合議で受け取ったものについても非課税となる（当該合議により得る収入については，診療報酬に照らして妥当であればよく，必ずしも他医療機関が行った診療に係る診療報酬と同額である必要はない）。

入院中の患者に係る対診・他医療機関受診の取扱いについては，混乱しやすい部分です。実際に医療現場で起きた事例を紹介します。

基本となる運用は，DPC/PDPS で入院中に他の医療機関に受診する場合は，他の医療機関が別途請求できず，入院中の医療機関ですべて保険請求を行い，他医療機関との間では合議により精算することになります。包括範囲となる検査や投薬・注射が他の医療機関で行われた場合，入院中の医療機関は出来高部分として保険請求できず，他医療機関に支払いを行うことで，入院医療機関が負担することになります。このようなケースでは，医療機関間でトラブルが発生することがあります。

たとえば，ある DPC 対象病院に入院中の患者の家族が，かかりつけの眼科診察の予約が入っていることに気付き，薬も切れてきていたため無断でその眼科を受診し，家族代診として処方を受けたというケースです。このケースでは，他医療機関の眼科外来に受診し処方を受けたので，その処方の費用は，入院中の医療機関では包括範囲に含まれ，別に保険請求することはできません。さらに，無断で家族が受診したということであれば，入院中の患者の管理が不十分であるという問題点，入院中の患者の家族代診を受け入れる必要はなかったという眼科側医療機関の対応不備という問題点も指摘できるところです。

いずれにしても，往々にしてこのような場合，他医療機関の費用を自費にして患者側に支払わせるケース，あるいは他医療機関側が保険請求をしてしまうケースもあるようです。後者の場合，電子化が進んだ保険者側から後に返戻としてレセプトが戻ってくることになります。判断に迷いますが，本来は入院している医療機関側がしっかりとした持参薬管理を行うことが基本です。やむを得ず自費で対応することにも問題があると思われますので，入院中の医療機関が実費で清算することも一つの方法かもしれません。

一方，出来高部分として保険請求できる場合には，他医療機関からレセプトを入手し，病名もれのないよう DPC 病院側で請求をします。

(6)　診療報酬改定前後の取扱い

次の疑義解釈資料も確認してください。

問 14-1　改定前は高額薬剤として告示されていた薬剤が，改定後そうではなくなり，かつ，「手術・処置等 2」に分岐がない場合，当該薬剤を使用した場合の診断群分類区分についてはどのように決定するのか。

答　当該薬剤は改定において包括評価に移行している（高額薬剤として告示されていない）ことから，診断群分類区分をツリー図上の分岐の区分に従い決定する。改定後も引き続き告示がされている薬剤のみを高額薬剤として取り扱うことになる。

問 14-3　改定で新たに追加された分岐に係る処置や薬剤の投薬を 3 月中に実施した場合で 4 月に診断群分類区分を決定する場合，新たに追加された分岐を選択することができるのか。

答　選択することができる。

問 14-4　改定前後で診断群分類区分の入院日Ⅲが変化する以下の事例について，4月分の請求は診断群分類点数表と医科点数表のいずれに基づき算定することになるのか。

（例1）　2月16日に入院し，改定前は入院日Ⅲが60日で改定後は入院日Ⅲが30日となっている診断群分類区分が適用される患者の4月分の請求。

（例2）　2月16日に入院し，改定前は入院日Ⅲが30日で改定後は入院日Ⅲが60日となっている診断群分類区分が適用される患者の4月分の請求。

答　例1の場合は医科点数表に基づき算定し，例2の場合は診断群分類点数表に基づき算定する。

問 14-5　改定を挟んで診断群分類区分の変更があった場合，改定後の診断群分類区分は4月1日から適用となるが，改定前の診断群分類区分による差額調整は3月31日で終了しているため，4月1日以降の診療報酬からが調整の対象となるのか。

答　そのとおり。

問 14-2　改定を挟んで7日以内の再入院があった場合の入院日の取扱いはどのようになるのか。

答　診断群分類点数表が改正されるため，入院日の起算日は再入院した日とする。

問 4-1（再掲）　4月1日から新規にDPC対象病院となる場合，4月1日以前から入院している患者については，4月1日から5月31日までの2か月間は医科点数表により算定し，6月1日より包括評価の算定となるのか。

答　そのとおり。なお，入院期間の起算日は入院日とする。

2）複数月にわたる診断群分類の変更

月またぎのDPC包括請求の変更に伴う算定ルールは，2016年度の診療報酬改定で大きく変りました。以前までは，DPC請求は当月ごとに診断群分類を決定し，1つの入院期間内に包括と出来高の2つの請求方法を併用することが可能でした。しかし，2016年度から次のように原則が改められています。

●診療報酬の請求方法は，患者の退院時に決定された請求方法をもって一の入院期間において統一するものとする。

これは，具体的には同じ一入院期間にDPC/PDPSによる包括請求と医科点数表による出来高請求を一緒にする保険請求は行わないことを意味しています。診断群分類の変更で出来高となる場合や，先進医療・治験・新規高額薬剤で包括対象外となる月またぎのケースなどが想定できます。

ところが，ここで疑問となるのは，DPC請求には，入院日Ⅲを超えた後は出来高請求になる包括期間超えの出来高の仕組みがあるため，この疑問に答えるかたちで，次の疑義解釈が出ています。

問 13-9　診療報酬の請求方法は，患者の退院時に決定された請求方法をもって一の入院期間において統一することとされているが，退院時に決定された診断群分類区分において，入院日Ⅲを超えて医科点数表による算定を行っている場合はどのように請求するのか。

答　入院日Ⅲを超えて医科点数表に基づき算定する場合は，診断群分類点数表に基づく算定の一部であり統一された請求方法とみなされる。

また，診断群分類を決定する原則については，次のように改められました。

旧）主治医による診断群分類の適用の決定は，請求時に行うものとする。
新）主治医による診断群分類区分の適用の決定は，患者の退院時に行うものとする。

さらに，複数月にまたがって入院しているときに請求方法が混在するケースについては，次の疑義解釈にあるように，さかのぼってレセプトを取り下げる（返戻）を行うように指示しています。

問 13-10　診断群分類区分の決定が請求時から患者の退院時に変更となったが，月をまたいで入院する場合は，各月の請求時に一旦，診断群分類区分の決定を行い請求することでよいか。

答　そのとおり。

なお，手術等が行われていない場合であっても，予定がある場合には手術あり等の診断群分類区分を選択し請求しても差し支えないが，退院時までに予定された手術が行われなかった結果，退院時に決定された請求方法が異なる場合は，請求済みのレセプトを取り下げた上で手術なしの分岐により再請求をする。

また，入院途中に新規高額薬剤を投与した場合には，以前は投与した日から包括対象外として医科点数表で出来高請求することのルールがありましたが，「入院期間すべてを医科点数表に基づき算定をする」に改められています。

今回，このように算定ルールが改められたなかで，特に DPC コーディング担当者が混乱してしまうのは，入院日Ⅲを超えて出来高請求となった後に DPC 分類が変更となるケースにおいて，以前は入院日Ⅲ超で一度出来高に変更されたものは，再び包括請求に戻ることはなかったので退院時点検も緩めに対応していることが多かったのですが，次の疑義解釈のように改められました。再度包括評価の対象になるということは，月またぎのケースでは，前月分などが返戻対応となるのです。この点は，しっかりと認識したうえで取り組まなければならないことです。

問 13-8（再掲）　入院日Ⅲを超えて包括評価の算定対象病棟に入院している患者が再び診断群分類区分に該当すると判断された場合は，再度包括評価の対象となるのか。

答　診療報酬の請求方法は，患者の退院時に決定された請求方法をもって一の入院期間において統一するため，再度包括評価の対象となる。

なお**図表 4-32** に，包括請求と出来高請求の切り替えをわかりやすく図解したものを載せました。基本の考え方を整理しながら，あらゆる返戻ケースに対応していきましょう。

3）持参薬の取扱い

持参薬の取扱いについて，詳しく解説していきましょう。

DPC 制度上の持参薬取扱いの基本原則は，「入院中の患者に対して使用する薬剤は，入院する病院において入院中に処方すること」とあり，医療費の配分は，この方針に基づいて設定されています。この考え方は，特に 2016 年の改定時に追加された通知文に明確に示されています（**図表 4-33**）。したがって，あらかじめ入院前に外来で処方した薬剤を入院中に使用する持参薬は，この原則に反することになります。しかし，現在，この持参薬を全面的に禁止するルールはありません。

この背景として，以下のような理由が考えら

図表 4-32 ①　月の途中で DPC 包括評価の対象外となった場合

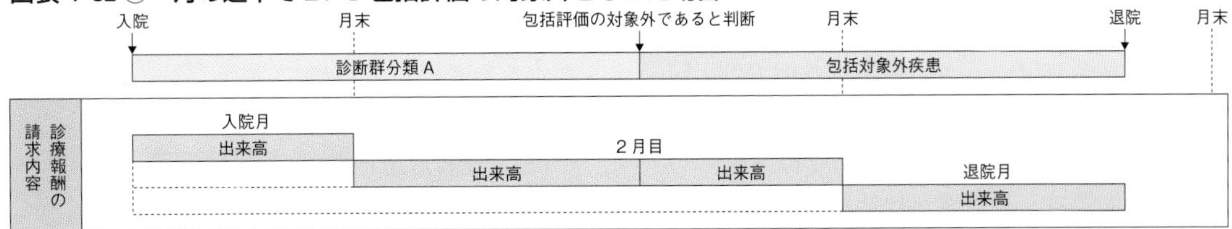

図表 4-32 ②　月の途中で出来高から包括評価の対象に変更となった場合

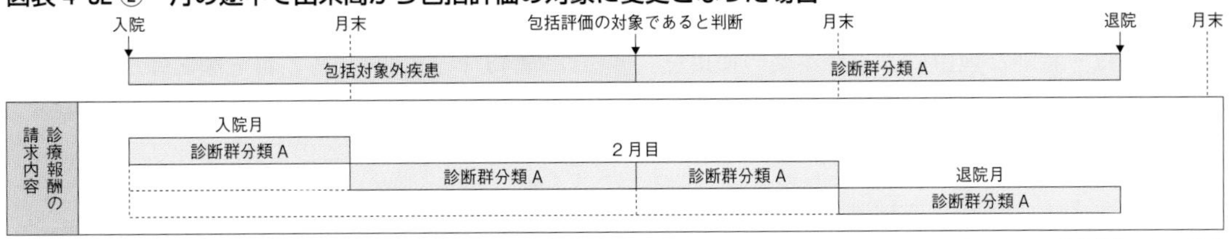

【2016 年改定により取扱い変更】 診療報酬の請求方法は，患者の退院時に決定された請求方法をもって一の入院期間において統一する。一入院期間において診療報酬の請求方法が複数存在する場合は，退院（DPC 算定対象となる病棟等以外の病棟へ転棟する場合を含む）時に決定された請求方法により必要な請求を行う。

図表 4-33　持参薬に対する 2016 年度改定後のルール

（第 3　費用の算定方法「3」その他）
入院中の患者に対して使用する薬剤は，入院する病院において入院中に処方することが原則であり，入院が予定されている場合に，当該入院の契機となる傷病の治療に係るものとして，あらかじめ当該又は他の病院等で処方された薬剤を患者に持参させ，当該病院が使用することは特別な理由がない限り認められない。なお，特別な理由とは，単に病院や医師等の方針によるものではなく，個々の患者の状態等に応じた個別具体的な理由であることが必要である（やむを得ず患者が持参した薬剤を入院中に使用する場合については，当該特別な理由を診療録に記載すること）。

（令 2 保医発 0323 第 2 号より）

れます。持参薬を禁止した場合，ひとつには，入院中の治療とは直結しない多様な慢性疾患等の薬剤を入院時に速やかに処方し直す必要があり，この煩雑さを懸念する意見がある点です。またたとえば，他の医療機関で処方された薬が，入院する医療機関に必ず在庫されているともかぎりません。ジェネリック医薬品が増えていることも前提に考えると，同じ薬を確保することは大変であるという事情があります。病院経営的にも別途薬剤を購入することは，院内在庫が増える心配もあり，薬を注文してから届くまでのタイムラグも発生します。さらに，この代案として同種同効薬での処方も考えられますが，同じ効果をみるための調整が必要なケースも出てきますので，医師の負担は大きくなります。

よって，そのまま入院中も持参薬の使用を望む意見が多く存在するわけです。その一方で，入院中に患者が持参した薬剤を併用することは，入院中に処方された薬剤とは別に特別な持参薬管理が必要となるため，安全管理上のことを考え，持参薬はいっさい使用しない方針の医療機関もみられます。

これらを踏まえ，DPC における持参薬のいちばんの問題は，持参薬を包括部分のコスト抑制の目的で使用することです。つまり，利益誘導のための持参薬使用は，今後かなりきびしく規制する方向であることから，2016 年度の診療報酬改定では，特別な理由による持参薬の使用を認めつつも，次の一文を明確に示し，釘をさしたかたちになっています。

※特別な理由として「臨時採用薬が使用可能となるまでの入院初期（2 日程度）の持参薬使用」や「退院後不要となる薬剤の使用」等は了解可能であるが，「病院の方針」や「医師の方針」などの，本来望ましくない理由を特別な理由としての持参薬使用は認められないこととする

持参薬データは，EF 統合ファイルの 2 区分（持参薬区分・持参薬処方区分）になります。

○持参薬の提出データ
①持参薬区分
・当該入院の契機となる傷病の治療に係るものとして使用
・当該入院の契機となる傷病の治療に係らないものとして使用
②持参薬処方区分
・自院が処方した薬剤
・自院以外が処方した薬剤

さらに，このデータ提出にかかわる取扱い説明の QA には，次のことがうたわれています。

Q：使用量や成分内容が不明な持参薬を使用する場合はどうすればよいか。
A：詳細が不明な持参薬を使用することは想定していない。不明な持参薬については，用法・用量含めて処方元の医療機関，または調剤した保険薬局に問合せを行うこと。

このように持参薬データの提出は，データを作成する側の負担はもちろんのこと，診療側を巻き込んで作成しなければ得ることができない情報となっています。

持参薬の管理について，DPC 対象病院の実態を明らかにした調査が「平成 27 年度特別調査（アンケート）」（**図表 4-34**）により実施されています。参考にしてください。

12．請求方法と明細書記載要領

1）診療報酬の調整等

次の疑義解釈資料を確認しましょう。この部分は，診断群変更時の差額調整の解釈です。

問 13-1　退院時に診断群分類区分が確定した時に，差額を調整する必要が生じた場合の一部負担金はどのように算定するのか。
答　差額の調整に係る点数は退院月の請求点数と合算するため，その合算点数を基礎として一部負担金を算定する。

図表 4-34　持参薬の使用状況とその管理

〔使用状況〕
・平成26年度診療報酬改定後も「入院の契機となる傷病」の治療に係る持参薬が6割以上の医療機関において使用されていた。また，持参薬が使用された理由は「担当医の要請」「自院側の要請（病院の方針）」「患者側の要望」であった。
・「特別な理由」としては，「薬剤そのものに特性がある麻薬や向精神病薬である為」といった理由や，「入院後の処方に時間がかかる為」という理由であった。
・院内に持参薬と同一の採用薬が存在しない場合には，「臨時採用」や「同種同効能の類似薬へ変更」を行っていた。
・持参薬として使用された実績のあるものは，使用数量ベースであれば消化性潰瘍剤や血圧降下剤などの入院前より日常的に服用されているものが多かった。

〔管理〕
・持参薬の内容は，ほぼ全ての医療機関において，また，様々な職種によって，用法・用量まで確認がされていた。さらには，服用する場合にはほとんどの医療機関で持参薬の服薬計画が立てられていた。
・ほぼ全ての医療機関において確認された持参薬は，なんらかの形式で記録されていた。
・持参薬の日々の使用量は60%以上の医療機関において，なんらかの形式で記録されていた。
・25%の医療機関では薬剤名が電算コード等でシステムに記録されていた。また，一部の医療機関ではEFファイルやコーディングデータに使用した持参薬を出力していた。

〔平成27年度特別調査（アンケート）（抜粋）〕

問 13-3　診断群分類区分の変更に伴う差額を調整する場合は，請求済みの診療報酬明細書の返戻，高額療養費の再計算等は必要か。

答　診断群分類点数表のみで算定する場合は，診断群分類点数表による請求額も月毎に確定するため，請求済みの診療報酬明細書の返戻，高額療養費の再計算等は必要ない。

問 13-5　入院の途中で先進医療や治験等の評価療養の対象となった場合，包括評価の対象外となる時期はいつか。また，その後先進医療や治験等を終了した場合は再び包括評価の対象となるのか。

答　診療報酬の請求方法は，患者の退院時に決定された請求方法をもって一の入院期間において統一するため，当該入院すべてを医科点数表に基づき再請求をする。

問 13-6　臓器移植や治験等の実施を予定して入院し，前月は医科点数表により請求していたが，患者の容態の急変等により実施しないことが決定された場合には，どのように算定するのか。

答　診療報酬の請求方法は，患者の退院時に決定された請求方法をもって一の入院期間において統一するため，退院時に診断群分類区分に該当する場合には，前月分を当該診断群分類区分により再請求する。

問 13-7　入院中に新たに高額薬剤として告示された薬剤を，当該入院中に投与する場合，どの時点から包括評価の対象外となるのか。

答　診療報酬の請求方法は，患者の退院時に決定された請求方法をもって一の入院期間において統一するため，投与時点で高額薬剤として告示されている場合は入院期間すべてを医科点数表に基づき算定をする。

問 13-8　入院日Ⅲを超えて包括評価の算定対象病棟に入院している患者が再び診断群分類区分に該当すると判断された場合は，再度包括評価の対象となるのか。

答　診療報酬の請求方法は，患者の退院時に決定された請求方法をもって一の入院期間において統一するため，再度包括評価の対象となる。

問 13-9　診療報酬の請求方法は，患者の退院時に決定された請求方法をもって一の入院期間において統一することとされているが，退院時に決定された診断群分類区分において，入院日Ⅲを超えて医科点数表による算定を行っている場合はどのように請求するのか。

答　入院日Ⅲを超えて医科点数表に基づき算定する場合は，診断群分類点数表に基づく算定の一部であり統一された請求方法とみなされる。

問 15-9　入院期間中に患者の加入している医療保険等が変更された場合はどのように請求するのか。

答　保険者毎に診療報酬明細書を作成して請求する。変更前及び変更後の診療報酬明細書に医療保険等が変更された旨を記載するとともに，変更後の診療報酬明細書に変更前の診療報酬明細書の患者基礎情報及び包括評価部分の記載内容を記載する。なお，診断群分類区分の変更があった場合であっても，退院月に退院日の点数により調整される額を請求するため，従前の保険者への請求額は変更されない。

問 13-2 包括評価の対象患者に関する高額療養費の額はどのように算定するのか。

答 高額療養費の額は，従来どおり，各月の請求点数に応じて算定する。

2）労災・公災および公費負担医療とDPC

労災とは，労働者災害補償保険法（労災保険法）による保険制度で，業務上災害または通勤災害により，労働者が負傷した，疾病にかかった，障害が残った，死亡したといった場合に本人またはその遺族に対して保険給付が行われるものです。

公災は公務員の場合の公務員災害補償法による労務災害を対象としていますが，労災と考え方は同じです。DPC 制度において，この労災・公災は，次の疑義解釈があるように，包括評価の対象外となります。

問 2-12 主たる保険が労災又は公災の適用患者など医療保険を使用しない患者は包括評価の対象外となるのか。

答 包括評価の対象外となる。

問 2-13 労災又は公災が適用される入院患者が，他科受診において医療保険が適用される場合は，医科点数表により算定するのか。

答 医療保険が適用される診療については医科点数表により算定する。

一方，公費負担医療については，全疾患が公費負担医療助成の対象となる生活保護等や定められた疾患を対象に公費負担とする難病・小児慢性疾患等，そして定められた疾患の医療費の一部のみを対象に公費負担とする結核通院などに分かれますが，DPC 制度での公費の取扱いは，原則として医療資源病名が公費負担医療助成の対象とされたときに適応されます。

3）明細書の主な項目の書き方

⑴ **「分類番号」**欄には，診断群分類点数表に掲げられている診断群分類番号を，「診断群分類区分」欄には，同表の傷病名，手術名，手術・処置等１，手術・処置等２，定義副傷病，重症度等のうち該当するものすべてを記載します。

⑵ **「傷病名」**欄には，診断群分類区分を決定する根拠となった医療資源病名およびその対応する ICD-10 コードを記載します。「副傷病名」欄については，副傷病名およびその対応する ICD-10 コードを記載します。

問 15-3 該当する定義告示上の定義副傷病名が複数存在する患者については，診療報酬明細書の「副傷病名」欄には主治医が判断した定義副傷病名を記載するのか。

答 そのとおり。

問 15-2 診療報酬明細書の「副傷病名」欄には，該当する定義告示上の定義副傷病名を副傷病名と読み替えて記載するのか。

答 そのとおり。

主治医が判断した副傷病となりますが，DPC 分類上の定義副傷病を記載します。その順位は，入院時併存傷病名および入院後発症傷病名に挙げる病名のうち，定義副傷病を優先して記入するようにします。

⑶ **「今回入院年月日」**欄には，入院年月日を記載しますが，入院当初出来高と判断された患者がその後 DPC 対象となった場合，傷病名が同一であれば当初の年月日を，傷病名が同一でなければ DPC の対象と判断した日を記載します。

なお，診断群分類番号の上２桁が同一である傷病名での退院日の翌日から起算して７日以内の再入院があった場合には，前回入院と一連の入院とみなした入院年月日を記載します。以下の疑義解釈資料も確認しましょう。

問 15-7 分娩のために入院中の患者が合併症等に罹患して保険給付が開始され包括評価の対象となる場合，診療報酬明細書の「今回入院年月日」欄には保険給付が開始された日を記入するのか。また，「今回退院年月日」には保険給付が終了した日を記入するのか。

答 そのとおり。

分娩時の保険適用については，主治医の判断によるところが大きいので，よく確認することが必要です。

(4) **「転帰」**欄には，1治癒・2軽快・3寛解・4不変・5増悪・6死亡・7外死亡（診断群分類該当病名以外での死亡）・9その他（一般病棟以外または入院日Ⅲ超などDPC対象外となった場合）――の別を記載します。

(5) **「傷病情報」**欄には，主傷病名（医療資源投入量にかかわらず，医師の医学的判断による主病です）と入院の契機となった傷病名は必ず記載します。

医療資源を2番目に投入した傷病名・入院時併存傷病名・入院後発症傷病名は，該当がある場合に記載します。

問 15-5　診断群分類区分の決定に影響を与えなかった併存疾患等についても「傷病情報」欄に記入し，ICD 10コードを記入するのか。

答　そのとおり。

定義副傷病の有無は，医療資源の投入によって判断することが原則ですが，非常にわかりにくい事例もあります。したがって，「傷病情報」欄の傷病のあげ方については，入院診療に係るすべての病名を，優先順位を考えて重要なものから登録します。

診療報酬請求時のレセプト作成の取決めを行っている「診療報酬請求書等の記載要領」によると，傷病名の基本的なルールは次のようになっています。

ア　「主傷病名」：医療資源の投入量の多寡にかかわらず，医師が医学的判断に基づき決定した主傷病名を原則として1つ記載する。
イ　「入院の契機となった傷病名」：今回入院し治療する必要があると判断する根拠となった傷病名を1つ記載する。
ウ　「医療資源を2番目に投入した傷病名」：医療資源を2番目に投入した傷病名を記載する。
エ　「入院時併存傷病名」：入院時に併存している傷病名（重要なものから最大4つまで記載する。ただし，3つ以下の場合は記載傷病名のみとみなす）を記載する。
オ　「入院後発症傷病名」：入院後に発症した傷病名（重要なものから最大4つまで記載する。ただし，3つ以下の場合は記載傷病名のみとみなす）を記載する。

このエとオに書かれた「最大4つまで……3つ以下の場合は記載傷病名のみとみなす」ことの意味は，記載できる最大の数が各4つまでとされているため，空欄を生じている3つ以下のときは，必要な病名がない場合には病名もれと判断されるという意味です。

逆にいうと，4つすべてを埋めていれば，病名もれとみなされる査定が防止できるかというと必ずしもそうはなりません。たとえば内視鏡検査に対する病名のような重要なものは，必ず4つのなかに優先的に入れられるべきだという考え方に基づいて，もれている場合はA査定が行われることになります。

また，DPC調査においては，2016年度より入院時併存症ならびに入院後発症傷病名の最大数を4つから各10に拡大しています。当初は，病名登録数をすべて拡大する方向で調整が図られていましたが，診療報酬請求側のベンダーなどの対応が間に合わず，現在の結果となったものです。

(6) **「入退院情報」**欄には，転科の有無，予定・緊急入院区分は必ず記載します。予定・緊急入院区分は，「1予定入院」，「2緊急入院」，「3緊急入院（2以外の場合）」に分かれ，3は救急自動車またはドクターヘリにより搬入された場合です。

一般病棟以外の病棟移動の有無，前回退院年月日，前回同一傷病での入院の有無は，該当がある場合に記載します。

(7) **「診療関連情報」**欄には，診断群分類を決定するための入院時年齢，出生時体重，JCS（Japan Coma Scale），Burn Index，手術・処置等の名称と実施日――を記載します。

(8) **「包括評価部分」**欄には，診断群分類点数表等による算定式を記載します。入院月が複数月にまたがる場合は，退院するまでの各月分をすべて記載します。

退院月に適用する診断群分類区分が，それまでと異なる場合は，退院月の診療分の下に調整分として調整点数を月ごとに記載し，退院月との合計点数を「○月請求分」として記載します。

(9)「**出来高部分**」欄の記載は，一般の記載要領と同様です。

ただし，2014 年度より算定告示第 1 項第 5 号に該当する患者（厚生労働大臣が別に定める者）について出来高算定する場合は，対象薬剤名や短期滞在手術等基本料 3 の対象分類とその区分・名称等を記載することとなりました。

(10) その他，関連する疑義解釈資料を挙げておきます。

問 15-4 傷病名ごとに診療開始日を診療報酬明細書に記載する必要はあるか。

答 記載する必要はない。

問 15-1 入院中毎月薬物血中濃度を測定した場合，「特定薬剤治療管理料の初回算定日」を診療報酬明細書に記載する必要はあるか。また，退院した翌月の外来において測定した場合も同様の記載をする必要があるか。

答 医科点数表に従い，記載する必要がある。

問 15-8 審査支払機関による特別審査の対象となる診療報酬明細書はどのようなものが対象となるのか。特に，医療機関別係数の取扱いはどうなるのか。

答 DPC の診療報酬明細書のうち，請求点数が 38 万点以上のものが対象となる。このため，医療機関別係数についても別段の取扱いはされない。

問 15-6 入院中に処置を複数回実施した場合は，処置の実施日をどのように記載するのか。

答 初回の実施日を記載する。

4）退院時転帰の解釈

退院時転帰については，様式 1 の登録に関し，かねてより「治癒」と「軽快」の定義が明確でないために，正確な入力ができていないのではないかという懸念があがっていました。また，DPC 対象病院の「治癒」の割合が経年的に減少している調査結果も影響し，転帰がぶれないように，定義そのものの判断を明確にする検討が進んできました。

その結果，「治癒」と「軽快」を一体にして，「**治癒・軽快：疾患に対して治療行為を行い，改善・快復が診られたもの**」という定義に改められました（**図表 4-35**）。この新しい解釈を単純に表現すれば，「良くなった，悪くなった，変わらない，寛解した」ということになります。非常に明確になったと感じる一方で，これまでの転帰データを生かすためには，「治癒」と「軽快」を一体化して見直す必要があります。

医療現場での「治癒」の解釈をめぐる動きは，実は，総合入院体制加算 1（**図表 4-36**）の施設基準条件に密接に関係しています。つまり，「治癒」である患者の割合が「4 割以上である」という施設基準にひきずられるように判断がぶれることが起きていたのです。

図表 4-35 退院時転帰の解釈

転帰	定義
治癒・軽快	疾患に対して治療行為を行い，改善，快復がみられたもの
寛解	血液疾患などで，根治治療法を試みたが，再発のおそれがあり，あくまで一時的な改善をみたもの
不変	当該疾患に対して改善を目的として治療行為を施したが，それ以上の改善がみられず不変と判断されたもの。ただし，検査のみを目的とした場合の転帰としては適用しない
増悪	当該疾患に対して改善を目的として治療行為を施したが，改善がみられず悪化という転帰をたどったもの

図表 4-36 総合入院体制加算の施設基準（転帰に関係する部分のみ）

入院基本料等加算・A 200 総合入院体制加算 1 (6)：**イ** 地域の他の保険医療機関との連携のもとに，B 009 診療情報提供料（Ⅰ）の「注 8」の加算を算定する退院患者数及び**転帰が治癒であり通院の必要のない患者数が**直近 1 か月間の総退院患者数（ただし，外来化学療法又は外来放射線療法に係る専門外来並びに HIV 等に係る専門外来の患者を除く）のうち，**4 割以上**である。

5）DPC レセプトの点検ポイント

図表 4-37 のように，診療報酬明細書包括評価用（以下，DPC レセプト）は，分類番号や患者基礎情報が入ることで出来高用のものとは大きく形式が異なりますが，DPC レセプトにおいて最も重要なことは，レセプト情報の整合性をしっかりと図ること，つまりレセプトの精度を維持することです。以前から医事課では，レセプトは金券だと思えというように指導され，査

図表4-37　DPCレセプト（一部略）の記載事例

①分類番号	②診断群分類区分		③転帰		診療実日数	
090010xx010xxx		乳房の悪性腫瘍 手術名：手術あり　K4764等 手術・処置等2：なし		2軽快	保険	6　日
					公費①	日
					公費②	日

④傷病名	左乳房上外側部乳癌	ICD 10	傷病名	C504
⑤副傷病名			副傷病名	
今回入院年月日	平成　30　年　05　月　16　日		今回退院年月日	平成　30　年　05　月　21　日

患者基礎情報

⑥傷病情報

（主傷病名）
　C504　左乳房上外側部乳癌
（入院の契機となった傷病名）
　C504　左乳房上外側部乳癌
（入院時併存傷病名）
　C773　左腋窩リンパ節転移

⑦入退院情報

転科：なし
予定・緊急入院区分：1予定入院

⑧診療関連情報

入院時年齢：68歳
手術・処置等
　K4765
　乳腺悪性腫瘍手術　乳房切除術（腋窩鎖骨下部郭清を伴うもの）・胸筋切除を併施しないもの
　実施（予定）年月日：2018年05月16日

包括評価部分

			（5月診療分）
			入Ⅰ　2770×5＝13850
			入Ⅱ　2047×1＝2047
			合計　13850＋2047＝15897
1	93		15897×1.1773＝18716

出来高部分

1	13	01	薬剤管理指導料2（1以外の患者）	325×1
			05月16日	
1		02	肺血栓塞栓症予防管理料	305×1
1	22	01	ソロンカプセル100　100 mg　1カプセル	
			ロキソニン錠60 mg　1錠	3×5
			退院時5日分投薬	
1	50	01	乳腺悪性腫瘍手術（乳房切除術）（胸筋切除を併施しない）	42350×1
			14日	
1	54	01	閉鎖循環式全身麻酔5　121分	6600×1
			セボフレン　70 mL	
			キシロカインゼリー2%　10 mL	
			生理食塩液500 mL　2瓶	
			注射用水20 mL　1管	［次頁］

※高額療養費		円	※公費負担点数	点
食事・生活	基準Ⅰ	640　円×13　回	※公費負担点数	点
	特別	円×　回	基準（生）	円×　回
	食堂	円×　日	特別（生）	円×　回
	環境	円×　日	減・免・猶　・Ⅰ・Ⅱ　・　3月超	

療養の給付	請求　点	※決定　点	負担金額　円	食事・生活療養	回	請求　点	※決定　円	（標準負担額）　円
保険	68,991		減額　割（円）免除・支払猶予	保険	13	8,320		3,380
公費①	点	点	円	公費①	回	点	円	円
公費②	点	点	円	公費②	回	点	円	円

定・返戻を減らすような取組みが行われてきましたが，さらにDPCでは，診療情報の知識と印字された算定情報を照合し，矛盾，欠落，不足が生じないように点検する必要があります。では，DPCレセプトの点検ポイントは，どこにあるのでしょう。

もっとも，それぞれの病院のDPCに関するシステムの違い，DPC導入時期とその後の安定時期において，点検のポイントはかなり異なります。本項では，DPC請求が導入された初期の点検をイメージし，慎重な対応が求められているケースを前提に，点検のポイントを説明します。病院によっては，システム対応等でエラーが発生しないところもあります。また逆に，電子カルテと一対のDPC請求システムによって，病名情報などが複雑に共有され，想定外のエラーが出ることがあります。このような場合には，初期にかなり慎重な点検を行うことをお勧めします。

さて，DPCレセプトの点検については，**図表4-37**に示したとおり，DPCに係る部分は①の分類番号欄から⑧の診療関連情報欄までDPCの分類番号や入院の形態によって，いくつかの視点の向け方があります。

実際の事例を用いて説明に入りましょう。**図表4-37**は，乳癌で乳房切除術を行い，リンパ節転移があったため同時に腋窩リンパ節の郭清を行った事例です。手術・処置等2なしの分類番号は，090010xx010xxxになります。この14桁の番号では，病名と治療行為が各々の桁ごとに意味付けられていますが，レセプト点検の基本軸は，この14桁番号の意味を頭に置いて，DPCレセプトの必要箇所を確認していくことです。実務担当者の方であれば，代表的な分類は記憶されていることと思われます。

⑴　診断群分類名称と傷病名の点検

まず，乳癌090010と**図表4-37**－②診断群分類区分に記載されている診断群分類名称（MDC名称）と④傷病名が一致しているか確認します。もちろん，④傷病名のICD-10コードも確認します。このICD-10コードの確認は，実務担当者のレベルによっても異なりますが，ICD-10を見るまでもなく，ある程度のコードの範囲は記憶しておくようにします。また，機能評価係数Ⅱのデータ提出指数でも，詳細不明［.9］のコードの使用割合による減算が定められているので，詳細不明コードを避ける努力もしましょう。

⑵　副傷病名の点検

続いて，⑤副傷病名です。14桁コードの下2桁目（0か1か）と照合します。090010の分類には，手術あり・なし共通に070040骨の悪性腫瘍（脊椎を除く）が設定されています。しかし，すべての分枝に定義副傷病の設定があるわけではないため，慎重に該当する手術の定義副傷病設定を確認します。なお，090010xx01の副傷病に左腋窩リンパ節転移は該当しないので記載は不要となります。これで副傷病に対する視点の向け方は押さえられたと思います。

⑶　傷病情報の点検

次に⑥傷病情報に目を移します。主傷病名，入院の契機となった傷病名は必須です。また，定義副傷病ありの分類番号を選択したときは必ずその副傷病名が⑥傷病情報にあることを確認しましょう。そして，診療上重要な傷病名は，医療資源を伴っていれば，診断群分類の分岐（定義副傷病）に関係ないものでも記載します。また，手術に対する傷病名，処置や退院処方についても病名もれがないか確認します。

⑷　入退院情報と診療関連情報の点検

⑦入退院情報欄は，主に予定・緊急・救急入院の区分を入れます。この際のチェックポイントは，出来高部分の救急医療管理加算と緊急入院区分が一致しているのを確認することです。

そして，最後の⑧診療関連情報欄には入院時年齢，出生時体重，JCSなどの情報を入力しますが，特にこの欄は分類番号の手術ありの裏付けとなる術式名，手術・処置等1，2に適用される手術，処置名や指定された薬剤を印字させます。事例の乳癌の分類番号090010xx010xxxの場合，手術の分岐は複数手術手技が設定されているため，下6・7桁目に「01」「02」「03」「97」等が立ち，手術・処置等2には，多数のレジメンが設定されています。そこで，⑧診療関連情報欄には乳腺悪性腫瘍手術よりK4765乳房切除術（腋窩鎖骨下部郭清を伴うもの）が明示されます。この乳房切除術と「01」の分類番号との一致をしっかりとチェックしましょう。また，この診療関連情報欄に入る手術については，手術実施予定日を入れることもあります。例えば，入院月の翌月に手術を予定している場合の当月時の分類番号は手術ありで請求しますので，その際のDPCレセプトの診療関連情報欄には必ず手術予定日を印字させます。

このようにDPCレセプトを分類番号からしっかりと認識することで，ポイントを絞った能率的な点検が実施できます。この他にもたくさんの点検ポイントがあります。不用意な請求で返戻に困ることのないよう，十分に検討しましょう。

6）コーディングデータ

DPCレセプトの2009年1月診療分から，包括評価部分の行為明細を電子媒体で提出するようになりました。包括評価部分の行為明細データは，「コーディングデータ」と呼びます。

これはいわゆる「包括内出来高点数」に結びつく重要な情報です。包括内出来高点数は次のような意味において価値あるものです。したがって，正確に作成する必要があります。

①コーディングデータにより，請求されたDPCコーディングの検証が行われること

②コーディングデータは診療月ごとに作成し，請求情報として利用されていること

医療機関のDPCコーディングの根拠が明ら

図表 4-38　コーディングデータ項目（主な項目の抜粋）

項目	内容・情報の意味
実施年月日	いつ行った行為か，データごとに年月日が明確になる。
診療識別コード	診療報酬明細書の項目名番号を示している。 例えば，手術は 50 番，検査は 60 番のコードを指す。 出来高レセプトのイメージで集計できることになる。
レセプト電算処理システム用コード	診療行為コード，医薬品コード，特定材料コード。 医療資源を示すデータコードとなる。
使用量	医薬品，材料の一度の量を示す。使用した数量が明確になる。
数量データ	診療行為の回数を示す数。
単位コード	特定材料，特定機材の単位を示すコード。
回数	医療行為，医薬品，特定材料の回数。

かにされることで，医療資源のかかり具合から不適切なものは，返戻となります。

コーディングデータを DPC レセプトに添えて提出させることは，簡潔にいえば，コーディングの検証のためです。

DPC 請求の基本は，査定は行わない，コーディングの間違いが疑われるものについて，返戻を行うという対応が原則です。

コーディングデータの形式，仕様等については，「コーディングデータに係る記録条件仕様」として web で公開されています。システム担当者以外も一度は見ておくようにしましょう。

図表 4-38 にコーディングデータ項目とその特徴を整理しました。これらの情報が DPC 14 桁コードと照合されることで，医療資源病名に対する資源割合（いつ，何を，どのくらい）が明らかになります。例えば，治療を行ったとはいえない，つまり，資源投入の少ない病名を選択した場合，他の疾患の治療行為が明確に見えていますので，コーディングの疑義を問う返戻の元になっているのです。

7）査定・返戻の事例

ある病院で DIC（播種性血管内凝固症候群）に関して返戻された事例がありました。次のような返戻理由です。

> 傷病名・診療内容を再確認願います。
> 診療内容（コーディングデータ）から医療資源を最も投入した傷病名は不適当と考えます。傷病名について再確認願います。また，DIC の診断根拠も見当たりません。

図表 4-39　診療記録の一部

> ［病名］
> 【医療資源病名】播種性血管内凝固症候群
> 【入院の契機となった傷病名】膿胸
> 【入院時併存症・入院後発症疾患】アルコール性肝硬変，食道静脈瘤，肝細胞癌，敗血症
> ［診療記録］
> 　前回，肝細胞癌の肝動脈塞栓術（TAE）後に肝膿瘍，膿胸などを合併し，ドレナージなどにより安定し，退院した。黄疸の症状から，肝硬変は進行し，感染などにより急速に悪化する可能性があった。今回は，膿胸の悪化による発熱，感染を契機にした肝不全の悪化で入院となった。入院後，肺の周囲の炎症が原因と思われる敗血症を生じ，DIC，腎障害を及ぼし，極めて重篤な状態となった。DIC に対しフサン，血小板輸血，敗血症にセフェム系の抗生物質を投与した。

医師の診療記録を確認すると，**図表 4-39** のような病名および経過の記述がありました。肝動脈塞栓術（TAE）後の合併症として DIC など重篤な状態に陥り，一刻も早く治療を先行したことが経過からわかりますが，返戻で不適切とされた主たる理由は，医療資源病名として挙げられている DIC の診断について，適切な診断根拠となる検査が行われていないということでした。

基礎疾患を有する DIC の適正診断のポイントは，凝固学的検査を行うこととされています。具体的には，フィブリン分解産物（FDP）の増加，血小板数の減少，フィブリノゲンの減少，プロトロンビン時間（PT）の延長などにより DIC の診断に至るそうです。その根拠として，厚生労働省による DIC 診断基準（**図表 4-40**）が示されています（なお，日本救急医学会 DIC 特別委員会の「急性期 DIC 診断基準」というガイ

図表 4-40　厚生労働省 DIC 診断基準

スコア		0点	1点	2点	3点
I　基礎疾患		なし	あり		
II　臨床症状	出血症状(注1)	なし	あり		
	臓器症状	なし	あり		
III　検査成績	血清 FDP 値（μg/mL）	10＞	10≦20	20≦40	40≦
	血小板数（×103/μL）(注1)	120＞	120≧80	80≧50	50≧
	血漿フィブリノゲン濃度（mg/dL）	150＜	150≧100	100≧	
	プロトロンビン時間比	1.25＞	1.25≦1.67	1.67≦	
IV　判定(注2)		DIC	DIC の疑い(注3)	DIC の可能性少ない	
1．白血病その他注 1 に該当する疾患		4 点以上	3 点	2 点以下	
2．白血病その他注 1 に該当しない疾患		7 点以上	6 点	5 点以下	

V　診断のための補助的検査成績，所見

1．可溶性フィブリンモノマー陽性
2．D-D ダイマーの高値
3．トロンビンーアンチトロンビン複合体（TAT）の高値
4．プラスミンープラスミンインヒビター複合体（PPIC）の高値
5．病態の進展に伴う得点の増加傾向，特に数日内での血小板数あるいはフィブリノゲンの急激な減少傾向ないし，FDP の急激な増加傾向の出現
6．抗凝固療法による改善

VI　注

注 1：白血病および類縁疾患，再生不良性貧血，抗腫瘍剤投与後など骨髄巨核球減少が顕著で，高度の血小板減少をみる場合は血小板数および出血症状の項は 0 点とし，判定はIV-1 に従う。
注 2：基礎疾患が肝疾患の場合は以下の通りとする。
　a．肝硬変および肝硬変に近い病態の慢性肝炎（組織上小葉改築傾向を認める慢性肝炎）の場合には，総得点から 3 点減点した上で，IV-1 の判定基準に従う。
　b．劇症肝炎および上記を除く肝疾患の場合は，本診断基準をそのまま適用する。
注 3：「DIC の疑い」患者で，「V　診断のための補助的検査成績，所見」のうち 2 項目以上満たせば DIC と判定する。

VII　除外規定

1．本診断基準は新生児，産科領域の診断には適用しない。
2．本診断基準は劇症肝炎の DIC の診断には適用しない。

（厚生省特定疾患血液凝固異常症調査研究班，1988）

図表 4-41　DIC への対応

〔診療報酬明細書の記載要領「2」⒀〕
診断群分類 120290　産科性播種性血管内凝固症候群及び 130100　播種性血管内凝固症候群（以下「DIC」という）によって請求する場合，以下の内容を「出来高部分」欄に記載する。
ア　DIC の原因と考えられる基礎疾患
イ　厚生労働省 DIC 基準による DIC スコア又は急性期 DIC 診断基準（日本救急医学会 DIC 特別委員会）による DIC スコア
ウ　入院期間中に実施された治療内容（DIC 及び DIC の原因と考えられる基礎疾患に対する治療を含む）及び検査値等の推移

（令 2 保医発 0327 第 1 号より）

ドラインも 2005 年に発表されています)。

2014 年度より，DIC（130100）の分類を決定する場合には，DIC の詳細を記した症状詳記が必須となりました（**図表 4-41**）。あいまいなコーディングの防止とその根拠を問うことで，適切な請求を促すものといえます。項目要件に掲げられたア～ウは，医師がまずコーディングを認識していなければ書けません。

コーディング点検の際の傷病名に DIC が付与されているケースで大きな医療資源を伴った診療については，どうしても DIC を医療資源病名に挙げたくなるところですが，DIC スコアを確認し適切にコーディングを行うように心掛ける必要があります。注意しましょう。

第 5 章　DPC マネジメントの実際

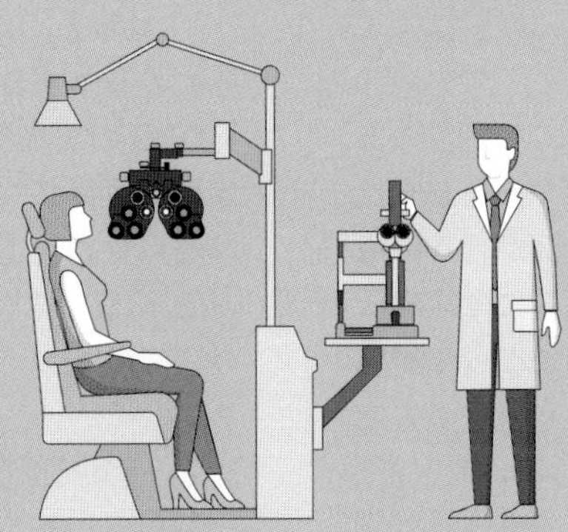

本章では，DPC体制のためのマネジメントについて詳述します。DPCマネジメントというと収益性を求めたコーディングやコスト管理に意識が向きますが，医療の増収の考え方は，従来の出来高算定と同様に，いかに施設基準を充実させるか，医学管理料などの算定を増やすか，また難易度の高い（点数の高い）手術を行っていくかなど，やはり病院機能を高める取組みが基本となります。それがなければ，増収は実現しません。

例えば，急性期病院の課題として，特色のある医療提供体制の構築や機能分化の推進が挙げられていますが，機能分化とは自院が行う医療と他院に任せる医療の区分け，さらには診療所にお願いする患者さんを診療内容によって層別化することになります。これらは，自院の方向性や医師の専門性(行いたいと思っている医療)を中心に自院の特色を生かすことです。

そこでは，DPCデータをもとに，実際に医療を行っていくための地域連携体制や連携パスの作成が関わりをもちます。DPCだから連携が重要だ，連携パスだと，なんだかわからないまま，良いといわれていることを導入しても意味はありません。しっかりとしたデータに基づいた戦略が必要です。ここでは，データの利活用といってもむずかしい統計を指しているのではなく，前述のとおり患者さんの診療を可視化し，診療内容によって層別化することが重要です。簡単なところからいけば，科別に来院経路で分ける，そこから上位疾患別に治療行為で分けるといったものも層別化の1つです。

患者さんの治療内容や状態・病態で分けることができれば最適ですが，それは医師の協力が必要になります。最近では糖尿病の検査値をもとに管理レベルを分け，安定した患者さんを診療所に任せ，専門的管理が必要な患者さんを自院に集め，高度な医療を必要とする特殊な患者さんは大学病院に送るといった診療体制を整備している医療機関も増えてきました。

1．DPC対象病院になるためのポイント

著者は，新規にDPC対象病院となる準備病院から講演を依頼されることがありますが，DPC運用上の主な注意事項として必ず伝えていることは，「DPCになるからといって診療を急激に変化させる必要はない」ということです。確かに運用は大幅に変わるわけですが，医療に対する基本軸は変えないことが重要です。

DPCを導入すると，「入院中に他の疾患の薬は出さない」「とにかく節約する」「クリニカルパスを急いで入院期間Ⅱに合わせて作成する」「出来高との差がプラスにならないものは外来スライドを進める」など，巷で言われているDPC対策を，自院のデータ分析もせずに急いで進めようとする傾向があるのです。

DPCの実施前と実施後の比較評価が行える体制を構築し，しっかりとデータ分析を行い，自院の意識改革を行いながら，じっくりと医療の効率化に取り組むということが，最も望ましい体制です。

2．DPC導入のポイント

図表5-1は，導入時の検討内容を項目ごとに整理したものです。大きな区分で分けると，

⑴ 診療の受入体制を再構築する**「入院診療のスリム化」**

⑵ 診療のコストパフォーマンスを再考し，在院日数の短縮を行い能率的な方向へ導く**「医療資源の効率化」**

⑶ 医師に情報提供を行い，臨床面での対応を検討する**「医療行為の標準化」**

⑷ 増患のための組織力を高め，患者応対をスムーズにする**「広報活動」**

⑸ 病院の方針を確認し，調整を図るための**「院内調整」**

――という5つの対策が必要だと思います。そして，それらの行程が滞りなく行われ一定の成果を収めるためには，取り組む際に担当者を明確にし，各担当者自身がDPCに対する十分な知識を習得することです。医師へ医療行為の標準化の話をすると，「DPCは医療の質を低下させる」と否定的な応対をされる方もいます。医療に限らずプロセスの標準化やスリム化は，常に状況を監視し，質そのものの低下を生むことのないように行うことが基本です。そうした考え方に基づき，ある程度余裕をもったステップで，緩やかな対応で進めることも重要でしょう。

1）導入時の院内への周知方法

DPCを病院内に周知する際に苦労するのが，包括部分と出来高部分の診療報酬算定上のルー

図表 5-1　○○総合病院の DPC 導入スケジュール

大項目	中項目	小項目	日程／担当部門（担当者）	1月上	1月中	1月下	2月上	2月中	2月下	3月上	3月中	3月下	4月上	4月中	4月下
入院診療のスリム化	外来シフト	検査受入体制の見直し	臨床検査部		説明会25日	★	●	体制整備	●						
		画像検査受入体制の見直し	放射線技術科	定例会議	★	●	体制整備		●						
	外来チェック体制	持参薬の確認・調整	看護部	★打ち合わせ	●			体制整備				●			
		診療予約の確認・調整		★打ち合わせ	●			体制整備				●			
		入院中依頼・往診の調整	外来運営会議	外来運営会議17日	★	●		体制整備				●			
医療資源の効率化	検査・処置オーダの省力化	セット項目の検査の見直し	病歴管理室	資料作成 ●—●											
	後発薬	薬事委員会	薬剤部		★16日										
		採用シミュレーション					●	シミュレーション	●						
医療行為の標準化	入院期間・資源調整	ヒアリング	病歴管理室			→	→							→	→
		院内調整						→	→	→	→	→			
		退院調整	医療相談室			★説明会25日									
	クリニカル・パス	パス見直し・作成	パス委員会		★打ち合わせ		★		★						
		導入促進					●	パス大会	●						
広報活動	医療従事者	DPC 通信の発行	病歴管理室	★		★		★		★		★			
	患者説明	リーフレット・ポスター	医事課・病歴管理室				●	作成・印刷	●						
	医事課連携	DPC 会計と患者対応	医事課・病歴管理室			★職員説明会	★	→	→	→	→	→			
院内調整	DPC 導入準備・調整	定期ミーティング	DPC 導入 WG		●	—	—	—	—	—	—	—	—	—	●
		導入シミュレーション	診療部								→	→			
		トップマネジメント	運営会議・経営改革委員会	★			★			★			★		

ルです。DPC導入が間近に迫り一番必要とされるのは，この算定ルールのより具体的な運用を前提とした情報提供です。つまり，何が出来高で算定できて，何が包括化されるのかという括り方の部分とDPCの一連の再入院ルールなど，DPC特有のルールです（p.63，図表 4-7，8）。DPC担当の事務職員は，この情報を医局会や個別の医師，看護師，薬剤師など各職種に対し，広く伝えていかなければなりません。

DPC担当者は，自院の各診療科でポピュラーな治療について，算定が変わる部分を示し丁寧に解説することが大切です。

次に，DPC算定対象外となる形態をしっかりと伝えましょう（p.58，図表 4-4）。たとえば，心肺停止の患者を受け入れる救急部門には，24時間以内の死亡の定義を説明しておく必要があります。造血幹細胞移植が多く行われる診療科（血液内科など）には，DPCにおける移植の取扱いを説明します。緩和ケア・地域包括ケア病棟を併設している病棟のスタッフや病棟管理の看護師長には，対象外病棟に転棟した際の起算日の取扱いや，特に地域包括ケア入院医療管理料および地域包括ケア病棟入院料の算定については詳しく説明する必要があります（図表 5-2）。

図表 5-2　地域包括ケア入院医療管理料および地域包括ケア病棟入院料に転室する場合の条件

DPC 算定対象となる病棟から地域包括ケア入院医療管理料 1 から 4 までに係る届出を行っている病室（一般病棟に限る）に転室した場合，入院日Ⅲまでの期間は，引き続き転室前と同じ診断群分類区分により算定することとし，起算日は当該入院日とする。なお，診断群分類点数表で算定する期間は，地域包括ケア入院医療管理料 1 から 4 までを算定することはできない。
DPC 算定対象となる病棟から地域包括ケア病棟入院料 1 から 4 までに係る届出を行っている病棟（一般病棟に限る）に転棟した場合，入院日Ⅱまでの期間は，引き続き転棟前と同じ診断群分類により算定することとし，起算日は当該入院日とする。

（令 2 保医発 0323 第 2 号より）

基本的にDPCの算定ルールは，事務以外の医療スタッフには，大変わかりにくいものです。必要な情報に絞って，わかりやすく説明することが重要です。

2）導入時の意識改革

DPCを導入した病院は入院医療の質を低下させることなく，医療資源の投入量を考える必要が生じます。もちろん，これまでの医療がまったく資源を考えずに行われてきたわけではありませんが，出来高算定下ではそのつど行われた医療は基本的にすべて請求できたため，経済的な意識は薄かったかと思います。

包括請求になるとコスト意識は強くなり，包括される部分の注射や投薬などは薬価の低いものが求められ，後発薬の採用が検討されます。一方，検体検査や画像診断は，検体検査であれば必要な検査項目のセット内容の見直し，画像検査であれば入院中の撮影回数なども議論されます。術前の一定の検査については，周術期管理体制を見直し，入院前に外来で事前に済ませることが経済的にも入院期間の短縮化にもつながることとして，広く行われています。

大切なことは，こうしたDPCの意識を院内の各部門に迅速に正確に浸透させるマネジメントを行うことです。DPC対象病院では，医師，看護部，薬剤部，検査部，放射線部，事務等が各々の立場から対応や改善が行えるように体制を整えなくてはなりません。そうした取組みに重要な役割を果たすのが，DPCデータです。実績から診療スタイルを分析し，行われている医療を可視化させなければ検討は進みません。病院事務職には，この機能を院内に整備し，診療情報管理部門，医事課，医療情報部と組織の壁を取り払って新しい協力関係を構築することが求められます。

3．適切なコーディングに関する委員会

DPC準備・対象病院は，「適切なコーディングに関する委員会」（以下，DPC委員会）を年4回以上開催しなければなりません（『DPC早見表』p.463）。

1）DPCコーディング委員会の役割

DPC改定に関する講演をする際，全国のどこでも，参加者よりいただく質問として，**適切なコーディング委員会（DPC委員会）**の内容をどのように考えたらいいのかというものがあります。委員会開催回数は，平成28年度改定では年4回に増え，さらに診療報酬の多寡のテーマは禁止され，事例を用いた場合には当該診療科の医師を参加させることなど，設定された条件に対して，実際に何を行っていくことがいいのか，本当に悩んでいる様子が感じられます。

さらに施設基準要件をみると，不適切な場合には是正が勧告され，改善がみられなければDPC対象病院から退出することなども明示されており，この文面からも非常に強いメッセージ性がうかがわれ，委員会の開催内容にかなりの縛りをかけていることがわかります。適時調査などでもこの部分がきびしく指導され，必ず議事録で委員会の内容や開催回数，出席者がチェックされています。

DPCコーディング委員会推進の意味は，DPCデータの精度が課題とされているためです。基本的に診断群分類の仕組みは，集められたデータを集計し統計処理を行って，資源配分（診療点数）が行われていますので，正確なデータは必要不可欠です。そして，**DPCデータ精度向上**のためには，コーディング（点検）運用の体制部分とコーディングを正確に行うための組織を成長させる**DPC委員会の役割が重要**なこととなってくるのです。

この方針に沿って，DPC委員会にはコーディングの標準化を行うための教本（コーディングテキスト）の使用や事例の検証には当該科の医師（診療側）を交え，多職種で議論を行うことなどを詳細に指示しています。

2）コーディング体制と精度管理

医療機関は，この大きく強化されたDPC委員会の背景にある意図を理解し，日々のコーディング体制からみえる課題や対応といったものに真摯に向き合う必要があります。

ここで，2015年度実施された中医協のDPC評価分科会の特別調査で明らかにされた**"望ましいコーディング体制"**がたいへん参考になると考えます。DPC委員会の内容をみていくうえで，まずはコーディング精度を保つ運用について，確認しておきたいと思います。DPCの点検体制には次のようなことが求められる点がみえてきます。

・コーディングチェックをする診療情報管理士

に医事請求業務のスキルがあること

- **医事会計（EFファイル情報）と医療行為より傷病名の妥当性を確認し，診療録の記載を参考にチェックを行う手順があること**
- **診療内容と病名に不一致があれば医師に確認し，診療情報管理士による日々の退院時コーディングチェック体制をしいていること**
- **コーディングの精度チェックに市販のDPCシステムを活用していること**

3）適切なコーディング体制のポイント

2014年のDPC評価分科会では，機能評価係数Ⅱなどの適切な見直しのための特別調査（ヒアリング）が実施されました。このなかで適切なコーディングのための視点として，コーディング委員会の活動状況が報告されています。特に実際の請求で用いられたレセプト上のコーディングと**特別調査側がEFファイルから自動で求めた，「機械的コーディング（オートコーディング）」とを突き合せ，相違率（乖離率）を求めた**ものは，非常に興味深いものでした。

なかでもきわめて相違率が低く，適切なコーディング体制が整っていると考えられる医療機関から，コード決定のプロセスやコーディング委員会の活動状況を概説した資料が公開されていますが，DPC請求においてとても参考になるものですので，まずはみてみましょう。

この医療機関のコーディング体制をみると，次の部分に特徴があると思われます。

図表5-3の4点をみると，**力を入れる部分と流す部分を明確に決め，めりはりの効いた効率的なコーディング点検に努めている**ことがわかります。月末の定期チェックや日々の退院処理は，全件くまなくみることは大変なことで，精査するポイントを決め効率的に進めることが重要です。

また，担当者のスキルとしては，**医療知識と医事算定の知識を有していることが必須で，機械的なチェックを利用しながら精度を高めていく**こともDPC担当者には求められていることがわかります。

一方，機械チェックによってコーディングの精度をみることが，DPC評価分科会で行われることを鑑みれば，DPC対象病院が日常の点検業務内に手術・処置等1，2の機械チェックを入れることも必須と考え，点検体制を整備していかなければならないと思われます。

すでに多くの医療機関が機械的チェックソフトを導入していますので，未整備なところは，現状を病院側に報告して購入を検討すべきではないかと思います。

4）DPC委員会のテーマの実例

さて，コーディング体制におけるDPCの精度管理に引き続いて，次はDPC委員会の内容について考えてみましょう。

著者の病院では，改定に伴いDPC委員会を**図表5-4**のような内容構成で開催することにしています。毎回監視する指標を定例指標として決め，それ以外にもコーディングテキストに関連するテーマをピックアップして自院の状況を監視する**コーディング検証**を設定しました。さらに暫定調整係数が廃止される次期改定に備えることや，DPC制度そのものの仕組みの概説なども，院内に周知する意味も含め，テーマに入れることにしました。

特に定例指標を何にするのかについては，保険診療指数に関わる一般的によく行われている詳細不明コード（ICD）の発生割合や，重症指数に関係するDPC請求点数と出来高請求点数の

図表5-3　コーディングの精度が高い医療機関の特徴

- ●コーディングチェック担当者が医事請求業務と診療行為に対する知識を有している
- ●手術・処置等1，2に係る行為ならびに副傷病名に対し，特別なチェックを入れている
- ●コーディングの検証に対し，コーディングチェックソフトと診療情報管理士の精査を能率的に活用し，その結果をもって医師に最終決定を促している
- ●日々のなかで症例の難易度別に濃淡をつけ，判断のむずかしいものについて集中的にチェックを入れている

図表5-4　DPC委員会の内容構成例

1．定例指標の設定
　継続して監視する
　目標値を決める
　改善策や課題を明確に示す
2．コーディング検証
　コーディングテキストに関連した分析
　事例を用いた検証（DPCソフトの活用）
　返戻事例などの対応
3．DPC制度の仕組みや最近の話題
　DPC評価分科会（総会）の動向
　他の研修会，学会等の報告

差をみる基本的分析，7日以内の再入院の適用状況，入院期間をみる指標としてのDPC期間Ⅱと自院在院期間とを比較した分析や，期間ⅠとⅡで退院した患者割合の科別比較など，随時指標となるものを検討し，一歩一歩，増やしていくこととしています。読者のなかには，DPC請求点数と出来高請求点数の差をみる分析について，診療報酬の多寡を検討するようなこととして禁止されているのではないかと心配する方もいるかと思います。出来高差をみる指標は，科別に評価することやDPCコード別に集計するなど，変動の原因（症例）となる事例を押さえながら傾向をつかみ，個別事例の検証まで入れば多寡の議論には抵触しません。その過程では，**コーディングエラーを中心に検証し，精度向上を前提とする**ことも忘れてはいけません。その際，診療報酬点数の優位なほうの視点だけで議論を進めると，まさにこれが「診療報酬点数の多寡」に関わることになります。この違いをしっかりと理解することが大切です。

ここで，実際に委員会で使用した資料をご紹介します。**図表5-5**は「**詳細不明コード（ICD）の発生割合**」に添付した資料です。基本となる資料は，発生割合を月別に折れ線グラフで表したものや，診療科別の発生割合を一覧表で示したものになりますが，資料を示しただけで終わらせてしまっては，単なる報告にしかなりません。つまり，発生割合は一向に低下することはないのです。**図表5-5**は，詳細不明コードが付いている傷病名マスターから，もっとも使用頻度の多い疾患から上位10疾患をピックアップし，発生件数の横に「置換え区分」を記号で示しています。

置き換え区分とは，傷病名を再考して置換えが可能な病名をAという記号で示し，置換え不可能な病名をC，どちらともいえないものをBで示しています。たとえばこの資料で「慢性腎不全」はN 18.9で詳細不明コードに落ちるが，末期腎不全N 180であれば避けることが可能，慢性心不全I 50.9は不可で，うっ血性心不全I 50.0はよいといった議論を委員会で話し合う際に用いる資料です。そして，改善効果のパーセンテージは，この病名が改善された場合には，詳細不明コード割合がどの程度まで落ちるのか，その改善の度合いを示しているのです。目標設定をつくり実施するのに非常に有用な資料になります。

実例を示しましたが，著者は委員会を開催し議論する場合には，ある程度，改善に結びつく分析を試み，対策を決められるように資料を工夫する必要があると考えます。単なる報告で終わったり，方向性がみえないあいまいな資料を提出するのは，混乱を招くもとですので注意が必要です。

4．コーディング委員会に対する指導・監査ポイント

1）コーディング委員会のマネジメント

続いては**適切なコーディング委員会**について，マネジメントの視点で考えてみましょう。

図表5-5　詳細不明コードへの取組み資料

置換え区分
A　置換えできる
B　要判断
C　置換えできない

部位不明・詳細不明コード　上位10疾患

No	病名	ICD 10	件数	月/件数	置換え区分	改善効果（11.4%）
1	慢性腎不全	N 189	161	13	A	10.4%
2	慢性心不全	I 509	62	5	A	10.1%
3	急性心不全	I 509	42	4	A	9.8%
4	脳梗塞・急性期	I 639	40	3	A	9.6%
5	心不全	I 509	36	3	A	9.4%
6	急性心筋梗塞	J 219	35	3	A	9.2%
7	イレウス	K 567	33	3	C	9.0%
8	関節リウマチ	M 0690	31	3	B	8.8%
9	脳梗塞	I 639	29	2	A	8.6%
10	急性腎不全	N 179	29	2	B	8.4%

適切なコーディング委員会の設置は，通知「DPC制度への参加等の手続きについて」（令2保医発0327第6号）で定められています（『DPC早見表』p.460）。**開催数は年4回以上とされているほか，委員構成や審議内容まで厳格に規定**されています。医療機関は，これらが適正に実施されていることを証明する記録を保存しなければなりません。

コーディング委員会に関するマネジメントとしては，大きく分けると**指定条件（回数・委員の構成）と審議内容（テーマ）の2つのポイント**があります（図表5-6）。ここで，コーディング委員会に対する保険診療の指導・監査ポイントがどこにあるのか見てみましょう（図表5-7）。

まず，図表5-7の①は委員会の目的についてです。委員会の活動目的は，**標準的な診断および治療方法について院内で周知を徹底し，適切なコーディングに導かれるように教育すること**です。したがって，**コーディングの違いによって診療報酬請求額の違い（多寡）を議論することは適切ではない**と指摘しています（②）。不適切な例としては，事例ごとの出来高との点数差を計算し，点数の低い事例に対するコーディングの変更を議論することなどが挙げられ，これまで広く行われてきた代表的なDPC分析の1つがきびしく指摘されています。

一方，③・④は委員構成の不備を指摘しています。このあたりは，既存の他の委員会をコーディング委員会とみなすことを促している一方，**構成メンバーの適切性は厳格に見ている**ことが窺えます。

昨今，医療従事者は様々な委員会への出席を求められていて，業務に支障が出ています。このあたりを考慮して，コーディング委員会を他の委員会と合同で行うことが認められているわけですが，実際に議論する症例に携わった医師等の参加（④）という条件を満たすために不定期に各科医師の参加を求めるのは，診療の調整が伴うこともあり，むずかしい部分もあります。そのため，「当該症例に携わった医師等」の妥協点として，全診療科の医師が多数出席する委員会をコーディング委員会とみなすなど，委員構成の工夫が求められます。

2）コーディング委員会のテーマ設定

最後に，適切なコーディング委員会のテーマ

図表5-6　適切なコーディングに関する委員会（DPC対象病院基準）

（①～④略）

⑤　適切なコーディングに関する委員会（以下「コーディング委員会」という）を設置し，年4回以上（開催月と同月内に2回以上開催した場合，2回目以降の開催は当該基準である4回には含めない）当該委員会を開催しなければならない。なお，当該委員会は毎月開催することが望ましい。

また，DPC調査等において，コーディング委員会の開催を確認できなかった場合は，確認後1月以内にコーディング委員会を開催するとともに地方厚生（支）局へ使用した資料を提出する。

コーディング委員会とは，標準的な診断及び治療方法について院内で周知を徹底し，適切なコーディング（適切な診断を含めた診断群分類の決定をいう）を行う体制を確保することを目的として設置するものであって，診療報酬の多寡に関する議論を行う場ではないことに留意する。コーディング委員会の開催に当たっては，コーディングに関する責任者の他に少なくとも診療部門に所属する医師，薬剤部門に所属する薬剤師及び診療録情報を管理する部門又は診療報酬の請求事務を統括する部門に所属する診療記録管理者を構成員とし，実症例を扱う際には当該症例に携わった医師等の参加を求めるものとする。

なお，病院内の他の委員会において，目的及び構成員等がコーディング委員会の要件を満たしている場合には，当該委員会をコーディング委員会とみなすことができる。ただし，当該委員会の設置規程等に適切なコーディングに関する事項を明記し，適切なコーディングに関するテーマについて，年4回以上，委員会を開催する。当該委員会はコーディング委員会と同様，毎月開催することが望ましい。

また，コーディング委員会開催時には，「DPC/PDPS傷病名コーディングテキスト（厚生労働省保険局医療課）」を活用することが望ましい。

（下線筆者）

令2保医発0327第6号

図表5-7　コーディング委員会に対する指導・監査のポイント（保険診療確認事項より抜粋）

①　コーディング委員会が，適切な診断を含めた診断群分類の決定を行う体制を確保することを目的として設置されていない。
②　委員会が，診療報酬の多寡に関する議論を行う場となっている。
③　委員会の構成員に診療部門に所属する医師・薬剤部門に所属する薬剤師・診療録管理部門または請求事務部門に所属する診療記録管理者が含まれていない。
④　実症例を扱う際に，当該症例に携わった医師等の参加を求めていない。
⑤　年4回以上開催していない。

設定について改めて考えてみましょう（**図表 5-7 の①②**）。診療報酬の多寡の議論については，前述したとおり適切ではないとされていますが，では，「適切なコーディング」とされる「標準的な診断及び治療方法」や「適切な診断を含めた診断群分類の決定」とは，どのような意味なのでしょうか。

これは第一に，**医師がコーディング決定を行うこと**を示しています。医師自らがコーディングを認識して決定しているのか，医事が診療報酬の多寡を見て決定していないか ── を確認し，それらの運用を定着（周知）させることが狙いなのです。したがって，コーディングのブレをなくすために「**DPC/PDPS 傷病名コーディングテキスト**」を活用することが望ましいとされていますが，実際は，**このテキストを用いてコーディングの検証を行うことを求めている**のです。

筆者はこのあたりを考慮して，当院のコーディング委員会では，**図表 5-8** のような検証項目を独自に設定し，これらの検証を繰り返して実施することを年間計画に盛り込んでいます。ぜひ参考にしてみてください。

5．DPC を活用したマネジメント

1）DPC マネジメントの核心

読者の方々で，DPC マネジメントとは，入院中の資源投入量を削減（節約）することだと考えている方はいないでしょうか。

著者は，過去に厚生労働省「チーム医療推進方策検討ワーキンググループ（WG）」に委員（診療情報管理士）として出席しました。この WG は，医療関連職種が結集して各役割を明確にし，チーム医療を推進させる活動が目的でした。このなかで，当時の近森病院理事長・院長の近森正幸委員から，DPC マネジメントに役立つ重要な指摘がありました。

それは，DPC 制度下の病院経営は，従来の出来高のころのように医療資源をただ投入するのではなく，「**各職種の労働生産性を最大にして診療の効率性（質）を高めていくことにある**」という趣旨の意見がありました。著者は，これが DPC マネジメントの核心だと思いました。事例として，NST のチーム活動が抗菌薬の使用を減少させたということが紹介されましたが，その成果としては，最も抗菌薬の使用額の多かった 2003 年に比べ，NST の活動が顕著になった 2007 年以降は総額で 50％以下にまで下がったといいます。チーム医療推進の一例として挙げられた内容ではありますが，DPC マネジメントの核心に触れるものではないかと著者は考えます。

つまり，医療資源の投入状況やバラツキを他院と比較するだけで終わらせるのではなく，チーム医療推進を目的に，クリニカルパス導入とチーム医療の成果を数値（アウトカム）として評価していくことができれば，効果的な DPC マネジメントにつながると思うのです。

2）開始段階のポイント

DPC を活用したマネジメントを展開する際には，４つの情報が必要になります。

- **病院運営に係わる情報**
- **診療報酬請求に係わる情報**
- **届出している施設基準の情報**
- **チーム医療活動の情報**

常に経営的な視点に立って分析を行っていくためには，院内で何が起きているのか，どのような経営上の舵取りが行われようとしているのかを把握し，当該年度の事業計画・月の収支・日々の患者数統計などの情報が手元になければ，本当の意味での役立つ分析は行えません。また，医師に関しては休暇や学会，入退職の情報も重要で，診療科全体で何が起きていたのかを知ることも必要です。

3）事例を絞る分析法

毎年，年度末を迎えると，どの病院でも，当該年度の診療科の実績と次年度の取組みなどを議論する時期になるのではないでしょうか。診療科の収入が思うように伸びなかった，売上げが減った，病床利用率が落ちた，患者数が目標に届かなかったなど，思わしくない現況に対して理由を聞かれることも少なくないでしょう。また，具体的に診療行為を指定され，数値が落ちた原因を明らかにする課題を課されるなど，DPC 担当者には，かなりのプレッシャーがかかります。そこで，どのように分析し次年度へつなげるのか，著者の考え方と方法論を説明してみましょう。

DPC 分析に限らず，入院に関する分析を行う際には，ある程度対象を絞り込む必要がありま

図表 5-8　コーディング委員会検証計画

No	コーディング検証	検証目的	検証方法	計算式
1	播種性血管内凝固症候群の適正	DIC コーディングの適正化の検証	①当院の DIC の分類の症例数を他院と比較 ②DIC 分類のなかでも重症分類（リコモジュリン）について他院と比較 ③DIC 分類のなかで医療資源投入量が乏しい事例を抽出し，検証 ④DIC 分類登録数（症状詳記に診断基準の添付が義務化したことで）の傾向	①分母＝全症例数 ①分子＝DIC 分類の登録症例数 ②分母＝DIC 分類の登録症例数 ②分子＝DIC 重症分類（リコモジュリン）症例数 ③分母＝DIC 分類の症例数 ③分子＝DIC 分類処置等なし症例数 ④DIC 分類数の月別件数
2	医療資源病名を「疑い」とする対応		①医療資源病名が疑い病名である症例数を他院と比較 ②登録数の多い「肺がんの疑い」について，他院と比較 ③「肺がんの疑い」症例に対し，診療録で確定診断の有無を検証	①分母＝全症例数 ①分子＝疑い病名の登録症例数 ②分母＝疑い病名の登録症例数 ②分子＝肺がんの疑い登録症例数 ③肺がん疑い症例数
3	副傷病名，医療資源病名以外に存在する，または発生するほかの病態	副傷病名の登録数増加を推進	①副傷病名の登録数集計 ②糖尿病の薬剤投与と病名登録を検証 ③認知症の薬剤投与と病名登録を検証	①様式１の診療科別傷病名登録数 ②分母＝膵臓ホルモン剤・糖尿病薬投与症例数 ②分子＝糖尿病の病名登録症例数 ③分母＝抗認知症薬投与症例数 ③分子＝認知症の病名登録症例数
4	詳細不明・部位不明コード	部位不明・詳細不明コードの減少のための検証	①部位不明・詳細不明コードの登録数集計 ②保険診療指数 10%以上の登録数の検証 ③頻度別登録数の疾患絞込み集計	①部位不明・詳細不明コード数 ②分母＝全症例数 ②分子＝部位不明・詳細不明数 ③疾患別（ICD）発生数集計
5	確定した診断によらず傷病名が選択されている例	がんの治療を実施しているのにも関わらず，一部の症状，徴候（好中球減少症等）で選択していないか検証	①医療資源病名「好中球減少症」かつ，他にがん病名の登録がある症例数を施設間比較（ベンチマーク） ②症例ごとに診療録を検証	①医療資源病名「好中球減少症」かつがん病名 ②電子カルテ上で妥当性を目視
6	「呼吸不全」と医療資源病名	原疾患と症状病名の妥当性検証	①医療資源病名「呼吸不全」かつ，酸素投与がある症例を施設間比較（ベンチマーク） ②症例ごとに診療録を検証	①医療資源病名「呼吸不全」かつ酸素投与症例 ②電子カルテ上で妥当性を目視
7	「心不全」と医療資源病名	原疾患と症状病名の妥当性検証	①医療資源病名「心不全」かつ，併存疾患に急性心筋梗塞，心筋症の病名登録がある症例数を施設間比較（ベンチマーク） ②症例ごとに診療録を検証	①医療資源病名「心不全」かつ併存疾患に急性心筋梗塞，心筋症の病名登録症例 ②電子カルテ上で妥当性を目視
8	「症状，徴候および異常臨床所見・異常検査所見で他に分類されないもの（以下「R コード」という）」	診断が確定しているにも関わらず漠然とした兆候による傷病名の選択をしていないかを検証	①全症例数に対する R コードの分類症例数 ②R コードの分類数を他院比較 ③各事例ごとに診断が確定していないかカルテ記事を確認	①分母＝全症例数 ①分子＝R コードの分類症例数 ②R コード分類症例数 ③電子カルテ上で妥当性を目視
9	「手術処置等の合併症」を医療資源病名とする場合	手術・処置等の合併症を医療資源名とする場合の理由があるか検証	①医療資源病名が手術処置等の合併症の症例数を他院比較 ②入院後発症病名に手術処置等の合併症の病名登録がある症例数を他院比較 ③各事例ごとにカルテ記事を確認し理由を明らかにした	①分母＝全症例数 ①分子＝医療資源病名に手術処置等の合併症の症例登録数 ②手術処置等の合併症の症例数 ③電子カルテ上で妥当性を目視

す。例えば，平均在院日数の変動を漠然と病院全体で見ても意味はありません。また，厚労省のDPC調査結果と自院の結果とを比較する，今年度の月別のデータを前年同月で比べることなどは広く行われており，この数値は，傾向を知るうえで重要な意味をもつことはありますが，やはり具体性に欠けるため行動に直接結び付けることはできません。行動に結び付ける具体的対策が検討できるための症例としては，診療内容がある程度類似し，数量も安定した事例を扱う必要があるのです。その一例として，診療科ごとの対策を検討する場合，DPCデータを14桁区分別に件数の多い順にならべ，上位収入額の80%を占める分類をピックアップします。そのなかから，次の視点で2，3例を決めます。

①平均入院期間がDPCの入院期間Ⅱより短いもの

②症例ごとの1日平均単価が大きく異ならないもの

③医療資源のかかり方が明確で単純なもの

この3つの視点に合致した事例をピックアップし，診療の実態を示します。クリニカルパスが適用されている疾患であれば，見直しも行いやすいでしょう。

著者なら，まず何をするかと尋ねられれば，入院までの前方の分析を行っておきます。例えば来院の形態をみれば，紹介状を持参してきた患者なのか，かかりつけの患者か，緊急入院か，救急車搬送かなどを簡単に把握することができます。患者数が減っている原因をつかむには，前方の原因をある程度分析し，並行して手術が減っていないか，医師の配置が減ったのかなどを調べる必要があります。入院前方の情報をつかむことで患者を集めるためのアプローチがみえてきます。診断群分類を用いて，より具体的に的を絞って考えることが重要なのです。

4）目標数値を意味付ける重要性

入院患者の数値的な目標は，前年度実績を基準に設定している病院が多いのですが，その目標達成のため個々の医師や診療科は何をどのように努力すればいいのかが曖昧で，具体的な行動に結び付かないといった意見があります。

そのような漠然とした数値に対し，DPCデータに基づき具体的に意味付けを行った方法の一つを以下に紹介します。最終的には診療科へフィードバックし，成功した事例です（外科の1月平均入院患者数の目標値）。

図表5-9　外科事業目標とターゲット

外科　事業目標と入院患者の関係
●平均入院患者数：32人　→　960人/月
●平均在院日数：12.24日　→　78人/月
●構成比から優先順位：ターゲット10→68%　53人

ある病院の外科の1日平均入院患者数の目標値は，前年度の売上げから算出して32人と設定されていました（**図表5-9**）。1カ月の延べ患者数にすると960人になります。科の平均在院日数の実績が12.24日とすると，月の実患者は78人となります。この数値を漠然と示しても効果は期待できないでしょう。そこで，**図表5-10**のように外科が行った治療行為をDPC上6桁分類別（疾病ごとの分類）に集計し，件数の多い順に構成比（外科全体の売上げに占めるDPCごとの売上げの割合）から疾病のターゲットを絞りました。DPC上位6桁の分類までみると，累積構成比は68.5%まで達しました。これらを対象（**図表5-11**）に53人（外科目標値78人の68.5%）を累積構成比から配分し，疾患と結び付けます。これで，月の対象疾患と数値が明確となりました。例えば，鼠径ヘルニアの手術を受ける患者は月6名を目標とすることが明らかになりました。

数値は実運用に照らし，具体化することで行動に結び付くものです。

多くのDPC対象病院において，在院日数短縮によって病床稼働率が下がり減収になったため，急いで在院日数を引き延ばしたということをよく聞きますが，在院日数の短縮と増患を車の両輪のようにともに動かすことが大切です。具体的なアプローチで増患対策を打てば，大きな増収につながります。

5）平均在院日数のマネジメント

DPCデータを使った平均在院日数のマネジメントを考えてみましょう。

DPC対象病院では，DPCデータ分析ができることによって明らかに症例ごとの入院日数の可視化が推進されます。

図表5-12は平成30年度DPC導入の影響評価に係る調査「退院患者調査」の資料です。経年的にみた在院日数の変化になりますが，DPC対象病院もDPC準備病院も，著しく短縮され

図表 5-10　外科 DPC 上位 10 疾患の構成率

No.	DPC 6 桁	DPC 6 桁（疾患名）	件数	包括総収入（合計）	出来高総収入（合計）	差額（合計）	増減率	構成比	累積構成比
1	060035	結腸（虫垂を含む）の悪性腫瘍	116	¥72,963,446	¥69,197,406	¥3,766,040	5.4%	20.5%	20.5%
2	060040	直腸肛門（直腸 S 状部から肛門）の悪性腫瘍	61	¥39,879,406	¥40,272,276	¥−392,870	−1.0%	11.2%	31.7%
3	060160	鼠径ヘルニア	52	¥15,803,368	¥15,819,468	¥−16,100	−0.1%	4.4%	36.1%
4	060150	虫垂炎	44	¥19,110,320	¥18,377,130	¥733,190	4.0%	5.4%	41.5%
5	060335	胆嚢水腫，胆嚢炎等	36	¥22,982,450	¥22,916,490	¥65,960	0.3%	6.5%	48.0%
6	060100	小腸大腸の良性疾患（良性腫瘍を含む）	35	¥4,583,060	¥4,902,630	¥−319,570	−6.5%	1.3%	49.3%
7	060050	肝・肝内胆管の悪性腫瘍（続発性を含む）	23	¥13,118,434	¥12,339,424	¥779,010	6.3%	3.7%	53.0%
8	090010	乳房の悪性腫瘍	23	¥14,487,980	¥13,967,030	¥520,950	3.7%	4.1%	57.1%
9	060020	胃の悪性腫瘍	21	¥30,244,670	¥29,066,880	¥1,117,790	4.1%	8.5%	65.6%
10	060210	ヘルニアの記載のない腸閉塞	15	¥9,979,028	¥9,966,548	¥12,480	0.1%	2.8%	68.4%
全体			426	¥243,152,162	¥236,825,282	¥6,326,880	2.7%	68.5%	68.4%

図表 5-11　外科 DPC 上位 10 疾患の月当たりの目標患者数

No.	DPC 6 桁	DPC 6 桁（疾患名）	件数	目標%	目標値	構成比	累積構成比
1	060035	結腸（虫垂を含む）の悪性腫瘍	116	27%	14	20.5%	20.5%
2	060040	直腸肛門（直腸 S 状部から肛門）の悪性腫瘍	61	14%	8	11.2%	31.7%
3	060160	鼠径ヘルニア	52	12%	6	4.4%	36.1%
4	060150	虫垂炎	44	10%	5	5.4%	41.5%
5	060335	胆嚢水腫，胆嚢炎等	36	8%	4	6.5%	48.0%
6	060100	小腸大腸の良性疾患（良性腫瘍を含む）	35	8%	4	1.3%	49.3%
7	060050	肝・肝内胆管の悪性腫瘍（続発性を含む）	23	5%	3	3.7%	53.0%
8	090010	乳房の悪性腫瘍	23	5%	3	4.1%	57.1%
9	060020	胃の悪性腫瘍	21	5%	3	8.5%	65.6%
10	060210	ヘルニアの記載のない腸閉塞	15	4%	2	2.8%	68.4%
全体			426		53	68.5%	68.4%

図表 5-12　DPC 病院の在院日数の経年変化（年度）

施設類型	2014	2015	2016	2017	2018
大学病院本院群	13.66	13.35	13.11	12.79	12.43
DPC 特定病院群	12.27	11.98	11.81	11.62	11.44
DPC 標準病院群	13.01	12.60	12.27	12.04	11.86
DPC 準備病院	13.56	13.23	13.02	12.78	12.66
出来高算定病院	13.15	13.91	13.84	13.82	13.57

たことがわかります。その原因として，DPC 診療報酬点数の 3 段階逓減方式がもたらす影響はもちろんですが，**患者 1 人 1 日当たりの単価が DPC 制度によってかなり具体化・可視化したために，それを受けて在院日数短縮の方向に傾いた**のではないかと考えています。DPC の在院日数退縮の方向性は，具体的には，**図表 5-13** からわかるように，退院日を基準とした入院期間別の単価が算出できるようになり，入院患者の診療報酬データの可視化が進んだことが大きいと思われます。この単価の違いによるインパクトはたいへん強く，病院経営においては，**DPC 期間別に見た病床の利用状況**が重要な指標になります。

この際に用いる指標（ものさし）は，DPC 分類ごとに指定されている入院日Ⅰ，Ⅱ，Ⅲにな

図表 5-13　DPC 期間別１日単価

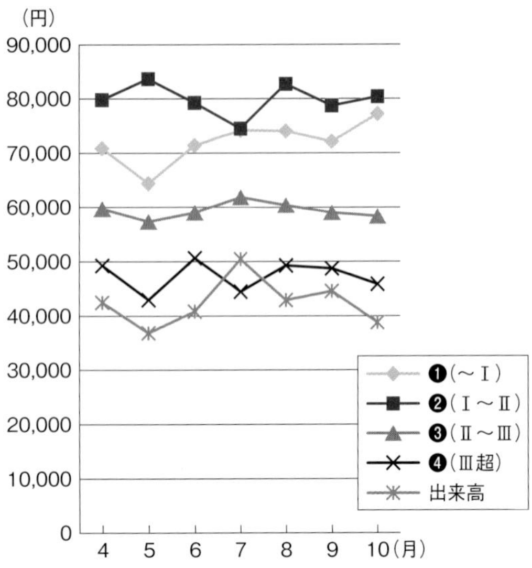

図表 5-14　DPC 期間別割合

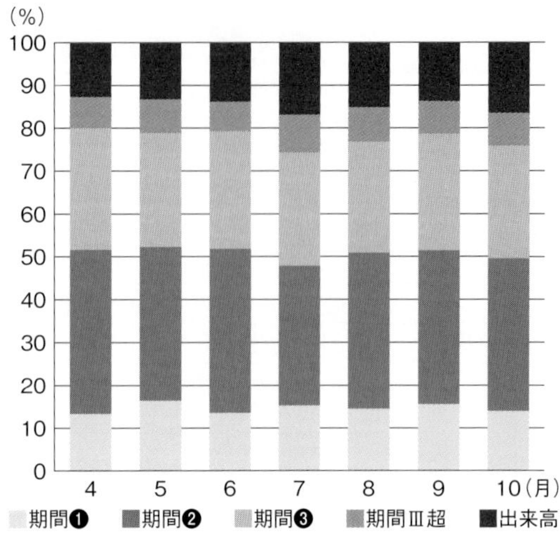

ります。退院したそれぞれの患者の在院日数をDPC 分類ごとに定められている３段階の入院期間で可視化し，入院期間Ⅱを全国的な平均期間として評価するのです。基本的に入院患者の在院日数は，クリニカルパスでコントロールされているものを除き，病名や病態，個人の病状や治療内容によっても異なってくるものですが，DPC 分類ごとに設定されている入院期間をものさしにして見ることによって，自院の傾向が見えてきます。例えば，**図表 5-14** は，DPC 期間別の割合をみたものです。このような資料が提供され毎月の変化がわかると，在院日数に対する意識は敏感になります。特に退院調整担当者や医療連携部門は，問題意識をもつようになります。そうなると以降は，診療側に指標化した資料を定期的に見せることで，在院日数は一定のレベルで効率的に回ると思います。

これは，あくまで著者の経験によるものですが，読者のなかには，このような指標はDPC 分析ソフトで簡単に出せるが，それを医師に見せてもまったく反応を示してくれないといった経験がある方もいると思います。このような分析指標を効果的に使用するためには，発信する組織が最も重要なポイントと考えます。つまり，**医事からの情報提供ではなく，病院経営幹部からのメッセージ**と受け止めてもらえるようにする必要があるのです。

著者の医療機関では，院長直下に**病院経営分析**が行われ，その状況は病院全体に伝えられるようになっています。

活動・推進の場ができると DPC 分析は非常に進めやすくなり，協力が得やすくなります。

6）病床利用率の維持と平均在院日数短縮

中医協総会で毎年公表される「退院患者調査」の結果報告より，病床利用率について取り上げてみましょう。まず，病床利用率の数値について考えます。

DPC 退院患者調査で用いられる病床利用率の分子となる患者数の数値は，（正式な計算式は公開されていませんが）様式１の入院日・退院日を用いて対象期間の延べ入院患者数を算出していると思われます。この**延べ入院患者数を医療機関の病床数(延べ数)で除した数×100 が病床利用率**となりますが，病床数は様式３に登録された病床数が使用されていると推測します。

病床利用率の集計（**図表 5-15**）は，退院患者調査のモニタリング項目（定例報告）として毎

図表 5-15　病床利用率の年次推移　（年度）

施設類型	2014	2015	2016	2017	2018
大学病院本院群	81.4%	82.4%	82.4%	82.9%	82.3%
DPC 特定病院群	85.4%	85.4%	85.7%	86.3%	85.9%
DPC 標準病院群	79.4%	79.6%	80.0%	81.2%	81.0%
DPC 準備病院	76.9%	76.7%	76.4%	78.3%	78.6%
出来高算定病院	77.2%	75.7%	76.5%	76.9%	76.5%

※施設類型毎に退院患者数を包括払いの対象となる病床数で除した値（合併分割病院など年間データでの欠損が存在する医療機関は除く）

第5章　マネジメント

回評価が行われていますが，今回の報告では「**全ての病院類型において若干の減少はあるものの，ほぼ変化はない。また特に経年的な傾向は見られない**」という分析評価が行われています。

この資料をみるときに注意しなければならない視点は，「病床利用率はどこの病院でも重要だから維持されているのか」と漠然と考えるのではなく，むしろ平均在院日数との関係をみながら状況を理解する必要があります。というのは，平均在院日数は「全ての病院類型において毎年短縮傾向が認められている。また，DPC病院の平均在院日数はその他の病院よりも短い」ことが明らかにされています。

つまり，「**DPC対象病院は，平均在院日数を短縮しながら病床利用率を維持している**」ということなのです。平均在院日数を短縮するということは，基本的に患者ごとの在院期間を短くする必要があるわけですので，入院患者数が変らなければ病床利用率は下がってしまうものです。この分析結果からみえてくるものは，DPC対象病院の大半が新規入院患者を増やし，病床の回転率を上げてきたことです。このことは，病院経営に大きく貢献することになり，入院1日当たりの患者単価が上昇し，入院収入が拡大するといった結果に結びつくのです。

さて，ここで病床利用率を上げるための病院の取組み（マネジメント）について考えてみたいと思います。著者の経験では，病床利用率が7割台の病院は，新規入院患者の確保が大きなテーマで，いかに病床を埋めるか，極端な在院日数の短縮よりも，ある程度空床にならないように在院日数をコントロールすることに比重が置かれているようにみえます。

一方，**利用率が9割を超える病院は，病床管理に対するマネジメントが行き届いている**ことが多く，在院日数の短縮のためのクリニカルパスの活用や適切な入院期間のためのDPC分析，病床利用率向上のための同日入退院の推進が図られているようです。特に**同日入退院の推進**は，退院した当日に別の入院患者を受け入れるための体制整備が必須で，患者確保ができていても，受け入れる病棟の準備と病床管理の組織化，入退院のための医師の意識が整わなければ実現されません。

著者は，**毎月の同日入退院状況を診療科別，病棟別に可視化して情報提供**を行っています。こうした情報提供は，病棟を担当する医師や看護師長の意識を変えることにつながるため，地味なこととはいえ常にくり返し根気よく行っていく必要があります。高い病床利用率の背景には，病院一体となったマネジメントが動いている可能性があるのです。

では，一方で，7割台の病院においては，どのような方策が一番なのでしょうか。前述したように，在院日数のコントロールによって，多少退院日を延長する病院も少なくないと聞きます。しかし，やはりDPC対象病院としては，同じように**病床を高回転させる方策**をみつけることが第一ではないかと思います。

急性期の医療はDPCデータによって病院が提供する医療の状況は丸見えになっていて，仮に空床を恐れて在院日数を引き延ばしたとしても，DPCの標準的な入院日数（期間Ⅱ）の尺度と平均的な医療費の比較によって，診療密度が薄い診療を行っていることがわかってしまいます。つまりきびしくみれば，病床が過剰ではないかという考えに至る可能性があります。

7）収入増のためのマネジメント着手法

収入を考えるDPCマネジメントとは，言い換えれば診療収入を伸ばすためにDPCデータを活用するということになります。病院には多くの制約があり，収入増といっても単純ではありません。当然，病院の専門性や機能，病床数，医師の数や看護師の数は違いますし，事業計画や事業目標といった部分は状況によって異なります。収入増のための方策といっても，アプローチも戦略も違います。しかし，そのなかで著者がすぐに思いつくのは，DPC区分14桁ごとの出来高算定額とDPC算定額を比較して，マイナス傾向にあるものを分析していく，深追いの分析方法ではないかと思います。この深追いの分析で重要なことは，分析の目的・対応・大義名分をはっきりさせてから取りかかることです。どのような目的で分析を行っているのか，相手方はどう対応すればいいのかを明らかにし，病院としてその活動が推進されていることを公の会議で院長なり事務長が説明しなければなりません。病院の管理者は，DPC担当者に分析ソフトを買い与えれば，それで経営に寄与するDPC分析が行われると考える節があります。

しかし，DPC 分析に着手する前に，十分な分析が行えるための環境を整えることが大切です。

初めて DPC 分析に取りかかる場合には，院長からお墨付きをもらい，権限委譲をされた担当者として診療科と関わることをお勧めします。診療科の責任者は，往々にして自身が診療に関わる度合いが少なく管理意識が高いため DPC 分析に協力的になるものですが，一方，肝腎な入院診療を担う現場の中堅医師はモチベーションがバラバラで，なかにはコスト意識がない攻撃的なタイプや逆に気力のない方もいます。その一方で，相当な算定知識をもち DPC 分類に詳しい医師もいて，DPC 担当者側が萎縮してしまうような場合もあります。DPC 担当者が，そうした状況で多様な疾患に向かい，医事の算定を含めて医師と対等に話すには，相当な体力と気力が要ります。したがって，しっかりとしたバックアップ体制なくして，DPC 分析は行えないのです。

では，どのような目的で DPC 分析を行うのでしょう。例えば，科の診療目標を決める場合，分析が基になれば大変現実的で効果的です。また，ある科の医師が退職して，その影響を検証するときや，収入が減少し病院に大きな変化が発生したようなとき，原因を探る意味で DPC 分析は必須となります。そうした場合に DPC 担当者は，分析のなかから自身で一定の原因や結論を得ようとします。しかしそれは，時間に余裕があって，ある程度 DPC 分析を重ねてきた経験者にはいいのですが，急を要する場合や DPC 分析の初心者には適切ではありません。

まずは，診療科の件数や収入の大きな代表的疾患に限定し，診療科の患者，すべての個々の入院期間，出来高算定額，DPC 算定額，その差額を表にして医師に提示することから始めましょう。医師は差額の大きなマイナス事例などに対して注目し，大きな資源がかかった理由を臨床的に説明するので，それを診療のバリアンスと考え，その説明をしっかりと受け止め，記録することが重要です。そして，最も標準的な治療パターンの患者を特定し，さらに医師の希望や疑問を聞き出し，その結果を次回のテーマとして DPC 分析を進め，何度もフィードバックするのです。このような方法を採ると，医師とのコミュニケーションも良好になり，何のために分析を行っているのかが明確となり協力が得られるのです。

8）医師へアプローチする際の視点

次に，各診療科へ実際にアプローチしていく際の基本的な考え方について説明します。著者は，そのマネジメントを行ううえで，

①データ分析にあたっては，目的を明確にし，抽出された問題点については対策まで検討し提示すること

②現状を知るだけの分析では意味がないこと

この 2 つの点を肝に銘じています。安易にデータを出せば，医師からは“それで何をすればいいの？”と言われてしまいます。例えば，**図表 5-16** だけを提示したと想定してください。患者ごとの入院から退院までの在院期間を入院期間Ⅰ以内，入院日Ⅱ以内，入院日Ⅲ以内，入院日Ⅲ超の 4 区分に分けて月別に集計してグラフ化したもので，簡単に分析ソフトで表すことができます。しかし，DPC 担当者は，このグラフだけで何が言いたいのでしょうか。そして，これを見た医師は，何をすればいいのでしょうか。

DPC では入院日Ⅰの点数が高いから入院日Ⅰ以内が増えればいい，また，入院日Ⅲ超は長期入院だから減らせばいい ── そのような理解でこのグラフを用いても意味がありません。重要なことは，**図表 5-16** のような各入院期間の分布割合が，自院にとってどうなることが収益的に望ましいのか，ということです。自院の DPC 分類の構成，期間別診療実績，単価等から望ましい入院期間の分布を見つけ出し，入院日Ⅰ以内の割合を 30％と目標設定した場合，不足の 18％を入院日Ⅱ以内のどの DPC をターゲットにしたほうがいいのか，より内容を具体化させるのです。大切なことは，ターゲットを見つけ，改善点や問題点を検討できる場に乗せることです。

9）数値から実態を明らかにする説明

著者は，「数値は重要な指標。しかし数値だけに頼り，数値だけを見て現場の実態を知らないのでは分析はできない」── つまり，数値から事実を明らかにする視点が重要であると考えています。

例えば，**図表 5-17** は胆管結石のベンチマークの図です。横軸が入院期間，縦軸が出来高と DPC との 1 症例当たりの差額の平均を示し，そ

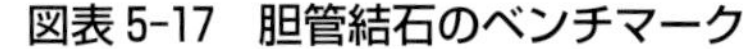

図表5-16　入院期間区分割合　図表5-17　胆管結石のベンチマーク

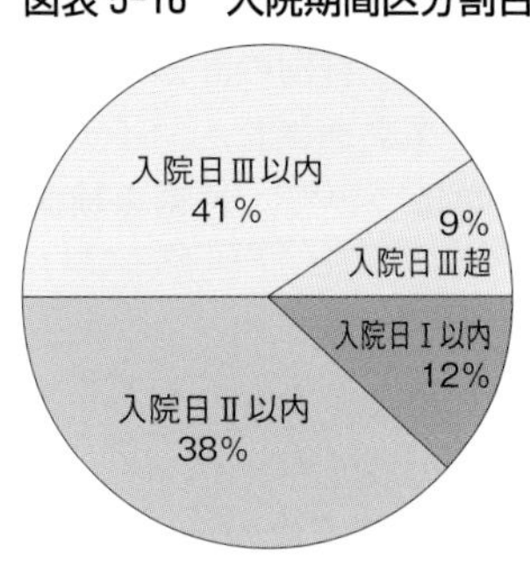

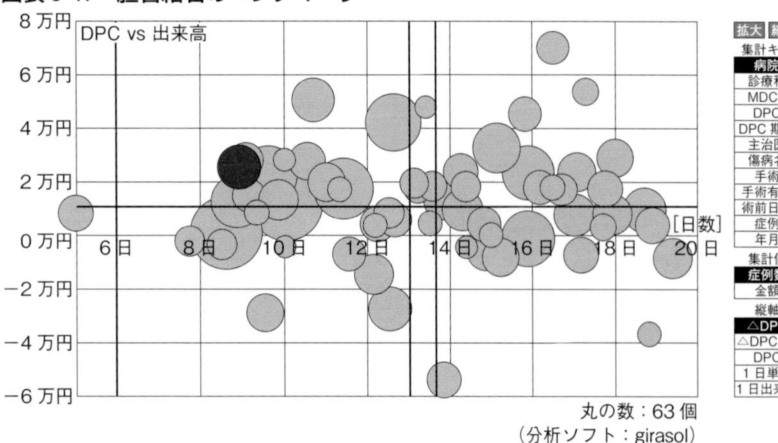

れぞれの◯が病院を示し，◯の大きさが症例の数を表しています。このベンチマークで何が言えるのか，臨床の医師に伝える情報は何か，また，どのような現状があって現在の数値があるのか ── を現場の実態を押さえながら最善の方向へと導かなくてはなりません。

著者がこの図表を説明する場合には，まずベンチマーク全体の入院期間の平均を伝え，入院期間Ⅱの日数，そして自院の入院期間を比較します。出来高との比較についても，自院ばかりではなく他院をみて，他院のなかでも短い入院期間の施設，長めの施設の出来高との差を踏まえて傾向を話します。さらに，**図表5-17**は060340胆管（肝内外）結石，胆管炎におけるK 6871内視鏡的乳頭切開術のベンチマークですので，基本となる診療の特徴を押さえます。例えば，①腹痛などを訴え，緊急入院が多いこと，②クリニカルパスが導入されていること，③対象となる診療科の病床利用状況を把握し，入院期間が短くなっていることの理由 ── を明らかにします。つまり，入院期間が短いことが計画的に操作されているのかを知ることが重要です。計画的ではなく，ただ何となく短いというケースでは，入院期間にばらつきがみられ，診療内容に片寄りがみられることがあります。そのような場合には，クリニカルパスの検討が次なる対策として考えられるのです。

10）考察を添えたデータの提示

図表5-18は，ある疾患の診療報酬データから，同じDPC 14桁コードにおける包括算定部分の平均月額の推移（1日単価）をみたもので

図表5-18　同一DPCコードにおける退院患者の包括部分の月平均金額（1日単価）

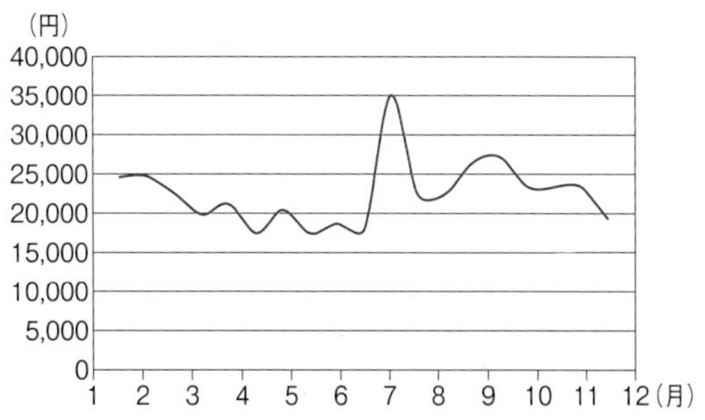

す。月の入院単価の変動をみたものと同じような考え方ですが，DPC算定で包括されてしまう部分を出来高金額で換算し，算定した場合の月平均をみています。これは，いわゆる診療密度を表します。

さて，グラフが描いた変動は，何を表しているのでしょうか。包括部分の金額が上がった理由を，どのように考えればいいのでしょうか。まずは，直接みえてくる要因を明らかにする必要があります。同じ疾患の件数が増えた，件数は横ばいで在院日数が短くなった，件数が減り在院期間も短くなった ── などです。そして，その増減の変化の理由を追求する。データが意味するところを探すことは，病院の規模が小さければ容易で，逆に規模が大きいほどむずかしいものです。いずれにしても，**分析は何のために行っているのかを明確に，現れた変化をただ示すのではなく，考察を添えて提示する**ことが重要です。数字的な要因が明らかであれば2軸のグラフで示し，相関していることを視覚や統

計的に説明することも効果的です。

医師は，基本的に根拠のない曖昧なことを嫌い，データ，分析から示されたものを信用します。DPC 担当者は，この点をしっかりと理解し，院内の情報を常に入手できるような環境を整えましょう。

11）DPC 改定の影響分析法

読者の皆さんは，DPC 改定をどのように分析しているのでしょうか。一言で DPC 改定の分析といっても，①**DPC 点数の影響，分類の改定に伴う日数の評価，診療体制への影響分析など収益面をテーマにした問題と，②医療機関別係数，地域医療係数，DPC 影響度調査など DPC 制度の変更による問題** ── といった観点に分けて考えることができるのではないでしょうか。後者は比較的取り組みやすく，実態を会議などで知らせることで済むのかと思います。一方，前者は非常に難易度が高く，DPC 改定による新旧点数の比較からみた診療への対策，入院期間からみたクリニカルパスの見直しなど，病院の診療体制そのものに関わる重要な影響を伴います。こうした点を十分注意し，分析と情報提供を行わなければなりません。

改定の時期には，DPC 点数の影響について「当院の入院は○○％上がった」という話を聞くことがあります。これは DPC 改定による影響評価と考えがちですが，よく内容を聞くと，前年度総収入額（月平均）と新年度４，５月の月の入院収入を比較した数値であることが往々にしてあります。このような比較では，DPC 改定の影響以外に，新しい施設基準の取得や手術点数のアップなど全体の影響が含まれてしまいますので，DPC 改定による影響分析とはいえません。著者が考える DPC の影響分析は，その後の個別分類ごとのマネジメントにつながる詳細な分析に基づいて行われていなければ意味はありません。具体的には，個々の患者ごとに新分類，旧分類のコーディングを行い，その一つひとつの結果から全体の評価をしなければなりません。これが，病院の実態を正確に分析できる DPC 改定の影響評価と考えます。

たとえば，個々の実例比較を行うことができれば，入院期間の比較も簡単に行えます。最近は DPC 分析ソフトで対応が可能となってきています。**図表 5-19** は DPC ストライカー〔(株) CGI メディカル〕というソフトをベースに改定の影響を分析したものです。科別の評価から，マイナスの診療科をピックアップし，マイナスの影響のある DPC 分類について，対策を検討するように進めます。

一方，最近の DPC 分析システムは，インターネットを通じて無償で利用できるものもあります。たとえば，株式会社 girasol の「ふくろくん」というソフトは，改定前・改定後の DPC 分類別の日当点の新旧比較を折れ線グラフで表示することが可能です。高価なソフトを購入しなくても分析を進めることができ，診療科の主な治療がどのように影響するかの資料を作成して，必要に応じて提供することができます。それをもとに，在院日数の見直しのマネジメントにつなげることも想定できます。

改定の分析は，スピード感が何よりも重要ですので，かなり手の込んだ資料を時間をかけて作成するよりは，大まかでもいいので，改定後の４月，５月に速報として間に合うように進めることが大切です。

12）１入院期間で１つの請求方法

2016 年度改定で，マネジメントに関係の深い DPC 算定ルールの見直しが図られました。

その一文は次のとおりです。

- **診療報酬の請求方法は，患者の退院時に決定された請求方法をもって一つの入院期間において統一するものとする。**

また疑義解釈においては，次のように表現し，１つの入院期間の判断は退院時に決定することで DPC 分類ならびに入院日Ⅲ以降の算定を明確化させています。

> **問 13-8**　入院日Ⅲを超えて包括評価の算定対象病棟に入院している患者が再び診断群分類区分に該当すると判断された場合は，再度包括評価の対象となるのか。
>
> **答**　診療報酬の請求方法は，患者の退院時に決定された請求方法をもって一つの入院期間において統一するため，再度包括評価の対象となる。

第5章　マネジメント

図表 5-19　病院全体の影響試算（全体＆診療科別）

［調査期間］
2015 年 1 月～2015 年 12 月
※「改定による請求金額差異」は［「改定後請求金額合計」－「改定前請求金額合計」］で計算
※「改定による請求金額差異率」は［「改定後請求金額合計」/「改定前請求金額合計」］で計算し，少数第 2 位まで表示
※「改定前平均入院尺度」と「改定後平均入院尺度」は［「患者毎の入院尺度の合計」÷「患者件数」］で計算し，少数第 2 位まで表示

※平成 28 年度改定 DPC 診療報酬体系影響試算（病院全体）

病院全体 （試算使用医療機関別係数「1.3077」）	件数	改定前請求金額合計	改定後請求金額合計	改定による請求金額差異	改定による請求金額差異平均	改定による請求金額差異率	合計在院日数	平均在院日数	改定前平均入院尺度	改定後平均入院尺度
	7,607	7,513,905,390	7,505,122,298	−8,783,092	−1,155	99.88%	101398	13.3	2.04	1.81

※平成 28 年度改定 DPC 診療報酬体系影響試算（科別）（件数順に表示）
※改定前後 DPC 包括患者のみで集計

	診療科		件数	改定前請求金額合計	改定後請求金額合計	改定による請求金額差異	改定による請求金額差異平均	改定による請求金額差異率	合計在院日数	平均在院日数	改定前平均入院尺度	改定後平均入院尺度
診療科別	010	内科	2,510	2,380,315,002	2,388,013,708	7,698,706	3,067	100.32%	32499	12.9	1.88	1.65
	110	外科	1,056	1,843,839,360	1,844,860,850	1,021,490	967	100.06%	12371	11.7	1.76	1.65
	220	産婦人科	889	378,568,014	365,689,724	−12,878,290	−14,486	96.60%	8429	9.5	1.98	1.89
	120	整形外科	596	631,639,554	634,609,544	2,969,990	4,983	100.47%	12025	20.2	2.08	1.94
	310	泌尿器科	533	343,340,250	342,222,770	−1,117,480	−2,097	99.67%	7210	13.5	2.44	2.06
	070	循環器科	501	467,064,058	464,338,378	−2,725,680	−5,440	99.42%	7435	14.8	2.37	2.08
	100	小児科	489	215,557,200	217,088,329	1,531,129	3,131	100.71%	4502	9.2	2.57	1.95
	150	脳神経外科	377	400,743,738	399,138,108	−1,605,630	−4,259	99.60%	6200	16.4	1.78	1.68
	170	心臓血管外科	220	572,805,996	570,098,496	−2,707,500	−12,307	99.53%	5059	23.0	2.72	2.27
	280	神経内科	129	115,843,066	114,650,716	−1,192,350	−9,243	98.97%	2551	19.8	2.16	1.91
	240	耳鼻咽喉科	121	50,687,834	50,773,634	85,800	709	100.17%	870	7.2	1.90	1.78
	300	皮膚科	86	34,319,012	33,971,395	−347,617	−4,042	98.99%	860	10.0	1.95	1.82
	130	形成外科	53	27,189,580	27,638,130	448,550	8,463	101.65%	580	10.9	2.36	1.93
	620	新生児科	30	40,156,560	40,198,960	42,400	1,413	100.11%	678	22.6	2.71	2.08
	230	眼科	17	11,836,166	11,829,556	−6,610	−389	99.94%	129	7.6	1.51	1.65

この退院時に決定された請求方法をもって一つの入院期間に統一させる場合，月またぎのケースでは前月分などのレセプトを取り下げ対応（返戻）することも想定されます。この点は，特に診療上の入院期間のマネジメントにも関わる部分です。臨床サイドにも情報提供し，長期入院患者のマネジメントを改める必要があるかもしれません。しっかりとした認識で取り組まなければなりません。

13）医薬品の適応外使用

さらに保険診療の部分になりますが，DPC マネジメントにおいても適切な薬剤の取扱いは重要な部分です。以下，適応外の診療について取り上げてみたいと思います。まず保険診療の審査については，A・B・C・D の記号を用いて査定が行われていますが，査定理由の各記号の意味は**図表 5-20** のとおりです。

一般的には，A 査定という表現を用いますが，たとえば適応外の処方が審査で問題とされた場合には，A 査定か C 査定となります。この対策として，いわゆる保険病名（レセプト病名）を付けることが医療事務のなかでは行われるといわれますが，この対応はたとえ各月の審査が通ったとしても，個別指導等の調査が入れば，**保険病名は不適切な診療行為**として取り扱われ，**図表 5-21** のようなかたちで自主返還の対象となります。一方，DPC/PDPS の包括請求の場合は，薬剤や検査といった包括部分はレセプトには表示されないためみえなくなりますが，適応外の考え方は一緒です。

では，適応外とは，どのような考え方なのでしょうか。そもそも，保険適応でない医療行為は禁止されており，医薬品の先進的な実施や投

図表 5-20　査定理由に用いられる記号

A＝適応外
B＝過剰・重複
C＝その他の医学的理由
D＝算定要件

図表 5-21　自主返還の対象額

・適応外投与と指摘した薬剤に係る薬剤料の全額
・用法外投与と指摘した薬剤に係る薬剤料の全額

与は，治験や先進医療という括りのなかで取り扱われ，研究であれば各医療機関の倫理委員会等を通して適切な運用が行われるようにきびしく規制されています。

しかし，医療事故が起こり，ある大学病院の高度医療が，倫理委員会を通さずに実施され，さらに保険適応外にもかかわらず保険請求していたということがわかり大きな問題になりました。

先進医療は，保険診療部分に先進医療としての自費部分をプラスして患者請求できる，いわゆる混合診療を公的に認めた保険外併用療養費制度ですが，この根本にある混合診療禁止の考え方は，保険診療に保険診療外（適応外）の医療行為を混ぜて行うことを禁じていて，もし混ぜるのであればすべてを自費で行わなければならないこととされています。たとえば入院診療が混合診療となる場合，入院から退院までの全額を自費としなければなりません。

一方，薬剤に対する適応外については，大変複雑です。基本となる考え方は，保険適用が認められた医薬品の場合には，**添付文書に記載されている効能・効果，用法・用量を守り使用することがルール**であり，適応外使用とはこの定められた範囲を越えて使用することをいいます。ここで重要な部分は，研究目的であれば前述と同様の考え方で，臨床試験として倫理委員会に諮り，研究費の範疇で処理することになります。

研究ではなく，医学的見地から最善の医療を選択するうえで，やむを得ず適応外使用を行う場合には1970（昭和55）年の厚労省通知（旧厚生省）**「55年通知」（図表5-22）**という有名な通知文が考慮されます。この通知の考え方は，適応外使用を，“個々の症例ごとに個別に保険適用の可否を判断（例外的対応）する”という医師の裁量権に委ねたものとなっており，つまりは医師の判断によって，適応外使用を認めることを指しています。この条件として**図表5-23**があり，**国内のエビデンスと薬理作用の範囲が重要**な条件となっています。このような適応外の例外的対応が認められているため，保険請求の際に症状詳記が記載され，外国の文献ではなく国内の論文やガイドラインが添付されるのです。

また，適応外使用を専門的・医学的見地から

図表5-22　適応外薬に係るいわゆる「55年通知」

保発第51号
昭和55年9月3日

社会保険診療報酬支払基金理事長　殿

厚生省保険局長

保険診療における医薬品の取扱いについて

保険診療における医薬品の取扱いについては，別添昭和54年8月29日付書簡の主旨に基づき，下記によるものであるので通知する。

なお，医療用医薬品については，薬理作用を重視する観点から中央薬事審議会に薬効問題小委員会が設置され，添付文書に記載されている薬理作用の内容等を充実する方向で検討が続けられているところであるので申し添える。

記

1．保険診療における医薬品の取扱いについては，厚生大臣が承認した効能又は効果，用法及び用量（以下「効能効果等」という）によることとされているが，有効性及び安全性の確認された医薬品（副作用報告義務期間又は再審査の終了した医薬品をいう）を薬理作用に基づいて処方した場合の取扱いについては，学術上誤りなきを期し一層の適正化を図ること。
2．診療報酬明細書の医薬品の審査に当たっては，厚生大臣の承認した効能効果等を機械的に適用することによって都道府県の間においてアンバランスを来すことのないようにすること。

図表5-23　医薬品を適応外使用する際の条件

・国内で承認され，再審査期間が終了した医薬品
・学術上の根拠と薬理作用に基づく適応外使用

判断し，広く適応が認められている薬剤が審査側からも出ており，**審査情報提供事例（社会保険診療報酬支払基金** http://www.ssk.or.jp/shinryohoshu/teikyojirei/index.html**）医科82事例，薬剤251事例**が公開されています。これは審査側で認めた適応外になります。これらの適応外の対応（考え方）について，**図表5-24**の資料が厚労省より出ています。非常にわかりやすいので，参考にしてください。

14)「地域医療構想ガイドライン」とDPCデータ

1．地域医療構想ガイドライン

「地域医療構想ガイドライン（2015年3月）」をみてみます。このガイドラインは一見すると，2025年に向けて病床区分（高度急性期・急性期・回復期・慢性期）の将来像を示唆する医療政策的な資料のように捉えられ，DPCの実務担当者

図表 5-24　医薬品適応外使用の考え方

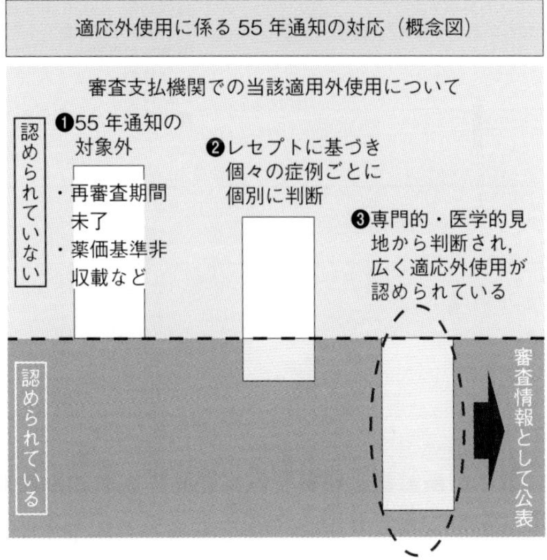

や医事職員には直接関わる部分がわかりにくいと感じられるかもしれません。まず，病床の機能区分を行ううえで現状を分析するための医療データは，レセプトデータおよびDPCデータが用いられていることを認識する必要があります。

つまり，DPC調査やデータ提出加算で提出しているDPCデータが使用されるということです。特に高度急性期・急性期・回復期は，医療資源投入量が見える「患者に対して行われた診療行為を診療報酬の出来高点数で換算した値」が使われます。当然，**病床機能報告制度**によって各医療機関から報告された機能区分と地域医療構想としてあるべき姿に導くための分析が地域（都道府県）ごとに行われます。**診療報酬による経済的な誘導や施設基準の縛り**も想定されるため，近い将来，各医療機関は自院の病床の考え方を整理し，新たな病床区分を組み直すことが迫られるのではないかと思います。

このような背景を抑えながらこのガイドラインをみると，**DPCデータを用いて自前で積極的にデータ分析**することの必然性がみえてきます。効率性の分析や複雑性の分析，1日当たり包括点数，入院経路や転院先とDPC情報の分析，患者居住地の地域分布などに加え，今後は**病棟区分ごとの分析**も戦略的で有用な情報になります。

入院基本料も病棟単位での議論が行われてい

図表 5-25　地域医療構想の策定プロセス

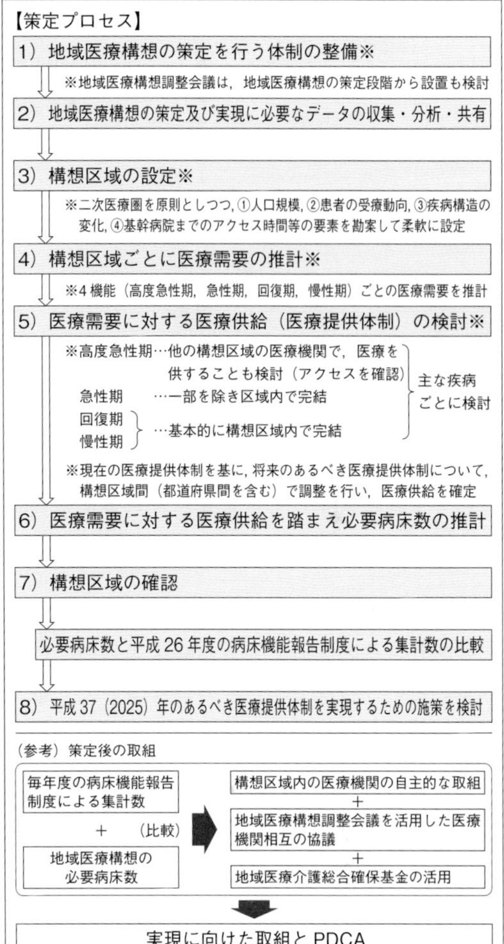

ることなども考慮すれば，患者の重症度をより深く，病棟レベルや疾患（DPC分類）ごとにみることが重要な意味をもつことになるかもしれません。**図表 5-25** に地域医療構想の策定のプロセスを載せましたので，これからの動きに注目してみていきましょう。

2．病床の機能別分類

著者は2015年，東京都の地域医療構想に係る初めての会合に参加しました。

実施に際しては，二次医療圏ごとに「協議の場」が設けられ，今後活発に開催されるそうですが，著者が出席した会合は，キックオフ前の事前説明会になります。「協議の場」はその呼称を「**地域医療構想調整会議**」といいますが，なかにはこの会議の場について，それぞれが生き残りをかけて病床の奪い合いをする場所という印象をもたれる方もいるようです。しかし，実

図表 5-26　病床機能報告による報告結果と必要病床数の推計

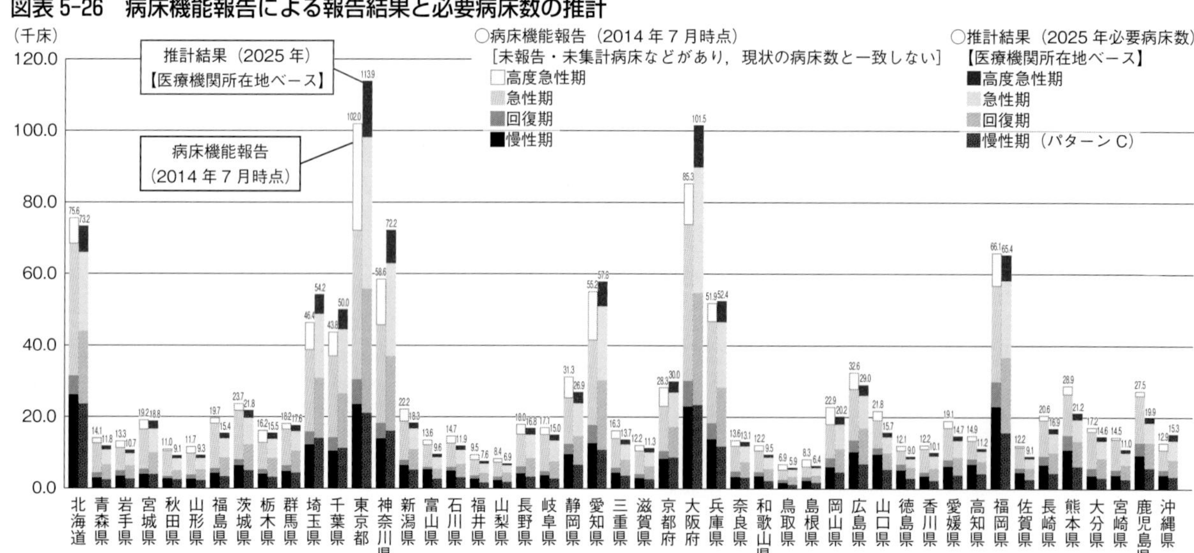

〔医療・介護情報の分析・検討ワーキンググループにおける検討内容（松田晋哉）より〕

際のところ都心部では病床がまだまだ不足状態でもあり，その一方で地方は病床過剰のところも多いという状況です。その点について，推計を基に算出した資料も公表されています（**図表 5-26**）。

この資料は，医療機関が自院の保有する病床機能について，高度急性期機能をもった病床として運用しているか，急性期機能，または回復期や慢性期機能であるのかを自主的に判断して報告した結果に対し，地域医療構想の**病床機能判断基準**に基づいて，当時 10 年後（2025 年）の**必要病床数の推計値を都道府県別に比較**したものです。

左の棒グラフより右の棒グラフのほうが高くなっている地域が病床不足の生じるところですが，大都市をもつ都道府県にその傾向が強くみられることがわかります。一方，棒グラフが全体に比べて低く，病床数が少ない地方では，右の棒グラフが低くなる傾向がみられます。**推計より実際の病床数が多いところは，今後，病床削減の対応が求められる**可能性があることがわかります。

また，不足する都心部においても病床区分の捉え方には大きな開きがみられ，例えば東京都をみると高度急性期の病床は過剰であり，回復期の病床が不足することが認識できます。つまり，自院では高度急性期と捉えていても，急性期に替わることやさらに急性期から回復期へと切り替わる可能性を意味するものといえます。

図表 5-27　病床の機能別分類の境界点の考え方

	医療資源投入量	基本的考え方
高度急性期		
	C1 3,000 点	救命救急病棟や ICU，HCU で実施するような重症者に対する診療密度が特に高い医療（一般病棟等で実施する医療も含む）から，一般的な標準治療へ移行する段階における医療資源投入量
急性期		
	C2 600 点	急性期における医療が終了し，医療資源投入量が一定程度落ち着いた段階における医療資源投入量
回復期		
	C3 225 点	在宅等においても実施できる医療やリハビリテーションの密度における医療資源投入量 ただし，境界点に達してから在宅復帰に向けた調整を要する幅の医療需要を見込み 175 点で推計する
※		

※在宅復帰に向けた調整を要する幅を見込み 175 点で区分して推計する。なお，175 点未満の患者数については，慢性期機能および在宅医療等の患者数として一体的に推計する。

（地域構想ガイドラインより）

この地域医療構想の病床区分の推計の基になっている判断基準はどのようなものかというと，診療報酬の点数をベースとする医療資源投入量を考え方の基礎とします。分析データは，**図表 5-27 のように 1 日の医療資源投入量によって病床機能が区分**されます。この医療資源投入量とは，DPC 請求でいう出来高換算点数ですので，いかに DPC データが重要であるのか，日々の請求データの有用性が理解できるのではないでしょうか。

今後は，あらゆる場面で DPC データやレセプトデータがますます利用され，医療政策を支える根拠となることは間違いありません。地域医療構想の分析結果をみると，そのことに確証がもてます。

病床区分の再編成は，**図表 5-28** の４つのステップにより進められています。このような時代を迎え，医療機関はたいへんきびしい 10 年間を乗り切らなければなりません。病院経営サイドもどのように舵取りをすればよいか，判断に迷うことも多くなると思います。

しかしよく考えてみると，**地域医療構想が DPC データやレセプトデータに基づいて分析が行われ，評価や検討が重ねられる**のであれば，率先して情報分析を推進させることができます。受身で後手に回るのではなく，攻めの姿勢で対応する考え方でいくことが重要です。

そもそも**医療機関側にも十分にデータは揃っている**のです。最近，診療情報管理体制や電算部門の強化を図っている医療機関が多くみられます。これらはいち早くデータ活用の準備をしているのかと思います。

図表 5-28　病床区分の再編成ステップ

構想区域における現状と推計の差を把握し，医療機能別の過不足の見通しについて確認

ステップ1　比較

病床機能報告制度（集計）　地域医療構想（推計）

病棟単位で報告される医療の内容に基づいて，個々の医療機関・病棟の状況を把握

ステップ2　医療機能の検討

病床機能報告制度（個票）

医療機関の自主的転換を促すとともに，医療機関相互で協議。基金の活用についても提案

ステップ3　自主的転換　協議　各医療機関　基金　地域医療構想調整会議

2025 年まで PDCA サイクルを回しながら，医療機能の分化と連携の推進状況を検証

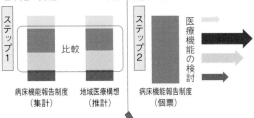

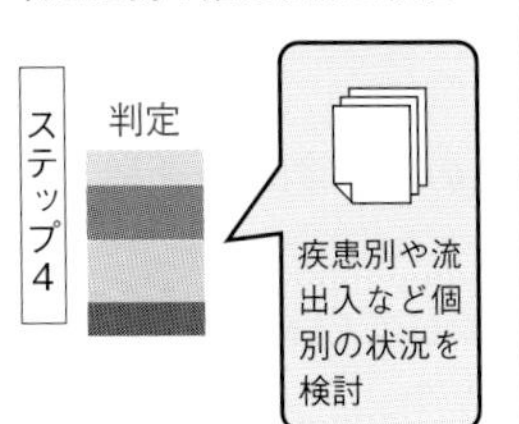

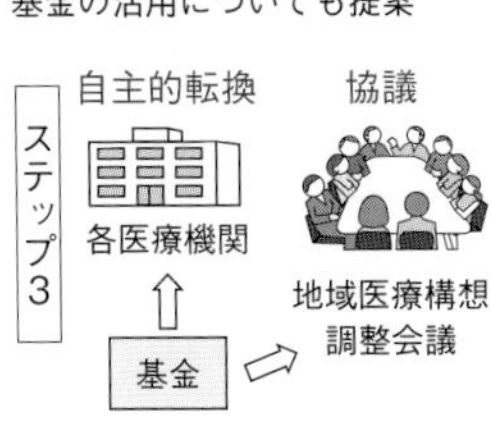

（地域構想策定ガイドライン等に関する検討会資料より）

３．病床機能の具体的な分析

ここで著者の取組みを紹介します。まず，これらの動きをみて，病院経営会議にいくつかの分析資料を提出しました。それ以前に，一番まずいと感じたことは，病院の上層部が「うちの病院は大丈夫」，「うちは高度急性期の病床を維持できる」と信じていることでした。

そこで最初に，病床機能報告制度の高度急性期病床数は 19 万床であるのに対し，地域医療構想の推計結果（2025 年）は 13 万床となっており，６万床が削減される可能性があること，そして急性期病床も 58 万床→ 40 万床（18 万床減）になることを説明しました。

また，東京都が病床不足の地域であるといわれていますが，高度急性期の病床は減らされる可能性があることも併せて説明します。そして重要なことは，自院で現在，**高度急性期（3000 点以上）の医療資源投入がある病床が全体的にどの程度占めているのか**であると強調しました。実際に試算してみると，病院全体では 20% 程度とそれほど多くないことがわかり，都内の有名病院で 50% 程度であることから，高度急性期の入院を増やしていく必要性があることを認識してもらうことができました。

では，どのように増やしていくのかについては，やはり診療科別の評価を行い，**貢献度の高い診療科と貢献度の低い診療科を分けて“見える化”**することが効果的であると考えます。**図表 5-29** は，診療科別に高度急性期の病床割合をみたものですが，かなり大きな差があります。

この高度急性期の医療資源投入量の 3000 点以上を算出する計算方法は「患者に対して行わ

図表 5-29　高度急性期区分の該当割合（診療科別）

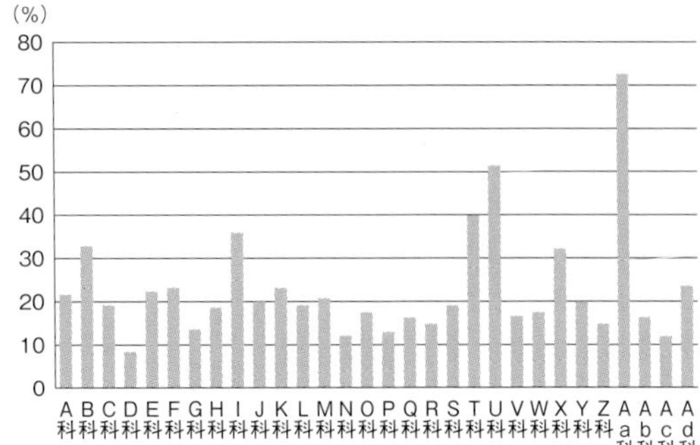

図表 5-30　効率性係数と複雑性係数の診療科別評価

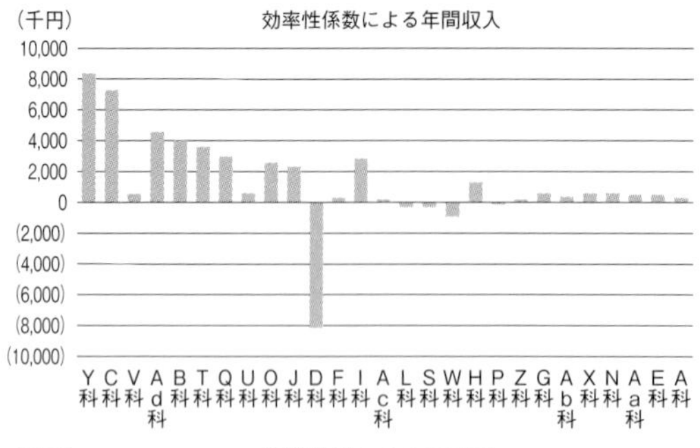

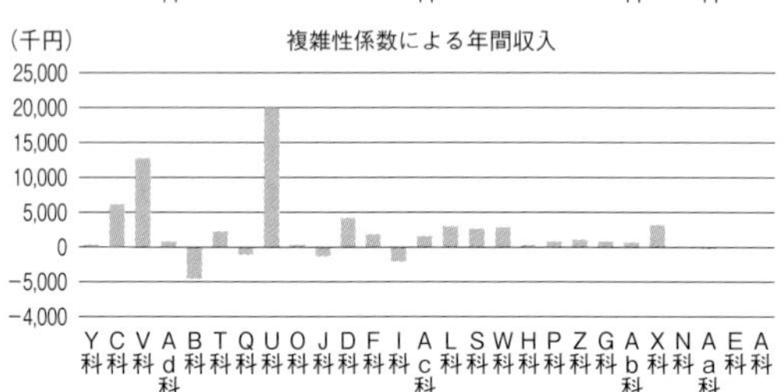

れた診療行為を1日当たりの診療報酬点数（入院基本料相当分およびリハビリテーション料の一部を除く）で換算した値」と説明されており，いわゆるDPCの診療密度の考え方に似ています。入院期間のなかで3000点を超える診療日を多くするということは，**効率性係数を上げる在院日数短縮の取組みや高点数の分類を増やす複雑性指数の取組みと対策が一致する**ところですので，DPCマネジメントがひいては地域医療構想に繋がると理解することが重要です。

このような主旨を経営会議で説明し，**図表5-30**の効率性係数と複雑性係数の診療科別年間収入を公表し，将来的な側面も含めながら診療科の貢献度を明らかにしました。ただ単に機能評価係数Ⅱの評価を示すよりもたいへん理解しやすいマネジメントにつながるのではないかと考えています。

6．マネジメントの実践例

1）医師への病名の意識づけ

DPC請求の基本は，医師の病名づけに対するマネジメントになります。正しく病名をつけるためには，病名に対する意識づけが重要です。**図表5-31**は著者が考えている医師への病名の説明ポイントです。これを資料として配付し，次のことを強調するようにしています。

- **病名づけは，医師の記載義務であること**

図表 5-31　医師への病名意識づけのポイント

○病名記載義務

医師法施行規則

第23条　診療録の記載事項は，左の通りである。

一　診療を受けた者の住所，氏名，性別及び年齢

二　病名及び主要症状

三　治療方法（処方及び処置）

四　診療の年月日

○診療録の記録（証拠）としての重要性

医師の過失の有無が問題となる医療過誤訴訟において，患者の病状やこれに対する治療方針等を記載した診療録が重要な証拠資料となることは当然であり，診療録に記載された内容にそって事実認定がなされるのが通常である（カルテ改ざん問題研究会　石川寛俊）。

○保険医としての義務（保険医療機関及び保険医療養担当規則）

1．診断の都度，医学的に妥当適切な傷病名を，診療録に記載する。
　・必要に応じて慢性・急性の区別，部位・左右の区別をすること
　・診療開始年月日，終了年月日を記載すること
　・傷病の転帰を記載し，病名を逐一整理すること。特に，急性病名が長期間にわたり継続するのは不自然な場合があるので，適宜見直しをすること
　・疑い病名は，診断がついた時点で，速やかに確定病名に変更すること。また，当該病名に相当しないと判断した場合は，その段階で中止とすること
2．いわゆる**レセプト病名**を付けるのではなく，必要があれば症状詳記等で説明を補うようにする。　⇨保険請求にはレセプト病名が存在する
3．レセプト病名とは：保険適応外の診療行為を保険請求するために，レセプト作成のためのみに用いられる，実態のない架空の傷病名

〔不適切な傷病名の例〕　※厚生局発行「保険診療の理解のために」より

・「上部消化管出血」「胃潰瘍」→適応外のH2ブロッカーの使用目的
・「低アルブミン血症」→適応外のアルブミン製剤の使用目的
・「好中球減少症」「重症感染症」→適応外のG-CSFの使用目的
・「ビタミン欠乏症」「摂食不能」→適応外のビタミン製剤の使用目的

- **病名づけは，医療訴訟の際，診断の証拠（証明）となること**
- **病名づけは，保険医としての責任が伴うこと**

これら3つの視点に基づき，医事に任せきり

にしないで，保険医としてレセプトに自らが関わりをもつことの原則・役割を伝えます。そして，DPCもこの考え方の延長線上にあることを理解してもらい，医療資源病名の選択・変更等コーディングは医師が決定することを強調します。

また，レセプト作成時のレセプト病名についても十分説明を行っておく必要があります。そもそも薬剤の適応外の使用は禁止されているので，病態を考慮して特別に説明が必要な場合の使用は，**症状詳記を用いることの原則**も説明する必要があります。

なお，レセプト病名については，副傷病名の分岐に関係する敗血症やDIC，急性呼吸窮迫症候群，心不全，呼吸不全などを医事側が使用するケースが見受けられますが，コーディングにまで影響する病名ですので，医師にしっかりと認識してもらう必要があります。

2）入院診療計画書の説明

2012年の改定により，DPC請求に関して，入院診療計画書の考慮が必要になりました。

この内容は，告示において患者への周知等の項目で，「入院診療計画書の説明の際に診断群分類区分の名称などを説明することが触れられています。2012年度改定では，説明することが必須要件となっていましたが，2016年度改定では，**努力義務**（「**説明することが望ましい**」）に変わっており，緩和されたことになります（**図表5-32**）（『DPC早見表』p.464）。

義務化された当時は各医療機関で，この対応について具体的にどのように行うのか，入院診療計画書には何を記載するのかといった，実際の運用に展開するための方策が検討され，実際に対応できていた医療機関はそれほど多くありませんでした。「診断群分類区分の名称など」とはどこまでを指すのかといった基本的なことから，入院診療計画書の記載内容までいろいろな疑問が生まれ，その対応に当たるタイミングや，担当者の選定で苦労していたのです。

図表5-32　入院診療計画書の説明（通知：患者への周知等）

> DPC対象病院においては，当該病院が算定告示により費用を算定する旨を院内に掲示するとともに，入院患者及び関係者に対して，診療報酬の算定方法等について十分に説明すること。
> また，入院患者等に対して入院診療計画を説明する際には診断群分類区分の名称などを説明することが望ましい。

（令2保医発0327第6号）

DPC分類区分とは診断群分類のどこまでを指すのかは，厚生労働省の通知関係からみると**診断群分類点数表に掲げる分類区分の項目全体のこと**を示し，診療報酬明細書をみればわかるように，分類番号の横にある**MDC名称，手術，処置等の有無の分類名**になります。

この複雑なDPCの分類名称を，入院予定の段階で入院診療計画書とともに伝えることは，たいへんむずかしいことです。計画的なクリニカルパスを用いた入院の場合には問題はありませんが，緊急入院や予定外の入院の場合には，MDC6桁を説明するのが限界ではないかと思われます。また，説明書も必要になるでしょう。

このように実際の業務展開に課題をたくさん抱え，各地の厚生局の見解は，入院診療計画書のなかにDPCの分類番号までを求めるところ，診断群分類区分の説明を行ったことを明記する程度でもよいと判断するところなど，当時は地域によって判断が分かれてしまったようです。その結果，緩和されたと推測されます。しかし，行うことは定められていますので，この運用に関して，次の3項目に整理することが，検討のキーポイントになると考えます。

- **説明方法** → 説明用紙 or 口頭
- **実施記録の残し方** → チェックのみ or 分類区分の名称
- **説明担当者はだれか** → 事務（クラーク） or 医師・看護師

3）機能評価係数Ⅱに対するマネジメント

機能評価係数Ⅱに係るマネジメントは，特に重要な意味をもちます。2018年度には暫定調整係数が廃止され，基礎係数と機能評価係数Ⅱによって医療機関別係数が構成されました。よって，病院経営は機能評価係数Ⅱを確実に獲得し，弱い部分を強化する対策が必要になるのです。

1．今後のDPCマネジメント

読者の皆さんは，機能評価係数Ⅱをどのように捉えているでしょうか。筆者は，**機能評価係数Ⅱは急性期医療を評価する重要な指標と考え，各係数を活かしたマネジメントを施すことによって，病院機能が高まっていく**と考えます。

図表 5-33　機能評価係数Ⅱ

名称	範囲	評価の考え方
保険診療指数	医療機関群	《データ精度》適切なDPCデータの作成，病院情報を公表する取組み，保険診療の質的改善に向けた取組みを評価
効率性指数	全医療機関群	《在院日数》各医療機関における在院日数短縮の努力を評価 効率性指数(Y)＝全DPC病院の平均在院日数／自院の患者構成が全DPC病院と同じと仮定した場合の平均在院日数
複雑性指数	医療機関群	《患者構成》各医療機関における患者構成の差を1入院当たり点数で評価
カバー率指数	医療機関群	《患者構成》様々な疾患に対応できる総合的な体制について評価
救急医療指数	全医療機関群	《診療密度》救急医療の対象となる患者治療に要する資源投入量の乖離を評価
地域医療指数	医療機関群	《診療機能》地域医療への貢献を評価

したがって，これら係数を単なるDPC制度上の仕組みと認識するのではなく，係数がもつ意味とその狙いを考えながら，診療機能を向上させるように改善を図らなければなりません。

そこで，**図表5-33**の「評価の考え方」の列を見てみましょう。例えば，保険診療指数は「**データ精度**」，効率性指数は「**在院日数**」，複雑性指数とカバー率指数は「**患者構成**」，救急医療指数は「**診療密度**」，そして地域医療指数は「**診療機能**」が評価の狙いになります。

2．効率性指数のマネジメント

効率性指数と複雑性指数に対するマネジメントは，指数化の考え方がむずかしいため，まずはこの論理を理解する必要があります。

図表5-34は，2008年に松田研究班からDPC評価分科会に提出された資料で，指数を理解するためにはとてもよい図表です。**図表5-34**中，「全病院の平均在院日数で補正した在院日数」の「全病院」とは，医療機関群の範囲となります。補正とは，DPC分類ごとに在院日数を置き換えることです。つまり，平均在院日数の長短を全病院の平均と比較するために，自院患者構成（＝DPC分類）を全国と同じに調整した場合の在院日数を算出する必要があります。

具体的に病院Aの平均在院日数を算出する場合，まず「①病院AのDPC分類ごとの平均在院日数」に「②全病院のDPC分類ごとの入院患者数」を各々に掛け，その値を全病院の患者数で除すことによって「全病院の患者数で補正した在院日数」を求めます。そして，分母「全病院の患者数で補正した在院日数」，分子「全病院の平均在院日数」として割り算を行います。この計算式からもわかるように，キーワードは「**全病院のDPCごとの入院患者数**」です。

図表 5-34　効率性指数と複雑性指数

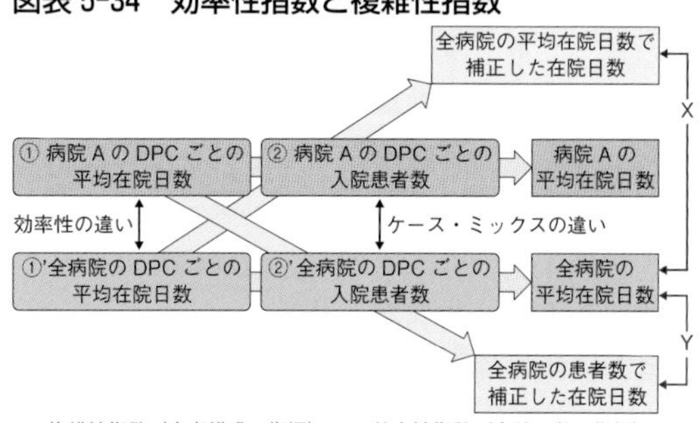

X：複雑性指数（患者構成の指標），Y：効率性指数（在院日数の指標）

効率性指数にはDPCごとの平均在院日数の短縮の取組みが求められます。基準とするDPCごとの日数は，全国的標準値である「入院期間Ⅱ」以内を意識することが一般的に言われています。しかし，指数を上昇させる効果的なマネジメントとしては，全国の平均在院日数（**図表5-35**）より短い在院日数のDPC分類に対して在院日数短縮を試みることが有効です。

実際の在院日数短縮の手法は，自院のDPCごとの数量を見ながら選択肢を考え，**数量的に多いものはクリニカルパスを導入し，数量的に多くない場合には，入退院支援の各種取組みを**考えます。

入退院支援（入院時支援加算）については，退院困難事例に対して入院前の段階から積極的に介入し，従来の退院支援の形式（入院後早期に退院支援を推進する）と組み合わせて総合的に在院期間の延長を抑制するマネジメントになります。このようなマネジメントは，在院日数の短縮というよりも，むしろ在院日数の適正化という考え方に基づきます。

さらに，基本的な視点としては，医師や看護師はもちろんのこと，**医療に関わる診療サイド**

図表 5-35 「医療機関別の平均在院日数」と「全国の在院日数の平均を使用した場合」

施設名	件数	医療機関別在院日数の平均	全国の在院日数の平均を使用した場合	患者構成の指標※1	全国の疾患構成に補正した場合	在院日数の指標※2
DPC対象病院Ⅰ群(大学病院本院群)	1,262,123	13.12	12.97	1.04	12.33	1.01
DPC対象病院Ⅱ群(DPC特定病院群)	1,873,544	11.80	12.91	1.04	11.29	1.10
DPC対象病院Ⅲ群(DPC標準病院群)	6,650,427	12.24	12.28	0.99	12.39	1.00
DPC準備病院	447,740	13.13	11.95	0.96	13.69	0.91
出来高算定病院	933,453	13.71	11.95	0.96	14.06	0.88
	全国平均値	12.43				

2016年度DPC導入の影響に係る調査「退院患者調査」の結果報告について（2018年3月6日DPC評価分科会），「参考資料1（14）在院日数の平均の差　MDC別」

※1　**患者構成の指標**＝各年度「全国の在院日数の平均を使用した場合」／2016年度「全国平均値」
　複雑性指数を示し，図表3のX（全国の平均在院日数で補正した在院日数）を意味します。ただし，医療機関群やMDC別に出すために対象範囲の在院日数の平均という表現が用いられています。
※2　**在院日数の指標**＝2016年度「全国平均値」／各年度「全国の疾患構成に補正した場合」
　効率性指数を表しています。「全国の疾患構成に補正した場合」は，図表3のY（全病院の患者数で補正した在院日数）の考え方を用いています。

が**DPCごとの入院期間を認識する必要**があります。この際，同時に重症度，医療・看護必要度を併せて意識することが必要となるマネジメント手法ですので，DPC担当者のさらに積極的な介入が必要になると思います。

一方，効率性指数のために在院日数のマネジメントを実施する過程で，病床稼働が低迷し，空床が減収につながり，病院運営に問題が生じることがあります。このような状況は，季節的に救急患者が少ない時期や，医師の学会参加等によって患者数が制限されるケースなどで顕著に見られます。こうした状況では機能評価係数Ⅱによって得られる報酬が少ないため，在院日数の短縮が病院経営に悪影響を及ぼすと考える管理者（執行部）もいます。しかし，単に在院日数の引き伸ばしを図るのではなく，**ベッドコントロールの体制整備や患者側のニーズ，そして医師や看護師の日頃の医療現場の実情に気を配る**ことが重要です。単に「伸ばせ」「縮めろ」といった指示だけでは医療現場の理解は得られず，強制すればますます現場は疲弊します。筆者は，**基本的に在院日数の短縮といった視点で対処するのではなく，適正化という観点から対処していく**ことが，今後の医療機関には最も大切であると考えます。

医療機関が置かれている地域性や，高度急性期・急性期・回復期といった病床機能によっても患者像は変わるため，マネジメントの多様性をもつのは当然のことです。このあたりの対策になると，まさに複雑性指数の領域も関係します。

3．複雑性指数のマネジメント

複雑性指数について考えてみましょう。指数評価の範囲は医療機関群内とされていますので，一定程度は病院の機能や規模が近いもののなかで比較していると考えていいでしょう。

効率性指数は，全国の在院日数と自院の在院日数の差をもとに指数化がされていますが，複雑性指数は，**自院がもつ「診療体制＝患者構成」を指数化したものです**。つまり**自院の診断群分類別の患者数を評価したもので**，その評価の優劣には診断群分類に定められている1入院当たりの包括点数が用いられます。

図表5-33に「患者構成の差を1入院当たり点数で評価」とありますが，これは**各病院のDPC分類別の出現数（患者数）を複雑性として評価するために診断群分類ごとに1入院当たりの点数設定に基準値を設け，高い診断群分類と低い診断群分類を分けて指数化した**――という意味です。ここで重要なのは高い診断群分類と低い診断群分類の見分け方になりますが，このあたりの情報は公開されていません。しかし，各診断群分類に設定されている「入院日Ⅱ」は，全病院の平均を示しているので，「入院日Ⅱ」までの包括点数（日当点の合計）によって見分けることができるのです。そこで筆者がDPC点数表で試算してみたところ，30,000点あたりに基準値が見られました。

したがって，**「入院日Ⅱ」までの日当点の合計が30,000点より高い診断群分類（複雑性の点数）を複雑性指数を上昇させるものとしてマークし，この分類に該当する入院患者を増やすこ**

とが複雑性指数のマネジメントとなるわけです。

しかし，それは病院の診療体制に依存する部分が大きく，簡単ではありません。また，包括点数設定の高い診断群分類は，「手術・処置等2あり」「定義副傷病あり」といった複雑な分岐や入院期間が長いものが多く見られ，患者数を増やすと言っても早々に手が出せません。

そこで目をつけるのは，**自院の患者数の多い疾患（診療）を中心に，診断群分類別の「複雑性の点数」を示し，臨床側がわかるように可視化する**ことです。特に中小規模の医療機関には効果的で，受入れ患者の絞り込みに応用できるのではないでしょうか。また，例えば「入院日Ⅱ」の設定が12日（全国の平均在院日数）より短い分類で30,000点を超えるようなものは，在院日数の短縮化を図りつつ患者数を確保するマネジメントができれば，効率性指数も複雑性指数も上昇させることにつながり，効果的です。

筆者の経験では，初回の抗がん剤治療を入院診療で行うように徹底させるといったマネジメントが考えられます。というのも，高額な薬剤費の入院化学療法がDPC分類のレジメン分岐（D分類）に設定されていることや，そもそも手術なしで化学療法ありの分類は，入院期間が短く，かつ点数設定が高い傾向にあるからです。

最近の抗がん剤治療は，患者のQOLや投与時の安全性重視の考え方から，専用室で専門スタッフを配置した外来化学療法室での実施が広がり，さらにDPC制度上においては多くの薬剤費が包括化されるため，外来時の投与が考慮されています。初回の抗がん剤治療を入院診療で行うというマネジメントの考え方は，外来を入院に切り替えるような単純な運用変更を求めているのではなく，**アレルギー反応が出るなど副作用の危険性がある初回投与については，入院で徹底して行うといった運用上のマネジメントを実施することによって，結果として複雑性指数の向上にも寄与できる**のではないかという趣旨になります。

4）DPC運用ソフトの活用と現況

DPC関連ソフトには大きく分けて2通りあり，DPCコーディングを行うためのソフトとDPC分析のためのソフトに分かれます。

DPCコーディングのソフトは，その多くが電子カルテの医事システム内の一部として構成されることが多く，保険請求に連携するかたちで機能します。基本的に電子カルテのベンダーと同じメーカーのものにするケースが多いのですが，DPCに特化した他社のシステムを入れる病院も少なくありません。その理由としては，DPCのコーディング専用に開発されたシステムは，手術・処置等2の指定された薬剤の選択もれをチェックする機能が付いていたり，コーディングそのものについても自動コーディングと比較し，コーダーの間違いを防止するような賢い検証機能が付いていたりするからです。大手電子カルテメーカーのシステムは，最近では改善されてきていますが，パッケージ仕様という限界もあり，小回りが利かず，サービスは担当SEの影響を大きく受けることが多いようです。

DPC分析のソフトは，自院にサーバーを置くタイプとインターネットでのASP（Application Service Provider）形式のものがあります。前者は高額な導入費用を伴いますが，後者は利用料を支払うだけなので安価です。しかし，患者データを院外のサーバーに置き，通信しながら分析を行うため，情報セキュリティを厳守する考え方から，活用には制限があります。

DPC分析ソフトを導入する際に最も気をつけることは，分析のサポート体制です。DPCの分析は，医事算定のルールとDPCデータの仕様，ICD-10や標準病名マスターなどの知識をもちながら，ソフトを活用して情報処理を行うことになります。ただし，必ずしもソフトによって調べたいことがワンクリックで簡単に出てくるわけではありません。この点の相談を受けたり，支援してくれるサポート体制があれば，初心者が購入しても安心です。なかにはユーザー会が頻繁に行われているソフト会社もあるようです。

第6章　DPC 請求の実践事例

＊本章の事例では，スペースの関係上，樹形図・点数表は最終決定 DPC の部分を中心に抜粋して掲載しています。全体を見る場合は，『DPC 点数早見表』2020 年 4 月版（医学通信社刊）でご確認ください。

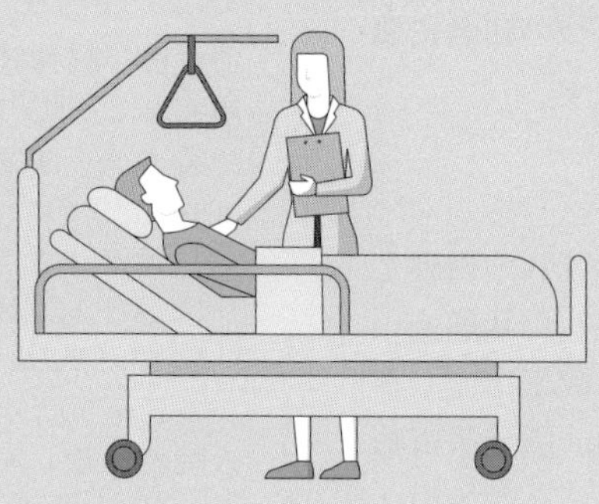

1　くも膜下出血

MDC 010020

くも膜下出血は脳の3層の髄膜のうち，**2層目のくも膜と3層目の軟膜の間の空間に出血が生じ，脳脊髄液中に血液が混入した状態**を指した病名です。広くは，脳卒中の1つの病名に属し，脳血管疾患の代表的な疾患です。

1．疾患の概要

くも膜下出血は，脳血管が障害され，硬膜と軟膜の間にあるくも膜下腔に出血した状態をいいます。外傷による二次的なくも膜下出血も存在しますが，一般的には脳動脈瘤，脳動脈奇形などが破けて出血した状態を指すことが多いと思われます。

症状には，強い頭痛，めまい，意識障害，項部硬直，精神症状等があります。検査としては，髄液に血液が混じることで診断する髄液検査，脳血管撮影，頭部MRIまたはCTなどの画像検査が必須となります。

くも膜下出血では動脈瘤破裂による発症が多く（60～80％程度），急変した状態から早期に治療を開始することが求められます。治療は，出血源を検索しクリッピングを行うなどの外科的な処置が大半を占め，症例によっては，コイル（GDC）による瘤内塞栓術が施行されることもあります。

動脈瘤の好発部位は，内頸動脈（ICA）と後交通動脈（PCA）の分岐部（IC-PC）と前交通動脈（A-com：anterior communicating artery）が最も多く，それぞれで1/3ずつを，次いで中大脳動脈第1分岐部（MCA：middle cerebral artery），脳底動脈終末部（basilar top）で2割程度を占めるといわれています。

くも膜下出血では，再出血，脳血管攣縮，血腫，脳浮腫といった合併症が発生します。これらに対する治療法としては，triple H療法（3H療法：人為的高血圧 hypertension，循環血液量増加 hypervolemia，血液希釈 hemodilusion）などがあります。また，頭蓋内圧のコントロール，脳梗塞予防のため髄液ドレナージ（脳室VD，脳槽CD，腰椎SD）など，各種のドレナージ管理が行われます。

2．事例

診療科：脳神経外科

現病歴：「頭が痛い」と言って頭を抱えて倒れたため，家族が救急要請。救急隊到着時はJCS20の状態だったが，当院到着時にはJCS200まで低下していた。救急外来でGCS E1 V1 M3，左瞳孔不同を認めるようになり人工呼吸管理下で緊急入院となった。

入院の経過：入院時JCS200。頭部CT・CTA（CT血管撮影）にて脳底部に広がるSAHと右シルビウス裂から右側頭葉に大きな血腫が確認された。右中大脳動脈前側動脈分岐部（MCA）の破裂動脈瘤（SAH Grade5）および右側頭葉血腫ありと診断し，緊急で減圧開頭血腫除去およびクリッピング術を施行した。

手術は問題なく終了し，術後著明に意識レベルは改善（GCS E4 V4 M6）し，麻痺の発生もなく経過した。しかし，術後3日目に徐々に覚醒度が低下したためCTAを行ったところ，M2に脳血管攣縮（スパズム）の所見を認めた。同日血管形成術（エリル動注術）を施行。動注後にスパズムは解除され，意識レベルも改善した。麻痺なく歩行は安定し，明らかな高次機能障害はなく全身状態も安定してきたため，リハビリ目的に転院（入院より40日目）とした（発症前mRS0，入院時mRS5，退院時mRS1）。

医療資源病名：右中大動脈脳瘤破裂によるくも膜下出血（I60.1）

DPC：**010020x101x1xx**

3．コーディング解説

くも膜下出血のICDコードは，出血部位により細分類されています。動脈部位およびその略語として，内頸動脈-後交通動脈分岐部（IC-PC），中大動脈（MCA），前交通動脈（A-com），後交通動脈（P-com），脳底動脈（BA），椎骨動脈（VA）を押さえ，事例にある右中大脳動脈前側動脈分岐部（MCA）をI60.1（中大動脈からのくも膜下出血）にコードします。

続いて，疾患の概要を確認します。入院の経過から，血管造影検査（頭部CT・CTA）によりSHA（くも膜下出血）と診断され，出血の広がりとして右側頭葉血腫も記載されています。CTAとはCT angiographyのことを言い，造影剤を点滴しながらCT検査を受けることで脳の血管が立体的に描出できる画期的な画像検査のことです。出血部位は，MCAの記述から中大動脈部であることがわかります。なお，記述には右中大脳動脈前側動脈分岐部とあり，より明確に示されています。さらに見ると，破裂動脈瘤には「SAH Grade5」という手術のリスクを表す分類（Hunt and Hess分類）（**図表6-1**）が示されています。

病態を押さえたうえで，続いて治療の経過を見ます。手術治療は，減圧開頭血腫除去およびクリッピング術という記述から，「K 1761 脳動脈瘤流入血管クリッピング（開頭して行うもの）」，さらに脳血管攣縮に対する血管形成術の「K 178-2 経皮的脳血管形成術」が実施されています。

図表6-1　Hunt and Hess分類

Grade Ⅰ	無症状か，最小限の頭痛および軽度の項部硬直を見る
Grade Ⅱ	中等度から強度の頭痛，項部硬直を見るが，脳神経麻痺以外の神経学的失調は見られない
Grade Ⅲ	傾眠状態，錯乱状態，または軽度の巣症状を示すもの
Grade Ⅳ	昏迷状態で，中等度から重篤な片麻痺があり，早期除脳硬直および自律神経障害を伴うこともある
Grade Ⅴ	深昏睡状態で除脳硬直を示し，瀕死の様相を示すもの

図表6-2　くも膜下出血，破裂脳動脈瘤のDPCコード（抜粋）　『DPC早見表』p. 33

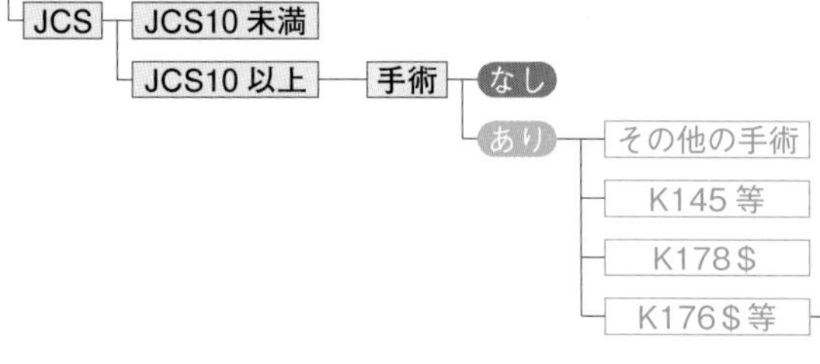

手術

〈JCS 10未満，JCS 10以上共通〉

K 176$等

- K 1492　減圧開頭術　その他の場合
- K 1642　頭蓋内血腫除去術（開頭して行うもの）　硬膜下のもの
- K 1643　頭蓋内血腫除去術（開頭して行うもの）　脳内のもの
- K 164-4　定位的脳内血腫除去術
- K 164-5　内視鏡下脳内血腫除去術
- K 175$　脳動脈瘤被包術
- K 176$　脳動脈瘤流入血管クリッピング（開頭して行うもの）
- K 177$　脳動脈瘤頸部クリッピング

手術・処置等2

- G 005　中心静脈注射
- J 0384　人工腎臓　その他の場合
- J 045$　人工呼吸

樹形図番号	入院期間 A	B	C	入院期間A日以下 入院期間①	点数／日	入院期間A日超B日以下 入院期間②	点数／日	入院期間B日超C日以下 入院期間③	点数／日
❶30	2	7	30	1～2日	4,152	3～7日	2,298	8～30日	1,954
⓲47	19	38	90	1～19日	3,617	20～38日	1,826	39～90日	1,552
⓳48	23	45	120	1～23日	4,058	24～45日	1,875	46～120日	1,593

（※厚生労働省告示では，入院期間「A」は「Ⅰ」，「B」は「Ⅱ」，「C」は「Ⅲ」）

第6章　実践事例

これらの情報を押さえ，DPCコーディングに入ります（**図表6-2**）。ICDコードＩ60.1よりMDCは「010020くも膜下出血，破裂脳動脈瘤」が導かれ，意識レベル「JCS」の分岐は，入院時のスコアJCS200より「JCS10以上」を選択します。続いて手術分岐に入りますが，手術は2つの分岐が該当するので特に注意する必要があります。K1761脳動脈瘤流入血管クリッピングは「K176$等」，K178-2経皮的脳血管形成術は「K178$」が選択可能ですが，ここはDPCコーディングルールの「ツリー図において下に掲げられたDPCコードを優先して選択する」により，「K176$等」の分岐を選択します。手術・処置等2は人工呼吸管理が実施されているので，人工呼吸ありにし，コーディングを「010020x101x1xx」で確定します。

ベンチマーク分析

ベンチマーキング。ある指標を設けて他病院と比較することで，経営や診療の水準を評価する分析手法。ベンチマークは本来，土地測量の水準点の意味で，判断や判定のための基準・尺度のこと。

指標としては医療の質（再入院率，合併症発生率等）や運営効率（医療コスト，平均在院日数等）などがある。指標ごとにデータ分布を作成して標準値を求め，現状の問題点や改善点を探る。

JCS

Japan Coma Scaleの略で，意識障害の程度を表す評価法。刺激による覚醒状態で大きく3段階に分類し，さらにそれぞれを3段階に細分化して全部で9段階の評価となる。点数が大きいほど意識障害は重症。

Ⅰ．覚醒している
- 0　意識清明
- 1（Ⅰ-1）見当識は保たれているが意識清明ではない
- 2（Ⅰ-2）見当識障害がある
- 3（Ⅰ-3）自分の名前・生年月日が言えない

Ⅱ．刺激に応じて一時的に覚醒する
- 10（Ⅱ-1）普通の呼びかけで開眼する
- 20（Ⅱ-2）大声で呼びかける，強く揺するなどで開眼する
- 30（Ⅱ-3）痛み刺激を加えつつ，呼びかけを続けると辛うじて開眼する

Ⅲ．刺激しても覚醒しない
- 100（Ⅲ-1）痛みに対して払いのけるなどの動作をする
- 200（Ⅲ-2）痛み刺激で手足を動かしたり，顔をしかめたりする
- 300（Ⅲ-3）痛み刺激に対し全く反応しない

JCSはDPC算定対象となる病棟等への入院時点で判断する。ただし，入院後に当該病棟で発症した傷病が医療資源を最も投入した傷病となる場合は，当該傷病の発症時に判断する。

2　脳内出血

MDC 010040

脳内出血は，**脳内の血管が破れ，脳の中に出血が起こるもの**です。臨床では，出血した部位による病名表現「被殻出血・視床出血・大脳皮質下出血・小脳出血・脳幹出血」が用いられます。被殻とは，大脳基底核の一部であり，大脳基底核は被殻と尾状核から成ります。また,「脳出血」という表現と混合して使用される場合もありますが,「脳出血」の場合は，くも膜下出血も含まれます。また，脳内出血を広く脳血管障害と捉えると脳卒中の一つでもあり，出血性疾患といった表現も用いられます。

DPC 調査においては，様式 1 の脳卒中患者の情報，例えば「発症前 Rankin Scale」「脳卒中の発症時期」の登録が必要です。現病症を参照し，医師に協力してもらうようあらかじめ調整していくことが肝心です。

1．疾患の概要

脳内出血とは脳内の血管が破れることにより発症しますが，その原因は大別すると，高血圧と，高血圧以外の病態があります。高血圧による出血は脳内出血のなかで最も多く，脳血管障害の 20%を占めます（『医学大辞典』南山堂)。また,「脳卒中治療ガイドライン 2009」によると，患者の 46%は高血圧の治療中に発症していたという報告もあります。この高血圧による脳内出血は**高血圧性脳内出血**と呼ばれ，出血した部位により，前述のように被殻出血（外側型脳出血)，視床出血（内側型脳出血)，皮質下出血，脳幹出血（橋出血)，小脳出血および尾状核出血に分けられます。特に被殻出血や視床出血が多く，次に皮質下出血となります。

2．事例

診療科：脳神経外科

現病歴：高血圧症を指摘されていた 58 歳男性。出勤時間になっても出社していないことを同僚が不思議に思い自宅を訪れ，倒れているところを発見，救急要請となった。来院時の GCS E1 V1 M5，JCS200，右上肢重度片麻痺などを認めたため，人工呼吸管理とし，頭部 CT を施行し，被殻出血を認めた。出血量は多く，意識障害もあるため，高血圧性の脳内出血として緊急手術の目的で入院となった。

入院の経過：入院同日に手術加療を実施した。術式は頭蓋内血腫除去術（脳内）とし，外減圧を考慮して外側溝を解放，血腫腔に侵入し，全周性に血腫を除去した。術中エコーで残存血腫がないことを確認し，明らかな脳浮腫傾向は認められないことから減圧は行わず閉頭した。

術後の経時的な CT 画像検査でも明らかな術後出血は認められず，術後の右下肢軽度麻痺，右上肢重度麻痺，運動性失語はあるものの覚醒度は良好であった。一方，胸部 X 線画像検査で誤嚥性肺炎が確認されたが，7 日間の抗菌薬加療によって軽快した。全身状態良好のため，入院より 35 日目にリハビリ目的で回復期リハビリテーション病院へ転院とした（発症前 mRS0，入院時 mRS5，退院時 mRS4)。

医療資源病名：被殻出血（I 61.0）

DPC：**010040x101x1xx**

3．コーディング解説

脳内出血の入院経過を全体的に把握します。現病歴より意識障害，右上肢重度片麻痺，JCS は 200 であること，頭部 CT で被殻出血が診断されていることを押さえます。

次に ICD-10 コーディングに必要な情報を集めます。医師から挙げられた病名は被殻出血ですが，ICD に対応したコーディングに努めます。第一に，出血原因は現病歴にある記述から**高血圧性脳内出血**であることがわかります。次に，出血部位は入院経過にある頭部 CT の所見によって，被殻と考えます〔部位は ICD の専門分野の神経疾患の分類「ICD-NA」を参考にするとよいでしょう（**図表 6-3**)〕。被殻は**大脳基底核**の一つであるので ICD-NA を見ると「**I 61.0 大脳半球の脳内出血，皮質下**」の中の「**I 61.00 基底核**」に該当します。したがって，ICD-10 は

図表 6-3　ICD-NA における脳内出血の分類
（「国際疾病分類　神経疾患への適用　第2版」）

I61.0	（大脳）半球の脳内出血，皮質下 包含：深部脳内出血
I61.00	基底核
I61.01	視床
I61.02	内包
I61.03	視床下部
I61.04	脳梁
I61.07	ひとつの皮質下構造を越えての進展
I61.1	（大脳）半球の脳内出血，皮質 包含：（大）脳葉出血 在性脳内出血
I61.10	前頭葉
I61.11	側頭葉
I61.12	頭頂葉
I61.13	後頭葉
I61.17	ひとつの（大）脳葉を越えての進展
I61.2	（大脳）半球の脳内出血，詳細不明
I61.3	脳幹の脳内出血
I61.30	中脳
I61.31	橋
I61.32	延髄
I61.37	ひとつの脳幹部分を越えての進展
I61.4	小脳の脳内出血
I61.40	小脳半球
I61.41	小脳扁桃
I61.42	（小脳）虫部
I61.47	ひとつの小脳部分を越えての進展
I61.5	脳内出血，脳室内
I61.50	側脳室
I61.51	第3脳室
I61.52	第4脳室
I61.57	多脳室
I61.6	脳内出血，多発限局性
I61.8	その他の脳内出血
I61.9	脳内出血，詳細不明

I61.0とし，MDCを導き出すと，**010040 非外傷性頭蓋内血腫**（非外傷性硬膜下血腫以外）が該当します。

この分類では，初めに意識レベルの分岐（JCS10未満・以上）が設定されているので，入院時の身体所見JCS200から「JCS10以上」を選択します。次に手術については，術式に**K 1643 頭蓋内血腫除去術（開頭して行うもの）脳内のもの**が記載されているので従います。

そして，最後に手術・処置等2の人工呼吸が該当するので，手術・処置等2を「あり」とします（**図表 6-4**）。

なお，DPC調査に必要な脳卒中情報，入院経過の末尾にあるmRs（medified Rankin Scale）にも注意します。

最後にDPCコーディングを整理します。MDCはICDコードI61.0に導かれ「010040 非外傷性頭蓋内血腫（非外傷性硬膜下血腫以外）」，意識レベルはJCS200の記載により「JCS10以上」の分岐を選択します。手術術式は「K 1643 頭蓋内血腫除去術（開頭して行うもの）脳内のもの」としたうえで，「K178＄＋K 172＄等」の分岐を選択します。手術・処置等2は，人工呼吸管理の記述があるので「人工呼吸あり」として，「010040x101x1xx」に確定します。

図表 6-4　非外傷性頭蓋内血腫（非外傷性硬膜下血腫以外）の DPC コード（抜粋）　『DPC 早見表』p. 35

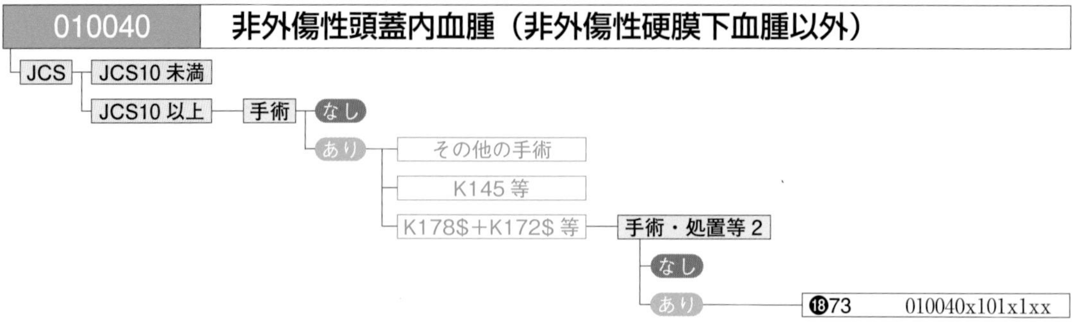

010040　非外傷性頭蓋内血腫（非外傷性硬膜下血腫以外）
- JCS
  - JCS10 未満
  - JCS10 以上
    - 手術
      - なし
      - あり
        - その他の手術
        - K145 等
        - K178$＋K172$ 等
          - 手術・処置等 2
            - なし
            - あり　⓲73　010040x101x1xx

図表 6-4 （続き）

手術

JCS 10以上

K 178＄＋K 172＄等

K 1492　減圧開頭術　その他の場合
K 154＄　機能的定位脳手術
K 1643　頭蓋内血腫除去術（開頭して行うもの）脳内のもの
K 164-4　定位的脳内血腫除去術
K 164-5　内視鏡下脳内血腫除去術
K 172＄　脳動静脈奇形摘出術
K 178＄＋K 172＄　脳血管内手術＋脳動静脈奇形摘出術
K 6101　動脈形成術，吻合術　頭蓋内動脈

手術・処置等 2

G 005　中心静脈注射
J 0384　人工腎臓　その他の場合
J 045＄　人工呼吸
M 001-31　直線加速器による放射線治療　定位放射線治療の場合

樹形図番号	入院期間			入院期間A日以下		入院期間A日超B日以下		入院期間B日超C日以下	
	A	B	C	入院期間①	点数／日	入院期間②	点数／日	入院期間③	点数／日
❶56	9	18	60	1～9日	2,669	10～18日	1,972	19～60日	1,677
⓱72	16	33	60	1～16日	2,755	17～33日	2,036	34～60日	1,692
⓲73	19	37	90	1～19日	3,143	20～37日	2,323	38～90日	1,897

（※厚生労働省告示では，入院期間「A」は「Ⅰ」，「B」は「Ⅱ」，「C」は「Ⅲ」）

第6章　実践事例

3 脳梗塞（CCPマトリックス分類）

MDC 010060

CCPマトリックスとは**重症度を考慮した評価手法**ですが，2016年度改定で，**脳梗塞・糖尿病・肺炎**の3分類に導入されました。脳梗塞では発症日とRankin Scale（RS），糖尿病では年齢，肺炎ではA-DROPが重症度評価に用いられています。

脳梗塞010060のCCPマトリックスの分類は約1500分類ですが，支払い分類数はわずか7分類です。CCPマトリックスの分類特有の重症度等の分岐に注意してコーディングしてみましょう。

1．疾患の概要

脳血管障害の分類（NIH：National Institute of Health）によると，脳梗塞は**脳卒中**に属します（**図表6-5**）。脳卒中とは，急激に脳血管に破綻（閉塞ないしは出血）を発症することで意識障害と神経系の脱落症状（運動障害，知覚障害）が突如起こる病態を言います。脳梗塞は，**動脈が閉塞して灌流域に虚血が起こり，組織が壊死・融解して空洞化に至る病態**です。

脳梗塞の分類（NIH）では，病気の発症の機序からみた分類（①**血栓性**，②**塞栓性**，③**血行力学的**）と臨床的にみた臨床病型（①**アテローム**，②**心原性塞栓**，③**ラクナ**）に分かれます。代表的な症状としては，片麻痺や意識障害などが挙げられますが，臨床分類としては，**図表6-6**の特徴がみられます。

治療は，急性期と慢性期に分かれ，**急性期は発症数時間以内の適切な管理と薬物療法**が重要となります。一方，**慢性期の治療は危険因子の管理や抗血小板療法**などが行われます。

2．事例

診療科：脳神経外科

現病歴：2016年12月3日8時に最終健在確認。9時に自宅にて呂律（ろれつ）不良をヘルパーが発見し，救急要請。9時45分，当院救急外来に到着。外来診察時，意識障害，不全麻痺NIHSS；31，ASPECTS；10点。脳底動脈塞栓の診断にて，t-PAおよび脳血管内治療目的に緊急入院となった（発症前mRS；4）。

入院経過：入院時GCS；9（E2V3M4），JCS100。脳底動脈塞栓の脳梗塞に対し，血栓回収療法を施行し，さらにt-PA静注した。最終健在から3時間。末梢までの完全な灌流（TICI；3）を確認した。

12月4日意識障害改善（NIHSS；10），ヘパリンを開始した。入院3日目でリハビリを開始し，12月9日ヘパリンを内服薬に切り替え。同日DSAを行い，特に血流の問題もなく，NIHSS；8で発症前と同程度まで回復したため，リハビリ目的で回復期リハビリ病院への転院とした。

医療資源病名：塞栓性脳梗塞・急性期（I63.4）

DPC：**010060x3020501**

3．コーディング解説

脳梗塞関連のICD-10は，広くは次の3区分で構成されます。

- 一過性脳虚血発作および関連症候群（G45＄）
- 脳梗塞（G63＄）
- 実質外動脈の閉塞および狭窄，脳梗塞に至らなかったもの

「G45」の病名はわかりにくいのですが，一過性脳虚血発作や一過性全健忘症など，一時的に脳梗塞の症状が出るもののことで，発症後すぐに元の状態に回復する病態です。一方，「I65」は内頚動脈狭窄や閉塞症など，脳実質外動脈が細くなり，脳梗塞になる前に治療や検査を行うような病態を指します。

肝心の脳梗塞「I63＄」は脳梗塞に至った病態ですが，梗塞した部位と詰まり方（発生機序）で分類が構成されています。わかりにくい血管部位の脳実質内外の捉え方は，I63.0，I63.1，I63.2のコードに脳実質外動脈「脳底動脈，頚動脈，椎骨動脈」という括弧書きで部位指定されています。

脳梗塞は，傾向として略語が多く使用される

図表6-5　脳血管障害の分類

1．無症候性
2．局所性脳機能障害
　A）一過性脳虚血発作（TIAs）
　B）脳卒中（stroke）
　　1）**脳梗塞**
　　2）脳出血
　　3）くも膜下出血（SAH）
　　4）脳動脈奇形からの頭蓋内出血
3．脳血管性痴呆
4．高血圧性脳症

図表6-6　脳梗塞の臨床分類

	心原性脳梗塞	アテローム血栓性脳梗塞	ラクナ梗塞
割合	30～40%	30～40%	30～40%
発症形式	突発完成，重症	段階進行	比較的緩徐，軽症
既往歴，危険因子	心房細動や弁膜症	高血圧，糖尿病，高脂血症	高血圧，糖尿病
合併症	心不全	虚血性心疾患，下肢動脈閉塞症	特になし
内科的治療	抗凝固薬	抗血小板薬	慢性期に降圧薬など
外科的治療	なし	ステント，内膜剥離術	なし

ため，その意味を整理しておきます。

・NIHSS：脳卒中重症度評価スケール
・JCS（日本）／GCS（国際）：意識レベルの評価
・ASPECTS：中大脳動脈領域脳梗塞のCT判定基準
・TICI：血管再開通の評価
　0；灌流なし
　1；再開通は認めるが，末梢灌流がほとんどないか，ゆっくり灌流
　2A；血管支配領域の半分未満の灌流
　2B；血管支配領域の半分以上の灌流
　3；末梢までの完全な灌流
・mRS：脳梗塞の障害程度の判定基準

これらのスコアでDPC分類に大きく関わるのは，**意識レベルのJCSと障害の度合いを表すmRS**であるため，診療録の記載からしっかりと確認します。またJCS，mRSには，次のようなDPC上のルールがありますので注意を要します（令2保医発0323第2号通知）。

なお，診断群分類区分の適用開始時とは，入院時と考えるのが妥当ですが，入院途中から診断群分類を適用することもあり得ます。発症時期を必ず確認することを心がけます。

●010060脳梗塞における年齢，出生時体重等の発症時期及びJCSは，診断群分類区分の適用開始時を起点として選択する。なお，診断群分類区分の適用開始後に発症した場合は，発症後3日以内，発症時点でのJCSを選択する。

●重症度等の「発症前Rankin Scale」とは，発症前概ね1週間のADLを病歴等から推定し，以下に掲げる0から5までのうちいずれかを選択する。なお，病歴から全く推定ができない場合にあっては，5を選択する。
0　全く症候がない
1　明らかな障害はない：日常の勤めや活動は行える
2　軽度の障害：自分の身の回りのことは介助なしで行える
3　中等度の障害：何らかの介助を必要とするが，歩行は介助なしに行える
4　中等度から重度の障害：歩行や身体的要求には介助が必要である
5　重度の障害：寝たきり，失禁状態，常に介護と見守りを必要とする

次に臨床的症状を押さえます。現病歴から自宅で脳梗塞を発症し，発症から3時間以内に血栓除去術併用t-PA治療が行われています。この血栓回収療法は，K178-4経皮的脳血栓回収術にあたりますが，最近はt-PA治療との併用が行われるようになりました。

治療結果は，血管再開通評価TICIグレード3が記載されており，完全な灌流が得られ，t-PA治療からヘパリンへの切り替え，そして抗凝固薬の内服へと治療が移っています。DPCコーディングに必要な発症時期とJCSは，発症から3時間以内に治療が行われ完了しているこ

とや，入院時の JCS100 の記載があることから，**「脳卒中発症 3 日目以内かつ JCS10 以上」**が該当します。

手術・処置等 1 は該当「なし」，手術・処置等 2 は「t-PA」治療が該当することを押さえ，合併症の記載はないので定義副傷病は「なし」，重症度等については現病歴の「mRS；4」から，0 を選択します。

以上の情報を整理しコーディングを 010060x3020501 として確定します。なお，脳梗塞の標準病名については，部位や病態を考慮した多種多様な病名表現が用いられているため，柔軟に捉え，ICD-10 を第一優先に考えます。今回は，**急性期の塞栓性脳梗塞**（I 63.4）とします。

図表 6-7　脳梗塞の DPC コード（抜粋）　　『DPC 早見表』p. 37

010060　脳梗塞

脳卒中の発症時期 JCS

脳卒中の発症時期：発症 4 日目以降又は無症候性／JCS：10 未満

⋮

脳卒中の発症時期：発症 3 日目以内／JCS：10 以上

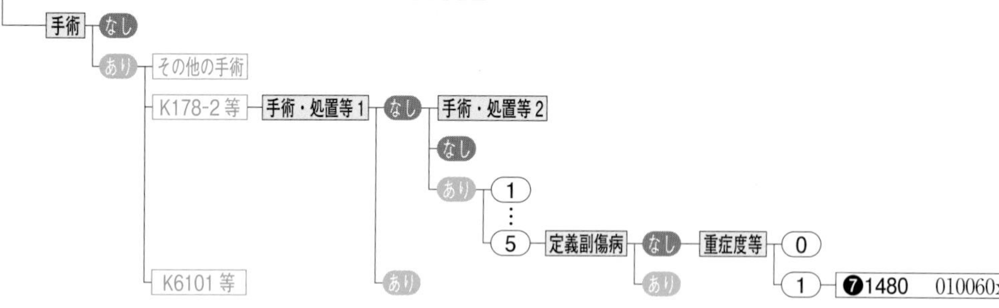

手術

《脳卒中発症 3 日目以内，かつ，JCS 10 以上》

K 178-2等

K 178＄　脳血管内手術
K 178-2　経皮的脳血管形成術
K 178-3＄　経皮的選択的脳血栓・塞栓溶解術
K 178-4　経皮的脳血栓回収術
K 178-5　経皮的脳血管ステント留置術
K 609-2　経皮的頸動脈ステント留置術

手術・処置等 2

(1) G 005　中心静脈注射
J 0384　人工腎臓　その他の場合
J 045＄　人工呼吸
(2) H 001＄　脳血管疾患等リハビリテーション料
H 001-2＄　廃用症候群リハビリテーション料
(3) E101　SPECT
E 101-2＄　PET
E 201　非放射性キセノン脳血流動態検査
(4) エダラボン
(5) tPA

重症度等

(0) 発症前 Rankin Scale 5
発症前 Rankin Scale 4
発症前 Rankin Scale 3
(1) 発症前 Rankin Scale 2
発症前 Rankin Scale 1
発症前 Rankin Scale 0

樹形図番号	入院期間			入院期間 A 日以下		入院期間 A 日超 B 日以下		入院期間 B 日超 C 日以下	
	A	B	C	入院期間①	点数／日	入院期間②	点数／日	入院期間③	点数／日
❶	3	6	30	1～3日	3,532	4～6日	2,611	7～30日	2,219
❻	15	30	60	1～15日	2,891	16～30日	2,137	31～60日	1,752
❼	1	19	60	1日	37,589	2～19日	1,734	20～60日	1,524

（※厚生労働省告示では，入院期間「A」は「Ⅰ」，「B」は「Ⅱ」，「C」は「Ⅲ」）

4 てんかん重積状態

MDC 010230

基礎係数のDPC特定病院群の要件に設定されている高度な医療技術「特定内科診療」より，てんかん重積状態の事例をみてみましょう。

DPC特定病院群の要件に設定されているてんかん重積状態は，DPCコード「010230xx99x$$x」(p.31参照)に限定されており，末尾の$$は手術・処置等2および副傷病のありなしを問わないという条件設定になります。

また，この条件には医療資源病名のICD-10が指定されており，G41$てんかん重積がコーディングされることが必須となります。

1．疾患の概要

てんかん重積状態とは，「**日本救急医学会によると，てんかん発作が30分以上続くか，発作が断続してその間意識がない場合**」と定義されます。

一方，**難治性てんかん重積状態**とは，第一および第二選択薬（ジアゼパム，フェニトイン，ホスフェイトイン，フェノバルビタール，ミダゾラム）で抑制されないてんかん重積状態としています（内保連グリーンブックより）。

また，『今日の診療』においては，「**てんかん発作が短い間隔をおいて長時間にわたって繰り返し起こり，意識障害から回復しない状態。持続時間についての定義はないが，一般には30〜60分以上持続する場合をいう**」と解説されています。

このあたりの定義が多数あることに注意し，病名に対する意識をもち，G41$を見落とさないことが大切です。事例では傷病名を「症候性てんかん」としていますが，このままコードを付与するとA40になってしまうので，てんかん重積状態を適切に付けるよう，医師との調整も重要です。

2．事例

診療科：脳神経外科

現病歴：近くのレストランで昼食を食べて会社に戻った12時50分頃に右手の違和感を訴えた。13時からの会議の席に着いた後に呂律障害が発症し，13時15分頃に泡を吹いて倒れ，硬直性痙攣が発生したため，会社の同僚が救急要請を行った。救急外来到着時，てんかん発作より30分以上が経過してもなお痙攣を反復し，意識障害を伴っていたことからてんかん重積状態と判断し，緊急入院となった。

入院経過：到着時ジアゼパム1Aを投与したところ痙攣は頓挫した。意識レベルはGCS E1 V1 M1，JCS300であり，挿管管理としたうえで頭部CTを施行した。CT所見では明らかな出血なく，梗塞性変化や早期虚血性変化などもないことから脳梗塞を否定し，診断を症候性てんかんとして保存的加療の方針となった。

抗痙攣薬イーケプラを500 mg投与後，痙攣の再発はなかった。数日後，意識状態が改善したために人工呼吸器による管理を中止して抜管した。入院より7日目には全身状態も良好，神経症状も安定したため，外来での経過観察として自宅退院となった。

医療資源病名：症候性てんかん（→大発作てんかん重積状態）（G41.0）

DPC：**010230xx99x10x**

3．コーディング解説

現病歴より痙攣発生時の状態を押さえます。硬直性痙攣の記述があり，てんかん重積状態を示す「てんかん発作が反復して30分以上続く状態」が記載されています。医師の診断として，診断病名「症候性てんかん　G40.8」が医療資源病名として付与されていますが，これを「てんかん重積状態（G40.9）」に改めます。

しかし，ここでICD-10コードが詳細不明コードになることに留意し，「硬直性痙攣」の記述から，ICD-10を「大発作性てんかん重積（硬直）G41.0とします。

続いてDPCコーディングに入ります。MDCは「010230てんかん」とし，「手術なし」，「手術・処置等2人工呼吸あり」を選択します。副傷病名に肺炎等の該当がないことを確認し，「定義副傷病なし」としてコーディングを010230xx99x10xに確定します。

図表 6-8　てんかんの DPC コード（抜粋）　　『DPC 早見表』p. 81

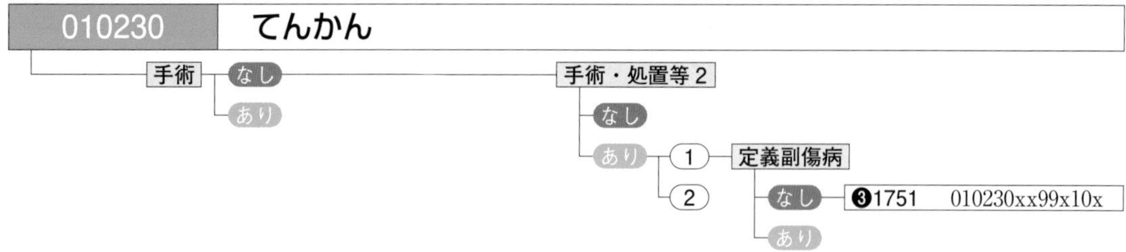

手術・処置等 2

(1) G 005　中心静脈注射
J 045＄　人工呼吸

(2) E 101　SPECT
E 101-2＄　PET
E 101-3＄　PET-CT

樹形図番号	入院期間 A	B	C	入院期間 A 日以下 入院期間①	点数／日	入院期間 A 日超 B 日以下 入院期間②	点数／日	入院期間 B 日超 C 日以下 入院期間③	点数／日
❶1749	2	6	30	1～2日	3,757	3～6日	2,197	7～30日	1,867
❷1750	9	20	60	1～9日	2,963	10～20日	2,266	21～60日	1,888
❸1751	4	12	60	1～4日	3,955	5～12日	2,288	13～60日	1,945
❹1752	10	22	60	1～10日	3,863	11～22日	2,082	23～60日	1,770

（※厚生労働省告示では，入院期間「A」は「Ⅰ」，「B」は「Ⅱ」，「C」は「Ⅲ」）

5　黄斑円孔

MDC 020200

眼科系疾患はMDC 02に当たり，腫瘍性病変を集約した2つの分類（02001x 角膜・眼及び付属器の悪性腫瘍，02006x 眼の良性腫瘍）とその他に大別できます。

MDC 02のうち，コーディング数が全国で最も多いDPC分類は**白内障（医療資源病名〈H 25.0〉）・片眼の手術あり（020110xx97xxx0）で，MDC 02全体の5割以上（59.93%）を占めます**（**図表6-9①**）。この分類は，全MDCで見てもきわめて症例数が多いので，**高い効率性指数を得るためにも入院期間を「入院期間Ⅱ」の上限である3日以内に収めることがポイント**です。

今回，取りあげる疾患は**黄斑円孔**です。黄斑の疾患は，白内障，網膜剥離，緑内障に次ぐ代表的な疾患です（**図表6-9②**）。黄斑円孔は，黄斑に穴が開くため視界の中心が見えなくなる「中心暗点」という症状が出現し，手術目的の入院となります。疾患の概念と術式がわかりにくいので，しっかりと見てみましょう。

1．疾患の概要

黄斑円孔は，網膜の中心窩（**図表6-10**）に穴が開き，視界の真ん中がすぼんで見えるような歪みが出ます。この穴は自然に塞がることはないため，硝子体手術によって治療を行います。

穴の原因は，硝子体の中にあるゼリー状の物体が加齢とともに縮むことにあります。それにより，硝子体の一番後ろにあって網膜の表面に張り付いている膜（後部硝子体皮質）が網膜から離れようとして，黄斑の中心部分（中心窩）を引っ張って円孔を作るのです。

診断は，眼底検査や蛍光眼底造影検査により行われるのが一般的でしたが，最近は造影剤不要のOCT（光干渉断層計）アンギオグラフィーが用いられています。この検査は，**D256-3 光干渉断層血管撮影**（400点）として2018年度改定で保険収載されています。

黄斑円孔の診断は，その進行度によって4つのステージ分類が用いられており，ステージ2～4が手術適応となります。手術は円孔の閉鎖と術後ガスの注入（網膜を伸展し安定させる）が行われます。

図表6-10　目の解剖図

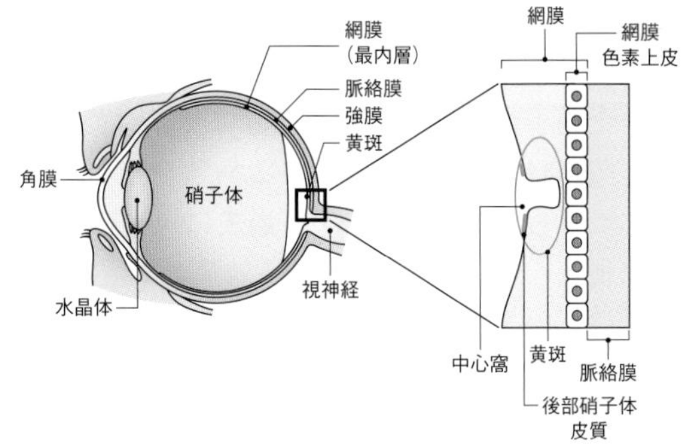

図表6-9　MDC 02の上位10分類と在院日数

	診断群分類番号	診断群分類名称	包括	MDC	MDC名称	件数	当該MDCに対する当該DPCの比率	在院日数					医療資源を最も投入した傷病ICD 10		
								平均値	25% tile値	50% tile値	75% tile値	90% tile値	医療資源ICD 10	件数	診断群分類に対する比率
①	020110xx97xxx0	白内障，水晶体の疾患　手術あり　片眼	○	02	眼科系疾患	299,706	59.93%	2.85	2.00	3.00	3.00	4.00	H 250	156,526	52.23%
	020110xx97xxx1	白内障，水晶体の疾患　手術あり　両眼	○	02	眼科系疾患	38,816	7.76%	5.90	4.00	5.00	8.00	9.00	H 250	19,525	50.30%
	020160xx97xxx0	網膜剥離　手術あり　片眼	○	02	眼科系疾患	21,846	4.37%	10.21	7.00	9.00	13.00	16.00	H 330	17,822	81.58%
	020220xx97xxx0	緑内障　手術あり　片眼	○	02	眼科系疾患	20,600	4.12%	8.51	5.00	8.00	11.00	15.00	H 401	11,178	54.26%
②	020200xx9710xx	黄斑，後極変性　手術あり　手術・処置等1あり　手術・処置等2なし	○	02	眼科系疾患	18,691	3.74%	7.31	5.00	7.00	9.00	11.00	H 353	18,691	100.00%
	020230xx97x0xx	眼瞼下垂　手術あり　手術・処置等2なし	○	02	眼科系疾患	13,063	2.61%	3.29	2.00	2.00	3.00	7.00	H 024	12,902	98.77%
	020180xx97x0x0	糖尿病性増殖性網膜症　手術あり　手術・処置等2なし　片眼	○	02	眼科系疾患	8,671	1.73%	7.96	5.00	7.00	9.00	13.00	H 360	8,671	100.00%
	020240xx97xxx0	硝子体疾患　手術あり　片眼	○	02	眼科系疾患	8,637	1.73%	6.63	4.00	6.00	8.00	11.00	H 431	4,579	53.02%
	020150xx97xxxx	斜視（外傷性・癒着性を除く）　手術あり	○	02	眼科系疾患	8,130	1.63%	3.28	3.00	3.00	4.00	4.00	H 503	2,423	29.80%
	020200xx9700xx	黄斑，後極変性　手術あり　手術・処置等1なし　手術・処置等2なし	○	02	眼科系疾患	5,975	1.19%	7.38	5.00	7.00	9.00	12.00	H 353	5,975	100.00%

2．事例

診療科：眼科

現病歴：視力低下，特に右眼の見え方が悪く，近医を受診したところ，黄斑円孔と言われた。当院眼科を紹介され，外来受診したところ，両眼に白内障，右眼に黄斑上膜*とそれに伴う黄斑分層円孔を認めた。まずは右眼を治療する方針となり，手術目的にて入院となった。

＊黄斑の上に膜が張ってしまう状態

入院経過：2000 年頃から糖尿病治療開始（インスリン使用中）。2016 年に AMI（急性心筋梗塞）でステントを留置している。今回は右黄斑円孔 stage 3 を認めたため手術方針とした。術式は，硝子体手術および水晶体超音波乳化吸引＋眼内レンズ挿入（右）（PPV＋PEA＋IOL）を予定どおり施行。術後経過良好，円孔閉鎖を確認し退院となった。

医療資源病名：黄斑円孔（H 35.3）

DPC：**020200xx9710xx**

3．コーディング解説

病態を整理します。黄斑円孔は，眼球の黄斑部の中心（網膜）に穴が開いた状態を指します。現病歴には「**黄斑上膜とそれに伴う黄斑分層円孔**」という記載が見られます。これは網膜から離れた硝子体の一部が黄斑部分に残り（黄斑上膜），黄斑に円孔ができている病態を指しています。さらに糖尿病があり，過去に AMI（急性心筋梗塞）でカテーテル治療「ステント留置術」を受けています。

続いて，病名に対する ICD-10 コードを見ます。黄斑円孔に対する ICD-10 は，第 7 章眼及び付属器の疾患の「H 35 その他の網膜障害」に属し，「**H 35.3 黄斑及び後極の変性**」に該当します。「後極」は網膜の中心周辺（網膜血管，視神経乳頭，黄斑部）など広く眼球内の部位を指しています。

黄斑円孔の治療は，「硝子体手術及び水晶体超音波乳化吸引＋眼内レンズ挿入」が行われており，診療録には「PPV＋PEA＋IOL」という略語も用いられています。眼科の診療録には一般的に略語が多く使用されるので，押さえておきましょう（PPV：経毛様体扁平部硝子体切除，PEA：水晶体超音波乳化吸引術，IOL：眼内レンズ）。白内障の手術治療が同時に行われている理由については，黄斑円孔の手術によって白内障が進行するため，このタイミングで実施されたと考えられます。

DPC コーディングに入ります。医療資源病名の選択は，治療の中心が明らかに黄斑円孔（H 35.3）であるので，「020200 黄斑，後極変性」とします。続いて，術式選択に入ります。手術名は，診療録には「硝子体手術」と記載されていますが，診療報酬上の術式は K 280 硝子体茎顕微鏡下離断術「1」網膜付着組織を含むもの（K 2801）となります。この術式名は，「茎顕微鏡下離断術」がイメージできず，わかりにくいと思います。手術では後部の硝子体を切除しますが，切除範囲はすでに網膜から離れている部分以外にも及びます。この際，**硝子体と網膜が強くくっ付いている接地部分**（**茎**）を顕微鏡下で切り取り（離断），さらに網膜に付いた細かな硝子体（網膜付着組織，黄斑上膜）も取り去る――という意味合いがあるのです。

したがって，コーディングは「手術あり」を選択し，水晶体超音波乳化吸引より「手術・処置 1 あり」（K 282 水晶体再建術「1」），「手術・処置 2 等なし」として，020200xx9710xx に確定します。

図表 6-11　黄斑，後極変性の DPC コード（抜粋）　『DPC 早見表』p. 90

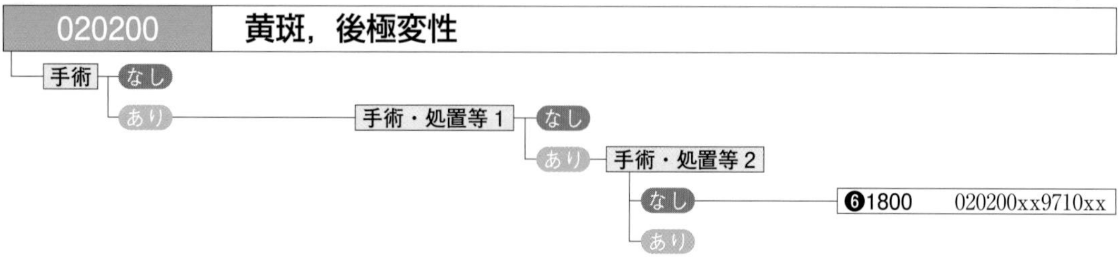

020200　黄斑，後極変性

- 手術
  - なし
  - あり
    - 手術・処置等 1
      - なし
      - あり
        - 手術・処置等 2
          - なし → ❻1800　020200xx9710xx
          - あり

図表 6-11（続き）

手術

Ｋ276＄　網膜光凝固術
Ｋ277-2　黄斑下手術
Ｋ2801　硝子体茎顕微鏡下離断術　網膜付着組織を含むもの
Ｋ2802　硝子体茎顕微鏡下離断術　その他のもの
Ｋ280-2　網膜付着組織を含む硝子体切除術（眼内内視鏡を用いるもの）
Ｋ281　増殖性硝子体網膜症手術
その他のＫコード

手術・処置等 1

Ｋ282＄　水晶体再建術

樹形図番号	入院期間			入院期間 A 日以下		入院期間 A 日超 B 日以下		入院期間 B 日超 C 日以下	
	A	B	C	入院期間①	点数／日	入院期間②	点数／日	入院期間③	点数／日
❶1795	1	2	30	1日	2,248	2日	1,839	3～30日	1,655
❺1799	1	5	30	1日	18,106	2～5日	1,832	6～30日	1,497
❻1800	3	6	30	1～3日	2,270	4～6日	1,857	7～30日	1,671
❼1801	1	5	30	1日	18,516	2～5日	1,832	6～30日	3,044

6　喉頭癌

MDC 03001x

喉頭癌は**頭頸部癌のなかで最も頻度が高い癌**腫で，高齢の男性（60～70歳）に多い疾患です。最大の発癌危険因子は喫煙です。頭頸部癌について，日本頭頸部癌学会の情報サイトでは，以下のように定義されています。

「頭側では脳の下側まで，体に近いほうでは鎖骨までの範囲を指します（**図表 6-12**；線に挟まれた部分）。この範囲に含まれる，鼻，口，のど，上あご，下あご，耳などの部分にできるがんが頭頸部癌です。脳・脊髄の病気や目の病気は除きます」

一方，DPC の分類においては，**MDC 03 耳鼻咽喉科系疾患**に属し，030010 口腔・下顎，口唇の悪性腫瘍から 030019 頭頸部悪性腫瘍（その他）まで 10 の分類が 1 つの MDC コードに集約されている特徴的な分類です。さらに術式の分岐も少なく，各部位の悪性腫瘍手術が K 470 等（頸部悪性腫瘍手術）にひとまとめにされ，その他手術と併せても 2 区分だけしかありません。

しかし，手術・処置等 1 には手術で欠損した皮膚を自家植皮する手術や皮弁などが設定されています。皮弁とは，皮膚と脂肪組織を含めて厚い状態の皮膚組織を植皮する形成外科的手術で，血行や壊死の問題など技術料も難易度も高い手術になります。また，手術・処置等 2 には，動注化学療法もあり，たいへん特徴的な分類であるといえます。

頭頸部癌は領域の各部位の認識がむずかしいこともありますので，コーディングの際には **ICD-O-3（国際疾病分類腫瘍学）**なども併用するといいでしょう。

図表 6-12　頭頸部の範囲

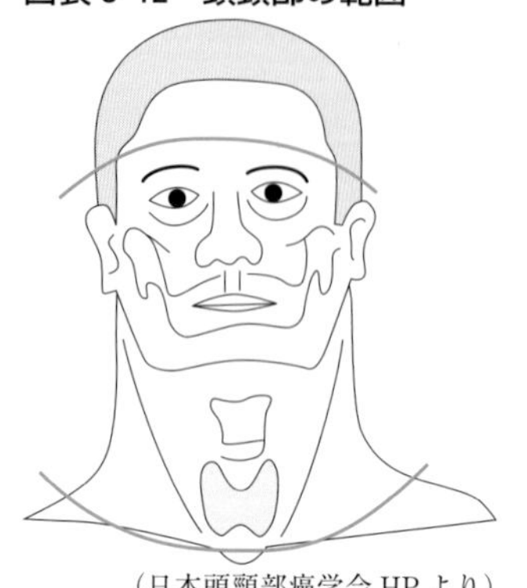

（日本頭頸部癌学会 HP より）

1．疾患の概要

喉頭癌を発生部位別にみると声門癌，声門上癌，声門下癌の 3 部位に分かれます（**図表 6-13, 6-14**）。最も多いのが声門癌です。診断には喉頭ファイバースコープが用いられますが，がんの確定診断には，内視鏡下に生検を行い病理診断により確定されます。

治療は病期や状態によって最適な治療法が選択されますが，早期癌には，放射線療法やレーザー手術により，進行癌には，喉頭部分切除，喉頭亜全摘，喉頭全摘術などの手術療法に加えて化学療法（動注），放射線治療が組み合わせられます。病期と診断・治療の選択については，がん診療ガイドライン（日本がん治療学会）のアルゴリズムに詳しく書いてありますので，参考にするようにしましょう。

2．事例

診療科：耳鼻咽喉科

現病歴：上気道炎になり，嗄声が持続していた。近隣のクリニックを受診したところ，右声帯に一側性の発赤と後方の隆起性病変を認めたため当院紹介され，前回の入院で仮声帯に潰瘍性病変を確認し，病理結果より早期の扁平上皮癌（T1N0M0）と診断されている。

今回は，喉頭粘膜焼灼術（レーザー治療）目的に入院することとなった。

入院の経過：治療は，全身麻酔下に喉頭粘膜焼灼術（粘膜レーザー焼灼術）を行った。白板性病変が広がり，病変は仮声帯に限局していたためレーザーにて焼灼した。術後，誤嚥性肺炎を併発し，抗生剤を投与した。その後，経過良好で退院となった。

医療資源病名：仮声帯癌（C 32.1）

DPC：**03001xxx97x0xx**

図表 6-13　喉頭癌の部位別分類

・声門上部：①舌骨上喉頭蓋
②被裂喉頭蓋ヒダ，喉頭面
③被裂
④舌骨下喉頭蓋
⑤仮声帯（ventricular bands）
・声　　門：①声帯
②前連合
③後連合
・声門下部：

図表 6-14　喉頭部の解剖断面

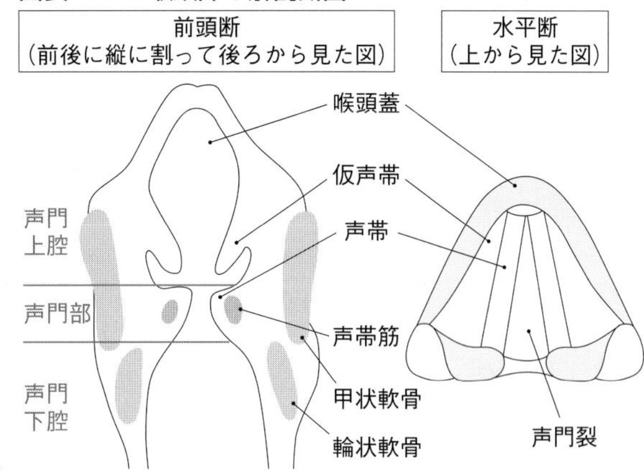

（堀井耳鼻咽喉科の HP より）

3．コーディング解説

前回入院の診断により早期の喉頭癌（扁平上皮癌 T1N0M0）が確認されています。喉頭癌の部位は，記述より仮声帯（**図表 6-13**）に限局していることがわかりますので，ICD-10 を **C 32.1 声門上部**（標準病名マスターでは，仮声帯癌という病名が I 32.1 に一致する）とし，MDC を **030015 喉頭**の悪性腫瘍とします。

この MDC は **03001x 頭頸部悪性腫瘍**に含まれることを認識し，喉頭粘膜焼灼術 K 387 の治療について，その他の手術「あり」になることを確認します。次に放射線療法や化学療法が行われたのかを確認します。特に施行された記述は見当たりませんので，手術・処置等 2 は「なし」とします。次に術後誤嚥性肺炎を併発していますが，定義副傷病の設定はないので，コーディングを 03001xxx97x0xx に確定します（**図表 6-15**）。

図表 6-15　頭部悪性腫瘍の DPC コード（抜粋）　『DPC 早見表』p. 97

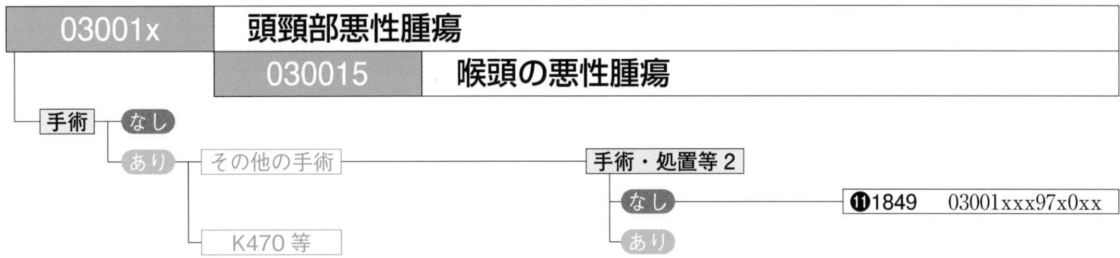

手術

その他の手術あり

K 340-3　内視鏡下鼻・副鼻腔手術 I 型（副鼻腔自然口開窓術）
K 371＄　上咽頭腫瘍摘出術
K 372＄　中咽頭腫瘍摘出術
K 373＄　下咽頭腫瘍摘出術
K 379＄　副咽頭間隙腫瘍摘出術
K 386　気管切開術
K 393＄　喉頭腫瘍摘出術
K 522＄　食道狭窄拡張術
K 522-2　食道ステント留置術
K 607＄　血管結紮術
K 626＄　リンパ節摘出術
K 664　胃瘻造設術（経皮的内視鏡下胃瘻造設術，腹腔鏡下胃瘻造設術を含む）
その他の K コード

手術・処置等 2

(1) G 005　中心静脈注射
　J 045＄　人工呼吸
(2) 化学療法なしかつ放射線療法あり
(3) 化学療法ありかつ放射線療法あり
(4) 化学療法ありかつ放射線療法なし
(5) 動注化学療法
(6) セツキシマブ
(7) ニボルマブ
　ペムブロリズマブ
　アベルマブ

図表 6-15（続き）

樹形図番号	入院期間			入院期間 A 日以下		入院期間 A 日超 B 日以下		入院期間 B 日超 C 日以下	
	A	B	C	入院期間①	点数／日	入院期間②	点数／日	入院期間③	点数／日
❶1839	4	11	30	1～4日	2,735	5～11日	2,182	12～30日	1,854
❿1848	10	28	90	1～10日	5,706	11～28日	3,169	29～90日	2,693
⓫1849	3	9	30	1～3日	2,691	4～9日	2,164	10～30日	1,840
⓬1850	16	36	90	1～16日	2,904	17～36日	2,244	37～90日	1,908

（※厚生労働省告示では，入院期間「A」は「Ⅰ」，「B」は「Ⅱ」，「C」は「Ⅲ」）

4．その他

喉頭癌のICD-10は，C 32.0 声門，C 32.1 声門上部，C 32.2 声門下部，C 32.3 喉頭軟骨に分かれます。声門上部から下部までの各部位の分類は**図表 6-13**のように区分されますが，医師は病巣を診療録に図で描くことが多いため，**図表 6-14**の解剖図も認識するとさらに理解が深まります。ICD-10と部位との結びつけはむずかしくないので，原発巣をよく確認してコーディングすることが大切です。

7　鼻出血

MDC 030380

DPC コーディングの際に使用が制限されているICD-10のRコードのうち，その制限から除外されている「鼻出血（R 04.0）」について見てみましょう。

コーディングテキストでは，この鼻出血のコーディングに対し，「診断が確定しているにも関わらず漠然とした兆候による傷病名の選択をしてはならない。症状の治療のみでそれ以上の診断がつかない，もしくは他に原因疾患がない場合を除いて，鼻出血，喀血，出血等の傷病名を頻用してはならない。部位や病態が確定して診断結果に基づく特定の治療行為がある場合はRコードを用いない」としています。また，使用に当たっての具体例が記載されており，できる限り原疾患を追求することを求めています（図表 6-16）。この点に留意し，事例をコーディングしてみましょう。

1．疾患の概要

鼻出血の出血部位の8割は，**キーセルバッハ部位**であり，この位置は中隔後鼻動脈，大口蓋動脈，上口唇動脈と内頸動脈由来の前篩骨動脈に血管網が形成されています。原因は，局所的と全身性疾患に分かれ，局所的原因は**アレルギー性鼻炎**などによる鼻かみや指による刺激，**鼻内の腫瘍性病変**であるのに対し，全身性の原因は，**血液疾患，肝・腎疾患，抗凝固薬の服用，高血圧，**DICなどがあります。また，原因が見当たらない場合の出血を特発性鼻出血といいます。

鼻出血の治療は，出血部位の圧迫止血が基本となるため，出血部位の確認が重要です。キーセルバッハ部位の場合には鼻鏡で確認でき，確認できない場合には鼻腔内視鏡を使用します。なお，キーセルバッハ部位（前鼻出血）の出血が8割であるのに対し，鼻腔側壁や後方の蝶口蓋動脈からの出血（後鼻出血）は1割程度です。

圧迫止血の材料にはガーゼ，綿球，タンポンなど様々な材料があります。圧迫により止血しない場合には，出血部位の電気凝固，レーザーによる焼灼（鼻腔粘膜焼灼術），軟膏ガーゼによるパッキングなどの止血を行います。特に何度も繰り返す重症な出血には，結紮術や塞栓術が行われることもあります。

図表 6-16

他に特徴的な診断がなされず例外的に「医療資源病名」として，鼻出血（R 040）を選択する。診療によって特異的な診断の確定が出来なかったとしても，疑われる疾患として選択することが出来ないか，鼻出血を引き起こした原疾患（外傷，新生物，肝硬変症，血小板減少症，血友病，白血病，悪性貧血，高血圧症等）に対する治療が行われなかったか，等を確認し判断する。

2．事例

診療科：耳鼻咽喉科

現病歴：昨日より鼻出血に気付き，止血を試みたが悪化する一方なため，近医を受診した。

アイバロンによる止血で一時的に軽快したが，再出血があり当院救急外来に受診した。

過去2年前にも出血源不明の鼻出血の既往があり，今回も右鼻腔後方の動脈出血であるため，手術適応と判断し入院となった。

入院経過：入院時の焼灼は困難と考え，右鼻腔後方からの動脈性出血に対し，軟膏ガーゼ留置後バルーンにて圧迫止血を試みた。止血が確認されたところで，内視鏡下鼻出血止血術を行うこととし，入院より5日目で鼻腔粘膜焼灼術を施行した。

出血部位は，中鼻甲介後方の蝶口蓋動脈付近であることを確認し，同部位を含め周囲を焼灼した。再度擦過し，出血がないことを確認し手術を終了した。

術後，再出血なく良好のため外来通院での経過観察として退院とした。

医療資源病名：鼻出血症　R 04.0

DPC：030380xxxxxxxx

3．コーディング解説

鼻出血の病名が明らかですので，鼻出血を起こした原疾患があるかを，全体を通して確認します。

2年前の鼻出血の際にも出血源不明の記載があり，経過を通して他の疾患に伴う出血ではないことをカルテより確認をし，慎重に鼻出血を医療資源病名にあげます。

治療内容としては，応急時に圧迫止血が試みられ，一時的に止血した段階で内視鏡下鼻出血術として，鼻腔粘膜焼灼術が施行されています。さらに術時の状況から中鼻甲介後方の蝶口蓋動脈付近の出血部位であったことを頭に置き，今回の出血が**後鼻出血**であったことを把握します。

ICD-10およびDPCのコーディングはきわめて単純です。R 040より**030380 鼻出血**が選択され，手術分岐もないので，そのまま確定します。

図表6-17　鼻出血のDPCコード　『DPC早見表』p. 104

030380	鼻出血
❶1895	030380xxxxxxxx

手術　(※)

K 331　鼻腔粘膜焼灼術
K 331-2　下甲介粘膜焼灼術
K 331-3　下甲介粘膜レーザー焼灼術（両側）
K 3381　鼻甲介切除術　高周波電気凝固法によるもの
K 347-4　内視鏡下鼻中隔手術Ⅱ型（粘膜手術）
K 362-2　経上顎洞的顎動脈結紮術
その他のKコード

樹形図番号	入院期間			入院期間A日以下		入院期間A日超B日以下		入院期間B日超C日以下	
	A	B	C	入院期間①	点数／日	入院期間②	点数／日	入院期間③	点数／日
❶1895	2	5	30	1～2日	2,736	3～5日	2,111	6～30日	1,795

（※厚生労働省告示では，入院期間「A」は「Ⅰ」,「B」は「Ⅱ」,「C」は「Ⅲ」）

8　めまい

MDC 030400

標準病名マスターで「めまい」を検索すると，R 42 の ICD-10 コードが付きます。この R 42 の傷病名は，**医療資源病名には使用できない ICD コード**に該当します。電子カルテの標準病名マスターがこの標準病名集を用いているので注意が必要です。もし，使用できない R コードの病名を医師から挙げられた場合は，適切な病名に置き換えなければなりません。

R 42 は「**認識，知覚，情緒状態および行動に関する症状**」のコードで，いわゆる「めまい感」を表しています。臨床的には，めまい症状を訴えて外来を受診し，検査の結果，問題がみられないときに付けるコードと理解してよいでしょう。つまり，入院して検査や治療が行われるケースでは，適切なコードとはいえません。臨床経過から診断を確認し，「めまい」の原因となる耳の疾患・脳の障害などがないか点検し，適切な ICD-10 コードを付けることが必要となるコードです。**図表 6-18，6-19** を参照してください。メニエール病のような耳の病気によるものなのか，脳梗塞のように脳の病気から来るものか，また，高血圧症などによって起きた症状であるのか ── など，原疾患を探る視点が求められます。

図表 6-18　めまいの原因となる主な疾患

耳の疾患	良性発作性頭位めまい症　H 81.1 メニエール病　H 81.0 前庭神経炎　H 81.2 突発性難聴（特発性）　H 91.2 内耳窓破裂症（外リンパろう）　H 83.0 中耳炎，詳細不明　H 66.9
脳の疾患	脳梗塞，詳細不明　I 63.9 脳内出血，詳細不明　I 61.9 脳腫瘍　D 43.2（C 71.9） 椎骨脳底動脈症候群　G 45.0
その他	低血圧，詳細不明　I 95.9 高血圧　I 10 不整脈，詳細不明　I 49.9 低血糖症，詳細不明　E 16.2 心因性めまい　F 45.8

1．疾患の概要

めまいの症状を表す病態としては，回転性のもの，浮動感のもの，失神に至るもの，平衡機能障害の 4 つの訴えがあるといわれています。

また，めまいを大きく分けると，耳から生じるものと脳から生じるものがあり，救急を受診し，入院となるケースでは，内耳の末梢前庭障害による回転性めまいが最も多く見られます。末梢前庭障害には，良性発作性頭位めまい症やメニエール病，突発性難聴，前庭神経炎などがあります。メニエール病は，難聴・耳鳴り・耳

図表 6-19　めまいの ICD-10 コードと主な症状

H 81.0　メニエール〈Ménière〉病
　内リンパ水腫
　メニエール症候群又はめまい〈眩暈（症）〉
H 81.1　良性発作性めまい〈眩暈（症）〉
H 81.2　前庭神経炎
H 81.3　その他の末梢性めまい〈眩暈（症）〉
　レルモワイエ〈Lermoyez〉症候群
　めまい〈眩暈（症）〉：
　　・耳性
　　・耳原性
　　・末梢性　NOS
H 81.4　中枢性めまい〈眩暈（症）〉
　中枢性頭位眼振〈ニスタグムス〉
H 81.8　その他の前庭機能障害
H 81.9　前庭機能障害，詳細不明
　めまい〈眩暈〉症候群　NOS

→

主な症状・状態

○末梢性めまい
・回転性めまい（H 81.9）
・耳鳴（H 93.1）
・難聴（H 91.9）
・眼振（H 55）
※前庭神経炎は耳鳴，難聴は伴わない

○中枢性（脳循環障害）
・脳梗塞（I 63.9）
・脳内出血（I 61.9）
・小脳出血（I 61.4）
・一部に末梢性と同様な症状や回転性めまい（H 81.9）を伴う

閉塞感を伴うめまい発作を反復する症状により，定められた診断基準によって確定します。

2．事例

診療科：神経内科
現病歴：夕食の支度中に徐々にめまい感が増悪し，立位・歩行が困難となった。しばらく体動困難が強く，トイレで立ち往生していたが，回転性のめまい症状が回復しないため，当院救急外来を受診した。頭痛や耳鳴りの症状はなく，小脳梗塞の鑑別および経過観察のため入院とした。
入院の経過：入院時に行った小脳梗塞の鑑別のための頭部 MRI では，脳梗塞の所見は認められなかった。めまい症状は，体動時軽度浮動感は残存するものの，入院より2日目には歩行可能まで改善を認めた。過去に眼振を伴う回転性めまいの既往があり，繰り返す回転性のめまいの出現，左注視時混合性眼振を認め，聴覚症状を伴っていないことから，前庭型メニエール病の確定診断となった。症状等，改善傾向にあることから，治療に対しては保存的治療を選択し，メニエール病改善剤「イソソルビド内用液剤」の内服治療を行うこととした。入院での投与以降も外来での治療継続を計画し，入院より4日目に退院となった。
医療資源病名：メニエール病（H 81.0）
DPC：030400xx99xxxx

3．コーディング解説

回転性のめまいの症状を訴え救急受診し，脳血管障害や脳腫瘍といった中枢性のめまいの鑑別目的のため入院となっています。現病歴の記載では，これを「小脳梗塞の鑑別」と表現し，入院時に行った頭部 MRI 検査で脳梗塞が否定されています。

次に，回転性めまい症状と既往の反復性などから前庭型メニエール病の診断が確定していること，メニエール病改善剤による治療法が選択されたことなどを押さえます。この際，病名にある前庭型という表現に注目し，ここでメニエール病の診断基準を確認します。メニエール病は，3つの診断上の分類に分かれており，「確実例」，「非定型例蝸牛型」，「非定型例前庭型」に分かれます。今回の事例は，正確にはメニエール病非定型例（前庭型）となります。一方，治療は，薬物療法が実施され，これを保存的治療と表現し，イソソルビド内用液剤が投与されています。

病態を押さえ，続いてコーディングに入ります。ICD-10 はメニエール病が診断されているので「H 81.0」にコードし，DPC コードについては H 81 $ とします。すべてのめまいが 030400 前庭機能障害に集約され，さらに DPC コードも手術有無だけの単純な樹形図になっているので，そのまま手術なしを選択し，コードを確定させます。

図表 6-20　前庭機能障害の DPC コード（抜粋）　『DPC 早見表』p. 105

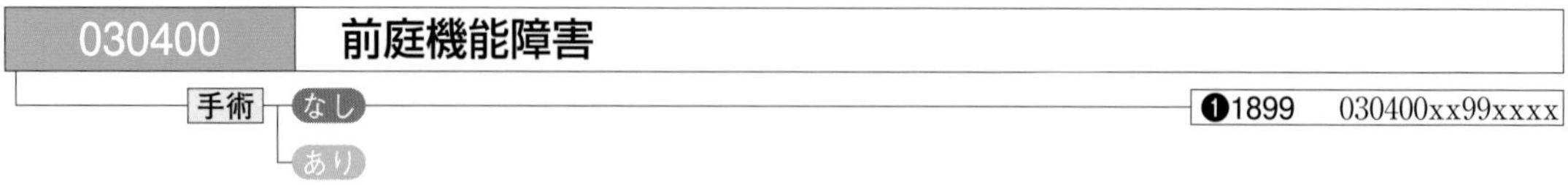

030400　前庭機能障害

手術 ─ なし ─ ❶1899　030400xx99xxxx
　　 └ あり

樹形図番号	入院期間 A	入院期間 B	入院期間 C	入院期間 A 日以下 入院期間①	入院期間 A 日以下 点数／日	入院期間 A 日超 B 日以下 入院期間②	入院期間 A 日超 B 日以下 点数／日	入院期間 B 日超 C 日以下 入院期間③	入院期間 B 日超 C 日以下 点数／日
❶1899	2	4	30	1～2日	3,201	3～4日	2,411	5～30日	1,991
❷1900	4	8	30	1～4日	2,734	5～8日	2,021	9～30日	1,718

（※厚生労働省告示では，入院期間「A」は「Ⅰ」，「B」は「Ⅱ」，「C」は「Ⅲ」）

9　肺癌

MDC 040040

肺癌は，気管・気管支・肺胞までの気道上皮や分泌腺の細胞に発症するがんです。

胸腔鏡手術の進歩や新たな薬物治療（抗癌剤，分子標的薬剤）が出現し，治療方法も入院・外来と多様性をみせています。DPCにおいては，ICDコードの特徴や化学療法のレジメン等に注意し，複雑な分類となることを頭においてコーディングをしましょう。

1．疾患の概要

肺癌は，腺癌，扁平上皮癌などの**非小細胞癌**と**小細胞癌**に分類するのが一般的となっています。**図表6-21**が，病理組織を考慮した肺癌の主な分類です。医師はこの分類体系を重視して診療しますが，ICD-10では，**図表6-22**のとおり腫瘍が発生した原発部位に基づきコーディングしています。さらに，標準病名マスターでは，小細胞肺癌も非小細胞肺癌もC34.9という詳細不明コードがついています。肺癌は詳細不明コードが発生しやすい病名となっているため，医師にしっかりとICDコード体系を認識してもらうことが必要です。

続いて，肺癌の診断について触れておきます。肺癌のMDCは**040040肺の悪性腫瘍**に属します。肺癌C34と他の癌の肺転移C78.0が含まれるという大きな区分が，この分類での特徴です。**図表6-23**をみてください。このフローチャートは，原発性肺癌の主訴から診断確定までの検査の流れを示しています。肺癌を疑う際のルーチンは，①胸部X線検査と喀痰細胞診，②原発巣と癌組織の広がりを見る胸部CT検査，③気管支鏡検査や腫瘍生検など病理学的検査による確定診断というように整理すると，理解しやすいと思います。

図表6-21　病理組織に基づく肺癌の主な分類

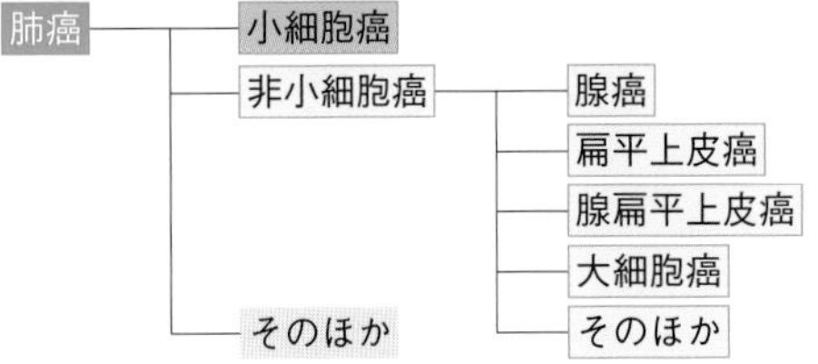

2．事例

診療科：胸部外科

現病歴：高血圧症経過観察中の内科にて，胸部X線写真で異常陰影を指摘された。CT検査で右肺尖部の感染性嚢胞＋S1aの結節が確認され，確定診断を得るため気管支鏡生検を実施した。病理検査で右上葉部の肺腺癌が診断され，手術目的で入院となった。

入院の経過：外来でのCT検査では，右S1aに26 mmの結節，周囲に高度の気腫性変化があり，肺尖部にニボー（鏡面像）を形成していた。リンパ節腫大なし。腫瘍マーカーは正常，BF：TBLBは腺癌（cT1c N0M0 Stage ⅠA3〈UICC8版〉）であったが，右肺尖部に広範囲な癒着が想定されたため，術式は，胸腔鏡下手術を避け，後側方開胸右肺上葉切除＋リンパ節郭清とした。手術所見では，右肺尖部に縦隔に及ぶ広範囲な癒着を認めた。分葉は良好，癒着剥離の後，上葉切除，♯2・4R（～10R）LNの郭清を行った。手術病理では，adenocarcinoma（papillary type），upper lung，lobectomy。術後経過良好にて，術後3日目にドレーンを抜去した。

さらに術後，非小細胞肺癌の補助化学療法としてUFT療法を実施した。手術より2週間目で問題なく退院となっている。

医療資源病名：右上肺葉癌（C34.1）

DPC：040040xx97x4xx

3．コーディング解説

腫瘍疾患の場合，まずは病理診断を確認し，悪性の最終診断を確認します。この事例は，術時の病理検査から**乳頭状腺癌**（papillary adenocarcinoma）が確定しています。次に，臨床病期（cT1c N0M0 Stage ⅠA3〈UICC8版〉）を確認します。病期は腫瘍の大きさ（T）と転移（N・M）によってStageが定まります。なお，非小細胞癌のⅠA3期の標準治療は手術である，といったことも併せて，癌取扱い規約などの資料で確認します。なお，Ⅱ期，Ⅲ期に進展すると，手術に術後化学療法や放射線療法が

図表 6-22　気管，気管支，肺の悪性新生物の ICD-10 コード

C 33　気管の悪性新生物〈腫瘍〉
C 34　気管支および肺の悪性新生物〈腫瘍〉
C 34.0　主気管支
　　　肺門部
　　　分岐部
C 34.1　上葉，気管支または肺
C 34.2　中葉，気管支または肺
C 34.3　下葉，気管支または肺
C 34.8　気管支および肺の境界部病巣
C 34.9　気管支または肺，部位不明

図表 6-23　肺癌診断のフローチャート

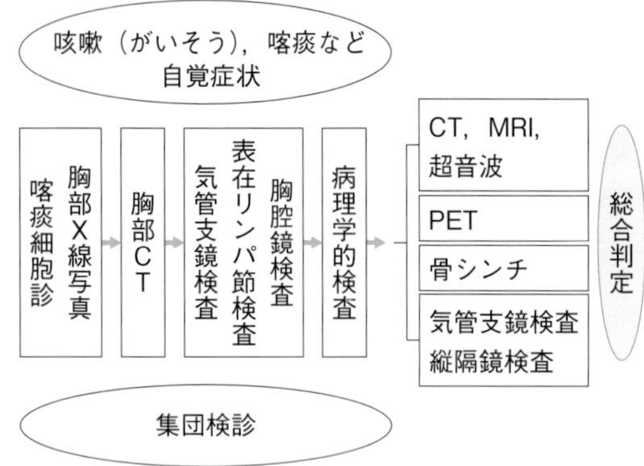

（薬局 2010 年増刊号 Vol.61　No.4「病気と薬パーフェクト BOOK 2010」南山堂）

図表 6-24　気管支の区域

診療情報所見	気管支名
気管	Tr（trachea）
主気管支 分岐部 肺門部	MB（main broncus） 主気管支 主幹（左右） Bint（中間幹）
上葉，肺尖部，舌区 肺小舌	Bu, supperior lobar broncus (rt, lt), 上幹 上葉気管支（左右）もしくは動脈上気管支 右肺：B^1（肺尖枝） B^2（後上葉枝） B^3（前上葉枝） 左肺：B^{1+2}（肺尖後枝） B^3（前上葉枝） B^4（上下枝） B^5（下舌枝）
中葉 中葉，気管支	Bm，中葉気管支（右のみ）rt middle lobar broncus 右肺のみ：B^4（外側中葉枝） B^5（内側中葉枝）
下葉 下葉，気管支	Bl(下幹)：inferior lobar broncus(rt, lt) 左右肺：B^6（上下葉枝） B^7（内側肺底枝） B^8（前肺底枝） B^9（外側肺底枝） B^{10}（後肺底枝）

加わります。

これらの情報を得て，DPC コードの検討に入ります。医師は，臨床的には肺癌の組織学的な分類（**図表 6-21**）に基づいて治療を考えていくため，肺癌の DPC 分類は ICD-10 の部位コードに分かれているといったことは認識していないことが多々みられます。この事例でも医師は肺腺癌としているため，原発部位の右肺上葉部から **C 34.1「上葉，気管支または肺」**を導きます。

続いて，治療法は手術になりますが，癒着が原因で第一選択の K 514-2 胸腔鏡下肺悪性腫瘍手術を避け，K 5141 肺悪性腫瘍手術を実施したことを入院経過から把握します。手術・処置等 2 の項目を参照し，化学療法および放射線療法に目を向けます。今回，術後の UFT 療法の記述があるため，UFT＝テガフール・ウラシル配合剤を投与したことになり，化学療法ありと判断します。放射線療法の実施はないので，「化学療法ありかつ放射線療法なし」を選択します。定義副傷病の設定はないので，コーディングを決定します（**図表 6-25**）。

4．その他

肺癌の ICD-10 は C 33 気管，C 34 気管支および肺に大別されます。気管は咽頭・喉頭の下から肺につながるまでの 1 本の管の部分で，気管支は気管が分岐するところから肺胞までの枝状の部分，肺は左右 2 つ，おのおの上～下葉に分かれ，右肺は 3 葉（上，中，下），左肺は 2 葉（上，下）からなります。ICD-10 をコードする際に必要な情報は，主に部位の上・中・下の情報となりますが，略語が多く用いられますので，気管支（**図表 6-24**）と肺の区域（**図表 6-25**）の解剖的知識と略語（左右）を合わせて理解しておくとよいでしょう。

図表 6-25　肺の区域

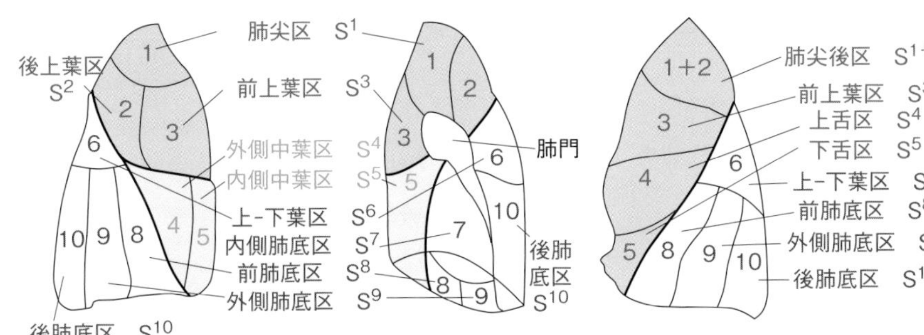

図表 6-26　肺の悪性腫瘍の DPC コード（抜粋）　『DPC 早見表』p. 110

040040　肺の悪性腫瘍

- 手術
  - なし
  - あり
    - 手術・処置等 2
      - なし
      - あり
        - 1
        - ⋮
        - 4 ―― ㉚1962　040040xx97x4xx
        - ⋮
        - 9

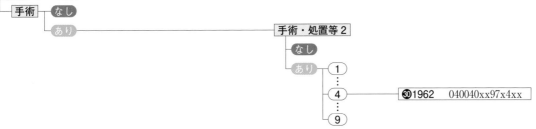

手術

K 494　胸腔内（胸膜内）血腫除去術
K 508　気管支狭窄拡張術（気管支鏡によるもの）
K 510　気管支腫瘍摘出術（気管支鏡又は気管支ファイバースコープによるもの）
K 510-3　気管支鏡下レーザー腫瘍焼灼術
K 514＄　肺悪性腫瘍手術
K 514-2＄　胸腔鏡下肺悪性腫瘍手術
K 5182　気管支形成手術　輪状切除術
その他の K コード

手術・処置等 2

1　G 005　中心静脈注射
　J 045＄　人工呼吸
2　化学療法なしかつ放射線療法あり
3　化学療法ありかつ放射線療法あり
4　化学療法ありかつ放射線療法なし
5　ゲフィチニブ
　アファチニブマレイン酸塩
　エルロチニブ
　ダコミチニブ
　カルボプラチン＋パクリタキセルあり
6　クリゾチニブ
　アレクチニブ塩酸塩
　セリチニブ
　ロルラチニブ
　エヌトレクチニブ
　オシメルチニブメシル酸塩
7　ペメトレキセドナトリウム
8　ラムシルマブ
　ベバシズマブ
9　ニボルマブ
　ペムブロリズマブ
　アテゾリズマブ
　デュルバルマブ

樹形図番号	入院期間			入院期間 A 日以下		入院期間 A 日超 B 日以下		入院期間 B 日超 C 日以下	
	A	B	C	入院期間①	点数／日	入院期間②	点数／日	入院期間③	点数／日
❶1933	5	13	60	1～5日	2,817	6～13日	2,208	14～60日	1,877
㉙1961	22	43	90	1～22日	2,897	23～43日	2,141	44～90日	1,820
㉚1962	10	21	60	1～10日	3,113	11～21日	2,301	22～60日	1,956
㉛1963	17	33	90	1～17日	3,280	18～33日	2,424	34～90日	2,061

（※厚生労働省告示では，入院期間「A」は「Ⅰ」，「B」は「Ⅱ」，「C」は「Ⅲ」）

10　細菌性肺炎（CCPマトリックス分類）
MDC 040080

複数の慢性疾患をもった高齢者の細菌性肺炎の入院を取り上げます。

肺炎に関連するDPC分類は，インフルエンザウイルスによる「040070 インフルエンザ，ウイルス性肺炎」，CCPマトリックスが適用されている細菌性肺炎等の「040080 肺炎等」，嚥下障害など高齢者に多くみられる「040081 誤嚥性肺炎」，そして肺胞などが感染し重症化する「040110 間質性肺炎」があります。また，併存する呼吸器疾患まで広げると040090 急性気管支炎，急性細気管支炎，下気道感染症（その他），040100 喘息，040120 慢性閉塞性肺疾患，040130 呼吸不全（その他）などが挙げられます。

これらの区別は簡単ではありませんが，**基礎疾患と症状発現の状態をしっかりと捉えることが適切なコーディングに繋がる**ので，医療資源病名の選択には十分注意して確認しましょう。

1．疾患の概要

肺炎は，ウイルスや細菌等の感染源を吸い込んで発病する**感染性肺炎**（細菌性肺炎，ウイルス性肺炎，真菌性肺炎など）と**非感染性肺炎**（薬剤性肺炎，アレルギー性肺炎など）に大きく分かれます。

感染性肺炎の原因としては，**細菌性**，**ウイルス性**があり，**マイコプラズマ性**の肺炎，カビなど**真菌性**の肺炎もあります。高齢者の場合は，糖尿病，心臓病，脳血管障害，腎臓病，肝臓病などの慢性疾患が原因となって免疫力の低下が起こり，感染性肺炎を発症しやすくなります。

一方，肺炎には「**感染する環境による分類**（市中肺炎・院内肺炎）」と「**病原微生物の種類による分類**（細菌性肺炎・非定型肺炎・ウイルス性肺炎）」という括りもあり，さらには，嚥下機能の低下などによって食べものの一部が病原菌とともに気管に入って発症する**誤嚥性肺炎など，状態を示した病名表現**もあります。さらに，まったく異なる病態として，肺臓器の肺胞壁や支持組織に原因不明の炎症が起こり，肺機能そのものが損なわれる「**間質性肺炎**」もあります。

2．事例

診療科：呼吸器内科
年齢：70歳
現病歴：10年前より気管支喘息，COPDによるACO（asthma and COPD overlap）の診断で当科に通院していた。

数日前より発熱，咽頭痛，鼻汁，咳嗽（がいそう）の症状が出現し，40℃近くの発熱を認めたため近医を受診。点滴と解熱剤を処方されたが，改善はみられなかった。

昨夜より労作時の呼吸困難が出現し，急激に状態悪化が見られたため救急要請し，緊急入院となった。

入院の経過：A-DROP　3点

入院時の意識清明，胸部X線画像で右下肺野に肺炎（市中肺炎）を疑わせる浸潤影が見られた。肺野に呼気性喘鳴（wheeze）なく，明らかな呼気の延長を認めなかった。また，好酸球増多もなく，ACOの増悪を積極的に疑うものはなかった。症状，血液検査・画像所見より細菌性肺炎（喀痰：Haemophilus influenza），と診断し，CTRX（セファム系抗生物質）で治療を開始した。

しかし，解熱したものの酸素化の改善に乏しかった。そこでSABA（短時間作用性β2刺激薬）の吸入を行ったところ，症状の改善が見られた。

さらにプレドニンの内服を行い，その後，臨床的に改善してきたため，抗生剤を内服薬に切り替え退院となった。

医療資源病名：インフルエンザ菌性肺炎（J 14）
DPC：**0400801399x003**

3．コーディング解説

現病歴のACOは「**喘息とCOPDのオーバーラップ**」のことをいい，喘息とCOPD（慢性閉塞性肺疾患）の両者の特徴を併せもつ新しい疾患の概念です。

標準病名を検索すると，「オーバーラップ症候群（膠原病重複症候群）（M 351）」と出てきますが，これはまったく別の疾患ですので，勘違いしないように注意しましょう。

入院時の病態は，COPDに気管支喘息を伴った慢性疾患の患者が，細菌性肺炎を発症し入院したという状況です。細菌性肺炎に抗生剤（CTRX）を投与したことで軽快していますが，呼吸機能が改善せず，気管支に対してSABAの投与（吸入）を行っています。

続いてコーディングに入ります。喀痰培養により原因菌が「Haemophilus influenza」〔インフルエンザ菌（グラム陰性短桿菌）〕と判明していますが，**インフルエンザ菌はインフルエンザウイルスとはまったく別の細菌である「ヘモフィルス・インフルエンザ桿菌」に属する**ので，ICD-10コードはインフルエンザ菌による肺炎（J 14）が該当します。

この段階でDPCコーディングに入ります。医療資源病名の選択は，抗生剤の治療をメインと考え，インフルエンザ菌による肺炎（J 14）よりMDC「040080肺炎等」が選択されます。

このMDCはCCPマトリックス式の分類のため，第一選択は「市中肺炎」（**図表6-27**）の該当・非該当と「年齢」区分になります。入院経過のなかに市中肺炎とあり，さらに70歳であることから，「15歳未満もしくは15歳以上で市中肺炎のもの」に該当し，「1」を選択します。

続いて年齢区分（70歳）から「65歳以上75歳未満」を選択。さらに手術を行った記載はないので，「手術なし」を選択し，次に手術・処置等2の分岐（人工呼吸）を確認します。人工呼吸の実施も特にないので，「なし」として，さらに定義副傷病を確認します。定義副傷病に指定されている胸水，心不全，偽膜性腸炎等はないので「なし」を選びます。最後に重症度等に当たる「A-DROPスコア」（**図表6-28**）を選択します。このスコアは入院の経過の冒頭に「3点」と記載があるので「3」を選び，コーディングを確定。DPCコードは「0400801399x003」となります。

図表6-27　市中肺炎への該当の有無

040080肺炎等における病態等分類の「市中肺炎」への該当の有無は，主治医の判断によるものとするが，肺炎のうち以下に該当しないものを市中肺炎の例として示すので，参考にすること。
- 入院48時間以降に病院内で発症した肺炎
- 重篤な免疫抑制状態
- 老人施設と長期療養施設で発症した肺炎
- 慢性下気道感染症の急性増悪

（令2保医発0323第2号）

図表6-28　A-DROPスコア

重症度等の「A-DROPスコア」とは，以下の5項目のうち入院時（入院中に発生した場合は発症時）の状態に該当する項目の合計数をいう。
- 男性70歳以上，女性75歳以上
- BUN 21 mg/dL以上又は脱水あり
- SpO_2 90%以下（PaO_2 60Torr以下）
- 意識障害あり
- 血圧（収縮期）90 mmHg以下

（令2保医発0323第2号）

図表6-29　肺炎，急性気管支炎，急性細気管支炎のDPCコード（抜粋）　『DPC早見表』p. 113

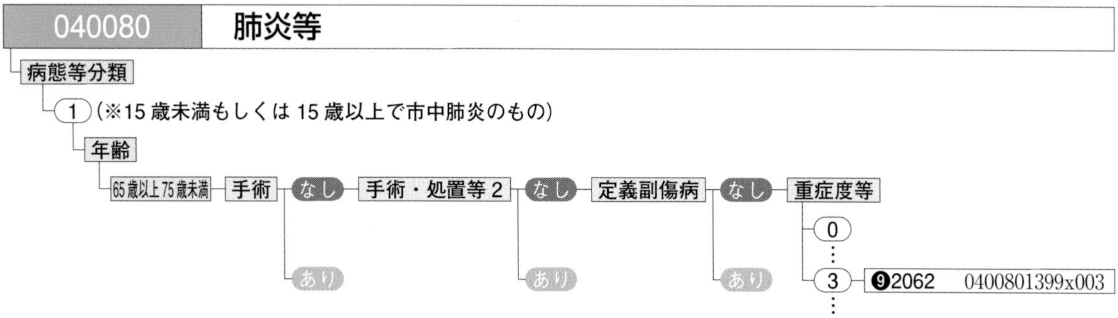

040080　肺炎等

病態等分類
└1（※15歳未満もしくは15歳以上で市中肺炎のもの）
　└年齢
　　└65歳以上75歳未満―手術―なし―手術・処置等2―なし―定義副傷病―なし―重症度等
　　　　　　　　　　　　　　└あり　　　　　　　　└あり　　　　　　└あり　├0
　　　　　　　　　　　　　　　　　　　　　　　　　　　　　　　　　　　　　⋮
　　　　　　　　　　　　　　　　　　　　　　　　　　　　　　　　　　　　　├3―❾2062　0400801399x003
　　　　　　　　　　　　　　　　　　　　　　　　　　　　　　　　　　　　　⋮

樹形図番号	入院期間			入院期間A日以下		入院期間A日超B日以下		入院期間B日超C日以下	
	A	B	C	入院期間①	点数／日	入院期間②	点数／日	入院期間③	点数／日
❶	9	17	60	1～9日	2,870	10～17日	2,121	18～60日	1,803
❽	4	8	30	1～4日	3,122	5～8日	2,307	9～30日	1,961
❾	5	11	30	1～5日	3,130	6～11日	2,314	12～30日	1,967
❿	8	17	60	1～8日	3,105	9～17日	2,319	18～60日	1,944

（※厚生労働省告示では，入院期間「A」は「Ⅰ」，「B」は「Ⅱ」，「C」は「Ⅲ」）

11 気管支喘息

MDC 040100

喘息というと，**気管支喘息**を考えますが，心疾患から肺循環障害をきたした**心臓性喘息**という病名もあります。この事例では，成人の気管支喘息を取り上げます。

喘息死の9割は60歳以上の人に起きていることから，高齢者の気管支喘息は慢性呼吸器疾患のなかで最も危険な病気となる代表的なものです。

1．疾患の概要

喘息は，気道の慢性炎症と気道狭窄，気道過敏性の亢進によって発作性の咳・喘鳴・呼吸困難を起こします。

発症時期による喘息の分類では**小児喘息**，**再発性喘息**，**成人型喘息**の3つに分けた表現を用います。

小児喘息はアトピー性のものが多く小児期に治癒するといった特徴があります。再発性喘息は，小児期からいったん落ち着いた喘息が成人になって発症した喘息のことです。成人型喘息は，成人になって初めて発症した喘息を指し，慢性化しやすく，ときに重症化します。

喘息での診断の目安は，**図表6-30**を参考にしてください。この資料は，「喘息死ゼロ作戦の実行に関する指針」（厚生労働省　喘息死ゼロ作戦評価委員会）より抜粋しています。また，本指針には気管支喘息の管理法（治療法）がしっかりと整理されています。重症化するまでの治療の流れと症状を理解するのに大変役立ちますので，ぜひ参考にしてください。

図表6-30　成人喘息での診断の目安

1．発作性の呼吸困難，喘鳴，咳（夜間，早朝に出現しやすい）の反復
2．可逆性気道閉塞：自然に，あるいは治療により寛解する。PEF値の日内変動20%以上，β_2刺激薬吸入により1秒量が12%以上増加かつ絶対量で200 mL以上増加
3．気道過敏性の亢進：アセチルコリン，ヒスタミン，メサコリンに対する気道収縮反応の亢進
4．アトピー素因・環境アレルゲンに対するIgE抗体の存在
5．気道炎症の存在：喀痰，末梢血中の好酸球数の増加，ECP高値，クレオラ体の証明，呼気中NO濃度上昇
6．鑑別診断疾患の除外：症状が他の心肺疾患によらない

（厚生労働省　喘息死ゼロ作戦評価委員会）

2．事例

診療科：呼吸器内科

現病歴：10年前アレルギー性の気管支喘息を指摘されていた。以降，緊急入院を繰り返している。

昨夜22時ごろより呼吸困難自覚。以前，喘息発作を起こしたときの処方薬（セレベント25ロタディスク，フルタイド50ロタディスク）を使用したが改善せず。状態悪化してきたため救急車を要請，当院搬送となった。救急隊訪室時SpO_2 86（RA）。

入院の経過：入院時，意識清明。身体所見〔BP 100/60，BT 36.5，HR 70，SpO_2 98（O_2 6 L)〕，酸素なしで歩行可能。臥位はとれずベッド上に前傾姿勢で座位をとっている。wheeze＋mild-moderate。胸部X線で右下肺野に肺炎像を認め，CT画像検査の結果，両側上葉や下葉に気管支の走行に沿ってスリガラス陰影が散在していた。喀痰培養検査と画像診断の結果，気管支肺炎（緑膿菌）と診断した。

気管支喘息発作の治療については重症喘息と考え，今回よりオマリズマブを開始することとし，初回を投与した。気管支肺炎の治療としては，PZFX注射を4日間行った。

結果，気管支肺炎に伴う全身状態も改善し，気管支喘息については外来通院でオマリズマブの投与を続けていくこととし，退院となった。

医療資源病名：アレルギー性気管支喘息（J 45.0）

DPC：**040100xxxxx10x**

3．コーディング解説

気管支喘息の入院経過を全体的に把握します。wheeze＋mild-moderateは喘鳴の重症度を示します。また，気管支肺炎のPZFXは，

図表6-31 喘息のDPCコード（抜粋） 『DPC早見表』p.118

040100 喘息

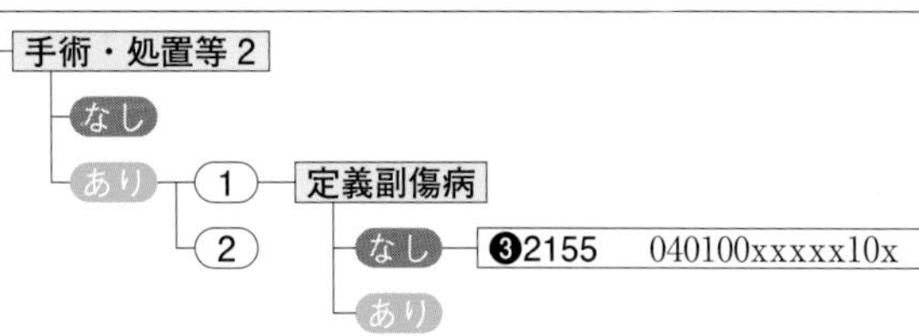

手術・処置等2

(1) J045$ 人工呼吸 メポリズマブ
(2) オマリズマブ ベンラリズマブ

樹形図番号	入院期間			入院期間A日以下		入院期間A日超B日以下		入院期間B日超C日以下	
	A	B	C	入院期間①	点数／日	入院期間②	点数／日	入院期間③	点数／日
❶2153	3	6	30	1～3日	2,582	4～6日	1,909	7～30日	1,622
❷2154	5	10	30	1～5日	2,864	6～10日	2,117	11～30日	1,800
❸2155	5	11	30	1～5日	3,174	6～11日	2,346	12～30日	1,994
❹2156	9	17	60	1～9日	3,308	10～17日	2,445	18～60日	2,078

（※厚生労働省告示では，入院期間「A」は「Ⅰ」，「B」は「Ⅱ」，「C」は「Ⅲ」）

ニューキノロン系抗菌剤であるメシル酸パズフロキサシン（商品名パズクロス）を指します。

喘息のICD-10コードの注意点として，標準病名マスターにある「**気管支喘息発作J46**」は，重篤な発作（喘息発作重積状態）を示すコードなので，安易に使用しないことが大切です。多くの喘息発作はJ45.9が該当します。また，**アレルギー性喘息J45.0**，**非アレルギー性喘息J45.1**によってコードは分かれますが，救急で運ばれたような緊急時の病名は，この選別の記載が曖昧であったり，診断前であれば不明なこともあるので，J45.9が付くこともやむを得ないと考えます。

本事例では，重症喘息ではありますが，アレルギー性の気管支喘息であることが現病歴に記載してあるので，ICD-10コードはJ45.0を選択します。なお重症喘息とは，難治性喘息と言われ，コントロール不能な喘息を指します。一方，胸部X-PおよびCT検査等で緑膿菌による気管支肺炎と診断されているため，ICD-10コードとしてJ15.1を付与します。

次に，入院中の治療内容から気管支喘息，気管支肺炎に対する医療資源割合をそれぞれ検討します。入院目的となった気管支喘息に対してはオマリズマブの治療，気管支肺炎に対しては抗菌薬PZFXを使用し，確定診断のためにCTを行っています。両方とも薬物療法が中心になるため，治療にかかったトータルな薬価の合計を考慮して医療資源を比較しますが気管支喘息への資源投入が大きいことがわかります。

続いてDPCコーディングに入ります。喘息はJ450よりMDC040100喘息が選択されます。この分類は，手術の分岐がなく手術・処置等2及び定義副傷病の分岐となるため，まずは，人工呼吸またはオマリズマブの投与を確定します。

このオマリズマブの薬剤は，喘息のアレルギー反応に対し，この抗体医薬がIgE抗体と結合して，アレルギー反応を根本から抑制させる効果があります。入院治療においては，喘息急変時の対症療法的な薬剤として用いられるのではなく，症状が落ち着いた後に，外来通院も含め長期にわたり根本的に喘息を治療していくという方針のもとに入院時初回の投与を行うという状況が最も考えられる治療スタイルです。今回の事例はこのパターンで投与が行われていますので，手術・処置等2をありにします。続いて定義副傷病名の慢性閉塞性肺疾患はないので，コーディングを040100xxxxx10xに決定します。

12 慢性閉塞性肺疾患の急性増悪

MDC 040120

コーディングテキストには，次の記述があります。

主要病態が慢性閉塞性気管支炎の急性増悪という場合
・「ICD（国際疾病分類）」には複合のための適当な項目があるので，主要病態として**急性増悪を伴う慢性閉塞性肺疾患（J 44.1）**を選択することとしている。
・慢性疾患の急性増悪は「急性」と同様に取り扱うことではないので注意すること。

この解説の意味は，慢性閉塞性肺疾患（COPD）は明確に急性増悪のコードが設定されていることを注意喚起しています。ICDに考慮されるということからは，見方を変えれば**COPDの急性増悪が国際的にも広く用いられる用語として認識**されていることがわかります。このようなことはまれです。たとえば気管支喘息などは，急性増悪を用いず，喘息発作という言葉を用います。コーディングテキストもこの点を強調しながら，急性と慢性の考え方を整理しているわけですが，適切なコーディングのためには，臨床的な定義などもみておく必要があります（**図表6-32**）。

では，実際の事例を参考に急性増悪についてみていきます。COPDの急性増悪では，次のことが原因として定義づけられています。

また，急性増悪時の治療は，酸素療法および薬物療法があります。特に薬物療法には，抗生物質（感染治療），テオフィリン製剤（気管支拡張），副腎皮質ステロイド（気道炎症の制御），利尿薬（右心不全の治療）が考えられます。

気道感染：有効肺胞換気の障害，換気・血流比の不均衡の増悪が起こり，低酸素血症・高炭酸ガス血症を招く
右心不全：肺循環系に負荷がかかり，右心への静脈還流が障害される。浮腫・肝腫大・頸動脈の怒張が認められる。
心拍出量の低下を招き，低酸素血症の程度が増悪する

図表6-32 COPDの急性増悪

●COPDの増悪とは，呼吸困難，咳，喀痰などの症状が日常の生理的変動を超えて急激に悪化し，安定期の治療内容の変更を要する状態をいう。ただし，他疾患（心不全，気胸，肺血栓塞栓症など）の合併により増悪した場合を除く

（診断と治療のガイドライン第３版より）

一方，病名の捉え方として，医師が頻繁に挙げる症状病名に**慢性呼吸不全急性増悪**があり，その場合ICD-10もJ 96.1〔040130 呼吸不全（その他）〕に導かれます。

慢性閉塞性肺疾患の合併症としてつけられることが一般的ですが，医療資源病名に呼吸不全をあげることは，不適切であると考えます。また，コーディングにおける弊害として標準病名マスターに**急性増悪を伴う慢性閉塞性肺疾患**（J 44.1）に該当する病名設定がないことにも留意しながら対応する必要があります。

1．疾患の概要

慢性気管支炎，肺気腫または両者の併発により起こる不可逆性の閉塞性換気障害を特徴とする疾患で，**慢性気管支炎の気道病変と，肺気腫に起因する肺胞病変とが組み合わさって閉塞性換気障害が生じる状態**をいいます。たとえば，慢性気管支炎は，慢性または反復性に喀出される気道分泌物の増加状態で，２年以上連続し３カ月間以上大部分の日に状態が認められた場合が慢性気管支炎であり，この状態に慢性の閉塞性換気障害を呈するものを慢性閉塞性肺疾患として扱っています。

治療は，①症状およびQOLの改善，②運動耐容能と身体活動性の向上および維持，③増悪の予防，④疾患の進行抑制，⑤全身併存症および肺合併症の予防と治療，⑥生命予後の改善（日本呼吸器学会COPDガイドラインより）――といったように，治療の原則は，**残された肺機能を有効に活用させることと症状の緩和が主な目**

標となります。

具体的には，禁煙や呼吸器リハビリテーションの実施，薬物療法（感染の予防・治療，栄養管理，気管支拡張症の吸引），在宅酸素療法（HOT），外科療法（肺容量減少術）などです。

2．事例

診療科：呼吸器内科

現病歴：10年前に咽頭違和感を訴え，近医を受診したところ，COPDの疑いで禁煙を指導されたがやめられず，喫煙を続けていた。4年前より，Hugh-jones Ⅱ程度の労作時呼吸困難を自覚し，当院呼吸器外来にてCOPD with asthmaとして外来通院していた。1年前より自己判断で通院を中止，受診を促すも来院しなかった。先週よりトイレに行くのにも息切れ・呼吸苦を感じるようになり，昨夜より急激に症状悪化したため救急車を要請し，当院搬送となった。来院時，血液ガスにてCO_2貯留，wheeze聴取認めており，COPD急性増悪として，呼吸器内科入院となった。

入院経過：来院時wheeze聴取，ABGで$PaCO_2$ 77，pH 7.20とCO_2貯留と呼吸性アシドーシスを認めたことから，COPD急性増悪と診断した。救急外来でSABA吸入（2回），Mg投与行われていたが呼吸症状改善がなく，$PaCO_2$貯留・呼吸性アシドーシス持続するためクレイトン300 mgを投与したが改善みられず，NPPV装着となった。明らかな感染は認めないが，NPPV装着していることやCRP軽度陽性であることを加味し，抗菌薬をSBT／ABPCとした。PSL 30 mg/dayを投与し，NPPVもABGをみながら適宜調節したところ，入院より4日目でNPPV離脱とした。その後，全身状態良好，炎症反応も改善傾向となった。

しかし，明らかな呼吸苦や呼吸努力は認められないが，安静時でも酸素需要があることや，15～20 m程度歩くと休んでいるというエピソードを考慮し，入院中にHOT導入とした。治療継続の重要性を十分に説明し，以降近医にて継続加療として退院となった。

医療資源病名：COPD急性増悪（J 44.1）

DPC：**040120xx99010x**

3．コーディング解説

まずは，現病歴および入院経過より病態を把握します。病名としては，現病歴より近医でCOPDが疑われていることや「COPD with asthma」の記述より，**慢性閉塞性肺疾患（COPD）と合併症としてのasthma（気管支喘息）**があることを押さえます。日本ではCOPDに対し気管支喘息を合併した患者が多いといわれています。さらに現病歴の最後に「COPD急性増悪」があることに注目し，ICD-10の**急性増悪を伴う慢性閉塞性肺疾患（J 44.1）**に合致することを押さえます。

続いて行われた治療の内容を確認します。

入院経過より「wheeze」は喘息の診断上の主要な徴候をみる聴診のこと，「ABG」は血液ガス分析，「SABA」は短時間作用性吸入β2刺激薬のこと，「$PaCO_2$」は動脈血二酸化炭素分圧といい，肺胞の換気量も把握する数値のことです。また，「NPPV」は，非侵襲的陽圧換気療法（noninvasive positive pressure ventilation）といい，マスクによる人工呼吸器を指し，薬剤としては「ABPC／SBT」はペニシリン系抗生物質（アンピシリン／スルバクタム），「PSL」はプレドニゾロンでステロイド薬を指しています。内科系の診療記録の場合，略語が多く使用されるため，頻繁に出てくる略語は覚えておくことが必要です。

これらの情報から，入院時は全身状態が安定するまでCOPD急性増悪に伴う症状緩和の治療が中心に行われ，呼吸不全からのショックにより，呼吸性アシドーシスが発症し，クレイトン300 mgにより対応を行ったが改善がみられず，人工呼吸管理となったことがわかります。

その後，喘息に対しステロイドやCRPの軽度の炎症反応に対して抗生剤が投与されています。そして，状態が安定した後に退院に向け，在宅酸素療法（HOT）が導入されていることが記載されています。

ここまでを把握し，コーディングに入ります。

COPDと合併症の喘息，呼吸不全に伴う呼吸性アシドーシスの病名が医療資源病名として候補にあげられますが，入院期間を通してCOPD急性増悪に対する治療に主眼が置かれ，治療が行われていますので，医療資源病名は**慢性閉塞性肺疾患（COPD）**とします。医師の病名はCOPD急性増悪と記載されていますが，標準病名マスターに該当する病名が存在しないため，

慢性閉塞性肺疾患を選択します。この際，ICD-10はJ 44.9となってしまうため，急性増悪としての適正なコードJ 44.1を付与するようにし，**040120 慢性閉塞性肺疾患**より手術なしを選択し，手術・処置等1（シンチグラム）を「なし」，手術・処置等2（人工呼吸）NPPVより「あり」，定義副傷病の誤嚥性肺炎（040081）なしとしてコーディングを040120xx99010xに確定します。

図表 6-33　慢性閉塞性肺疾患のDPCコード（抜粋）　『DPC早見表』p. 119

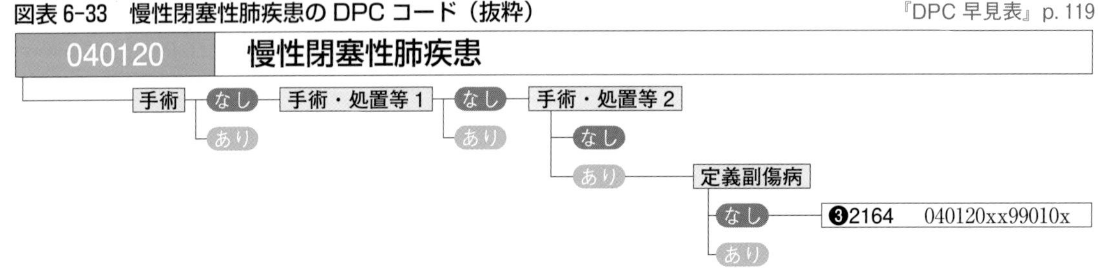

手術・処置等2

J 045＄　人工呼吸

樹形図番号	入院期間 A	B	C	入院期間A日以下 入院期間①	点数／日	入院期間A日超B日以下 入院期間②	点数／日	入院期間B日超C日以下 入院期間③	点数／日
❶2162	6	12	30	1～6日	2,869	7～12日	2,120	13～30日	1,802
❷2163	10	21	60	1～10日	2,833	11～21日	2,094	22～60日	1,780
❸2164	10	20	60	1～10日	3,254	11～20日	2,405	21～60日	2,044
❹2165	15	31	90	1～15日	3,231	16～31日	2,388	32～90日	2,030

（※厚生労働省告示では，入院期間「A」は「Ⅰ」，「B」は「Ⅱ」，「C」は「Ⅲ」）

13 急性冠症候群

MDC 050050

この事例は，診療録に「ACS」という略語で表現される**急性冠症候群**（acute coronary syndrome）です。急性冠症候群は，動脈硬化により冠動脈粥腫の破綻や血栓形成，冠動脈狭窄の急速な進行と冠動脈攣縮などが生じ，冠動脈腔が急激に閉塞して急性心筋虚血を発症した緊急の病態です。いわゆる臨床症候群の領域の病名表現です。DPC **コーディングでは症状や病態の病名を避け，原疾患や基礎疾患を優先して医療資源病名を選択することが原則**です。したがって，ACS を極力使用しないようにしっかりと診療録を確認し，病名を検索する習慣が求められます。

1．疾患の概要

急性冠症候群の症状が見られる場合，確定診断としては，**急性心筋梗塞**，**不安定狭心症**がつけられることになると思われますが，これらは虚血性心臓突然死までを包括する広い疾患の概念をもちます。病態の捉え方としては，急性心筋梗塞は冠動脈に閉塞性血栓が形成されて血流が遮断されることで心筋が壊死に陥る状態，不安定狭心症は非閉塞性血栓形成の状態とされます。

臨床的な特徴として，強い胸部痛があり，きわめて緊急の対応が求められるため，臨床現場では急性心筋梗塞を疑い，入院時に行う心電図と検体検査（血清マーカー）の結果により，下記３つの分類に分けて心筋壊死の程度を推測し，改善に当たります。

①**不安定狭心症**：心電図や血液検査を行っても心臓発作の徴候がみられないもの→心筋壊死はない

②**非 ST 上昇型心筋梗塞（NSTEMI）**：血液検査上の徴候が見られるが，心電図上の変化（ST 上昇）がないもの→壊死はあるもののその量は少ない

③**ST 上昇型心筋梗塞（STEMI）**：血液検査上の徴候と心電図上の変化の両方が見られるきわめて重篤な状態→心筋壊死が進んでいる

ST 上昇型心筋梗塞の場合は，ただちに冠動脈の閉塞を解除する必要があるので，冠動脈をバルーンなどで広げる経皮的冠動脈形成術（PTCA）や，再閉塞など再発のリスクを防止するためのステント留置（経皮的冠動脈ステント留置術）が行われます。これらの手技は，併せて**経皮的冠動脈インターベンション**（PCI）と言われます。また，血管内治療では改善できない強い狭窄や閉塞の場合には，**冠動脈バイパス術**（CABG）が選択されます。

一方，非 ST 上昇型心筋梗塞または不安定狭心症の場合は，**ただちに手術を行わず，血管拡張薬の投与**を行います。この薬物療法により，狭心症発作の解消に向けて心筋虚血を軽減させ，心筋梗塞への移行を抑制します。

2．事例

診療科：循環器内科

現病歴：高血圧症，脂質異常症で当院外来に受診していた。定期受診の際に胸痛を訴え，循環器内科の外来で心電図異常と心エコーでの壁運動の低下を認めたため，ACS として緊急カテーテル入院となった。

入院経過：来院時バイタルサインは安定。胸痛を訴え，検体検査の異常と ECG と心エコーの所見などから STEMI が疑われ，バイアスピリン 100 mg とエフィエント 20 mg の内服を行った。冠動脈造影（心臓カテーテル検査）で左冠動脈（LCA）の左前下行枝（LAD＃７prox）に血栓閉塞，左回旋枝（LCX＃15）に 90％狭窄を認めたため，LAD に対し血栓吸引カテーテルにより**血栓を除去し，経皮的冠動脈ステント留置術**を施行した。一方，LCX は待機的な治療方針とし，PCI を終了した。

確定診断所見では，心筋壊死を伴わないことから ACS は「不安定狭心症」とした。PCI 後は致死的不整脈リスクを伴うため ICU 入室とした。胸部症状が消失し，CK の上昇も見られず退院となった。

医療資源病名：不安定狭心症（I 20.0）

DPC：**050050xx0200xx**

3．コーディング解説

疾患の概念として，急性冠症候群〔ACS（I 24.9）〕に結びつく次の4つの疾患と傷病名，ICDコーディングを押さえます。

●不安定狭心症（I 20.0）
●非ST上昇型心筋梗塞（I 21.9）
● ST上昇型心筋梗塞（I 21.9）
●心臓突然死（I 46.1）

不安定狭心症と非ST上昇型心筋梗塞は類似していますので，確定病名を検索する際には注意が必要です。なお，今回の事例では，現病歴でACS（STEMI）が疑われ，心臓カテーテル検査による冠動脈造影で動脈の閉塞部位などが明確になっています。冠動脈はアメリカ心臓協会のAHA分類（**図表6-34**）と略語が使用されることが多いので，閉塞部位等を確認するのに役立ちます。

治療法として冠動脈ステント留置術（PCI）が選択されています。診断から治療の流れは，心臓カテーテル検査で診断および治療方針が決まり，PCIを施行しています。この流れを掴み，DPCコーディングに入ります。

医療資源病名の選択の際，ACS（I 24.9：その他の急性虚血性心疾患）であるからといって，誤ってMDCを「050030急性心筋梗塞（続発性合併症を含む），再発性心筋梗塞」としないように注意します。前述のように**ACSは虚血性心疾患を総称した病態を指す病名**なので，慎重に病名の検索に入ります。入院経過のなかに，確定診断所見として「不安定狭心症」とあるので，この病名を医療資源病名に挙げます。I 20.0不安定狭心症より，MDC「050050狭心症，慢性虚血性心疾患」を導きます。

手術は，K 5492経皮的冠動脈ステント留置術（不安定狭心症に対するもの）を選択し，続いて手術・処置等1を選びます。手術・処置等1の分岐は特殊な形をしており，「なし，1，2あり」と「5あり」の2つの選択肢になります。前者は手術・処置等1「なし」・「1あり」・「2あり」の3つの選択肢を示しています。今回の治療ではD206 $心臓カテーテル法による諸検査等を行っているので「1あり」として分岐します。手術・処置等2のIVH（中心静脈注射）や人工腎臓は行われていないので「なし」，定義副傷病も「なし」として，DPCコードを「050050xx0200xx」に確定します（**図表6-35**）。

図表6-34　AHA分類

	和名	略語	AHA分類
右冠動脈 RCA	右冠動脈	RCA	1～4
左冠動脈 LCA	左主幹部	LMT	5
	左前下行枝	LAD	6～10
	左回旋枝	LCX	11～15

図表6-35　狭心症，慢性虚血性心疾患のDPCコード（抜粋）　　『DPC早見表』p. 130

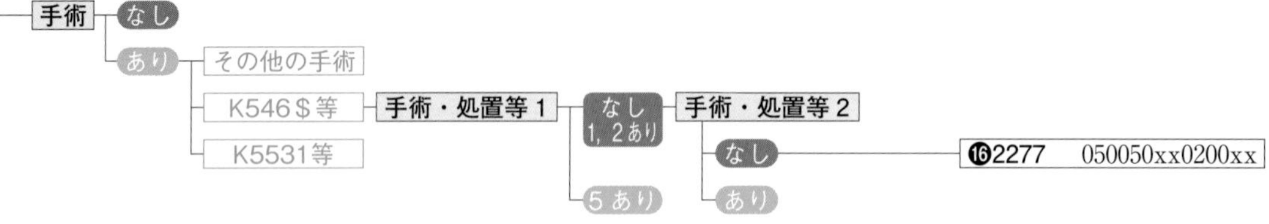

手術

K 546＄等

K 546＄　経皮的冠動脈形成術
K 547　経皮的冠動脈粥腫切除術
K 5481　経皮的冠動脈形成術（特殊カテーテルによるもの）高速回転式経皮経管アテレクトミーカテーテルによるもの
K 5482　経皮的冠動脈形成術（特殊カテーテルによるもの）エキシマレーザー血管形成用カテーテルによるもの
K 549＄　経皮的冠動脈ステント留置術

図表 6-35 （続き）

手術・処置等 1

(0) K 596 体外ペースメーキング術（※）
(1) D 206＄ 心臓カテーテル法による諸検査（一連の検査について）
(2) D 206＄＋注 3，4，5 加算 心臓カテーテル法による諸検査（一連の検査について）＋血管内超音波検査等（加算有り）
(5) K 600＄ 大動脈バルーンパンピング法（IABP 法）（1 日につき）
K 602＄ 経皮的心肺補助法（1 日につき）
K 602-2＄ 経皮的循環補助法（ポンプカテーテルを用いたもの）（1 日につき）
K 603＄ 補助人工心臓（1 日につき）

樹形図番号	入院期間			入院期間 A 日以下		入院期間 A 日超 B 日以下		入院期間 B 日超 C 日以下	
	A	B	C	入院期間①	点数／日	入院期間②	点数／日	入院期間③	点数／日
❶2262	2	6	30	1～2日	3,925	3～6日	2,221	7～30日	1,888
⓯2276	10	20	60	1～10日	3,607	11～20日	2,674	21～60日	2,108
⓰2277	2	4	30	1～2日	2,841	3～4日	2,100	5～30日	1,785
⓱2278	10	19	60	1～10日	3,174	11～19日	2,346	20～60日	1,994

14　心不全と拡張型心筋症

MDC 050060

コーディングテキストの「コーディングの基本的考え方」では，医療資源病名の不適切例として「心筋梗塞や心筋症を心不全とする場合」を挙げています。理由は，**「原因疾患が明らかな場合はそれに付随した呼吸不全，循環不全等の臓器不全病名を選択しない」**とされるからです。

また，「傷病名のコーディングにあたっての注意点」には，心不全を医療資源病名とする場合について次の説明があります。

・原疾患として心筋症，心筋梗塞等が明らかな場合は心不全として処理をせず原疾患を医療資源病名として選択する。
・最終的に診断がつかない場合も原疾患の鑑別のために同様の検査行為等があった場合は，疑診として選択する。

このように**「原疾患が明らかな場合（疑い病名でも）は，原疾患を医療資源病名にする」**ことを原則（重要なポイント）としています。

今回の事例は，原疾患が明らかになった，特発性拡張型心筋症による心不全の治療です。

1．疾患の概要

心機能障害による症状が心不全です。その定義は，**「心機能低下に起因する循環不全」**とされ，**左心不全**（肺循環系にうっ血），**右心不全**（体循環系にうっ血），**両心不全**に分類されます。

左心不全（左心房，左心室，大動脈）の原因疾患は，心筋疾患（心筋症，心筋炎），虚血性心疾患（心筋梗塞，狭心症），不整脈，大動脈弁や僧帽弁の弁膜症，高血圧性心疾患です。

右心不全（右心房，右心室，肺動脈）の原因疾患は，慢性閉塞性肺疾患，肺血栓塞栓症，心筋疾患（心筋症，心筋梗塞），心タンポナーデ，肺動脈弁や三尖弁の弁膜症，心房中隔欠損症などが挙げられます。

一方，**急性心不全**，**慢性心不全**という区別があり，急性心筋梗塞などの急性疾患が原因となる急性心不全，心臓弁膜症や心筋症などのように心臓機能の低下を原因としたのが慢性心不全となります。また，慢性心不全の状態に呼吸困難などの症状が急激に出現した状態を**慢性心不全の急性増悪**といいます。慢性・急性の違いは，主として治療内容の違いでもあり，急性心不全の治療は血行動態の改善による救命が中心で，慢性心不全は内科的治療が主体になります。

一方，心筋症の定義は「心機能障害を伴う心筋疾患」とされており，拡張型心筋症（DCM），肥大型心筋症（HCM），拘束型心筋症（RCM），不整脈原性右室心筋症（ARVCM），分類不能の心筋症に区分されます。

今回の事例の**拡張型心筋症**は，左室内腔の拡張と心筋収縮機能低下のために**うっ血性心不全**を呈する疾患です。治療は，減塩・禁酒・水分の制限といった生活指導，心不全や不整脈・血栓に対する薬物治療などがありますが，疾病がそもそも特発性（原因不明）のため，根本的な治療は心臓移植となります。

2．事例

診療科：循環器内科
診断名：うっ血性心不全
現病歴：2週間前より咳が止まらなくなった。近医を受診し，鎮咳薬を処方され一時的に改善したが，外出時には呼吸困難感が強くなった。やがて心窩部痛を自覚し，1週間前から夜間入眠困難な状態となったため，再度，近医を受診したところCRP，白血球上昇を認めたため，当院呼吸器科を紹介された。呼吸器科外来でBNP，AST，ALT，LDHの高値を認め，心筋炎，薬剤性肝障害の可能性もあることから循環器内科へコンサルし，精査加療目的で入院となった。
入院の経過：CT検査の所見より，右肺に胸水貯留，肺血管周囲にスリ硝子影を認め，心不全（NYHA：Ⅳ度）による間質性肺水腫の増悪と考えた。心電図で高度の心筋障害が疑われ，心エコーでは左室壁運動障害および拡張障害，左室の拡大がみられ，DCMを疑う診断所見であったため，冠動脈造影（CAG）を実施し，特発性拡張型心筋症と診断確定した。また，うっ血性心不全の診断にて，ハンプ，ラシックス等の内科的治療を開始した。24 時間尿量が 1000 mL であったため，サムスカ等を投与した。

上記治療を行ったが左心不全の改善も認められず，尿量減少を伴い，特発性拡張型心筋症に対し，補助人工心臓／心臓移植が必要となる可能性も浮上したため，心臓移植実施施設への転院となった。

医療資源病名：特発性拡張型心筋症（I 42.0）
DPC：**050060xx99100x**

3．コーディング解説

まず，病名を整理します。入院の経過よりうっ血性心不全，間質性肺水腫が挙げられていますが，原疾患を検索する視点で見ます。特に肺水腫は，肺内の血管外水分量が増加している状態をいい，軽度のものを間質性肺水腫といいますが，症状病名なので医療資源病名としては除外します。もちろん，うっ血性心不全も状態を示す病名のため，診断名に記載されてはいますが，医療資源病名としては不適切と考えます。

次に**特発性拡張型心筋症**の確定診断を注視します。DCM は同病名の略語であり，疑い病名として記述されていますが，冠動脈造影（CAG）後に診断が確定していることを押えます。

続いて医療資源病名の選択に入ります。医療資源投入量として，特発性拡張型心筋症よりもうっ血性心不全に対する治療が多くみえますが，コーディングテキストによる原因疾患優先の定義により，**特発性拡張型心筋症**を挙げることとします。特発性拡張型心筋症の ICD-10 は I 42.0 により **050060 心筋症**（拡張型心筋症を含む）が選択され，手術なし，CAG の検査実施により，手術・処置等 1 の D 206 心臓カテーテル法による諸検査が該当し，手術・処置等 2 は「なし」，定義副傷病〔呼吸不全 040130（その他）〕「なし」としてコーディングを確定します。050060xx99100x となります。

図表 6-36　心筋症（拡張型心筋症を含む）の DPC コード（抜粋）　『DPC 早見表』p. 132

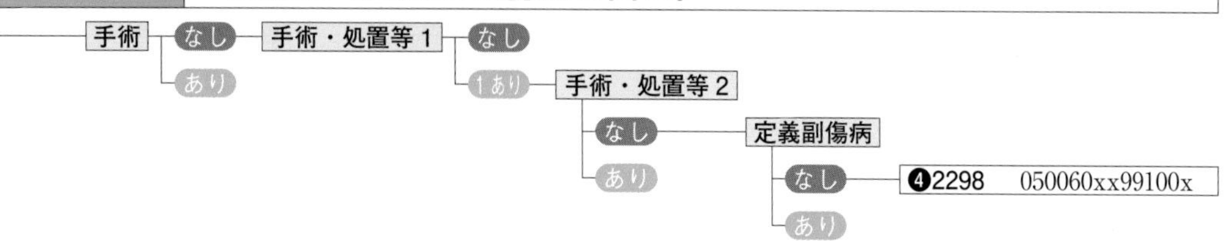

手術・処置等 1

- 0 K 596 体外ペースメーキング術
- 1 D 206＄ 心臓カテーテル法による諸検査（一連の検査について）
- 5 K 600＄ 大動脈バルーンパンピング法（IABP 法）（1 日につき）
  K 602＄ 経皮的心肺補助法（1 日につき）
  K 602-2＄ 経皮的循環補助法（ポンプカテーテルを用いたもの）（1 日につき）
  K 603＄ 補助人工心臓（1 日につき）

定義副傷病

手術なし
040130 呼吸不全（その他）

樹形図番号	入院期間 A	B	C	入院期間 A 日以下 入院期間①	点数／日	入院期間 A 日超 B 日以下 入院期間②	点数／日	入院期間 B 日超 C 日以下 入院期間③	点数／日
❶2295	7	13	60	1～7 日	2,832	8～13 日	2,093	14～60 日	1,779
❸2297	9	17	60	1～9 日	3,510	10～17 日	2,594	18～60 日	2,205
❹2298	3	5	30	1～3 日	4,170	4～5 日	3,082	6～30 日	2,620
❺2299	8	16	60	1～8 日	3,181	9～16 日	2,351	17～60 日	1,998

（※厚生労働省告示では，入院期間「A」は「Ⅰ」，「B」は「Ⅱ」，「C」は「Ⅲ」）

第6章 実践事例

15　大動脈解離

MDC 050161

大動脈瘤および大動脈解離等の大動脈関連疾患は大動脈壁の状態によって病名が異なり，ICD-10 および DPC コードも大動脈の解離，大動脈瘤の破裂性と非破裂性によってコードが異なります。**大動脈解離は「解離性大動脈瘤 050161」，破裂した大動脈瘤は「破裂性大動脈瘤 050162」，そして非破裂の大動脈瘤は「非破裂性大動脈瘤，腸骨動脈瘤 050163」**に区分されています。

大動脈解離は，**大動脈中膜の変性・嚢胞状中膜壊死により，中膜が内外2層に解離し，偽腔・血腫を形成する状態**といわれています。

大動脈疾患としては，**大動脈瘤・大動脈解離・大動脈炎症候群**の3つの疾患が挙げられますが，大動脈瘤は大動脈の局所的な拡大を表し，大動脈解離は動脈中膜内の血腫という理解になります。

1．疾患の概要

大動脈解離は，動脈血管の3層構造（内膜・中膜・外膜）のうち内膜に亀裂が入り，中膜が内外2層に解離し，その間（解離腔・偽腔）に血腫を形成する状態を言います。臨床では，大動脈解離の病態に，解離の部位による分類「**Stanford 分類**」と，解離と内膜亀裂部（入口部）の位置の分類「**De Bakey**」の2つ基準が用いられています（**図表 6-37**）。解離の入口部（初発部位）は，上行大動脈弁上部が50％を占め，左鎖骨下動脈起始部末梢の下行大動脈が50％を占めます（**図表 6-38**）。

診断は，経食道エコーや CT，MRI，DSA といった画像検査を中心に診断確定が行われ，手術適応か否かの判断が行われます。基本的に **Stanford A 型は緊急手術，B 型は内科的降圧療法**となります。

なお，次の場合に緊急時の手術適応と考えられています（抜粋 year note より）。

図表 6-37　大動脈解離の分類

1．解離範囲による分類
　Stanford 分類
　　A 型：上行大動脈に解離があるもの
　　B 型：上行大動脈に解離がないもの
　DeBakey 分類
　　Ⅰ型：上行大動脈に tear* があり弓部大動脈より末梢に解離が及ぶもの
　　Ⅱ型：上行大動脈に解離が限局するもの
　　Ⅲ型：下行大動脈に tear があるもの
　　Ⅲ a 型：腹部大動脈に解離が及ばないもの
　　Ⅲ b 型：腹部大動脈に解離が及ぶもの
　DeBakey 分類に際しては以下の亜型分類を追加できる
　　弓部型：弓部に tear があるもの
　　弓部限局型：解離が弓部に限局するもの
　　弓部広範型：解離が上行または下行大動脈に及ぶもの
　　腹部型：腹部に tear があるもの
　　腹部限局型：腹部大動脈のみに解離があるもの
　　腹部広範型：解離が胸部大動脈に及ぶもの
　　（逆行性Ⅲ型解離という表現は使用しない）
2．偽腔の血流状態による分類
　偽腔開存型：偽腔に血流があるもの。部分的に血栓が存在する場合や，大部分の偽腔が血栓化していても ULP から長軸方向に広がる偽腔内血流を認める場合はこの中に入れる
　ULP 型：偽腔の大部分に血流を認めないが，tear 近傍に限局した偽腔内血流（ULP）を認めるもの
　偽腔閉塞型：三日月形の偽腔を有し，tear（ULP を含む）および偽腔内血流を認めないもの
3．病期による分類
　急性期：発症2週間以内。この中で発症48時間以内を超急性期とする
　慢性期：発症後2週間を経過したもの

（大動脈瘤・大動脈解離診療ガイドラインより抜粋）
＊tear：亀裂

- 解離が上行大動脈起始部に及び（Stanford A 型，De Bakey Ⅰ・Ⅱ，逆行性Ⅲ型）かつ偽腔が血栓により閉塞していないとき（偽腔開存型）
- 瘤の破裂ないし切迫破裂のとき
- 重要臓器の血流障害がみられるとき
- AR による心不全のとき
- 内科的治療にて疼痛のコントロールができないとき

図表 6-38　大動脈の模式図

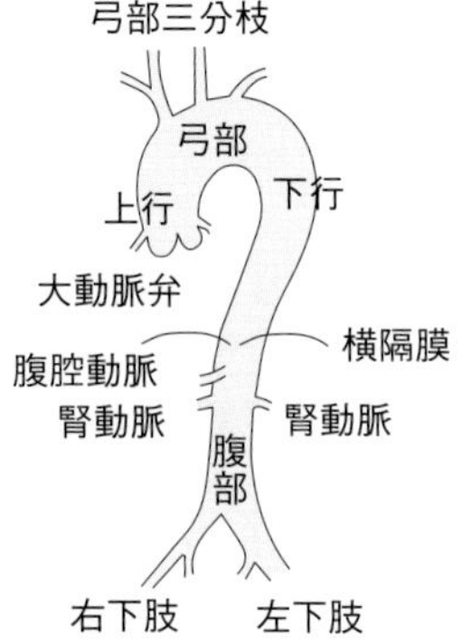

外科的手術には，入口部を含む解離大動脈を部分的に切除し，**人工血管置換術**が行われます。その他に血管内治療として，経カテーテル的開窓術・ステント留置術，ステントグラフト内挿術等があります。

2．事例

診療科：心臓血管外科

現病歴：自宅の玄関先で突然，肩甲骨周囲の痛みと吐き気，両下肢のしびれを訴え，救急要請した。当院，救急外来で胸腹骨盤造影CTを行ったところ，急性大動脈解離 Stanford B が確認され，偽腔は開存，左腎梗塞の所見がみられたため，緊急入院となった。

入院の経過：緊急手術適応と判断し，ステントグラフト内挿術（K 561「2」「イ」）を施行した。術前の大動脈解離による左腎梗塞の発症により，術後急性腎不全を合併しCHDF，HD を行った。入院中，腎不全の急性増悪により，経口摂取に加えて中心静脈注射を行った。

医療資源病名：急性大動脈解離 Stanford B（I 71.0）

DPC：**050161xx01x2xx**

3．コーディング解説

まず，大動脈解離の状態を押さえます。造影 CT より **Stanford B 型大動脈解離**の診断が行われ，Stanford B 型および偽腔開存によりステントグラフトの手術適応を理解します。急性大動脈解離 Stanford B の ICD-10 コード I 71.0 より **050161 解離性動脈瘤**を導き，術式は K 561 ステントグラフト内挿術「2」イを選択します。

術後の急性腎不全に対し CHDF（持続式緩徐式血液濾過）および HD（血液透析），中心静脈注射がおのおの「手術・処置等 2」に該当しますが，下方の持続式緩徐式血液濾過等を優先し，コーディングを 050161xx01x2xx に確定します（図表 6-39）。

4．その他

大動脈解離の ICD-10 は **I 71 大動脈瘤および解離**に属し，各部位共通コードの I 71.0 に該当するため，複雑な解釈は必要ありません。解離性大動脈瘤（破裂性）も包含されます。

コーディングの際，まれに外傷性の大動脈解離も想定できますが，交通事故など診療録から得られる情報（受傷起点）で判断できるので，主に内因性としてコードします。

標準病名では，大動脈解離・解離性動脈瘤に急性や De Bakey，Stanford といった表現が病名に付加されていますが，ICD-10 コードに違いはありません。

図表 6-39　解離性大動脈瘤の DPC コード（抜粋）　『DPC 早見表』p. 139

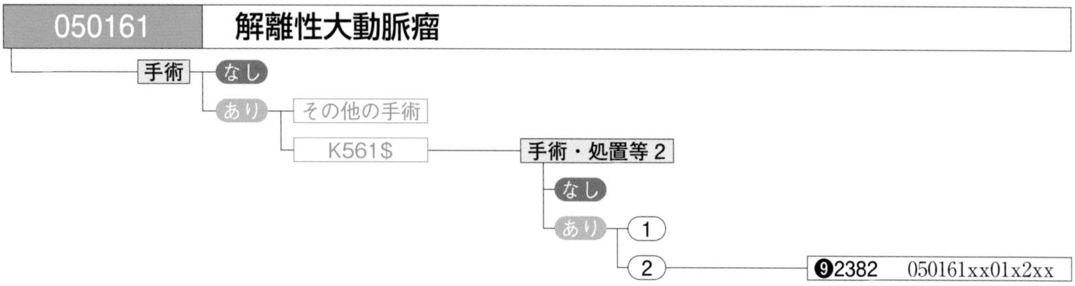

050161　解離性大動脈瘤

- 手術
  - なし
  - あり
    - その他の手術
    - K561$ — 手術・処置等 2
      - なし
      - あり
        - 1
        - 2 — ❾2382　050161xx01x2xx

図表 6-39（続き）

手術

K561$

K561$　　ステントグラフト内挿術

手術・処置等2

(1) G005　中心静脈注射
J045$　人工呼吸

(2) J0384　人工腎臓　その他の場合
J038-2　持続緩徐式血液濾過

樹形図番号	入院期間			入院期間A日以下		入院期間A日超B日以下		入院期間B日超C日以下	
	A	B	C	入院期間①	点数／日	入院期間②	点数／日	入院期間③	点数／日
❶2374	8	16	60	1～8日	2,981	9～16日	2,203	17～60日	1,873
❽2381	11	22	60	1～11日	3,362	12～22日	2,485	23～60日	2,102
❾2382	14	36	90	1～14日	6,185	15～36日	3,086	37～90日	2,624

（※厚生労働省告示では，入院期間「A」は「Ⅰ」，「B」は「Ⅱ」，「C」は「Ⅲ」）

16 食道癌

MDC 060010

食道癌は60歳以上の男性に多く発症する癌で，男女比は5：1，加齢や喫煙，飲酒，高塩食，熱い食事の常用などが原因と考えられています。

食道の部位は，切歯（門歯）からの距離で決まっており，切歯から15 cmのところ（輪状軟骨）を食道入口部，以降の18 cmまでを頸部食道（Ce），24 cmまでを胸部上部食道（Ut），32 cmまでを胸部中部食道（Mt），38 cmまでを胸部下部食道（Lt），40 cmまでを腹部食道（Ae）というように，細かな部位が設定されています。**ICD-10は頸部，胸部，腹部，（食道を3等分した）上部，中部，下部の括りでコードが付与さ**れている特徴があります。しっかりと原発部位を確認して，コーディングに取り組んでみましょう。

1．疾患の概要

食道癌は，**食道の部位に発生した上皮性の腫瘍**で，早期から広範囲な領域にリンパ節転移を来し，早期発見と早期治療が臨床上最も重要な疾患です。**好発部位は胸部中部食道で，95%は扁平上皮癌**がみられます。

確定診断は，内視鏡所見や病理組織診断によって得られ，早期癌の場合には内視鏡的治療（EMR，ESD），早期癌以外で切除可能な場合は外科的治療（食道切除＋リンパ節郭清＋再建），切除不能な場合は化学療法，放射線療法が選択されます。また，癌が進行して食道内腔狭窄などで嚥下困難の症状が起きた場合には，食道ステント挿入，胃瘻造設なども必要に応じて行われます。

一方，手術による合併症としては，リンパ節郭清によって反回神経麻痺を併発する可能性があります。

2．事例

診療科：食道外科

現病歴：以前より食事がつまる感があった。次第に症状が悪化し，食事がとれなくなったため近医を受診したところ進行性の食道癌の疑いで当院を紹介された。

外来にて精査したところ，食道癌（squamous cell carcinoma of the esophagus cT4a N1M0，stage ⅣA〈UICC 8版〉）の診断となり，腹膜への浸潤があり，切除不能として化学療法（5-FU＋シスプラチン）を2クール施行した。治療効果をみるCT検査で原発巣の縮小を認め，内視鏡検査の結果，外科的切除可能と判断し，手術目的で入院となった。

入院経過：上部消化管内視鏡で門歯から25-31 cmに亜全周性の狭窄の強いtype3病変を認め，2型腫瘍の外側に粘膜下進展を疑わせる隆起がみられた。病理診断は主病変からの生検にてSCCであった（化学療法後だからyT1b0M0，stage Ⅰ〈UICC 8版〉）。胸部中部食道癌に対する手術として，右開胸開腹食道切除術＋リンパ節郭清，後縦隔胃管拳上頸部吻合，腸瘻造設を行った。

術後，肺炎を伴い発熱を発症したが，抗生剤の投与により落ちついた。その後，腸瘻訓練を行い経過良好のため，外来で経過をみていくこととして退院となった。

医療資源病名：胸部中部食道癌（C 15.1）

DPC：**060010xx01xx1x**

3．コーディング解説

嚥下困難となり外来で食道癌の診断として，**扁平上皮癌**（SCC：squamous cell carcinoma of the esophagus）が診断されていることを押さえます。さらに術前病理判定（cTNM）がcT4a N1M0，stage ⅣA〈UICC 8版〉とあり，進行性で切除不能であることを把握します。

治療の第一選択として化学療法（5 FU：フルオロウラシル）＋（CDDP：シスプラチン）が，今回の入院前にすでに2クール投与されていることを確認し，抗がん剤治療の効果により腫瘍が縮小したことを理解します。この段階で，化学療法後の病理診断（yTNM）の記述に注目すると，yT1b0M0，stage Ⅰとなったことがわかります。

治療は，「右開胸開腹食道切除術＋リンパ節郭清，後縦隔胃管挙上頸部吻合，腸瘻造設」の複数手術が行われていることをつかみ，術後の合併症の有無を確認しながらDPCコーディングに入ります。

医療資源病名は，手術実施の状況から食道癌以外に考えられないため，部位を確認しながら**胸部中部食道癌 C 15.1** とします。手術手技は「後縦隔胃管挙上頸部吻合」を念頭に，**K 5291 食道悪性腫瘍手術（頸部，胸部，腹部の操作によるもの）**を選択します。続いて，副傷病の選択を確認します。術後に肺炎を伴った記述があるので，定義副傷病ありとします。

以上を整理して，060010xx01xx1x に確定します。

図表 6-40　食道の悪性腫瘍（頸部を含む）の DPC コード（抜粋）　『DPC 早見表』p. 148

060010　食道の悪性腫瘍（頸部を含む）

手術
- なし
- あり
  - その他の手術
  - K526-2$ 等
  - K5291 等 ― 定義副傷病
    - なし
    - あり ― ⑱2477　060010xx01xx1x

手術

K 5291等

K 395	喉頭，下咽頭悪性腫瘍手術（頸部，胸部，腹部等の操作による再建を含む）
K 525-3	非開胸食道抜去術（消化管再建手術を併施するもの）
K 527 $	食道悪性腫瘍手術（単に切除のみのもの）
K 5291	食道悪性腫瘍手術（消化管再建手術を併施するもの）頸部，胸部，腹部の操作によるもの
K 5292	食道悪性腫瘍手術（消化管再建手術を併施するもの）胸部，腹部の操作によるもの
K 5293	食道悪性腫瘍手術（消化管再建手術を併施するもの）腹部の操作によるもの
K 529-21	胸腔鏡下食道悪性腫瘍手術　頸部，胸部，腹部の操作によるもの
K 529-22	胸腔鏡下食道悪性腫瘍手術　胸部，腹部の操作によるもの
K 529-3	縦隔鏡下食道悪性腫瘍手術

樹形図番号	入院期間			入院期間 A 日以下		入院期間 A 日超 B 日以下		入院期間 B 日超 C 日以下	
	A	B	C	入院期間①	点数／日	入院期間②	点数／日	入院期間③	点数／日
❶2460	4	10	30	1～4日	2,814	5～10日	2,202	11～ 30日	1,872
⑰2476	16	31	90	1～16日	3,020	17～31日	2,232	32～ 90日	1,898
⑱2477	24	49	120	1～24日	3,073	25～49日	2,271	50～120日	1,930

（※厚生労働省告示では，入院期間「A」は「Ⅰ」，「B」は「Ⅱ」，「C」は「Ⅲ」）

17 胃癌

MDC 060020

この事例は，一般的な胃癌の手術を採り上げましたが，臨床的に悪性腫瘍のコーディングを行う事例としては，シンプルで特によい基本例となります。胃全摘と胆嚢摘出術との関連性を把握し，適切な病名と医療資源病名の選択を試みてみましょう。

1．疾患の概要

胃癌は胃粘膜から発生し，粘膜から筋層まで深く浸潤し，リンパ節，腹膜播種，他臓器に転移する悪性腫瘍の代表的な疾患です（**図表 6-41**）。

粘膜内に癌が留まっている場合には，内視鏡治療が行え，**早期癌では縮小手術や腹腔鏡補助下の手術の適応**となりますが，**進行癌では手術療法が標準**となります。また，転移を伴っている場合には，化学療法を併用しますが，治療効果は抗がん剤の発展によりかなり進歩しています。

胃癌の病期は，全身転移の状況，腫瘍の深達度，リンパ節転移によって決定されますが，詳しくは「胃癌取扱い規約」（日本胃癌学会）を参考にするとよいです。治療法の選択は，「胃癌治療ガイドライン」（日本胃癌学会）（**図表 6-42**）を基本に，標準的治療が確立しています。

2．事例

診療科：外科

現病歴：空腹時の心窩部痛が続くため，近医受診。胃癌疑いにて当院外科を紹介され，外科外来で上部内視鏡を施行。進行型の胃体部の胃癌の診断により，手術目的で入院となった。

入院の経過：上部内視鏡の所見では，胃体部小弯に 3.0 cm 大の病変を認め，進行胃癌 cT2 N0M0（MP），Stage Ⅰ，胃全摘の手術適応と判断し，入院日より２日目に胃全摘術＋胆嚢摘出術を行った。病理検査結果では，印環細胞癌（Signet-ring cell carcinoma），所属リンパ節転移なし（pT2 N0M0 Stage ⅠB），軽度の慢性胆嚢炎の所見が報告された。予後は経過順調で，術後 16 日目に退院した。

医療資源病名：胃体部癌（C 16.2）
DPC：**060020xx01xxxx**

3．コーディング解説

内視鏡検査所見より，胃癌の診断部位および深達度を確認します。胃癌の部位は胃体部小弯，深達度は入院の経過における MP(固有筋層)の程度から**進行胃癌**となります。また，腫瘍の大きさ（3 cm），進行度分類の cT2 N0M0，Stage ⅠB，病理検査の組織型「印環細胞癌」が治療法を決定する基本情報になります。

この事例は，腫瘍の状態から外科的根治術の適応が認められ，**胃全摘術＋胆嚢摘出術**が行われています（複数手術に係る費用の特例に注意）。なお，胆嚢摘出術は予防的胆嚢摘出術と考えられますが，術後の病理検査で胆嚢炎が認められていること，手術の適応疾患として必要な病名にもなるので，請求の際には**慢性胆嚢炎**を併存症に挙げておきます。

続いてコーディングに入ります。ICD-10 は特に注意する点もないので，そのまま**胃体部癌 C 16.2**，**慢性胆嚢炎** K 81.1 にコードします。医療資源病名は，胃全摘術に資源が最もかかっていることが明らかですので，**胃体部癌**とします。**060020 胃の悪性腫瘍**から，K 6572 胃全摘術　悪性腫瘍手術を選択し，コードを確定します（**図表 6-43**）。

図表 6-41　胃癌の病期分類

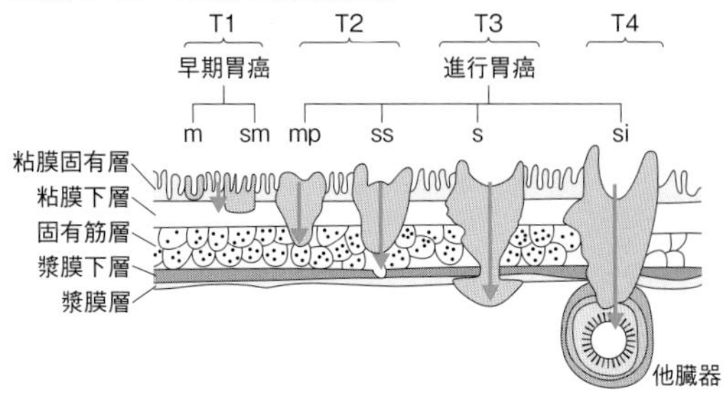

第6章　実践事例

図表 6-42　Stage 分類別の治療法の適応

<table>
<tr><th></th><th>N0</th><th>N1</th><th>N2</th><th>N3</th></tr>
<tr><td>T1（M）</td><td>ⅠA
EMR（一括切除）
〔分化型，2.0 cm 以下，陥凹型では UL（－）〕
縮小手術 A(上記以外)
ESD</td><td rowspan="2">ⅠB
縮小手術 B
(2.0 cm 以下)
定型手術
(2.1 cm 以上)</td><td rowspan="2">Ⅱ
定型手術</td><td rowspan="4">Ⅳ
拡大手術
緩和手術(姑息手術)
化学療法
放射線治療
緩和医療</td></tr>
<tr><td>T1（SM）</td><td>ⅠA
縮小手術 A
(分化型,1.5 cm 以下)
縮小手術 B（上記以外）</td></tr>
<tr><td>T2</td><td>ⅠB　定型手術</td><td>Ⅱ　定型手術</td><td>ⅢA　定型手術</td></tr>
<tr><td>T3</td><td>Ⅱ　定型手術</td><td>ⅢA　定型手術</td><td>ⅢB　定型手術</td></tr>
<tr><td>T4</td><td>ⅢA　拡大手術(合切)</td><td>ⅢB　拡大手術(合切)</td><td colspan="2"></td></tr>
<tr><td>H1，P1，CY1，M1 再発</td><td></td><td colspan="3"></td></tr>
</table>

図表 6-43　胃の悪性腫瘍の DPC コード（抜粋）　　『DPC 早見表』p. 149

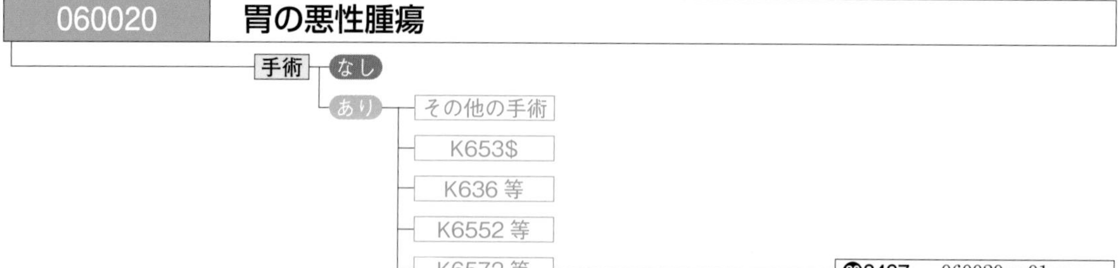

手術

K 6572等
K 6572　　胃全摘術　悪性腫瘍手術
K 657-22　腹腔鏡下胃全摘術　悪性腫瘍手術

樹形図番号	入院期間			入院期間 A 日以下		入院期間 A 日超 B 日以下		入院期間 B 日超 C 日以下	
	A	B	C	入院期間①	点数／日	入院期間②	点数／日	入院期間③	点数／日
❶2478	4	10	30	1～4日	2,761	5～10日	2,155	11～30日	1,831
⑲2496	9	17	60	1～9日	2,806	10～17日	2,074	18～60日	1,763
⑳2497	11	21	60	1～11日	2,831	12～21日	2,092	22～60日	1,778

（※厚生労働省告示では，入院期間「A」は「Ⅰ」，「B」は「Ⅱ」，「C」は「Ⅲ」）

18 大腸癌

MDC 060035

日本人のがん罹患数の上位に挙げられている大腸癌は，**全国の医療機関で最も多く手術が行われている疾患**の1つです。大腸は，盲腸・結腸・直腸の部位に分かれ，DPCコーディングではこの部位（ICD-10）の認識が重要です。さらに疾患の診断や治療に対する医学知識はもちろんのこと，癌診断の専門的な知識も求められます。

往々にして臨床的には癌取扱い規約が用いられるなかで，DPC調査ではUICC（国際対がん連合）が使用され，Stage分類には癌取扱い規約の登録が行われます。これらの点にも留意し，事例をみていきましょう。

1．疾患の概要

大腸粘膜に発生する悪性腫瘍で，粘膜層（M）ないし，粘膜下層（SM）にとどまる**早期癌**と，固有筋層（MP）の深部に浸潤した**進行癌**などに分けられます**（図表6-44）**。この大腸壁の診療録への記載に対する記号は，「cSS」・「pSS」といったように，術前の臨床所見を示す「c」（clinical findings）と術中所見の「s」（surgical findings），術後の病理診断を得た後の所見「p」（pathological findings），が用いられます。大腸癌の病期分類には，国内の**大腸癌取扱い規約**と国際的なUICCに準拠した**TNM分類（図表6-45）**があり，また，内視鏡所見の肉眼型分類**（図表6-46）**もあります。

一方，確定診断については，内視鏡の所見や生検による組織診断を参考にして行われますが，注腸造影や超音波内視鏡（EUS），CTなどの検査も含め，臨床的な深達度，転移の有無，癌の広がりなど，総合的な判断によって治療方針を決定します。

図表6-44　大腸癌の深達度分類

大腸壁	
粘膜層（M）	漿膜下層（SS）
粘膜下層（SM）	漿膜（S）
固有筋層（MP）	**※漿膜のない部位（上行・下行結腸）は「M, SM, MP, A」になる**

大腸癌の治療法は，大きくは**内視鏡的治療と手術治療**に分けられ，切除不能な場合には，化学療法のみ，緩和ケアなど状態によって選択されます。

内視鏡的治療には，ポリペクトミー・EMR・ESDがあり，内視鏡的治療が適用できない場合に，外科的な手術治療が選択されます。外科治療には，根治術式（腸切除＋リンパ節郭清）があり，病期や癌の広がりによって術後化学療法が併用されます。また，切除不能の場合には，姑息的手術として，人工肛門造設，回腸結腸吻合などが行われます。

2．事例

診療科：消化器外科

現病歴：2017年5月心窩部から右側腹部にかけての腹痛を訴え，近隣の病院に救急搬送された。CT画像検査の結果，上行結腸に全周性の腫瘤性病変が診断され，CSで上行結腸に全周性の腫瘍性病変が認められ，当院，消化器外科に転院となった。

入院の経過：入院時検査の結果，CS全周性3型病変，注腸検査で近位上行結腸に45 mm大のapple core signを認めた。CTでは，右腎下極の高さから約7 cmにわたり造影効果を伴う全周性の壁肥厚を認め，主病変と考えた。リンパ節は腸管傍に10 mm，14 mm，18 mm，24 mm画像上RCAはなく，腫瘍の主栄養血管はICAと考えた。肝外側区に淡い低吸収域を認め，肝転移と判断した。

これらにより，術前診断は上行結腸癌cT4aN2aM1a〈UICC 8版〉とし，手術を実施した。術式は，開腹結腸右半切除術，術中迅速病理検査にて，腹膜播種，直腸結節を認め直腸部分切除を施行した。術中診断は上行結腸癌sT4aN2M1c（H1P2）sStage Ⅳ〈UICC 8版〉，病理診断はpapillary adenocarcinoma〔pap〕であった。術後合併症なく28病日で退院。次回化学療法で再入院を計画する。

医療資源病名：上行結腸癌（C 18.2）

DPC：**060035xx010x0x**

図表 6-45　大腸癌取扱い規約と UICC TNM 分類

	本規約	TNM 分類
壁深達度	TX　壁深達度の評価ができない T0　癌を認めない Tis　癌が粘膜内にとどまり，粘膜下層に及んでいない T1a　癌が粘膜下層(SM)までにとどまり，浸潤距離が1000 μm 未満である T1b　癌が粘膜下層(SM)までにとどまり，浸潤距離が1000 μm 以上であるが固有筋層（MP）に及んでいない T2　癌が固有筋層まで浸潤し，これを越えない T3　癌が固有筋層を越えて浸潤している 漿膜を有する部位では癌が漿膜下層にとどまる 漿膜を有しない部位では癌が外膜までにとどまる T4a　癌が漿膜表面に露出している T4b　癌が直接他臓器に浸潤している	TX　原発腫瘍の評価が不可能 T0　原発腫瘍を認めない Tis　上皮内または粘膜固有層に浸潤 T1　粘膜下層に浸潤する腫瘍 T2　固有筋層に浸潤する腫瘍 T3　漿膜下層または漿膜被覆のない結腸あるいは直腸の周囲組織に浸潤する腫瘍 T4a　臓側腹膜を貫通する腫瘍 T4b　他の臓器または組織に直接浸潤する腫瘍
リンパ節転移	N1　腸管傍リンパ節と中間リンパ節の転移総数が3個以下 N2　腸管傍リンパ節と中間リンパ節の転移総数が4個以上 N3　主リンパ節に転移を認める。下部直腸癌では側方リンパ節に転移を認める	N1　1－3個の所属リンパ節転移 N1a　1個の所属リンパ節転移 N1b　2－3個の所属リンパ節 N1c　漿膜下層または腹膜被覆のない結腸/直腸の周囲 軟部組織内に腫瘍デポジットがあるが，所属リンパ節転移がない N2　4個以上の所属リンパ節転移 N2a　4－6個の所属リンパ節転移 N2b　7個以上の所属リンパ節転移
遠隔転移	M0　遠隔転移を認めない M1　遠隔転移を認める M1a　1臓器に転移を認める M1b　2臓器以上に遠隔転移を認める	M0　遠隔転移なし M1　遠隔転移あり M1a　1臓器に限局する転移（肝，肺，卵巣，所属外リンパ節） M1b　2臓器以上，腹膜転移 M1c　腹膜転移

図表 6-46　大腸癌肉眼分類

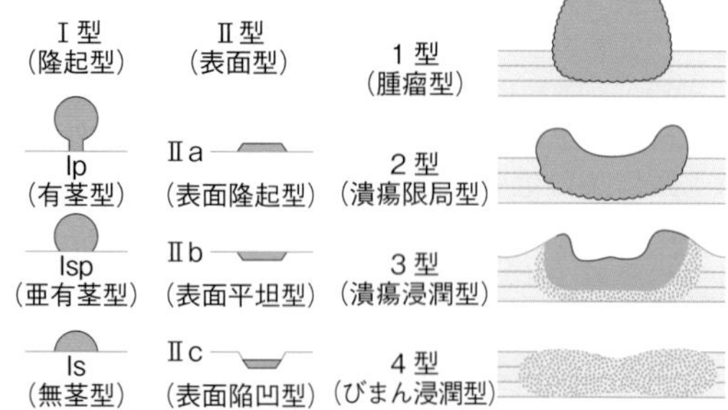

3．コーディング解説

大腸癌の原発部位を確認します。現病歴に記載された上行結腸の腫瘍病変という記述，入院の経過にみられる術後の病理診断等，明確に上行結腸癌が確定していますので，ICD-10 を C 18.2（ascending colon）とします。

続いて略語関係を整理します。CS は下部消化管内視鏡，RCA は血管の略語で右結腸動脈（right colic artery）を指します。また，大腸癌の病期分類（大腸癌取扱い規約）も整理します。「cT4N2M1a（H1）cStage Ⅳ〈取扱い規約〉」から術中診断「sT4aN2M1b（H1P2）sStage Ⅳ〈取扱い規約〉」に更新されています。TNM 記号前の c/s は臨床所見と術中所見の違いを示しており，術前に肝転移（C 78.7）が診断された後，術時に腹膜播種（C 78.6），直腸浸潤が発見されているため，「M1a（H1）」から「M1b（H1P2）」に変更されています。Stage Ⅳは**図表 6-47** を参照し，病期を認識します。

一方，術式は，開腹結腸右半切除より K 7193 結腸切除術，悪性腫瘍手術，病理診断の結果は，「pap；乳頭腺癌」と記載があります。これら癌の広がりにより拡大手術が行われ，退院後の化

図表 6-47　大腸癌進行度分類（stage）

遠隔転移	M 0			M 1
リンパ節転移／深達度	N 0	N 1	N 2, N 3	Any N
Tis	0			
T1a, T1b	Ⅰ	Ⅲa	Ⅲb	Ⅳ
T2				
T3	Ⅱ			
T4a				
T4b				

（大腸癌取扱い規約第 8 版）

学療法の併用も計画されました。

次に DPC コーディングに入ります。最も医療資源を投入した医療行為は，外科手術であることは明らかであるので，ICD-10 は C 18.2 とし，MDC は **060035 結腸（虫垂を含む）の悪性腫瘍**を導きます。続いて，手術の分岐を選択します。K 7193 は，手術**あり**，**K 7193 等**に該当します。次に手術・処置等 2 の選択に入ります。中心静脈注射や放射線治療，抗がん剤の投与は実施されていないので，**手術・処置等 2 なし**，定義副傷病も該当なくコーディングを **060035 xx010x0x** と決定します。

図表 6-48　結腸（虫垂を含む）の悪性腫瘍の DPC コード　『DPC 早見表』p. 152

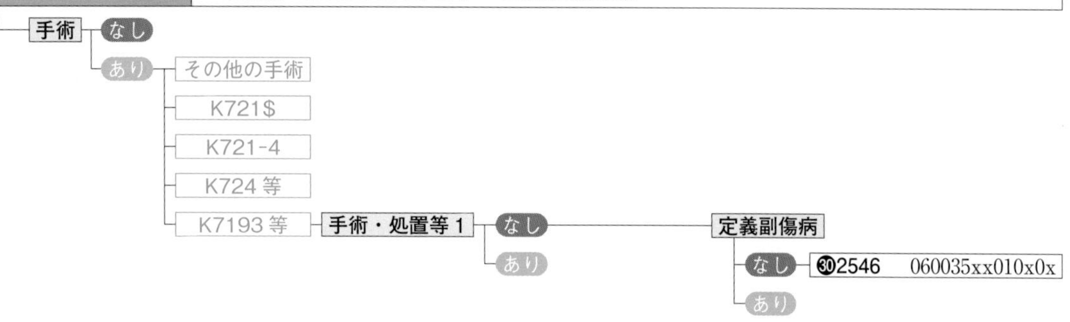

手術

K 7193等
- K 643　後腹膜悪性腫瘍手術
- K 643-2　腹腔鏡下小切開後腹膜悪性腫瘍手術
- K 7193　結腸切除術　全切除，亜全切除又は悪性腫瘍手術
- K 719-2$　腹腔鏡下結腸切除術
- K 719-3　腹腔鏡下結腸悪性腫瘍切除術

樹形図番号	入院期間 A	B	C	入院期間 A 日以下 入院期間①	点数／日	入院期間 A 日超 B 日以下 入院期間②	点数／日	入院期間 B 日超 C 日以下 入院期間③	点数／日
❶ 2517	2	7	30	1～2 日	2,807	3～7 日	2,286	8～30日	1,943
㉙2545	18	35	90	1～18日	2,977	19～35日	2,200	36～90日	1,870
㉚2546	8	16	30	1～8 日	2,809	9～16日	2,077	17～30日	1,765
㉛2547	12	24	60	1～12日	2,959	13～24日	2,187	25～60日	1,859

19　胆管癌

MDC 060060

胆管癌は胆管上皮に発生する悪性腫瘍ですが，その病態は，癌が増大して胆管を閉塞させ，黄疸や胆管炎を引き起こして診断されるケースが多くみられます。また進行して近接臓器に浸潤，リンパ節や肝臓にも転移し，手術不適応となって化学療法や緩和ケアを選択することも少なくありません。部位を意識しながら，治療法の選択にも気を配り，コーディングを行ってみましょう。

1．疾患の概要

胆管は胆道の一部であり，**胆道**とは，肝臓で作られた胆汁が十二指腸に至るまでの全経路を指します。その部位は，胆汁を移送する**胆管**と，胆汁を一時的に貯留する**胆嚢**，そして十二指腸への出口にあたる**十二指腸乳頭部**に区分され，胆管は肝臓の中を走行する**肝内胆管**と肝臓の外に出てから十二指腸までの間の**肝外胆管**に分かれます。さらに，肝外胆管は，**肝門部領域胆管**と**遠位胆管**（**図表6-49**）に分かれます。

そこで，胆道に発生する癌は部位によって，胆管癌・胆嚢癌・乳頭部癌に分けられ，胆管癌は肝門部領域癌と遠位胆管癌の２つに分かれます。

胆管癌の治療は，手術適応か否かの判断が第一となりますが，手術療法は，発生した部位（上部～下部）（**図表6-50**）や病期分類（**図表6-51**）によって肝臓や膵臓の切除を伴う拡大手術となります。

図表6-49　胆管の解剖的部位

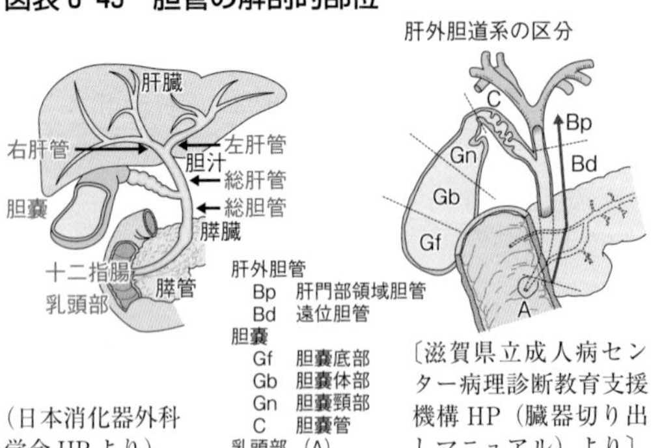

（日本消化器外科学会HPより）

〔滋賀県立成人病センター病理診断教育支援機構HP（臓器切り出しマニュアル）より〕

2．事例

診療科：消化器外科

現病歴：昨年１月に褐色尿を自覚，近医で黄疸を指摘され，腹部超音波検査で胆石を認めたため胆石嵌頓による閉塞性黄疸が疑われ，当院内科にてチューブステント留置により減黄した。その後，経過をみていたが腹部超音波検査で下部胆管に異常を認め，EUS-FNAを実施したがclass Ⅱ（異型細胞なし）。CT画像上は腫瘤の増大が確認され，下部胆管癌疑いにより消化器外科に手術目的にて入院となった。

入院の経過：入院後の腹部骨盤CT検査により，２カ月前のCTと比較し，下部胆管の腫瘤は軽度増大していた。MRCPにより，胆管・肝内胆管拡張は著変なし。胆嚢腫大はやや軽減，結石がみられた。腫瘤は共通幹付近に及んでおり，軽度の主膵管拡張がみられ膵への浸潤あり。下大静脈～大動脈間に複数のリンパ節の腫脹がみられ，転移の可能性があった。肝臓，肺に転移を疑う所見なく，遠位胆管癌として矛盾はなかった。

治療は，膵頭部腫瘍切除術（リンパ節，神経叢郭清を伴う腫瘍切除術）にて根治的悪性腫瘍手術を実施した。術式は，膵頭十二指腸切除＋肝外胆管切除＋領域リンパ節郭清（K 6771 膵頭十二指腸切除及び肝切除を伴うもの）。術中迅速で肝側胆管断端陰性，膵切除断端陰性，リンパ節転移あり，胆嚢および胆管には慢性炎症を認めるが，腫瘍はなかった。

腫瘍の大きさ20×18 mm，組織型分類「tubular adenocarcinoma, moderately to poorly differentiated type」であった。術後，創部疼痛あるも自制範囲内であり，食事摂取良好，離床も順調に進み，術後20日で退院とした（癌取扱い規約；病期分類T3a，結節膨隆型，Bd，N1，M0；ⅡB）。

医療資源病名：下部胆管癌（C 24.0）

DPC：060060xx030xxx

3．コーディング解説

まずは，経過を把握するため略語等，不明瞭な医学用語を確認し，全体の流れを掴みます。現病歴にあるEUS-FNAの略語は**超音波内視**

図表 6-50 胆管癌の一般的な手術選択

(1) 肝門部・上部胆管癌**「肝外胆管切除＋肝切除術」**
肝臓方向に進行することが多いため，肝外胆管の切除に加え肝臓の切除
(2) 中部胆管癌**「肝外胆管切除術」**
肝外胆管（胆嚢を含む）のみをとり除いて済む場合がある。しかし，多くの場合，肝臓側か膵臓側のどちらかに進展している
(3) 下部胆管癌**「膵頭十二指腸切除術」**
下部胆管は膵臓内を走行しているため，下部胆管癌では肝外胆管切除に加え，膵頭部，十二指腸，胆嚢，胃の一部を切除
(4) 肝門部～下部胆管まで癌が浸潤する場合**「肝切除術＋膵頭十二指腸切除術」**
癌の浸潤範囲が肝門部から下部胆管まで拡がる場合，肝臓・膵臓両方を同時に切除

図表 6-51 臨床病期分類 進行度（ステージ）

遠位胆管癌	
Stage 0～ⅠA	癌の拡がりが胆管内にとどまり，リンパ節や他の臓器への転移，播種などが認められない状態
Stage ⅠB	癌が胆管壁外に達しているが，他の臓器には浸潤しておらず，リンパ節転移のない状態
Stage ⅡA	癌が周囲臓器（胆嚢，肝臓，膵臓，十二指腸等）や静脈系の大血管（門脈本幹，上腸間膜静脈，下大静脈）に浸潤しているが，リンパ節転移のない状態
Stage ⅡB	癌の本体は Stage ⅡA までの状態で，近傍の（切除可能な）リンパ節に転移している状態
Stage Ⅲ	癌が主要な動脈（総肝動脈，腹腔動脈，上腸間膜動脈）に浸潤している状態
Stage Ⅳ	癌が離れた別の臓器（胆嚢から離れた部位の肝実質，肺，骨，リンパ節等）に転移を認める状態

（胆道癌取扱い規約第 6 版より）

鏡下穿刺吸引法をいい，下部胆管の腫瘍病変の細胞検査診断が良性を示す class Ⅱであったことを押さえます。次に，入院経過の MRCP は，**MR 胆管造影撮影**のことで，遠位胆管癌の診断がついています。この遠位胆管癌は胆管癌の 2 つの部位区分（肝門部領域胆管・遠位胆管）よる病名を示していますが，ここで注意すべきは，現在の標準病名には存在しない病名であるため，DPC 請求上では **C 24.0 下部胆管癌**もしくは **C 24.0 肝外胆管癌**を使用することになります。

一方治療は，術式の「膵頭十二指腸切除＋肝外胆管切除＋領域リンパ節郭清」という記述から，「K 6771 胆管悪性腫瘍手術　膵頭十二指腸切除及び肝切除を伴うもの」の手技が明確ですので，転移等の癌の拡がりの記述を確認します。

入院経過の最後の記載「結節膨隆型」は癌の肉眼形態，「Bd」は遠位胆管の領域，「N 1」はリンパ節郭清により病理結果から所属リンパ節の転移があったことを示し，その結果により「ⅡB」の臨床病期分類（**図表 6-60**）を表しています。

これらの経過と内容を押さえ，DPC コーディングに入ります。

まずは，ICD-10 の分類においては，肝内胆管癌は C 22.1 の肝臓癌の括りに入り，肝外胆管癌は C 24.0 のその他の胆道の悪性新生物に分かれます。この肝内か肝外かの部位に対する認識が重要です。コーディングは，肝外胆管癌（遠位胆管癌）より C 24.0 を選択し，**060060 胆嚢，肝外胆管の悪性腫瘍**を導きます。次に，手術の選択（K 6771 胆管悪性腫瘍手術　膵頭十二指腸切除及び肝切除を伴うもの）に入ります。K 6751 等が該当するので，手術分岐を選び，手術・処置等 1 の行為は特に実施していないので「なし」，これで DPC コードは，060060xx030xxx に確定します。

図表 6-52 胆嚢，肝外胆管の悪性腫瘍の DPC コード　『DPC 早見表』p. 157

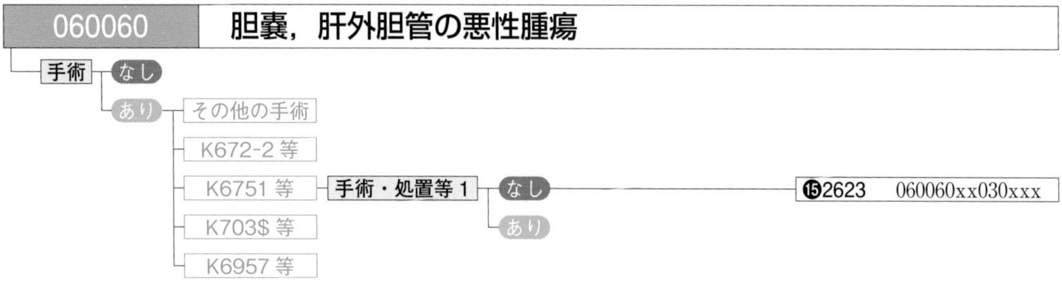

060060 胆嚢，肝外胆管の悪性腫瘍
- 手術
  - なし
  - あり
    - その他の手術
    - K672-2 等
    - K6751 等 ― 手術・処置等 1
      - なし ― ⑮2623 060060xx030xxx
      - あり
    - K703$ 等
    - K6957 等

図表 6-52（続き）

手術

K 6751等

K 6751　胆嚢悪性腫瘍手術　胆嚢に限局するもの（リンパ節郭清を含む）

K 6752　胆嚢悪性腫瘍手術　肝切除（亜区域切除以上）を伴うもの

K 677＄　胆管悪性腫瘍手術

樹形図番号	入院期間			入院期間A日以下		入院期間A日超B日以下		入院期間B日超C日以下	
	A	B	C	入院期間①	点数／日	入院期間②	点数／日	入院期間③	点数／日
❶2609	5	11	30	1～5日	2,754	6～11日	2,115	12～30日	1,798
⓮2622	6	12	30	1～6日	2,820	7～12日	2,084	13～30日	1,772
⓯2623	9	18	60	1～9日	2,862	10～18日	2,116	19～60日	1,798
⓰2624	23	46	90	1～23日	3,007	24～46日	2,223	47～90日	1,889

20 膵嚢胞（膵腫瘍）

MDC 06007x

膵嚢胞は，膵臓内または膵臓に近接して生じた嚢状の構造物であり，その内部に膵液・粘液・壊死物質等の液状内容物を含むものをいいます。DPC における**膵臓の腫瘍（060071）**は，**脾臓の腫瘍（060072）**と一体化され，悪性・良性がどちらも「06007 x」にまとまっています。

事例では，腫瘍性膵嚢胞のなかの膵管内乳頭粘液性腫瘍（IPMN：intraductal papillary-mucinous neoplasm）を取り上げてみました。

1．疾患の概要

膵嚢胞の分類は，「**腫瘍性嚢胞**」と「**非腫瘍性嚢胞**」に分ける区分と，形態的に「**真性嚢胞**」（嚢胞が上皮細胞で覆われている）と「**仮性嚢胞**」（嚢胞が上皮細胞で覆われていない）があります（図表 6-53）。

今回の事例の腫瘍性膵嚢胞は，真性嚢胞の範疇に入り，嚢胞状腫瘍として**膵管内乳頭粘液性腫瘍**（IPMN），**粘液性嚢胞腫瘍**（MCN），**漿液性嚢胞腫瘍**（SCN）に分かれます。組織的に多様性があり，病理診断検査による鑑別が重要となります。

腫瘍の形状が異なり，IPMN は大量の粘液産生・貯留，膵管内増殖，嚢胞状膵管拡張を特徴とし，腫瘍部位から主膵管型，分岐膵管型，複合型（混合型）に区分されます。

一方，MCN は女性に多く，膵体尾部に好発し大きな多房性嚢胞で良悪性の鑑別が術前ではむずかしい特徴があります。SCN は無数の小嚢胞が集合した形態（多房性嚢胞）で，良性で経過観察となることが多いです。

事例の IPMN は，組織学的には過形成，腺腫，腺癌（非浸潤癌，微小浸潤癌，浸潤癌）と多彩な形態を示しますが，おもに病理診断では，膵管内乳頭粘液性腺腫（IPMA），膵管内乳頭粘液性微小浸潤癌（IPMC），浸潤性膵管内乳頭粘液性腺癌（invasive IPMC）の 3 つに分けて報告されます。

治療は，主膵管型は手術適応となり，分岐膵管型は大きさや壁在結節などの基準によって判断されます。

図表 6-53 膵嚢胞の分類

1．**仮性嚢胞** 炎症性 外傷性 腫瘍による二次性 その他 2．**真性嚢胞** ①非腫瘍性 先天性 単純性	貯留性 過形成性 寄生虫性 ②腫瘍性 漿液性嚢胞腫瘍 粘液性嚢胞腫瘍 膵管内乳頭粘液性腫瘍 その他

2．事例

診療科：消化器外科

現病歴：急性膵炎にて前回内科に緊急入院した。入院時 CT で膵頭部の IPMN を指摘されるが，仮性膵嚢胞との鑑別のため 2 カ月間を経過観察とした。内科的治療を行うも大きな変化なく，改善も認められず，壁在結節も指摘されたことから，IPMN の疑い（最大径 5 cm）にて手術目的のために消化器外科入院となった。

入院の経過：入院時 ERCP 検査等を行い，分岐型膵管内乳頭粘液性腫瘍であることを確認した。手術適応と判断し，膵頭十二指腸切除術（K 7031）を施行した。術中の病理診断から，分岐膵管型の IPMA が確定され，胆管への進展および主膵管の尾部側への浸潤はなかった。また，膵尾側断端・周囲剝離面および胆管断端も陰性，リンパ節転移も認められなかった。

術後の経過も良好，合併症等を伴うことなく，入院より 18 病日にて退院となった。

医療資源病名：膵管内乳頭粘液性腺腫（D 13.6）

DPC：**06007xxx010x0x**

3．コーディング解説

前回入院にて急性膵炎より IPMN が指摘され，内科的治療を優先し，仮性膵嚢胞との鑑別を行っていたことや，壁在結節 5 cm の径の大きさにより手術適応を判断している部分の記述に注目します（分岐型は 3 cm 以上，壁在結節が手術条件）。また，腫瘍の部位も膵頭部であることを押さえます。

術式は，**膵頭十二指腸切除術（K 7031）**，ICD-10コーディングのための病理診断は，IPMAの腺腫（adenoma），これらの情報から，ICD-10を良性腫瘍の**D 13.6（膵の良性腫瘍）**とし，DPCコーディングに入ります。

ただし，膵臓のDPC分類は，良性・悪性を問わずすべてのICDコードが「**06007x 膵臓，脾臓の腫瘍**」に入ることを踏まえ，次にK 7031から手術の分岐「K 7034等」を選択します。

次に手術・処置等1の手技は特に行っていないこと，定義副傷病も該当がないことを確認し，腹膜炎の定義副傷病もなしとして最終的にDPCコードを06007xxx010x0xに確定します（図表6-54）。

4．その他

膵管内乳頭粘液性腫瘍（IPMN）は疾患を総称するため，良性・悪性の確定ができない性状不詳の新生物のICD-10コードD 37が該当し，末尾コードに膵臓を選ぶとその他の消化器D 37.7になります（このICD-10は標準病名マスターでも使用されています）。

ただし，術後のICDコーディングにおいては，病理診断を確認し，悪性腫瘍のときにはC 25 $（膵の悪性新生物，$に部位コードを指定），良性腫瘍ではD 13.6（膵の良性腫瘍）を選択します。

良性・悪性の判断が付かない時期やIPMNを補助的にコードしたい場合にはD 37.7を用います。

図表6-54　膵臓，脾臓の腫瘍のDPCコード（抜粋）　『DPC早見表』p. 159

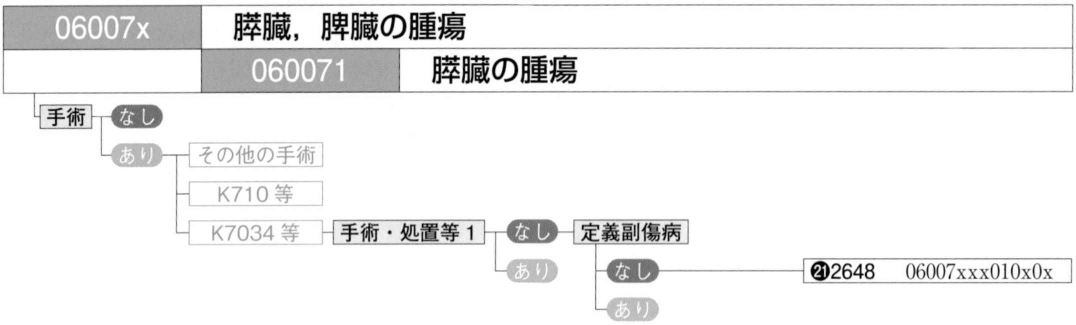

06007x　膵臓，脾臓の腫瘍
060071　膵臓の腫瘍

手術
- なし
- あり
  - その他の手術
  - K710等
  - K7034等 ― 手術・処置等1
    - なし ― 定義副傷病
      - なし ― ㉑2648　06007xxx010x0x
      - あり
    - あり

手術

K 7034等

K 700	膵中央切除術
K 700-2	膵腫瘍摘出術
K 700-3	腹腔鏡下膵腫瘍摘出術
K 702 $	膵体尾部腫瘍切除術
K 702-2 $	腹腔鏡下膵体尾部腫瘍切除術
K 7031	膵頭部腫瘍切除術　膵頭十二指腸切除術の場合
K 7032	膵頭部腫瘍切除術　リンパ節・神経叢郭清等を伴う腫瘍切除術の場合又は十二指腸温存膵頭切除術の場合
K 7033	膵頭部腫瘍切除術　周辺臓器（胃，結腸，腎，副腎等）の合併切除を伴う腫瘍切除術の場合
K 7034	膵頭部腫瘍切除術　血行再建を伴う腫瘍切除術の場合
K 704	膵全摘術

樹形図番号	入院期間			入院期間A日以下		入院期間A日超B日以下		入院期間B日超C日以下	
	A	B	C	入院期間①	点数／日	入院期間②	点数／日	入院期間③	点数／日
❶2628	4	10	30	1～4日	2,795	5～10日	2,205	11～30日	1,874
⑳2647	6	12	30	1～6日	2,982	7～12日	2,204	13～30日	1,873
㉑2648	12	25	60	1～12日	2,900	13～25日	2,144	26～60日	1,822
㉒2649	20	40	90	1～20日	2,947	21～40日	2,178	41～90日	1,851

（※厚生労働省告示では，入院期間「A」は「Ⅰ」，「B」は「Ⅱ」，「C」は「Ⅲ」）

21 内視鏡的大腸ポリープ・粘膜切除術

MDC 060100

短期滞在手術等基本料3に指定されている手術について，代表的なものとして**K 721 内視鏡的大腸ポリープ・粘膜切除術**がありますが，短期滞在手術等基本料3は2018年改定より，DPC対象病院はDPC算定病棟以外においてもすべて短期滞在手術等基本料は算定しないこととされました。したがって，一般のDPC対象としてコーディングすることになりますので，注意してコードしましょう。

1．疾患の概要

大腸ポリープとは，大腸粘膜から発生した隆起性（内腔へ突出）病変の総称です。組織分類としての区分は，大きくは**腫瘍性**と**非腫瘍性**に分かれ，腫瘍性は上皮性（腺腫）と非上皮性に，非腫瘍性は過誤腫性・炎症性・その他に分類されます。なかでも**大腸腺腫**が多くみられます。

短期滞在手術等基本料に指定されている手術手技は，EMR（Endoscopic Mucosal Resection，**内視鏡的粘膜切除術**）（**図表 6-55**）並びに**ポリペクトミー**（内視鏡的大腸ポリープ切除術）です（**図表 6-56**）。この手技の違いは，ポリペクトミーが有茎性や亜有茎型のポリープに適応する手技であることに対しEMRは無茎性や表面隆起型に適応している点です。しかし，最近では出血を考慮した場合など，有茎性の病変に対してもEMRを行うことがあります。

大腸ポリープ等の腫瘍疾患の形状を示した分類には，肉眼分類（**図表 6-57**）が代表的です。一方，ポリペクトミーとEMRの手技的な違いについては，次のように判断することができます。

- EMRは局所注射を行ってからポリープを切除する方法
- ポリペクトミーは局所注射を伴わずポリープを切除する方法

2．事例

診療科：消化器外科
診断名：大腸ポリープ
現病歴：5年前より糖尿病腎症のため，維持透析を導入。貧血の進行を認め，精査目的でCSを行ったところ，憩室が散在し，下行結腸にIsp（亜有茎型）ポリープを認め，EMR目的で入院となった。
入院経過：バイアスピリン内服を中止し，ヘパリン化開始。ヘパリン化を終了し，入院より8日目に大腸EMRを施行，下行結腸の30 mmの大病変を含め3カ所を切除した。病理検査では，腺腫（Tubular adenoma, moderate atypia, mucosectomy）であった。
医療資源病名：下行結腸腺腫（D 12.4）
DPC：**060100xx01xxxx**

3．コーディング解説

ポリープの発生部位を確認します。下行結腸

図表 6-55　EMR

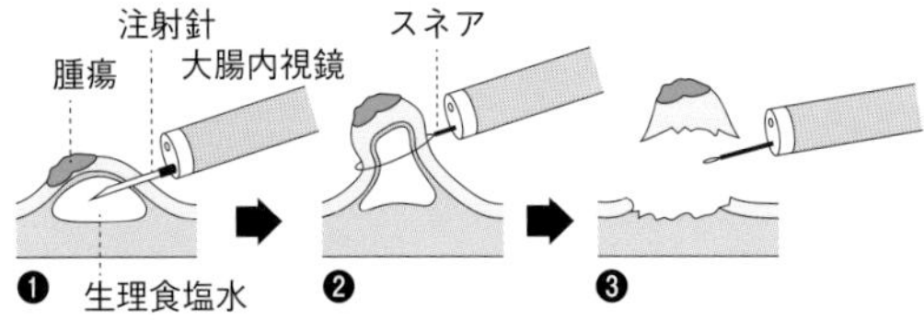

図表 6-56　ポリペクトミー

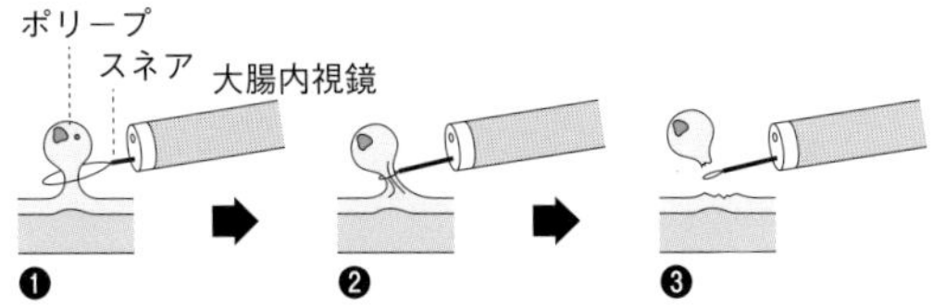

図表 6-57　肉眼分類

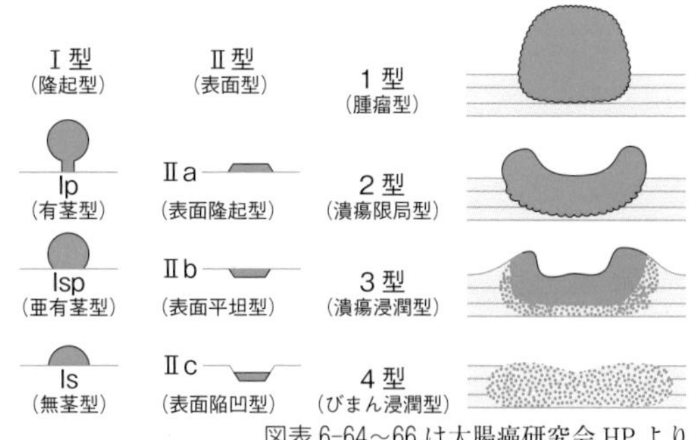

図表 6-64～66 は大腸癌研究会 HP より

第6章　実践事例

にIsp（有茎型）のポリープがCS精査（内視鏡検査）で確認されていることを押さえます。

抗凝固薬を中止し，手術に備える“ヘパリン化”の対応が行われ，入院より8日目に大腸EMRが施行されているところに注目します。

ICD-10コード，大腸ポリープは，病理診断から下行結腸の腺腫であることが確定したことにより，D 12.4になります。このコードからDPCを導き**060100 小腸大腸の良性疾患**（良性腫瘍を含む）が該当します。手術にK 721 内視鏡的大腸ポリープ・粘膜切除術を選択し，060100xx01xxxxとしてコーディングを確定します。

図表6-58　小腸大腸の良性疾患（良性腫瘍を含む）のDPCコード（抜粋）　『DPC早見表』p. 162

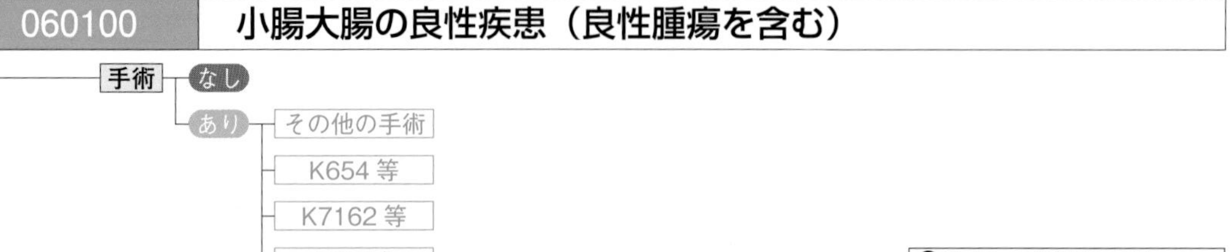

手術

K 721＄

K 721＄　内視鏡的大腸ポリープ・粘膜切除術

樹形図番号	入院期間 A	B	C	入院期間A日以下 入院期間①	点数／日	入院期間A日超B日以下 入院期間②	点数／日	入院期間B日超C日以下 入院期間③	点数／日
❶2656	1	2	30	1日	2,497	2日	2,043	3～30日	1,839
❸2658	2	4	30	1～2日	2,616	3～4日	1,934	5～30日	1,644
❹2659	6	12	30	1～6日	2,837	7～12日	2,097	13～30日	1,783
❺2660	1	2	30	1日	3,692	2日	1,832	3～30日	1,886

（※厚生労働省告示では，入院期間「A」は「Ⅰ」,「B」は「Ⅱ」,「C」は「Ⅲ」）

22 大腸憩室

MDC 060102

憩室とは，**臓器の壁面にこぶのようなものができた状態**をいいますが，代表的なものに，大腸憩室があります。大腸憩室とは，**腸管壁の一部が腸管外に向かって突出した後天性の憩室**です。

DPC分類では，「穿孔・膿瘍」の合併症の有無により，「**060102 穿孔または膿瘍を伴わない憩室性疾患**」と穿孔および膿瘍を伴った状態の「**060370 腹膜炎，腹腔内膿瘍**（女性器臓器を除く）」に分かれます。特に後者では憩室炎による膿瘍の形成が起き，穿孔すると腹膜炎から敗血症性ショックに至るなど重症なケースも起こります。このような場合，DPCコーディングにおいては，医療資源病名の選択に迷うこともあります。

また一方で，軽度な憩室（憩室炎）の観察目的の入院や大腸検査目的で入院し，憩室を伴っているようなときは，慎重に医療資源病名を検討する必要があります。

1．疾患の概要

大腸憩室とは，腸管壁の一部が嚢状に漿膜側に突出した状態をいい，腸管壁の全層が突出したものを**真性憩室**，筋層が欠損し粘膜と漿膜（**図表6-59**）のみからなるものを**仮性憩室**と分けていいます。多くは仮性憩室で，その原因は，腸管内圧の上昇によって腸管壁の弱い部分で粘膜がヘルニア状に突出したものといわれています。

憩室は無症候に検診などで確認され，特に治療対象とならないものと，憩室炎や出血などの合併症を有する入院治療（診断・治療）の必要なものがあります。憩室の症状は無症状がほとんどですが，憩室炎では腹痛や圧痛，腹部膨満感が起こり，炎症部位に穿孔が発症すると強い腹痛，発熱などをきたします。

また，憩室からの出血は高齢者の下部消化管出血のなかで頻度の高い原因に挙げられており，緊急入院で止血が施されます。憩室炎の治療の多くは，腸管の安静と抗菌薬などの内科的な保存的加療が行われますが，重症な合併症（穿孔，膿瘍，狭窄など）を発症したときは外科的治療が施されます。

図表6-59　腸管壁の構造

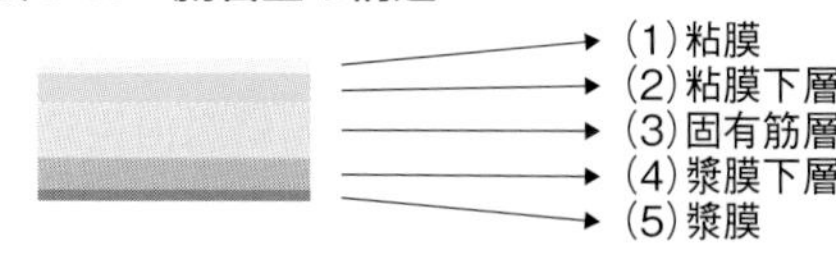

2．事例

診療科：消化器科

現病歴：以前より上行結腸・S状結腸の憩室に対し大腸検診等で指摘されていたが，検査の結果特に出血もなく，また憩室炎も認めないため外来で経過観察を行っていた。

1週間前より腹部膨満感があり，軽い腹痛を感じたが自制内であった。昨夜より下腹部痛が強くなり，下血を伴い，38.3℃の発熱もみられたため，当院の消化器科を受診し，大腸憩室炎の診断で緊急入院となった。

入院の経過：入院時のCT検査からS状結腸部憩室からの出血と判断し，緊急内視鏡を施行。内視鏡で憩室の出血場所を特定し，穿孔がないことを確認し，小腸結腸内視鏡的止血術を施行した。術時，出血部位もクリップにより確実に止血されていることが確認され，また，その他の大腸憩室には特に炎症等もないため，術後の抗生剤の投与を行い，合併症等の発症もみられないことから，術後10日目で退院となった。

医療資源病名：S状結腸憩室（K57.3）

DPC：060102xx02xxxx

3．コーディング解説

大腸憩室炎からの出血で緊急入院した事例です。まずは，病変の部位を確認します。過去に上行結腸とS状結腸に憩室が確認されていますが，入院時の診断（記述）から今回はS状結腸部であることがわかります。

治療は緊急内視鏡によるクリップ止血法（K722 小腸結腸内視鏡的止血術）が施行され，

ICD の病名情報として術時の記録から「穿孔および膿瘍の合併」がない病態であることがわかります。また，これにより，「**K 57.3 穿孔および膿瘍を伴わない大腸の憩室性疾患**」が選択され，他に医療資源を投入した合併症等の病名等も発症してしないので，DPC 分類 060102 がそのまま導かれます。

次に手術選択は，**K 722 小腸結腸内視鏡的止血術**が実施されているので手術「あり」として該当する K 722 等の手術分岐を選択します。その他の手術・処置等の分岐設定は特にないので，060102xx02xxxx としてコーディングを決定します（**図表 6-60**）。

4．その他

憩室の ICD-10 は憩室炎を含め，**K 57 腸の憩室性疾患**に属し，「穿孔および膿瘍」の有無，「小腸または大腸」の発生部位によって 5 桁目のコードが詳細に分かれます。

しかし，コードそのものは，大腸の憩室性疾患は穿孔および膿瘍を伴うもの「K 57.2」，穿孔および膿瘍を伴わないもの「K 57.3」のどちらかのコード選択になるので複雑さはありません。したがって，大腸の憩室部位の発生場所を認識すること以上に，憩室炎の病態の情報（穿孔や膿瘍）をしっかりと押えることが重要です。

図表 6-60　穿孔又は膿瘍を伴わない憩室性疾患の DPC コード（抜粋）　『DPC 早見表』p. 162

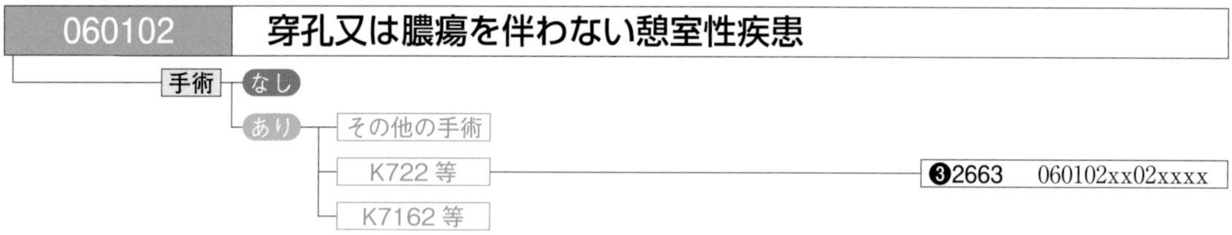

060102　穿孔又は膿瘍を伴わない憩室性疾患

- 手術
  - なし
  - あり
    - その他の手術
    - K722 等 ―― ❸2663　060102xx02xxxx
    - K7162 等

手術

K 722等
- K 654　内視鏡的消化管止血術
- K 722　小腸結腸内視鏡的止血術

樹形図番号	入院期間			入院期間 A 日以下		入院期間 A 日超 B 日以下		入院期間 B 日超 C 日以下	
	A	B	C	入院期間①	点数／日	入院期間②	点数／日	入院期間③	点数／日
❶2661	3	7	30	1～3日	2,938	4～7日	2,171	8～30日	1,846
❷2662	5	10	30	1～5日	2,892	6～10日	2,138	11～30日	1,817
❸2663	5	9	30	1～5日	2,888	6～9日	2,135	10～30日	1,814
❹2664	9	19	60	1～9日	2,900	10～19日	2,144	20～60日	1,822

（※厚生労働省告示では，入院期間「A」は「Ⅰ」，「B」は「Ⅱ」，「C」は「Ⅲ」）

23 急性虫垂炎

MDC 060150

虫垂の疾患には，虫垂炎のほか，虫垂腫瘍や虫垂癌があり，虫垂炎は060150「虫垂炎」，虫垂腫瘍は060100の「小腸大腸の良性疾患（良性腫瘍を含む）」，虫垂癌は060035「結腸（虫垂を含む）の悪性腫瘍」に包含されます。

虫垂炎には2つの治療方針があり，手術治療と手術以外の保存的治療（抗生剤等）になります。また，DPC分類の手術なしの分岐に定義副傷病（腹膜炎）が設定されていますので，コーディングの際には注意しましょう。

1．疾患の概要

虫垂炎とは，**虫垂の化膿性炎症**を指し，**盲腸炎**という一般的な呼び方をすることもあります。急性腹症と診断されたなかでは原疾患として考えられることが最も多い疾患です。悪心，嘔吐，心窩部痛を訴え，疼痛が右下腹部へと移り，発熱，白血球増加に加え炎症反応が起こります。強い疼痛を伴った臨床経過から手術適応の判断を迅速に行う必要があり，緊急入院となるケースが多くみられます。

2．事例

診療科：消化器外科
現病歴：本日，午前8時ごろより臍周囲の痛みあり，下痢出現。痛みが持続，嘔気を伴ったため当院の救急を受診。虫垂炎の疑いで緊急入院となる。
入院の経過：急性虫垂炎の診断で緊急手術となり，腹腔鏡下虫垂切除術を施行。手術時，硬性鏡を挿入し観察したところ，盲腸の腹側面が腹壁に癒着していた。わずかに腹膜炎を伴っていたものの，腹腔内膿瘍を疑う所見はなく，この癒着を虫垂先端から鈍的に剥離を行った。
手術後創感染なし。離床進め，術後2日目より食事を開始する。入院5日目で退院となる。
医療資源病名：急性虫垂炎性腹膜炎（K 353）
DPC：**060150xx03xxxx**

図表6-61　急性虫垂炎に関するICD-10コード
（2013年版，p.505を参照）

K 35　**急性虫垂炎**　Acute appendicitis
K 35.2　**汎発性腹膜炎を伴う急性虫垂炎**
　破裂又は穿孔に続発する汎発性（びまん性）腹膜炎を伴う虫垂炎（急性）
K 35.3　**限局性腹膜炎を伴う急性虫垂炎**
　腹膜炎を伴う急性虫垂炎（穿孔又は破裂を伴うもの又は伴わないもの）：
　・NOS
　・限局性
　腹腔内膿瘍を伴う急性虫垂炎
K 35.8　**急性中垂炎，その他及び詳細不明**
　限局性又は汎発性腹膜炎の記載がない急性虫垂炎

3．コーディング解説

医師が最終確定した病名は，「急性虫垂炎性腹膜炎」。診療録の記載より，術時の虫垂周囲の腹膜との癒着から，限局性の腹膜炎が発生していたことを認識します。また，同時にICDコーディングに必須の情報として腹腔内膿瘍の発生をチェックします。本事例では明確に腹腔内膿瘍に対して否定した記載があるのでわかりやすいですが，実際は，手術記録などで確認することが求められます。したがって，ICD-10コードは，限局性腹膜炎を伴うコード（**図表6-61**）K 353になります。さらに，手術は虫垂周囲膿瘍を伴わないものとしてK 718-2「1」の手術分岐を選択し，コーディングを決定します。よって，DPCコードは060150xx03xxxxとします（**図表6-62**）。

4．その他

虫垂炎の手術は，K 718虫垂切除術，K 718-2腹腔鏡下虫垂切除術に，それぞれ「1」虫垂周囲膿瘍を伴わないもの，「2」虫垂周囲膿瘍を伴うもの，とに分かれています。虫垂周囲膿瘍には腹膜炎を伴うため，手術「あり」の副傷病には060210ヘルニアの記載のない腸閉塞が設定されています。また，管腔臓器の穿孔により穿孔性腹膜炎などが発症し重症化した場合には医療資源病名の判断がむずかしくなることがあります。したがって，虫垂周囲膿瘍を伴ったケースでは，従来どおり手術記録をしっかりと確認　　するようにしましょう。

図表6-62　虫垂炎のDPCコード（抜粋）　　『DPC早見表』p. 166

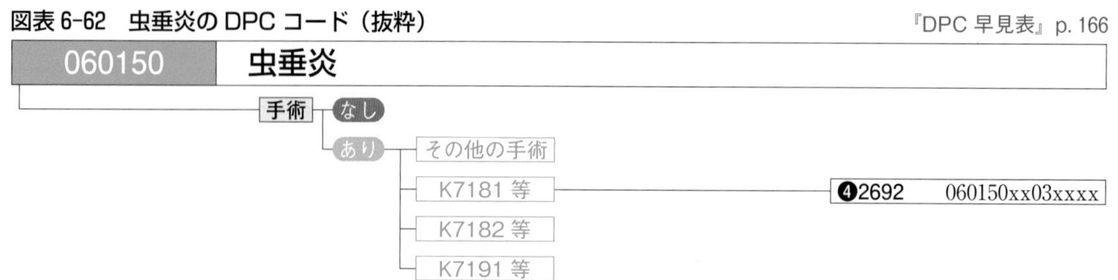

手術

K7181等
K7181　虫垂切除術　虫垂周囲膿瘍を伴わないもの
K718-21　腹腔鏡下虫垂切除術　虫垂周囲膿瘍を伴わないもの

樹形図番号	入院期間			入院期間A日以下		入院期間A日超B日以下		入院期間B日超C日以下	
	A	B	C	入院期間①	点数／日	入院期間②	点数／日	入院期間③	点数／日
❶2689	3	6	30	1～3日	3,109	4～6日	2,298	7～30日	1,953
❸2691	5	10	30	1～5日	3,135	6～10日	2,317	11～30日	1,969
❹2692	3	5	30	1～3日	3,315	4～5日	2,450	6～30日	1,970
❺2693	4	9	30	1～4日	3,269	5～9日	2,416	10～30日	2,054

（※厚生労働省告示では，入院期間「A」は「Ⅰ」，「B」は「Ⅱ」，「C」は「Ⅲ」）

24 難治性腹水

MDC 060300

この事例は，肝硬変の合併症，難治性腹水です。もともと腹腔内には正常でも一定程度の腹水（液体）が存在しているわけですが，これが病的に増加したときに「**腹水**」といいます。腹水の原因疾患は，肝硬変が75％以上を占め，残りの25％は，悪性腫瘍（癌性腹膜炎）10％，心不全３％，結核２％，膵炎１％という割合です。

DPC のコーディングでは，難治性腹水のICD-10 はR 18（使用不可コード）のため，医療資源病名としては使用せず，原疾患を優先して病名選択を行います。入院中の医療資源割合と原疾患，R コードの関係をしっかりと押さえて，コーディングを行います。

なお，補足として，肝硬変についても簡単に確認しておきます。**図表 6-63** に肝疾患の病態を整理しました。臨床経過と病名の関係に注目してください。原因としては，ウイルスとアルコールが起因となり，どちらも肝炎を経て肝硬変に進行します。肝硬変の治療は，**図表 6-64** に示すとおり，病期・合併症などによりその方法が選ばれます。

1．疾患の概要

腹水とは，腹腔内に非生理的に貯留した液体とその状態を指し，症状は強い腹部膨満感と食欲不振，呼吸困難，便秘などがあります。

腹水には３つの区分（鑑別）があり，肝硬変，心疾患，ネフローゼ症候群を原因とした「**漏出性**」，癌性腹膜炎，細菌性腹膜炎，悪性腫瘍などを原因とした「**滲出性**」，外傷などのリンパ管閉塞などによる腹水「その他」に分かれます。

肝硬変に伴う腹水の治療では，まずは食塩制限や利尿薬投与が行われますが，難治性腹水の場合には，利尿薬不耐性の範疇に入るため，**腹水穿刺排液**が繰り返し行われます（**図表 6-65**）。その他，腹水穿刺排液が不良の場合には，大量の腹水を採取し，アルブミンなどを濃縮（有用なタンパク成分）して体に戻すことができる腹水濃縮再静注法（CART），あるいは経頸静脈的肝内門脈肝静脈短絡術等が選択されます。

2．事例

診療科：内科

現病歴：難治性腹水を伴う非代償性肝硬変（C，Alc，Child B8）で当科加療中であった。昨年より腹水治療で入退院を繰り返し，２月前には胃前庭部毛細血管拡張症に対するAPC 焼灼術を行っている。今回は腹水コントロール目的に入院となった。

入院の経過：肝硬変（アルコール性肝硬変）の肝性腹水に対して，ラシックス 80 mg/日，アルダクトン 50 mg/日の内服を継続し，第３病日に腹水穿刺を行い，1000 mL を排液した。第７病日に CART を施行し，3038 mL 排液し 232 mL に濃縮・返血した。その後，経過良好で腹水減少し，腹部膨満感も改善したために 15 日目に退院した。

医療資源病名：非代償性肝硬変（K 74.6）

DPC：**060300xx0100xx**

3．コーディング解説

肝硬変に伴う腹水のコントロール目的での入院を，まずは押さえます。原疾患となる肝硬変の病名に関し，機能的分類からみた**非代償性肝硬変**（黄疸，浮腫，腹水，出血傾向，精神神経症状がみられる肝硬変のこと）という病名が用いられていること，また，**アルコール性肝硬変**

図表 6-63　肝疾患と肝硬変までの経過

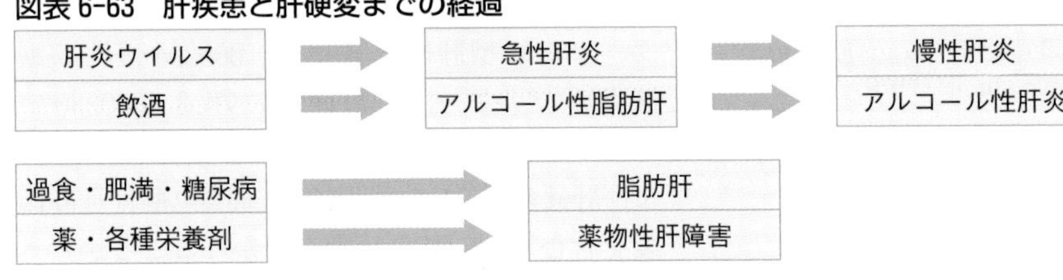

第6章 実践事例

図表 6-64　肝硬変の治療（シンプル内科学「肝硬変の治療」より抜粋）

代償期	高蛋白，蛋白1.5～2.0 g/kg・体重，カロリー40 kcal/kg・体重 食後の安静，アルコール禁止	
非代償期	症状により食事蛋白量は異なる。脳症時には低蛋白または禁食 低アルブミン血症：分岐鎖アミノ酸製剤，アルブミン	
合併症	a．食道・胃静脈瘤	破綻時：バルーンタンポナーデ（S-B tube），バソプレシン（静脈内・動脈内），EVL，EIS 待機的・予防的：EIS，EVL，手術（食道離断-shunt術），再出血防止：プロプラノロール投与
	b．脾機能亢進	部分的脾動脈塞栓術（PSE），脾摘出術
	c．門脈圧亢進症性胃症（PHG）	胃粘膜保護剤，H_2ブロッカー，プロトンポンプ阻害薬（PPI），β遮断薬
	d．腹水・浮腫	水分制限，減塩3～5 g/日，アルブミン，分岐鎖アミノ酸製剤，新鮮凍結血漿，利尿薬（抗アルドステロン薬，ループ利尿薬）
	難治性腹水	腹水濃縮再静注，LeVeen（レビーン）shunt，TIPS，腹水穿刺排液
	e．肝性脳症	低蛋白食または禁食，誘因（便秘，消化管出血，過料の利尿薬投与など）に対し処置，非吸収性抗生物質の経口投与（カナマイシン，フラジオマイシン，ポリミキシンB），ラクツロース，ラクチトール，特殊アミノ酸製剤（分岐鎖アミノ酸／芳香族アミノ酸比大）
	f．肝細胞癌	TAE，動注化学療法（リザーバー，one shot），PEI，PMCT，手術
	g．肝腎症候群	血漿増量，血管作動薬（ドパミン，プロスタグランジン），血流透析，LeVeen shunt
	h．突発性細菌性腹膜炎	広域性抗生物質（菌培養されれば感受性をみて使用）

EVL　：内視鏡的食道静脈瘤結紮術　endoscopic variceal ligation
EIS　：内視鏡的硬化療法　endoscopic injection sclerotherapy
PHG　：門脈圧亢進症性胃症　portal hypertensive gastropathy
PSE　：部分的脾動脈塞栓術　partial splenic embolization
TIPS　：経頸静脈的肝内門脈肝静脈短絡術　transjugular intrahepatic portosystemic shunt
TAE　：経カテーテル的動脈塞栓術　transcatheter arterial embolization
PEI　：経皮的エタノール注入　percutaneous ethanol injection
PMCT：経皮的マイクロ波凝固療法　percutaneous microwave coagulation therapy

図表 6-65　肝硬変に伴う腹水の治療（国立国際医療研究センター肝炎情報センターより）

1．**安静臥床・Na（水）の制限**
塩分は1日5g前後に制限，低Na血症では水分は1日1,000 mL以下に制限
2．**薬物療法**
スピロノラクトン（アルダクトンA）50～150 mgの投与
↓
フロセミド（ラシックス）20～80 mg併用
3．**アルブミン製剤投与**
低アルブミン血症が高度時（2.5 g/dL以下）に20～25%アルブミン100 mL/日 div，3日間
4．**腹水穿刺排液**
大量腹水穿刺廃液（～5L）＋アルブミン製剤投与（50～100 mL）（利尿剤の原料または中止）
腹部膨満や呼吸困難の改善を目的とするときは，1日1,000 mLを限度に排液を行う
5．**腹水濃縮再静注法**
6．**腹腔鎖骨下静脈シャント術（LeVeen shunt, Denver shunt）**
7．**経頸静脈肝内門脈大循環短絡術：Transjugular intrahepatic portosystemic shunt（TIPS）**

という病因による表現もあることに注目し，“C，Alc，Child B8”の略語を確認します。

C；C型肝硬変，Alc；アルコール性肝硬変を示し，Child B8は「Child-Pugh」の重症度分類（スコアBの8点）を示します。この重症度分類は治療予後（生存期間を推測する）に有用とされているもので，DPC調査にもあります。

一方，肝硬変の治療としては，腹水治療を繰り返していることや食道静脈瘤の治療としてAPC焼灼術（アルゴンプラズマ凝固）の地固め法を行っていることを確認します。入院中の治療は，薬物療法を継続しながら，腹腔穿刺（腹水穿刺排液）を行い，さらに腹水濃縮再静注法（CART）が行われたことを押さえて，DPCコーディングへと入ります。

肝硬変のコーディングでは，標準病名マスターから**C型肝硬変B 18.2**（060295慢性C型肝炎），**アルコール性肝硬変K 70.3**（060280アルコール性肝障害），**非代償性肝硬変K 74.6**および**肝硬変K 74.6**〔060300肝硬変（胆汁性肝硬変を含む）〕とDPC分類が分かれることが考え

られますので注意が必要です。

このようないくつかの分類に分かれる病態（病名）では，医療資源病名を判断する際に，治療対象となった傷病名と治療内容，DPC分類の分岐等から総合的に判断するようにします（慢性C型肝炎やアルコール性肝障害の治療を行ったわけでもなく，また060300肝硬変（胆汁性肝硬変を含む）の手術の分岐に該当する手術があることなど）。

以上から，**肝硬変（胆汁性肝硬変を含む）060300**の分類を選択し，手術にCART（K 635 胸水・腹水濾過濃縮再静注法）の分岐を選び，手術・処置等1および2の行為がないことを確認します（**図表6-66**）。

これによりDPCコーディングは060300xx0100xxになり，出来高の分類になります。

4．その他

腹水の多くは，症状・徴候等を示すRコードが付与され，難治性腹水や肝性腹水，滲出性・漏出性腹水などすべてがR 18にまとめられます。ただし，結核性A 18.3，乳び性I 89.8などは基礎疾患側のコードを示しています。

また，一方で明確な定義がない「悪性腹水」という表現がICDにはあり，腹膜の続発性悪性新生物C 78.6が指定されています。いずれにしてもコーディングには，腹水の基になる原疾患を押さえてコーディングすることが大事です。

図表6-66　肝硬変のDPCコード（抜粋）　『DPC早見表』p. 175

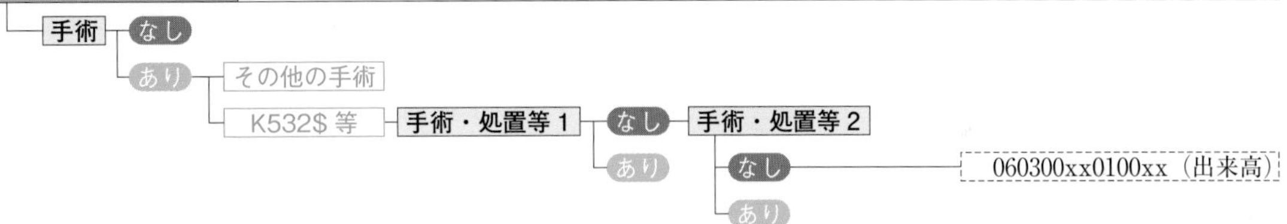

手術

K 532$等
- K 532$　食道・胃静脈瘤手術
- K 532-2　食道静脈瘤手術（開腹）
- K 532-3　腹腔鏡下食道静脈瘤手術（胃上部血行遮断術）
- K 621　門脈体循環静脈吻合術（門脈圧亢進症手術）
- K 635　胸水・腹水濾過濃縮再静注法
- K 668　胃横断術（静脈瘤手術）
- K 711　脾摘出術
- K 711-2　腹腔鏡下脾摘出術

25　急性膵炎

MDC 060350

膵炎には急性と慢性があります。**急性膵炎は種々の複雑な原因により，膵臓内で活性化された膵酵素が膵組織を自己消化する病態**で，致死性の重症な病態をも伴う疾患です。

一方，**膵実質に炎症性の後遺症的変化（繊維化・石灰化）がみられ，膵炎の臨床像が6カ月以上続いたものを慢性膵炎**といい，膵管の拡張・膵石などもみられるため，**膵石症**とも呼ばれます。

今回の事例では，重症化した急性膵炎（急性壊死性膵炎）を取り上げます。

図表 6-67　ICD-10 2013　急性膵炎の細分類

特発性急性膵炎	K85.0
胆石性急性膵炎	K85.1
アルコール性急性膵炎	K85.2
薬物性急性膵炎	K85.3
その他の急性膵炎	K85.8
急性膵炎，詳細不明	K85.9

1．疾患の概要

急性膵炎は，状態により重症と軽症に分かれます。**重症膵炎**は，活性化した膵酵素や自己消化によって生じた化学物質「サイトカイン」（リンパ球から分泌される特殊な蛋白質）などが血流を介して全身に広がり，ショック，呼吸不全，急性腎不全などの重い臓器障害を引き起こします。病因（発生機序）は，アルコール性や薬剤性，胆石性のほか，特発性（原因不明）の場合も多くみられます（**図表 6-67**）。重症例の場合，ショック状態から多臓器不全（全身性炎症反応症候群：SIRS），播種性血管内凝固症候群（DIC）に至ることもあります。

診断上，**常に重症度を判定する**ことがきわめて重要で，48時間以内に繰り返し判定を行うことが推奨されています。重症度判定としては，**「9つの予後因子」**と**「造影CT Grade」**が用いられます（**図表 6-68**）。

治療法の選択は，重症度判定に基づき決定さ

図表 6-68　急性膵炎の重症度判定基準（2008年改訂）

①予後因子

・原則として発症後48時間以内に判定することとし，以下の各項目を1点として，合計したものを予後因子の点数とします。**予後因子が3点以上を重症，2点以下を軽症**と判定します。

1　Base Excess ≦－3 mEq/L またはショック（収縮期血圧≦80 mmHg）
2　PaO2≦60 mmHg（room air）または呼吸不全（人工呼吸管理が必要）
3　BUN≧40 mg/dL（または Cr≧2 mg/dL）または乏尿（輸液後も1日尿量が400 mL以下）
4　LDH≧基準値上限の2倍
5　血小板数≦10万/mm^3
6　総Ca値≦7.5 mg/dL
7　CRP≧15 mg/dL
8　SIRS診断基準における陽性項目数≧3
9　年齢≧70歳

②造影 CT Grade

・原則として発症後48時間以内に判定します。
・炎症の膵外進展度と膵の造影不良域のスコアが合計1点以下をGrade 1とし，2点をGrade 2，3点以上をGrade 3と診断します。**造影CT Grade 2以上を重症，Grade 1以下を軽症**と判定します。

1．炎症の膵外進展度
　1）前腎傍腔　0点　2）結腸間膜根部　1点
　3）腎下極以遠　2点
2．膵の造影不良域：膵臓を便宜的に膵頭部，膵体部，膵尾部の3つの区域に分け，
　1）各区域に限局している場合，または膵の周辺のみの場合　0点
　2）2つの区域にかかる場合　1点
　3）2つの区域全体を占める，またはそれ以上の場合　2点

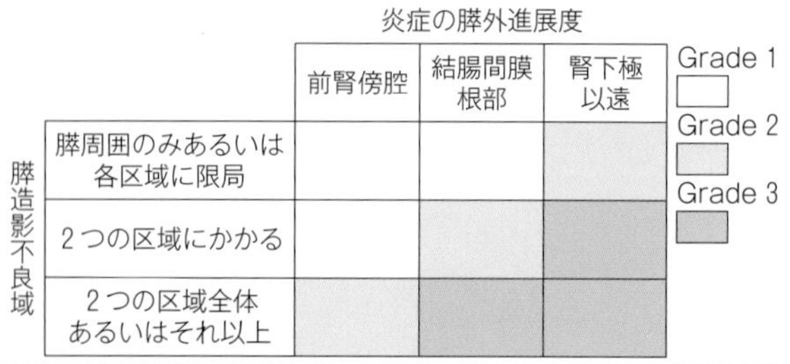

炎症の膵外進展度

膵造影不良域	前腎傍腔	結腸間膜根部	腎下極以遠
膵周囲のみあるいは各区域に限局			
2つの区域にかかる			
2つの区域全体あるいはそれ以上			

Grade 1　Grade 2　Grade 3

れます。重症急性膵炎の場合には，集中治療室管理が一般的で，厳重に輸液や呼吸循環管理が行われ，感染症の発生や多臓器不全等の対策が施されます。一方，軽症の場合は，絶食，胃液吸引，栄養補給，疼痛対策などの保存的治療（内科的治療）となります。

2．事例

診療科：消化器内科

現病歴：昨夜から激しい心窩部痛，腹部全体の痛み，嘔気，悪寒が出現したため当院救急外来を受診した。感染性の腸炎の疑いで検体検査を行ったところ，血液検査でP-AMY著増，炎症反応上昇，肝胆道系酵素に上昇を認め，造影CT検査で膵周囲に脂肪識混濁がみられたため，緊急入院となった。

入院の経過：入院時造影CTの画像から，膵臓にびまん性腫大，脂肪識混濁および液貯留を認め膵性胸水および急性膵炎と考えた。画像からは炎症が全体に広がり，腎下極以遠に進展（Grade3），膵頭部に限局性の増強不良域もあり，壊死と捉えた。入院時造影CTで大網内動脈出血の疑いもあり，翌日，再度造影CTを実施したところ，大網内動脈瘤の所見を認めた。血性腹水の可能性もあったがHb低下はきたさなかった。膵内に造影不良域あり予後因子２点（LDH，CRP），造影CT Grade3から重症膵炎と診断確定した。

治療は，患者に著明なアルコール摂取歴があり，Amy上昇，臨床経過等からアルコール性急性膵炎と診断し，外液負荷，MEPM（メロペン；抗生物質），レミナロン（蛋白分解酵素阻害剤）で加療した。治療開始４日目にPlt減少を認め，５日目に凝固検査でＤダイマー高値が確認された。しかし，厚労省DIC基準では５点であり，DICの診断基準を満たさなかったため，経過観察とした。その後，凝固異常は自然経過で改善した。

治療開始後，14日目頃から血液検査，自覚症状に改善がみられたため経腸栄養から切り替え，食事を再開し，抗生剤の投与を中止した。入院から１カ月後，確認の造影CTを再び行い，膵炎は被包化がみられ，大網内血腫は縮小した。腹痛もなく，経過良好で退院となった。

医療資源病名：アルコール性急性膵炎（K85.2）

DPC：060350xx99x01x

3．コーディング解説

急性膵炎はICD-10，2013年版に改正され，病因を反映した分類体系に変更されました（**図表6-67**）。これらのコード体系をみると，病態の元になる病因（成因）を軸にコードが分かれており，特発性や胆石性，アルコール性そして薬物性に区分されます。このなかに重症急性膵炎という病態を表すコードは存在しないため，重症急性膵炎の病名のままでは「K85.9 急性膵炎，詳細不明」のコーディングに該当してしまいます。したがって，重症急性膵炎の病因（成因）を明らかにしたうえでコーディングを行う必要があります。

ここは医師の診断に係る部分ですので，診療録を確認することがきわめて大切です。医師の記載が不足している場合には，事例ごとに問合せを行うことや，あらかじめ記載を促すこと，加えて重症急性膵炎の病名登録にさらに病因を考慮した細分類の急性膵炎病名を追加登録してもらうこと ── などの工夫が必要です。

なお，急性膵炎の軽症・重症の判定基準は**図表6-68**の２種類の判定基準から行われており，それぞれに重症度を判断し，その結果を診療録に記載するのが一般的ですので，必ず確認するようにします。

それでは，DPCコーディング解説に入ります。上記を踏まえながら，病態を把握します。現病歴で激しい腹痛などの急性膵炎の症状がみられ，感染性腸炎を疑いながらも血液検査で膵臓の機能をみるP-AMY（P型アミラーゼ）やほかの検査値から造影CTを行い，急性膵炎の疑いで緊急入院となっていることを押さえます。さらに入院時の記載から，造影CTの所見について膵臓のびまん性の腫大，急性膵炎の重症度判定の記載があり，予後因子２点（LDHとCRPの２項目）が該当し，造影CT（Grade3）においても重症の急性膵炎を診断したことがわかります。

続いて医療資源病名を整理します。治療にあたり，Amy上昇の記載とアルコール性の急性膵炎の診断がなされ，輸液や抗生剤の投与など内科的治療が開始されています。治療開始後DICが疑われていますが，DICの診断基準７点を満たさず（５点），凝固異常として否定されていますので，医療資源病名は「アルコール性急性膵炎 K 85（2013 年版は K 85.2）」になり，MDC は **060350 急性膵炎**になります。

次にコーディング上の分岐の選択を確認します。手術分岐の外科的治療はなく，手術・処置2に関わる中心静脈注射や人工腎臓，人工呼吸等もありません。最後に分岐に関わる副傷病については，治療開始時の記載に膵性胸水が明記されているので，**定義副傷病あり**とし，コーディングを **060350xx99x01x** と確定します。

膵炎

急性膵炎：膵液に含まれる消化酵素に膵臓自体が消化されて，膵臓や関連器官に急激な炎症が起こる疾患。膵臓から分泌される「消化酵素」は物質を溶かす作用がとても強いので，外から摂取された食物に対してのみ働くよう調節されているが，急性膵炎では調節機能がうまく働かなくなり，消化酵素が膵臓自身を溶かしてしまう。

慢性膵炎：消化酵素を分泌する膵臓の外分泌腺細胞に長期間持続的に炎症が起こることで，徐々にその細胞が壊され，壊れた細胞が線維組織に置き換わることで膵臓が硬くなり，膵臓本来の機能が失われてしまう病気。原因としてはアルコールによるものがほとんどで，このほか胆石によるものや副甲状腺機能亢進による高カルシウム血症などが挙げられる。

また，膵液が腸にうまく流れないと，膵臓やその周囲に膵液がもれ出し，仮性嚢胞と呼ばれる膵液のたまりを作ってしまうこともある。さらに膵臓が痩せてしまうことで，膵液の分泌が不足し，特に脂肪の消化・吸収が悪くなる。その結果，脂肪便と呼ばれる，やや黄色味を帯びた白色の，量の多い，脂の浮いた便となることがある。膵臓が痩せると血糖を下げるホルモンであるインスリンも不足し，糖尿病となることも多い。

図表 6-69　急性膵炎の DPC コード　　『DPC 早見表』p. 180

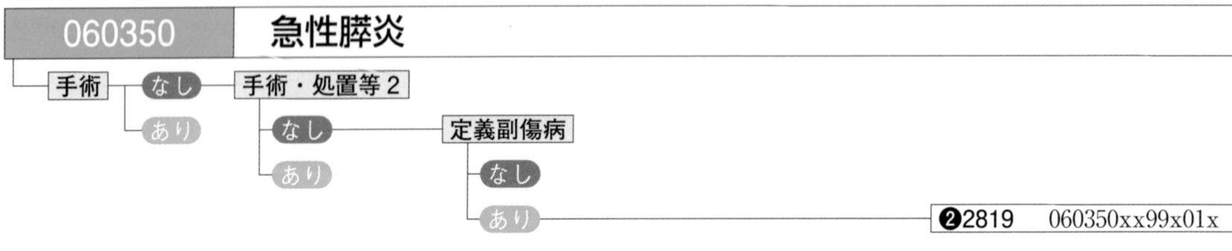

定義副傷病

手術なし

040190　胸水，胸膜の疾患（その他）

樹形図番号	入院期間			入院期間 A 日以下		入院期間 A 日超 B 日以下		入院期間 B 日超 C 日以下	
	A	B	C	入院期間①	点数／日	入院期間②	点数／日	入院期間③	点数／日
❶2818	5	10	30	1～5日	3,203	6～10日	2,367	11～30日	2,012
❷2819	8	16	60	1～8日	3,229	9～16日	2,387	17～60日	1,902
❸2820	10	20	60	1～10日	3,539	11～20日	2,616	21～60日	2,030

26 変形性股関節症

MDC 07040x

股関節症（変形性を含む）のDPCコードは，**070401 股関節骨頭壊死**と**070402 股関節症**（変形性を含む）が一体化したMDC（07040x）になっています。

変形性股関節症は，股関節の関節症性変化を誘発したと考えられる原因が特定できない**一次性股関節症**と，何らかの原因が推定できる続発性の**二次性股関節症**とに大別されます。日本では，臼蓋形成不全症や先天性股関節脱臼など骨盤および大腿骨の形態異常に起因する二次性股関節症が大半を占めるようです。

この一次性･二次性の認識がICDコーディングに重要な情報になります。このあたりを押さえながら，コーディングを行ってみましょう。

1．疾患の概要

股関節は，骨盤側の**腸骨・坐骨・恥骨**の3つの骨からなる**臼蓋**と，下肢側の**大腿骨の骨頭および頸部**で形成されています。この臼蓋部分に異常が生じた状態を**臼蓋形成不全症**といいます。臼蓋形成不全症を生じると，大腿骨頭に対応する臼蓋の被覆が少ないために軟骨に負担が生じ，軟骨の破壊が起きます。

臼蓋形成不全などの形態異常が認められるものの関節裂隙の狭小化がない時期を**前期股関節症**と呼び，部分的な関節裂隙狭小化や軟骨下骨の硬化像が出現している時期を**初期股関節症**としています。臼蓋荷重部の明らかな関節裂隙狭小化と骨棘・骨嚢胞を伴う時期は**進行期股関節症**です。

末期股関節症では，臼蓋荷重部関節裂隙の広範囲な消失と骨頭軟骨下骨層が直接接する状態に加え，骨棘，広範な骨硬化と巨大な骨嚢胞や寛骨臼底二重像が形成されるなど，変形も大きくなります。

治療は，**図表6-70**のように前期股関節症～末期までの病期に応じて各手術療法が選択されます。

2．事例

診療科：整形外科

現病歴：1歳時に先天性股関節脱臼で装具（リーメンビューゲル）を装着した。7年前より右股関節痛が出現，両側の変形性股関節症として保存治療を受けていた。5年前に特に右関節痛が強くなり，進行期に入ったため，右大腿骨外反骨切り術および右大腿内転筋切腱術を施行した。最近，徐々に左股関節痛が強くなり，臼蓋嚢胞の増大が確認されたため，左変形性股関節症の手術適応と判断し，人工関節置換術目的で入院となった。

入院の経過：先天性変形股関節脱臼による二次性変形股関節症（末期）と診断し，左人工股関節置換術および左内転筋切腱術，骨移植術を実施した。術後5日目より1/2 PWB歩行を開始，12日目で全荷重歩行のリハビリを行った。その後，順調に経過し，退院となった。

医療資源病名：左続発性変形性股関節症（M 16.7）

DPC：**07040xxx01xxxx**

3．コーディング解説

ICD-10コーディングに必要な情報として，まず現病歴から**両側変形性股関節症**という病名に注目し，1歳で先天性股関節脱臼と診断されていること，すでに（5年前）右股関節に対しては大腿骨外反骨切り術が行われ，治療がすんでいることを押さえます。次に，今回の入院目的が左股関節に対する一側性の手術治療であること，入院経過から先天性変形股関節脱臼に続発した**二次性の変形性股関節症**であり，病期として末期を迎え人工関節置換術（K 0821）の治療が選択されていることを理解します（**図表6-70**）。

基礎疾患としては左右の変形性股関節症であっても右股関節は治療が完結していること，また，コーディングの要素として今回の入院で治療された部位に着目し，両側とは考えずICD-10を一側性のM 16.7としてコードします（図

図表 6-70　変形性股関節症の病期に応じた手術療法

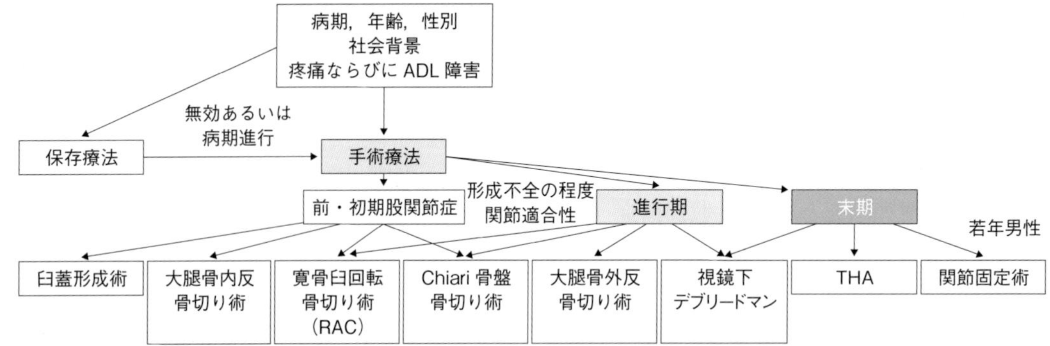

図表 6-71　股関節症の ICD-10 コード

M 16　股関節症［股関節部の関節症］
M 16.0　原発性股関節症，両側性
M 16.1　その他の原発性股関節症
　原発性股関節症：
　　・NOS
　　・一側性
M 16.2　形成不全の結果としての股関節症，両側性
M 16.3　その他の形成不全性股関節症
　形成不全性股関節症：
　　・NOS
　　・一側性
M 16.4　外傷後股関節症，両側性
M 16.5　その他の外傷後股関節症
　外傷後股関節症：
　　・NOS
　　・一側性
M 16.6　その他の続発性股関節症，両側性
M 16.7　その他の続発性股関節症
　続発性股関節症：
　　・NOS
　　・一側性
M 16.9　股関節症，詳細不明

表 6-71)。なお，股関節症となった原因を確認せずに原発性のコードを付与する人を見かけますが，原発性は日本人には稀で，二次性の変形性股関節症が大半を占めていることを考えると，原発性の疾患は希少な症例データとなり得るので，慎重に判断しなければなりません。診療録の記述が乏しい場合もあるので，予め医師と調整を図ることも必要です。

さらに，医療資源のかかり方を検索します。入院中，特に合併症等はみられないので，左変形性股関節症と人工関節置換術の医療資源が結びつき，最も医療資源を投入した病名は **070402 股関節症**（変形性を含む）となります。次に手術の分岐として，人工関節置換術が該当します **(図表 6-72)**。

これにより DPC コードを 07040xxx01xxxx とします。

4．その他

ICD-10 分類における変形股関節症は，まず発症の原因（一次性か二次性か）によって分かれています **(図表 6-71)**。一次性股関節症には「**原発性股関節症**」という表現が用いられ，二次性股関節症は「**続発性股関節症**」となります。次に，原発性・続発性ともに，両側性（両方）か一側性（片側）かの発症状態によって分かれます。例えば両側性の二次性変形股関節症は M 16.6 となり，一側性は M 16.7 になります。また，前期股関節症には形成不全性股関節症（M 16.2・M 16.3）という表現が用いられ，外傷によって発症した股関節症を外傷後股関節症（M 16.4・M 16.5）と呼んでいる点にも要注意です。

図表 6-72　股関節骨頭壊死，股関節症の DPC コード　『DPC 早見表』p. 216

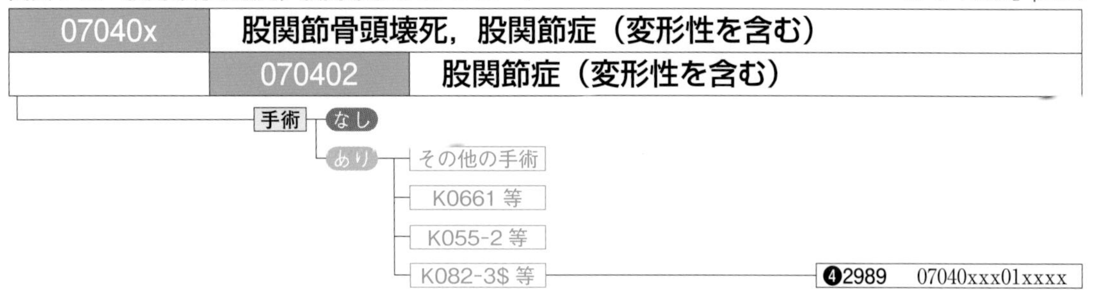

手術

K 082-3＄等

K 0811　人工骨頭挿入術　肩，股

K 082＄　人工関節置換術

K 082-3＄　人工関節再置換術

樹形図番号	入院期間 A	入院期間 B	入院期間 C	入院期間 A 日以下 入院期間①	点数／日	入院期間 A 日超 B 日以下 入院期間②	点数／日	入院期間 B 日超 C 日以下 入院期間③	点数／日
❶2986	4	10	30	1～4日	2,524	5～10日	1,974	11～30日	1,678
❸2988	18	37	90	1～18日	2,199	19～37日	1,625	38～90日	1,382
❹2989	10	19	60	1～10日	2,394	11～19日	1,769	20～60日	1,504

（※厚生労働省告示では，入院期間「A」は「Ⅰ」，「B」は「Ⅱ」，「C」は「Ⅲ」）

第6章　実践事例

27 関節リウマチ

MDC 070470

膠原病は複数の病気の総称になりますが，事例はこのなかから関節リウマチを取り上げます。これまで膠原病は，古典的膠原病（**図表6-73**）という括りが一般的でしたが，現在は結合組織の炎症による疾患群という広義な捉え方が主流で，これを膠原病の類縁疾患と定義しています。類縁疾患のなかでも関節炎を主症状とした代表的な病態が関節リウマチであり，**図表6-74**にある病名が関節リウマチとその関連疾患になります。ここを押さえながら，コーディングに入っていきましょう。

1．疾患の概要

関節リウマチ（RA）は，**関節滑膜の増殖による慢性・持続性・骨破壊性の多発関節炎を特徴とした全身炎症性疾患**です。増殖した滑膜組織から放出される炎症性サイトカインが軟骨や骨を破壊し，関節の変形・拘縮をきたします。

診断に関し，RAの病期は，**図表6-75**の4段階のステージが用いられます。

確実な診断に基づき，治療は，基礎療法（患者教育，安静・運動療法等）・薬物療法・特殊療法（白血球除去療法など）・理学療法・外科療法などが行われます。特に薬物療法は，**①非ステロイド系消炎鎮痛薬，②ステロイド薬，③抗リウマチ薬，④生物学的製剤**がありますが，抗リウマチ薬として有効性の高いメトトレキサート，生物学的製剤の出現により劇的に治療は進化しました。

2．事例

診療科：膠原病科

現病歴：20年前に両手関節の疼痛が出現し，手関節XPにて骨破壊が認められRAと診断された。SASPの内服を開始したが，まもなく症状が軽快したため，自己判断で通院を中断した。

3年前から両手関節の腫脹を強く感じたため，今年に入り近医に受診した。両手関節の腫脹，疼痛も増してきたため，当院膠原病科を紹介され入院となった。

入院の経過：入院時の血液検査により，リウマチ因子はRF陽性，抗CCP抗体陽性であった。リウマトイド結節なし，エコーで滑膜増殖を認め，炎症所見がみられたが関節外症状や合併症は認められなかった。

よって，RAの治療を中心に行うこととして，MTX＋ステロイド局注を開始し，関節痛に対してはケナコルト関節内注射を併用した。症状軽快したため，経過観察としたが，今後DMARDsへの反応が不十分な場合には生物学的製剤とMTXの併用を検討することとし，退院となった。

医療資源病名：血清反応陽性関節リウマチ（手関節）

DPC：**070470xx99x0xx**

3．コーディング解説

はじめに，**070470関節リウマチ**は，分岐に高額薬剤の分岐が多数ありますので，薬物の略語を押さえます。SASP（サラゾスルファピリジン）は免疫調整薬，MTX（メトトレキサート）は免疫抑制剤，DMARDは抗リウマチ薬全体を指します（特に高額薬剤は使用していません）。

次に入院経過から既に関節リウマチ（RA）の診断がされていること，入院時の血液検査でリウマチ因子が陽性であることなどから，コーディングは，**M05血清反応陽性関節リウマチ**であることを認識します。続いて，ICD-10の筋

図表6-73　古典的膠原病の6疾患

関節リウマチ 全身性エリテマトーデス 強皮症 多発性筋炎／皮膚筋炎 結節性多発動脈炎（結節性動脈周囲炎） リウマチ熱

図表6-74　関節リウマチとその関連疾患

●関節リウマチ 　○悪性関節リウマチ（MRA）　○Felty症候群 ●若年性突発性関節炎（JIA） ●成人スチル病（ASD） ●強直性脊椎炎（AS） ●反応性関節炎（ReA） ●乾癬性関節炎（PsA）

図表 6-75 関節リウマチの病期

Stage Ⅰ		
初期	1．X線写真上に骨破壊像はない	
	2．X線学的骨萎縮はあってもよい	
Stage Ⅱ		
中等期	1．X線学的に軽度の軟骨下骨の破壊を伴う，あるいは伴わない骨萎縮がある。軽度の軟骨破壊はあってもよい	
	2．関節運動は制限されてもよいが，関節変形はない	
	3．関節周辺の筋萎縮がある	
	4．結節および腱鞘炎のごとき関節外軟組織の病変はあってもよい	
Stage Ⅲ		
高度	1．骨萎縮の他にX線学的に軟骨および骨の破壊がある	
	2．亜脱臼，尺側変位あるいは過伸展のような関節変形がある。線維性あるいは骨性強直を伴わない	
	3．高度の筋萎縮がある	
	4．結節および腱鞘炎のような関節外軟組織の病変はあってもよい	
Stage Ⅳ		
末期	1．線維性あるいは骨性強直がある	
	2．それ以外はStage Ⅲの基準を満たす	

骨格障害の部位のコード（細分類コード）を考慮しながらコーディングを行います。細分類コードの検索として，関節外症状や併存症は特に認められないため**M 05.8 その他の血清反応陽性関節リウマチ**を選択し，症状等が現れている手関節に対し末尾の部位コード3前腕（細分類コード）を付与します。よって，該当するICD-10コードは，M 05.83，傷病名は血清反応陽性関節リウマチ・手関節・合併症なしとなります。

M 05.83よりMDCは070470関節リウマチが該当し，手術なし，手術・処置等2に指定された薬剤も使用していません(**図表 6-76**)。これによりDPCコードは070470xx99x0xxとなります。

4．その他

関節リウマチのICD-10を大別すると，次の2つの区分から構成されます。

・M 05 血清反応陽性関節リウマチ

・M 06 その他の関節リウマチ

血清反応とは，リウマチ因子（RF）のことで，免疫血清検査に属します。RFはリウマチ診断の基本的なマーカーの1つですが，現在は「抗CCP抗体」が用いられます。リウマチの診断は，RFなどの検査所見と臨床診断によって総合的に判断されます（アメリカ・リウマチ学会の分類基準1987など）。

実際，今日の膠原病科の診断では，血清反応はそれほど診断に重んじられていませんが，ICD-10のコード体系はかなり古いので，血清反応の陽性，その他（不明や陰性を含む）で分類が分かれています。しかし，ICD-10のコーディングの原則に立ち，厳密にコードすることも必要なので，診療録から血清反応の記載を探し，コードすることになります。

最後に，特に傷病名との関係で判断がむずかしいコードについて，以下のように考え方を整理してみました。

M 05.1 リウマチ性肺疾患：間質性肺炎（気管支炎）などを指す

M 05.2 リウマチ性血管炎：主に血管炎に限局した悪性関節性リウマチを指す。ただし，悪性関節リウマチを関節外症状（重篤）として広く捉えた場合，M 05.3というコードも付く

M 05.8 その他の血清反応陽性関節リウマチ：リウマチ因子（抗CCP抗体）が陽性の関節リウマチ

M 06.0 血清反応陰性関節リウマチ：リウマチ因子（抗CCP抗体）が陰性の関節リウマチ

M 06.2 リウマチ性滑液包炎，M 06.3 リウマチ性皮下結節：関節リウマチの確定診断が付かずおのおのの状態のみがあるとき

M 06.8 その他の明示された関節リウマチ：その他よくわからない関節リウマチ

図表 6-76 関節リウマチのDPCコード（抜粋） 『DPC早見表』p. 218

070470 関節リウマチ

手術：なし → 手術・処置等2：なし → ❶2997 070470xx99x0xx
手術：あり
手術・処置等2：あり

樹形図番号	入院期間 A	入院期間 B	入院期間 C	入院期間A日以下 入院期間①	入院期間A日以下 点数／日	入院期間A日超B日以下 入院期間②	入院期間A日超B日以下 点数／日	入院期間B日超C日以下 入院期間③	入院期間B日超C日以下 点数／日
❶2997	7	14	60	1～7日	2,771	8～14日	2,048	15～60日	1,741
❷2998	12	35	120	1～12日	3,640	13～35日	2,244	36～120日	1,907

28　不明熱

MDC 070470

不明熱（fever of unknown origin：FUO）を取りあげます。DPCにおいて不明熱のICDは症状のRコード（R 50）に該当するため，使用不可のコードとなっていますが，入院中に各種の検査を行っても原因不明（原疾患が特定できない）のこともあり，大変迷う疾患の一つです。このあたりの対応を考えながら，コーディングを検討してみましょう。

1．疾患の概要

不明熱の定義は**図表6-77**のように，症状からみた**古典的不明熱と疾患に付帯した不明熱**とに分かれます。不明熱の原因疾患としては「**感染症と非感染性炎症，悪性腫瘍，その他**」（**図表6-78**）に大別されます。

不明熱の検査および確定診断は，**図表6-79，6-80**（臨床検査のガイドライン）の流れがあり，ときに専門医へのコンサルテーションをまじえて，診断（疑い）・治療が行われます。

各種診断へのアプローチを行っても原因疾患が特定できない不明熱は，抗菌剤や副腎皮質ステロイドホルモンによる治療が先行されることもあります。なお，最近の不明熱の診断には，FDG-PETの有用性が高く評価される方向にあります。

2．事例

診療科：膠原病科

現病歴：1カ月前より39℃台の発熱を認めインフルエンザを疑い，かかりつけの診療所を受診した。インフルエンザ迅速検査は陰性であり，発熱と咳嗽を認め採血でWBC 23600，CRP 36と高度の炎症所見を認め，熱源検索を行ったが不明であった。

診断的治療として抗生剤による加療を行ったところWBC 4700，CRP 0.5に炎症所見は軽快したが，その後，毎朝に微熱，夕方に38℃台の発熱，乾性咳嗽，関節痛，皮疹などを繰り返し発症，何度も外来診療を受けたが改善はなかった。

感染症としては経過が長く，膠原病疾患の可能性があることから，不明熱の精査目的で当院膠原病科を紹介され，精査目的で入院となった。

入院の経過：入院時の細菌培養，抗酸菌培養すべて陰性，種々の検査と抗菌治療で著明な改善なく，発熱の主因が感染症とは考えがたいと判断した。検査所見より白血球増加，炎症所見などを認め，フェリチン高値，肝機能障害も認められたため，成人スチル病（adult onset Still's disease；AOSD）の分類基準に適合しているため，現時点での不明熱の原疾患を成人スチル病とした。

入院後の経過は，明らかな発熱なく，皮疹も夜間にやや出現する程度であり，症状は改善傾向であったため，入院加療が必要な状態ではないと判断し，外来にて経過観察とする方針で退院とした。

医療資源病名：成人発症スチル病（M 06.10）

DPC：**070470xx99x0xx**

3．コーディング解説

はじめに不明熱の状態を確認し，**図表6-77**の原疾患の概念を押さえます。39℃台の発熱を繰り返していること，何度も外来を受診していること，熱源検索を行っても診断が付かないことなどの記述から，当初は「**古典的不明熱**」であることを掴みます。

次に各種検査所見より**図表6-78**の非感染性炎症の原因疾患に関係することに注目し，膠原病疾患を疑って精査目的で入院したことを理解します。そして，成人スチル病の診断基準〔症状，炎症所見，臨床検査所見（フェリチン）〕に則り，原疾患の診断が下されています。また，治療は，臨床的な症状が落ち着いたため特に行われず，精査・診断のみで退院し，外来での経

図表6-77　不明熱の定義

一般外来で対象となる古典的不明熱は，①38.3℃以上の発熱が数回出現，②3週間以上持続，③入院では3日間，外来では3回受診で，適切な検査を行っても診断がつかない場合としている。臨床的対応が異なる不明熱として，入院患者における不明熱，免疫不全／好中球減少性不明熱，HIV関連不明熱がある。

図表 6-78　不明熱の原因疾患

感染症
　結核（粟粒結核，肺外結核など）
　感染性心内膜炎
　肝膿瘍，骨盤内膿瘍，その他の腹腔内膿瘍，膿胸
　腎盂腎炎，前立腺炎
　骨髄炎
　EB，CMV，HIV 感染症
　単純ヘルペス脳炎
　歯根膿瘍
　偽膜性腸炎
　クリプトコッカス症
非感染性炎症（膠原病・血管炎症候群など）
　成人スチル病
　リウマチ性多発筋痛症・側頭動脈炎
　大動脈炎症候群
　多発動脈炎
　クリオグロブリン血症
　ウェゲナー肉芽腫症
　アレルギー性肉芽腫性血管炎
　過敏性血管炎
　シェーグレン症候群
　全身性エリテマトーデス
関節リウマチ
　反応性関節炎
　皮膚筋炎・多発筋炎
　ベーチェット病
　抗リン脂質抗体症候群
　クローン病
　サルコイドーシス
悪性腫瘍
　非ホジキンリンパ腫
　ホジキン病
　骨髄異形成症候群
　肺癌，乳癌，肝臓癌，胃癌，膵癌，腎癌，卵巣癌，大腸癌
　原発不明腺癌
その他
　薬剤性
　Factitious fever
　深部静脈血栓症・肺塞栓
　亜急性壊死性リンパ節炎
　亜急性甲状腺炎
　特発性好酸球増多症

過観察へと引き継がれています。

これらの情報を総合し，ICD-10 コーディングに入ります。入院時契機病名を **R 50.9 不明熱**とし，医療資源病名は **M 06.10 成人発症スチル病**として，該当する MDC を導きます。**070470 関節リウマチ**が選択され，手術なし，手術・処置等もなしとします〔本事例は，診断群分類番号が前掲事例 27「関節リウマチ」とまったく同一のため，DPC コード図表（**図表 6-76** 参照）を省略します〕。

図表 6-79　不明熱の場合のフローチャート

医療面接　発熱 ↔ 身体診察　眼底もチェック
↓
基本的検査
　検尿，便潜血，赤沈，CBC，生化学スクリーニング検査，CRP，梅毒，肝炎ウイルス，蛋白電気泳動，胸部 X 線，心電図
↓
追加検査：早期に行うべき侵襲の小さい検査
　血液培養，CMV，EB，HIV，ツベルクリン反応，抗核抗体，リウマチ因子，ASO，フェリチン，ACE，ANCA，クリオグロブリン，補体，TSH，FT_3，FT_4，血清保存，心臓超音波，腹部超音波，下肢静脈超音波ドップラー，造影 CT スキャン（腹部，骨盤）
↓
陽性所見あり → 確定診断のための検査へ
陽性所見なし → 追加検査
　ガリウムシンチ，骨髄生検，肝生検（組織診，抗酸菌培養），上部消化管，下部消化管
　→ 確定診断のための検査へ

図表 6-80　不明熱の確定診断の進め方

確定診断のための検査（侵襲の高い検査を含む）
　CT・MRI などの各種画像診断，血管造影，体液・穿刺液の生化学検査・微生物学的検査・細胞診，生検
↓
特異度の高い検査で陽性，あるいは診断基準を満たしかつ重要疾患が除外される* → 診断確定 → 特異的治療
陽性所見なし → 診断未定
　→ 経過観察
　　最初に戻って身体診察の反復
　　陽性所見に応じて検査の追加
　→ 経験的治療
　　抗菌剤投与
　　抗炎症剤投与

*成人スチル病やリウマチ性多発筋痛症の場合

4．その他

不明熱は，全身症状および徴候の R 50 に属し，分娩による発熱 O 75.2 および新生児の発熱 P 81.9 を除外，悪寒を伴う発熱 R 50.0，持続熱 R 50.1 を別に，不明熱は R 50.9 となります。

今回の原疾患は，成人スチル（Still）病ですので，ICD-10 コードは M 06.10 成人発症スチル病が該当します（末尾の部位コードは全身性のため 0 とします）。

なお，入院時契機病名または入院時併存症に「不明熱」を登録すると後々分析に役立つので，配慮します。

29 蜂窩織炎

MDC 080010

MDC08皮膚・皮下組織の疾患より，**080010 膿皮症**の診断群分類を取り上げます。MDC08は黒色腫や皮膚の悪性腫瘍などの新生物から，帯状疱疹や膿皮症，湿疹など皮膚の感染症が含まれる診断群分類のグループです。

本事例は，比較的よく見られる**蜂窩織炎**です。蜂窩織炎は「**蜂巣炎**」ともいいますが，皮膚の層構造の深部，皮下脂肪にかけて細菌感染が広がる急性の疾患です。

1．疾患の概要

蜂窩織炎は，**細菌による皮膚（疎性結合組織）の急性の炎症性疾患**です。熱感，潮紅，浮腫などの症状が発生し，真皮深層から皮下脂肪組織にかけて病変が広がる感染症です。起因菌は，細菌とウイルスの2種類に分けられますが，主としてβ溶血性連鎖球菌（A/B/G群）や黄色ブドウ球菌が多く，皮下の疎性結合組織に好発し，局所の発赤・腫脹・浮腫などと拍動性疼痛を伴います。治療は，抗菌薬等の投与，創部感染部位の処置（切開，壊死組織の除去）が中心となります。

2．事例

診療科：皮膚科

現病歴：数日前から右下腿の発赤，腫脹，圧痛があり，近くのクリニックを受診したところ，右下肢蜂窩織炎の診断にて当院を紹介され，皮膚科を受診した。右膝から先の発赤腫脹があり，熱感を伴い強い圧痛を伴っていた。血液検査では白血球の上昇が確認されたため，緊急入院となった。

入院経過：入院時より，CEZ 1.0g×3回/day点滴を開始した。起因菌は血液培養から「Streptococcus agalactiae」が検出されたため，抗菌薬をCEZからABPCに変更した。抗生剤の投与より4日目で発赤は消失，WBC 4320，CRP 1.90と改善したため，6日目で抗生剤の点滴を終了し，その後内服に切り替えた。経過良好，特に肝・腎機能の増悪もないため，10病日にて退院となった。

医療資源病名：右下肢蜂窩織炎（L 03.1）
DPC：**080010xxxx0xxx**

3．コーディング解説

下肢（下腿）蜂窩織炎のICD-10を確認します。ICDでは「L 03 蜂巣炎〈蜂窩織炎〉」に該当し，5桁目は部位によって細分類コードが分かれているため，「L 03.1 四肢のその他の部位の蜂巣炎」を選択します。

続いて，入院経過から治療内容を中心に確認します。蜂窩織炎の病変部は下腿であるので，医療資源病名の「右下肢蜂窩織炎」を「右下腿蜂窩織炎」とします。なお，蜂巣炎および蜂窩織炎の病名標記については，標準病名マスターを見ると，部位が考慮された病名表現では「下腿**蜂巣炎** L 03.1」（下腿蜂窩織炎の病名なし）となるので注意が必要です。

次に治療内容に入ります。蜂窩織炎の起因菌Streptococcus agalactiaeはB群溶血性連鎖球菌（GBS）と診断されているので，抗菌薬を適応のあるABPC（アンピシリン）に切り替えていることがわかります（**図表6-81**）。適切な抗菌薬の投与により病状が改善し，特に感染部位等の処置を行うことなく退院となっています。

上記により，DPCコーディングは医療資源病名「下腿蜂巣炎 L 03.1」からMDC 080010が導かれます。手術分岐の選択はないため，手

図表6-81　B群溶血性連鎖球菌と抗菌薬の抜粋

B群溶血性連鎖球菌 〔Streptococcus agalactiae（beta-Hemolytic group）〕
ベンジルペニシリン（PCG） アンピシリン（ABPC） セフォタキシム（CTX） シプロフロキサシン（CFPM） アズトレオナム（AZT） レボフロキサシン（LVFX） バンコマイシン（VCM） エリスロマイシン（EM） クリンダマイシン（CLDM） コリスチン（CL）

推奨菌種と抗菌薬の表組を改変したものです

術・処置等１の有無を確認します。点滴の治療以外に特別な処置は行われていないので，手術・処置等１なしとして，コーディングを080010xxxx0xxx に確定します。

図表 6-82　膿皮症の DPC コード（抜粋）　　『DPC 早見表』p. 232

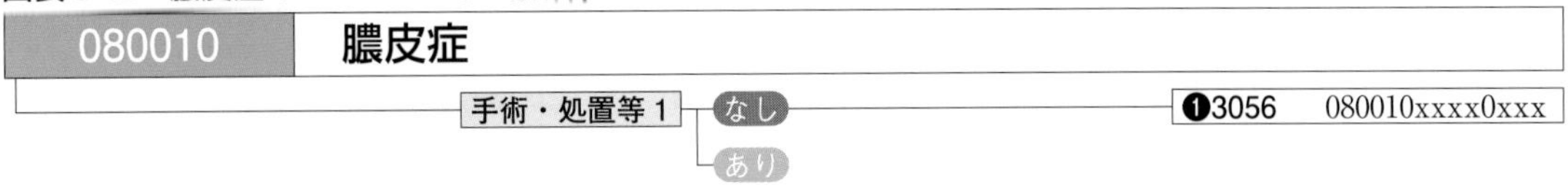

080010　膿皮症

手術・処置等１ ― なし ― ❶3056　080010xxxx0xxx
　　　　　　　└ あり

樹形図番号	入院期間			入院期間 A 日以下		入院期間 A 日超 B 日以下		入院期間 B 日超 C 日以下	
	A	B	C	入院期間①	点数／日	入院期間②	点数／日	入院期間③	点数／日
❶3056	5	11	30	1～5日	2,738	6～11日	2,024	12～30日	1,720
❷3057	12	24	60	1～12日	2,387	13～24日	1,776	25～60日	1,510

30　帯状疱疹

MDC 080020

この事例はMDC 08皮膚・皮下組織の疾患より，080020帯状疱疹です。MDC 08は，黒色腫や皮膚の悪性腫瘍，膿皮症や皮膚の細菌感染症，ウイルス感染症，湿疹・皮膚炎，紅斑症・紅皮症，薬疹や母斑，放射線皮膚障害や食物アレルギーといったところまで，様々な皮膚疾患が設定されています。

2016年の調査によると，MDC 08（皮膚・皮下組織の疾患）で算定頻度が高いのは**四肢の蜂窩織炎<L 03.1>**の「手術なし」で，MDC 08全体の24.16%を占めていました（**図表6-83**）。これは，当時は080011急性膿皮症の分類に属していました（080011xx99xxxx）が，2018年度改定によって廃止され，080010膿皮症に置き代わりました。この変更は，膿皮症の急性と慢性の2つの分類を集約化するためだったと考えられます。

続いて帯状疱疹（080020xxxxxxxx）が12.00%，皮膚の良性新生物（080007xx010xxx），皮膚の悪性腫瘍（080006xx01x0xx）の順となります。

その他，MDC 08の関連では，膿胞性乾癬といった難病に指定されている疾患の分類（080140炎症性角化症）には，「手術・処置等2」の指定薬剤が多数あることも特徴の1つです。

1．疾患の概要

帯状疱疹の原因は**潜伏した水痘帯状疱疹ウイルス（VZV）の再活性化**であり，これを**回帰感染**と言います。水痘帯状疱疹ウイルスは，初めての感染時には水疱瘡として発症し，その後は体内に潜伏するという特徴があります。**小児期に水痘（水疱瘡）に罹患するとウイルスが体内の神経細胞に隠れ，加齢やストレス，過労などによりウイルスに対する免疫力が低下したときに再活性化し，発症する**――という仕組みです。

初期症状ではピリピリとした皮膚の痛みが出現し，徐々に身体の左右どちらか一方の神経に沿って赤みや水疱が帯状に現れることが多く，上肢から胸背部に頻発しますが，全身どこにでも発現します。皮膚には，帯状にやや盛り上がった赤い斑点が現れ，その後に水ぶくれができるという変化を起こします。

帯状疱疹が顔面神経膝神経節を侵し，神経麻痺，耳介障害，味覚障害など合併症を引き起こすものを「**ハント症候群**（Ramsay-Hunt）」と言います。

治療は，水痘帯状疱疹ウイルスに特化した抗ウイルス薬の投与が中心で，急性期の強い痛みには一般的な鎮痛剤のほか，麻薬や抗けいれん薬，神経ブロックで対処します。痛みは皮膚症状が改善されると消えますが，急性期の炎症によって神経に強い損傷が生じた場合には，後遺

図表6-83　MDC 08の上位10分類と在院日数

診断群分類番号	診断群分類名称	包括	MDC	MDC名称	件数	当該MDCに対する当該DPCの比率	在院日数					医療資源を最も投入した傷病ICD 10		
							平均値	25% tile値	50% tile値	75% tile値	90% tile値	医療資源ICD 10	件数	診断群分類に対する比率
080011xx99xxxx	急性膿皮症　手術なし	○	08	皮膚・皮下組織の疾患	39,455	24.16%	11.73	7.00	10.00	14.00	20.00	L 031	28,310	71.75%
080020xxxxxxxx	帯状疱疹	○	08	皮膚・皮下組織の疾患	19,601	12.00%	8.95	7.00	8.00	9.00	12.00	B 029	11,785	60.12%
080007xx010xxx	皮膚の良性新生物　皮膚，皮下腫瘍摘出術（露出部）等　手術・処置等1なし	○	08	皮膚・皮下組織の疾患	13,888	8.50%	4.14	2.00	3.00	5.00	8.00	L 720	3,274	23.57%
080006xx01x0xx	皮膚の悪性腫瘍（黒色腫以外）　皮膚悪性腫瘍切除術等　手術・処置等2なし	○	08	皮膚・皮下組織の疾患	13,231	8.10%	8.50	3.00	6.00	11.00	17.00	C 443	5,272	39.85%
080270xxxx0xxx	食物アレルギー　手術・処置等1なし	○	08	皮膚・皮下組織の疾患	9,395	5.75%	2.54	2.00	2.00	2.00	3.00	T 781	5,152	54.84%
080011xx970xxx	急性膿皮症　手術あり　手術・処置等1なし	○	08	皮膚・皮下組織の疾患	8,014	4.91%	17.95	8.00	13.00	22.00	36.00	L 031	2,996	37.38%
080270xxxx1xxx	食物アレルギー　手術・処置等1あり		08	皮膚・皮下組織の疾患	7,364	4.51%	2.20	2.00	2.00	2.00	2.00	T 781	7,274	98.78%
080100xxxx0xxx	薬疹，中毒疹　手術・処置等1なし	○	08	皮膚・皮下組織の疾患	4,172	2.55%	10.89	5.00	8.00	13.00	20.00	L 270	3,321	79.60%
080090xxxxxxxx	紅斑症	○	08	皮膚・皮下組織の疾患	3,324	2.04%	10.37	5.00	8.00	12.00	19.00	L 518	1,462	43.98%
080050xxxxxxxx	湿疹，皮膚炎群	○	08	皮膚・皮下組織の疾患	3,089	1.89%	10.50	6.00	8.00	13.00	18.00	L 208	1,513	48.98%

2016年度DPC導入の影響評価に係る調査「退院患者調査」の結果報告よりデータ活用

症として帯状疱疹後神経痛を伴います。この場合にはペインクリニックなどで痛みの治療が行われます。

2．事例

診療科：皮膚科

現病歴：昨夜より頭痛があり，右側頭部から耳介部の皮疹に気が付き当院救急外来を受診。診察時，右頸部から前胸部に水疱を伴う皮疹の散在を認め，2枝にわたる帯状疱疹の診断にて，入院となった。

入院経過：右側頭部，右耳介後部から右頸部，前胸部にかけて浮腫性紅斑が散在し，一部で水疱形成が認められた。また，頬部から口蓋にも水疱が出現していた。髄膜刺激症状なし，顔面神経麻痺なし，その他の合併症の発症は見られなかった。皮疹の範囲は広く，疼痛残存する可能性が考えられため，入院時より6日間の予定で抗ウイルス薬（アシクロビル）を投与した。

治療の経過は良好で，水疱は徐々に痂皮（かひ）化し，皮疹はしだいに消退した。続いて帯状疱疹後神経痛の症状がみられたため，ステロイドおよびバラシクロビルの内服を処方し，当院外来フォローの方針として退院となった。

医療資源病名：帯状疱疹（B 02.9）

DPC：**080020xxxxxxxx**

3．コーディング解説

帯状疱疹に対するDPCコードは分岐の設定がなく，単体コード080020xxxxxxxxとなります。コーディングテキストでは，帯状疱疹に合併症を伴う場合には，帯状疱疹性脳炎（B 020），帯状疱疹性髄膜炎（B 021）といった合併症を伴った疾患名が付帯されて，異なる分類へと導かれることが解説されています。

一方，ICD-10では帯状疱疹に**ダブルコーディング**が採用されています（**図表 6-84**）。ダブルコーディングとは，**基礎疾患名に剣印（†）のコードを付け，その疾患から症状が発現した特定の臓器部位における症状に星印（＊）のコードを付ける ― という二重分類**のことです。

DPC制度下では最も医療資源を投入した疾患名の1つを選択することとされていますから，帯状疱疹のコーディングにおいては合併症の発生と治療について注意し，入院経過を押さえることが重要です。

図表 6-84　帯状疱疹のICD-10分類

B 02.0†	**帯状疱疹（性）脳炎（G 05.1*）** 帯状疱疹（性）髄膜脳炎
B 02.1†	**帯状疱疹（性）髄膜炎（G 02.0*）**
B 02.2†	**帯状疱疹，その他の神経系合併症を伴うもの** 帯状疱疹後： ・膝（状）神経節炎（G 53.0*） ・多発（性）ニューロパチ<シ>ー（G 63.0*） ・三叉神経痛（G 53.0*）
B 02.3	**帯状疱疹（性）眼疾患** 帯状疱疹（性）： ・眼瞼炎†（H 03.1*） ・結膜炎†（H 13.1*） ・虹彩毛様体炎†（H 22.0*） ・虹彩炎†（H 22.0*） ・角膜炎†（H 19.2*） ・角結膜炎†（H 19.2*） ・強膜炎†（H 19.0*）
B 02.7	**播種性帯状疱疹**
B 02.8	**帯状疱疹，その他の合併症を伴うもの**
B 02.9	**帯状疱疹，合併症を伴わないもの** 帯状疱疹　NOS

他に分類されるウイルス疾患における脳炎，脊髄炎及び脳脊髄炎

今回の事例においては，入院経過から水泡形成や皮疹などの**皮膚症状が中心**となっていますし，「髄膜刺激症状なし，顔面神経麻痺なし，その他の合併症の発症は見られなかった」とあるので，**帯状疱疹が主体**であることがわかります。したがって，**帯状疱疹の基礎疾患コーディングを優先し，やむを得ずB 02.9（帯状疱疹，合併症を伴わないもの）の詳細不明コードを付与し**ます。

続いて，治療行為に目を移しましょう。治療は，抗ウイルス薬（アシクロビル）の注射や内服薬による内科的治療が中心となっていることを押さえ，その他の治療は行われていないことを確認します。以上により，DPCコーディングを「080020xxxxxxxx」に確定します。

図表 6-85　帯状疱疹の DPC コード（抜粋）　　『DPC 早見表』p. 233

080020	帯状疱疹
❶3058	080020xxxxxxxx

樹形図番号	入院期間			入院期間 A 日以下		入院期間 A 日超 B 日以下		入院期間 B 日超 C 日以下	
	A	B	C	入院期間①	点数／日	入院期間②	点数／日	入院期間③	点数／日
❶3058	4	8	30	1～4日	2,738	5～8日	2,024	9～30日	1,720

31 乳癌

MDC 090010

事例に入ります。今回はMDC 090010 乳房の悪性腫瘍です。**乳癌は女性の癌のなかで罹患率1位**の疾患で，乳癌検診で要精査となって受診するケースや，しこりなどの自覚症状があって医療機関を訪れるケースなど，40〜50歳代でピークに達する癌腫です。

1．疾患の概要

乳癌は乳管と乳腺小葉の上皮由来の悪性腫瘍です。乳房は主に靱帯と脂肪によって形作られ，脂肪組織の中には，乳汁分泌を担う乳腺が存在しています。乳腺は小葉と乳管から構成され，乳汁は乳管を経て乳頭へと導かれます。乳癌は，この**乳管から発生した乳管癌が最も多く，9割を占めます**。

乳癌の9割はしこりで発見され，そのほか皮膚陥凹，乳頭からの血性分泌，乳頭のびらん，疼痛などの症状が伴います。診断確定の際，視触診と画像検査（マンモグラフィーと乳腺超音波検査）で異常所見の有無を判断し，これらの検査で腫瘤を疑えば針生検を行って，診断を組織学的に確定します。

乳癌の組織分類は，浸潤巣の有無から**非浸潤癌**と**浸潤癌**に大別されます。癌細胞が乳管や乳管の先に広がる小葉の中に留まっているものを非浸潤癌，乳管や小葉を包む基底膜を破って外に広がり出ているものを浸潤癌と判断します。**浸潤癌は全乳癌の80%**くらいを占め，**浸潤性乳管癌**（invasive ductal carcinoma）と頻度の低い**特殊型**に分類されます。さらに浸潤性乳管癌は，構造的な特徴から**乳頭腺管癌**（papillotubular carcinoma），**充実腺管癌**（solid-tubular carcinoma），**硬癌**（scirrhous carcinoma）に分かれるなど，様々な組織型分類に分かれます。

乳癌の治療は，病変の広がりや病変組織の細胞の特徴などから総合的に判断され，手術療法，放射線療法，そして薬物療法が選択されます。手術療法においては，**乳房部分切除術（乳房温存手術）**と**乳房全切除術**，さらに腋窩リンパ節への転移の有無を確認するために，**センチネルリンパ節生検**が行われます。薬物療法には**内分泌療法**，**化学療法**，そして**抗HER2療法**があります。治療の方向性は，乳癌の生物学的な特徴（サブタイプ）をホルモン受容体の有無，ヒト上皮細胞増殖因子受容体2（HER 2）の有無，増殖能（Ki-67指数）から見極め，臨床病期を考慮しながら治療方針が決定されます。

2．事例

診療科：乳腺外科

現病歴：左2時方向に乳房腫瘤を自覚し，US異常を指摘され当院乳腺外科を受診した。
　初診時の視触診所見では2時方向に2cmの腫瘤を触知し，MMGでは左C乳房領域に多数の微細石灰化を認めたため，腫瘤に対しCNBを施行。IDCの診断となり，

図表6-86　乳房の領域

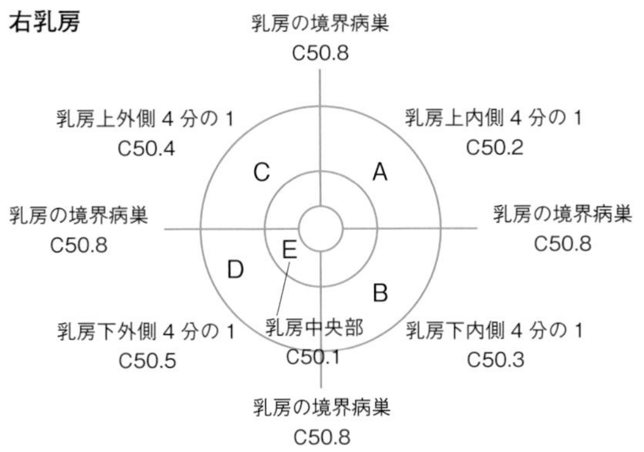

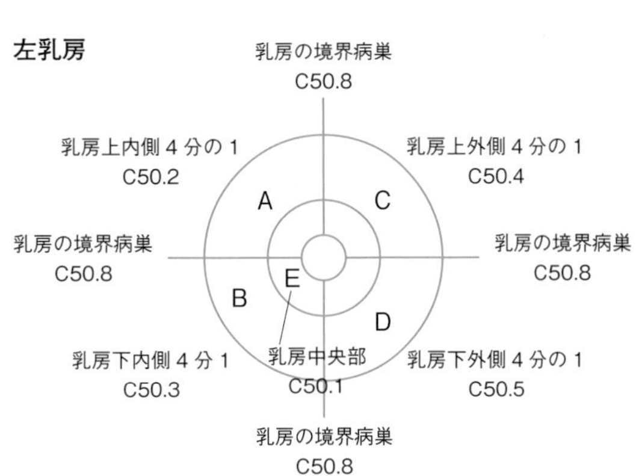

手術目的にて乳腺外科入院となった。

入院経過：左乳房外側（C領域）に充実性腫瘤（17 mm大）を認め，CNBでは，IDC ER＋，PgR＋，HER 2－，Ki67 40-50%。MRIでは，左乳癌（C領域主体）C領域に拡がる娘結節や乳管内進展を認め，両腋窩に多数のリンパ節が散見された。CTにおいては，明らかな遠隔転移は見られなかった。

手術は，左乳癌（C領域）cT2N0M0 Stage ⅡA〈UICC 8版〉により，左乳房全切除術＋センチネルリンパ節生検とし，胸筋温存乳房切除術（Auchincloss）を実施した。術中のセンチネルリンパ節迅速検査で，マクロ転移が認められ，腋窩リンパ節郭清を施行した。病理診断では，浸潤性乳管癌（invasive ductal carcinoma），手術翌日にバストバンドOFF，術後8日目でドレーン抜去し，経過良好により退院となった。

医療資源病名：左乳房上外側部乳癌（C 50.4）
DPC：**090010xx010xxx**

3．コーディング解説

乳癌のICD-10コーディングにおいては，まず悪性腫瘍の診断確定と腫瘍部位を確認します。入院経過より浸潤性乳管癌の病理報告が記載されており，腫瘍部位も左乳房のC領域の記載が見られるので，C50.4「乳房の上外側4分の1」（**図表6-86**）とします。続いて，診療の経過全体を把握しますが，**特に略語には注意が必要です**。MMG（mammography）は乳腺エックス線検査，CNB（core needle biopsy）は経皮的針生検法，IDC（invasive ductal carcinoma）は浸潤性乳管癌を指しており，さらにER，PgR，HER 2はホルモン受容体検査などの検査結果を指しています。（ER；エストロゲンレセプター，PgR；プロゲステロンレセプター，HER 2；ヒト上皮細胞増殖因子受容体2）

次に治療法を確認します。左乳房全切除術，胸筋温存乳房切除術，腋窩リンパ節郭清の記述がありますので，これらを保険請求上の術式と適合させます。胸筋を温存した術式＋腋窩リンパ節郭清を施行しているので，『K 476 乳腺悪性腫瘍手術「5」乳房切除術（腋窩鎖骨下部郭清を伴うもの）・胸筋切除を併施しないもの』が該当することがわかります。

これらの情報を得て，DPCコーディングに入ります。「医療資源病名：左乳房上外側部乳癌（C 50.4）」よりMDC090010が導かれ，手術K 4765を行っているので「K 4764等」の分岐を選択します。この分岐には，手術・処置等1が設定されているので，該当手術を確認します。手術・処置等1は皮弁や植皮を行った場合の術式が示されていますので，「該当なし」と判断して，DPCコーディングを**090010xx010xxx**に確定します。

図表6-87　乳房の悪性腫瘍のDPCコード（抜粋）　　『DPC早見表』p. 241

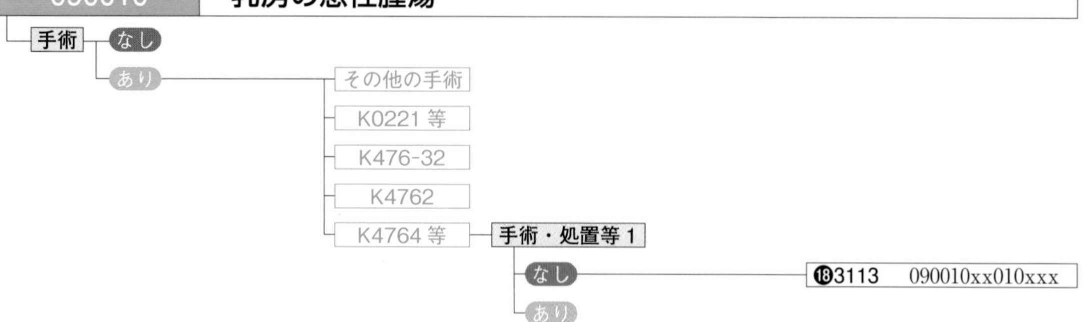

図表 6-87（続き）

手術

K 4764 等

K 4761　乳腺悪性腫瘍手術　単純乳房切除術(乳腺全摘術)
K 4763　乳腺悪性腫瘍手術　乳房切除術(腋窩部郭清を伴わないもの)
K 4764　乳腺悪性腫瘍手術　乳房部分切除術〔腋窩部郭清を伴うもの（内視鏡下によるものを含む)〕
K 4765　乳腺悪性腫瘍手術　乳房切除術(腋窩鎖骨下部郭清を伴うもの)・胸筋切除を併施しないもの
K 4766　乳腺悪性腫瘍手術　乳房切除術(腋窩鎖骨下部郭清を伴うもの)・胸筋切除を併施するもの
K 4767　乳腺悪性腫瘍手術　拡大乳房切除術（胸骨旁，鎖骨上，下窩など郭清を併施するもの)
K 4768　乳腺悪性腫瘍手術　乳輪温存乳房切除術(腋窩部郭清を伴わないもの)
K 4769　乳腺悪性腫瘍手術　乳輪温存乳房切除術(腋窩部郭清を伴うもの)
K 627＄　リンパ節群郭清術

樹形図番号	入院期間			入院期間 A 日以下		入院期間 A 日超 B 日以下		入院期間 B 日超 C 日以下	
	A	B	C	入院期間①	点数／日	入院期間②	点数／日	入院期間③	点数／日
❶3096	4	8	30	1～4日	2,787	5～8日	2,098	9～30日	1,783
⓱3112	3	6	30	1～3日	3,121	4～6日	2,307	7～30日	1,940
⓲3113	5	10	30	1～5日	2,770	6～10日	2,047	11～30日	1,740
⓳3114	7	15	30	1～7日	2,618	8～15日	1,935	16～30日	1,645

（※厚生労働省告示では，入院期間「A」は「Ⅰ」，「B」は「Ⅱ」，「C」は「Ⅲ」）

32 糖尿病性ケトアシドーシス

MDC 100040

この事例は，MDC 10 内分泌・栄養・代謝に関する合併症の疾患です。

MDC 10 にはホルモンを産生する内分泌器官としての下垂体，甲状腺，上皮小体（副甲状腺），膵島，副腎などに関連する疾患を中心に，栄養障害や代謝障害などが含まれています。

MDC 10 のなかで全国的に症例数が最も多いのは，**脱水症や水分欠乏症<E 86>の ICD-10 から導かれる「100380xxxxxxxx　体液量減少症」で，当該 MDC 10 のうちの 13.05%を占めます**。続いて，CCP マトリックスが採用されている「100070xx99x100　2型糖尿病（糖尿病性ケトアシドーシスを除く）（末梢循環不全なし）」が 8.67%，低ナトリウム血症などが含まれる「100393xx99xxxx　その他の体液・電解質・酸塩基平衡障害」が 7.70%と続きます（**図表 6-88**）。

今回は，１型・２型糖尿病のいずれにも発症する重症の急性合併症として挙げられている「100040　糖尿病性ケトアシドーシス，非ケトン昏睡」を取りあげたいと思います。ここには１型・２型の糖尿病に発症する糖尿病性ケトアシドーシスと糖尿病性昏睡（高浸透圧性非ケトン性昏睡<E 140>）が含まれます。

非ケトン昏睡とは，ケトアシドーシスを発症せずに糖尿病昏睡に至った病態を指します。糖尿病の急性疾患についての概念を押さえ，しっかりとコーディングしましょう。

1．疾患の概要

ケトアシドーシスとは，「**ケトーシス**」と「**アシドーシス**」から構成される病態です。ケトーシスとは，血液中にケトン体が増えた臨床上の状態を言い，アシドーシスは，血中の酸性度が酸性に傾いた病態を指します。つまり**ケトアシドーシスは，血液中のケトン体が増えることによって，血液が酸性状態になって身体に異常が発生する病態**のことです。

糖尿病性ケトアシドーシスとは，糖尿病経過中に発症する重篤な急性代謝障害です。インスリンの作用不足を原因として，高血糖，ケトン体の上昇，アシドーシスが発症し，高度な血糖上昇を伴って重篤化します。主な症状として，吐き気，嘔吐，腹痛，呼気のアセトンによるフルーツ臭といった病態が現れ，体液や電解質が失われ脱水に陥り，意識障害を引き起こすこともあります。糖尿病疾患のなかでも１型糖尿病の若年者に多く見られますが，２型糖尿病であっても，大量に糖質を摂取することにより，インスリンの作用が不足し，ペットボトル症候群（清涼飲料水アシドーシス）に至り，糖尿病性ケトアシドーシスが発症することもあります。

図表 6-88　MDC 10 の上位分類と在院日数

診断群分類番号	診断群分類名称	包括	MDC	MDC名称	件数	当該MDCに対する当該DPCの比率	在院日数					医療資源を最も投入した傷病 ICD 10		
							平均値	25% tile値	50% tile値	75% tile値	90% tile値	医療資源ICD 10	件数	診断群分類に対する比率
100380xxxxxxxx	体液量減少症	○	10	内分泌・栄養・代謝に関する疾患	37,263	13.05%	9.16	3.00	6.00	11.00	20.00	E 86	37,263	100.00%
100070xx99x100	2型糖尿病（糖尿病性ケトアシドーシスを除く）（末梢循環不全なし）　手術なし　手術・処置等2　1あり　定義副傷病なし　85歳未満	○	10	内分泌・栄養・代謝に関する疾患	24,766	8.67%	14.27	10.00	14.00	16.00	22.00	E 119	12,139	49.01%
100393xx99xxxx	その他の体液・電解質・酸塩基平衡障害　手術なし	○	10	内分泌・栄養・代謝に関する疾患	21,983	7.70%	10.05	4.00	7.00	12.00	21.00	E 871	12,196	55.48%
100040xxxxx00x	糖尿病性ケトアシドーシス，非ケトン昏睡　手術・処置等2なし　定義副傷病なし	○	10	内分泌・栄養・代謝に関する疾患	8,365	2.93%	13.57	7.00	12.00	18.00	25.00	E 111	3,057	36.55%
100070xx99x110	2型糖尿病（糖尿病性ケトアシドーシスを除く）（末梢循環不全なし）　手術なし　手術・処置等2　1あり　定義副傷病あり　85歳未満	○	10	内分泌・栄養・代謝に関する疾患	8,219	2.88%	15.87	11.00	14.00	18.00	25.00	E 112	2,801	34.08%

2016年度 DPC 導入の影響評価に係る調査「退院患者調査」の結果報告よりデータ活用

治療は主に脱水と高血糖の補正を中心に輸液が行われ，水分補給と同時にカリウムの不足も補います。また，糖尿病性ケトアシドーシスには上記のような発症要因があり，**再発を防止する観点から糖尿病のコントロールのための対策や教育等**も行われます。

2．事例

診療科：糖尿病科

現病歴：２年前，口渇，多飲，多尿を主訴に近医を受診し，GAD 抗体陽性が判明，１型糖尿病の診断でインスリン強化療法を開始した。病識に乏しく，アドヒアランスが不良なこともあり，HbA1c は 10％台と不良であった。今年の２月に教育入院を行い，近医のクリニックの通院を続けてきたが，HbA1c は８～10％程度とコントロールには難渋していた。昨日より倦怠感，口渇，嘔気を感じ，近医を受診したところ，簡易血糖測定器では測定困難なほど高血糖であり，やがて呼吸困難，心窩部痛，嘔気嘔吐が出現したため，当院糖尿病科に紹介され，緊急入院となった。

入院経過：血糖 1160 mg/dL，高アミラーゼ血症あり，糖尿病性ケトアシドーシス（DKS）の診断で入院治療を開始した。メイロンにてアシドーシスを補正しつつ，インスリンの投与と細胞外液で対応した。

輸液により電解質異常も改善し，血糖 200～300 mg/dL 台で安定した後は，補液を維持液に変更した。血中・尿中ケトン体の陰性化およびアシドーシスの正常化を確認して３病日より食事を開始し，インスリン強化療法へ移行した。

DKS 発症の背景に怠薬や定期受診自己中断もあり，コンプライアンス不良，本人の病識のなさが原因と考えられるため，再発防止を目的に本人への IC に加えて，家族への協力を依頼し退院とした。

医療資源病名：１型糖尿病性ケトアシドーシス（E 10.1）

DPC：**100040xxxxx00x**

3．コーディング解説

糖尿病性ケトアシドーシスのコーディングに当たっては，糖尿病の ICD-10 のコード体系に気を配ります。糖尿病（E 10～E 14）には，４桁細分類の項目で合併症が細かく分かれていて，昏睡「.0」，ケトアシドーシス「.1」，腎合併「.2」，眼合併「.3」，神経合併「.4」，末梢循環合併「.5」，その他「.6」，多発合併「.7」に細分化されています。したがって，DPC コーディングの際は，**合併症の治療が中心となった場合は入院の経過を注視し，医療資源の投入量から合併症の選択を慎重に判断**します。

糖尿病における MDC の設定は，下記のようにまとまっているので，概念的に分類体系を押さえましょう。

①昏睡およびケトアシドーシスは 100040 に集約される
②末梢循環不全または多発合併を伴う場合には，１型糖尿病 100061 と２型糖尿病 100071 で分かれる
③それ以外の腎，眼，神経の合併症と合併症を伴わないものが，１型糖尿病 100060，２型糖尿病 100070 に集約化される

今回の事例は，１型糖尿病に合併する急性代謝障害（糖尿病性ケトアシドーシス）の治療が中心となっているので，標準病名の「**１型糖尿病性ケトアシドーシス**」を選択し，ICD-10 コードを「**E 10.1**」とします。標準病名には詳細不明の糖尿病から導かれる「糖尿病性ケトアシドーシス E 14.1」が存在しますが，**安易に詳細不明コードを付与しないように注意**します。

続いて入院経過を把握します。現病歴より１型糖尿病の診断・治療の経過が確認でき，インスリン強化療法の実施とコントロール不良の状態がわかります。糖尿病性ケトアシドーシスの症状が出現して入院となり，**入院治療はケトアシドーシスを中心とした内科的治療**が行われていることが明らかです。具体的には，アシドーシスの治療にメイロン（炭酸水素ナトリウム注射液）が投与され，インスリンの投与ならびに輸液が行われています。これらの治療により，ケトアシドーシスが改善され，１型糖尿病に対する教育的な病状説明が行われ，退院に至っています。

これにより DPC コーディングは，医療資源病名に１型糖尿病性ケトアシドーシス E 10.1 を指定して 100040 糖尿病性ケトアシドーシスを導き，DPC 分類の分岐にある手術・処置等２（中心静脈注射，人工腎臓等）の選択に入ります。特にこれらの行為は行われていないので，「な

し」と判断し，定義副傷病（誤嚥性肺炎，腎尿路の感染症）を確認します。定義副傷病の合併も特に見当たらないので「なし」として，コーディングを 100040xxxxx00x に確定します。

糖尿病

体内の血糖値を下げるインスリンが不足するまたは働きが悪くなって起こる代謝障害の総称で，様々な合併症を起こす。大きくは1型糖尿病，2型糖尿病，その他に分類される。なお，妊娠中の糖尿病については，「120200 妊娠中の糖尿病」で扱う。

糖尿病の怖さは，自覚症状がないため知らない間に合併症に侵されることにある。身体中の微小血管が徐々に破壊されていき様々な臓器に重大な障害を起こす。主な合併症は，糖尿病性腎症，糖尿病性網膜症，糖尿病性神経障害，糖尿病性足壊疽などで，失明や人工透析の介入のほか，足の切断を余儀なくされるケースもある。

ケトアシドーシスとは，血中に強酸であるケトン体が蓄積してアシドーシス（酸塩基状態が正常より酸性に傾いた状態）となった病態。糖尿病性ケトアシドーシスは急性代謝失調で，重症の場合には脳浮腫や昏睡を引き起こし，最悪，死に至ることもある。糖尿病により糖が正常に代謝できなくなると，血液中に糖が余ってしまい，高血糖が持続すると全身の血管や神経に様々な障害を及ぼす。糖尿病性ケトアシドーシスは，何らかの原因で急激に糖代謝機能が阻害され発症する。

図表 6-89　糖尿病性ケトアシドーシス，非ケトン昏睡の DPC コード（抜粋）　『DPC 早見表』p. 245

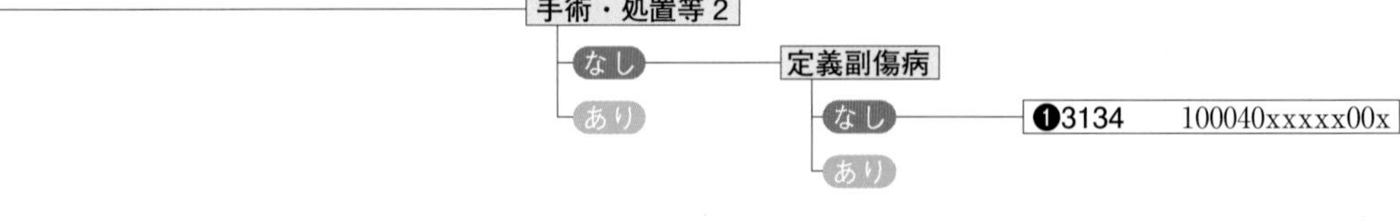

樹形図番号	入院期間 A	B	C	入院期間 A 日以下 入院期間①	点数／日	入院期間 A 日超 B 日以下 入院期間②	点数／日	入院期間 B 日超 C 日以下 入院期間③	点数／日
❶3134	6	12	30	1～6日	2,768	7～12日	2,046	13～30日	1,739
❷3135	11	22	60	1～11日	2,742	12～22日	2,026	23～60日	1,722

33 2型糖尿病

MDC 10007x

糖尿病関連のDPC分類と言えば，糖尿病の急性合併症の糖尿病ケトアシドーシス（100040），薬剤性の低血糖症（100050），そして今回の改定で，**末梢循環不全に関する分類がひとまとめにされた1型糖尿病（10006x）と2型糖尿病（10007x），その他の糖尿病（10008x）**に分けられます。

糖尿病は，インスリン作用の絶対的または相対的な不足により引き起こされる糖質代謝異常の疾患群と捉えられ，疾患は1型，2型のほか，他の疾患等に伴うもの，そして妊娠糖尿病があります。

この事例は，これら糖尿病のなかから基本的な2型糖尿病をコーディングしてみましょう。

1．疾患の概要

2型糖尿病は，**インスリンの作用不足**（インスリン抵抗性，インスリン分泌能低下）**とそれに伴う高血糖**（食後高血糖，空腹時高血糖）の病態を示します。

2型糖尿病の原因は，インスリン分泌低下やインスリン抵抗性にかかわる遺伝因子と，過食，運動不足，肥満，ストレス，加齢などの環境因子が複合的に作用して発症すると考えられています。糖尿病の診断は血糖値とHbA1cの組合せによって判断され，空腹時血糖値126 mg/dL以上ないし随時血糖200 g/dL以上，かつHbA1c 6.5以上で糖尿病と診断されます。

また，治療はインスリン非依存状態と依存状態に分かれ，インスリン非依存状態の場合，①**食事・運動療法**，②**経口血糖降下薬**，③**GLP-1受容体作動薬またはインスリン療法**──の3つから適宜選択されます。インスリン依存状態では，①**インスリン頻回注射**，②**食事療法・運動療法**となります。

また，糖尿病の治療は血糖値のコントロールのみならず，**代謝異常による合併症の予防が重要**となります。糖尿病の合併症には，主に神経障害・網膜症・腎症などがあります。

2．事例

診療科：内科

現病歴：40歳頃胃潰瘍に罹患し，その際に糖尿病を指摘され，近隣のクリニックを受診していた。インスリンの使用歴はなく，食事療法・運動療法を行った結果，直近1年間のHbA1c 7.2～8.0%程度。経口血糖降下薬（エクア錠）にてフォローされていた。

3カ月前に体動困難となり当院に救急搬送され，体幹部CTにより肝細胞癌と多発転移が確認された。切除不能によりベスト・サポーティブ・ケア（BSC）の方針となった。

腹部エコーで膀胱癌を疑う病変が指摘され，今後，血尿・尿閉トラブルによる苦痛を伴う可能性が高いため，QOLの維持目的により，先行して経尿道的膀胱腫瘍切除術を施行する方針となった。しかし，術前の定期検査でHbA1cが9.1%に上昇していることが確認されたため，グリミクロン20 mgを追加したが，FBG 170 mg/dL，HbA1c 10%と血糖コントロールがさらに不良となり，術前コントロール目的により当科入院となった。

入院経過：2型糖尿病HbA1c 10%，合併症の所見は下記のとおり。

神経障害：末梢神経障害（＋）自律神経障害（－）

網膜症：福田分類A0/A0

腎症：第1期（eGFR＝55.7 mL/min/1.73 m^2）

大血管症：なし

分泌能：CPI 2.1（F-CPR 3.95 ng/mL，FPG 189 mg/dL）

食事：1600 kal/日，塩分6 g，蛋白78 g

30年来の2型糖尿病であり，血糖コントロール不良の原因は，食事習慣を変更したことや認知機能低下による服薬アドヒアランス低下が挙げられる。今回の経尿道的膀胱腫瘍切除後の状況がサポーティブ・ケア（BSC）であることも踏まえ，血糖降下は緩徐のよいものと考え，インスリンから低血糖リスクの少ないGLP-1受容体作動薬トルリシティに変更した。変更後，食前血糖<200 mg/dLを推移し，許容範囲内と判断し退院とした。

第6章 実践事例

医療資源病名：2型糖尿病（E11.7）
DPC：10007xxxxxx0xx

3．コーディング解説

2型糖尿病のICD-10コードは，以前の糖尿病の概念「NIDDM」が残り，その立て付けのうえにICD-10（2013年版）の修正が行われ，2型糖尿病の表現が考慮されています。よって，**「E11　2型＜インスリン非依存性＞糖尿病」**となります。

E11のコードには，合併症の4桁細分類が必要となるので，入院経過より全身状態の記述を確認します。存在する合併症は，第1期（腎症前期）→腎合併症（E11.2），末梢神経障害（＋）→末梢神経合併症（E11.4）があることから多発として，ICD-10は「**.7多発合併症を伴うもの**」E11.7となります。

続いて，DPCコーディングに移ります。糖尿病MDCのICD4桁細分類コードは，「.0」昏睡を伴うもの及び「.1」ケトアシドーシスを伴うものは「100040 糖尿病性ケトアシドーシス，非ケトン昏睡」，細分類コード「2～9」は今年度の改定により「10007x　2型糖尿病（糖尿病性ケトアシドーシスを除く）」に集約化されたので，E11.7のMDCは10007xとなります。

このDPCコードは，手術の分岐の設定はなく，手術・処置等2の分岐のみ（定義副傷病，重症度等の設定は削除された）となります。手術・処置等2は，「インスリン製剤（注射に限る）」「J0384　人工腎臓　その他の場合」の2つの選択肢が設定されていますが，今回の事例では特に行われておらず，血糖コントロールのみなので，手術・処置等2はなしとしてコーディングを決定します。よって，DPCコードは**10007xxxxxx0xx**に確定します。

図表6-90　2型糖尿病（糖尿病性ケトアシドーシスを除く）のDPCコード（抜粋）　『DPC早見表』p. 247

10007x	2型糖尿病（糖尿病性ケトアシドーシスを除く）
100070	2型糖尿病（糖尿病性ケトアシドーシスを除く）（末梢循環不全なし）
100071	2型糖尿病（糖尿病性ケトアシドーシスを除く）（末梢循環不全あり）

手術・処置等2
- なし → ❶3141　10007xxxxxx0xx
- あり

樹形図番号	入院期間			入院期間A日以下		入院期間A日超B日以下		入院期間B日超C日以下	
	A	B	C	入院期間①	点数／日	入院期間②	点数／日	入院期間③	点数／日
❶3141	5	11	30	1～5日	2,635	6～11日	1,948	12～30日	1,656
❷3142	7	14	30	1～7日	2,619	8～14日	1,935	15～30日	1,645

34 前立腺癌

MDC 110080

この事例は，MDC 11 腎・尿路系疾患及び男性生殖器系疾患より前立腺癌です。MDC 11 の分類は，主に腎疾患と泌尿器疾患で構成されています。**全国的に最も多い分類は「110310xx99xx0x 腎臓または尿路の感染症」（13.07%）**であり，医療資源病名は腎盂腎炎（N 10）などが挙げられます（**図表 6-91**）。次に「110080xx991xxx 前立腺の悪性腫瘍」（12.89%），「110070xx0200xx 膀胱腫瘍」（7.40%）と続き，そのほかの疾患は少なくなります。

今回は尿路・性器悪性腫瘍のうち，全国的に患者数の多い前立腺癌の手術治療から，**ダビンチ手術**の事例を解説します。

1．疾患の概要

尿路・性器悪性腫瘍は，上部尿路（腎臓と腎盂尿管），下部尿路（膀胱と尿道），男性生殖器（前立腺，精巣，陰茎，陰嚢），さらに後腹膜腔（副腎など）の悪性腫瘍に大別できます。

前立腺癌は泌尿器領域のなかでもきわめて発生数の多い悪性腫瘍の１つです。50 歳以上の男性に好発し，早期は無症状，進行すると排尿障害，血尿などの症状を訴えるようになります。診断に当たってはスクリーニング検査が行われ，**腫瘍マーカーの PSA（前立腺特異抗原）**が重視されます。検査値に異常があった場合，前立腺の硬結・結節を診る**直腸指診**や**超音波検査**が行われます。これら一連の検査によって癌が疑われる場合，**確定診断として病理検査**が求められ，**針生検（経直腸的超音波ガイド下生検）の適応**となります。この際，全身への広がりを診るため，**CT** や **MRI**，**骨シンチグラフィによって前立腺周囲のリンパ節から他の臓器への転移の有無が診断**され，治療方針が決定します。

前立腺癌の治療は，進行度などにより，**根治的前立腺全摘除術，放射線療法，ホルモン療法，PSA 監視療法**などが選択され，単独，または併用して行われます。

手術方法には，①全摘除術（恥骨後式前立腺全摘除術・会陰式前立腺全摘除術），②内視鏡手術（腹腔鏡下全摘除術），③ロボット支援手術（ダビンチ），④ミニマム創手術（腹腔鏡下小切開手術）――などがあり，**一般的には恥骨後式前立腺全摘除術が多く実施されていますが，最近は繊細な動きが可能で傷が小さく出血量が少ないダビンチによるロボット支援手術が広がりを見せています**。

手術治療のほかには，**一般的ながん治療の放射線療法やホルモン療法**が行われます。前立腺は男性ホルモン（アンドロゲン）依存性の臓器なので，外科的去勢手術のほか，アンドロゲン（テストステロン）をがん細胞に到達させない

図表 6-91　MDC 11 の上位 5 分類と在院日数

診断群分類番号	診断群分類名称	包括	MDC	MDC名称	件数	当該MDCに対する当該DPCの比率	在院日数 平均値	25%tile値	50%tile値	75%tile値	90%tile値	医療資源を最も投入した傷病ICD 10 医療資源ICD 10	件数	診断群分類に対する比率
110310xx99xx0x	腎臓または尿路の感染症　手術なし　定義副傷病なし	○	11	腎・尿路系疾患及び男性生殖器系疾患	100,529	13.07%	12.34	7.00	10.00	15.00	22.00	N10	53,428	53.15%
110080xx991xxx	前立腺の悪性腫瘍　手術なし　手術・処置等１あり	○	11	腎・尿路系疾患及び男性生殖器系疾患	99,194	12.89%	2.67	2.00	2.00	3.00	3.00	C61	99,190	100.00%
110070xx0200xx	膀胱腫瘍　膀胱悪性腫瘍手術　経尿道的手術　手術・処置等１なし　手術・処置等２なし	○	11	腎・尿路系疾患及び男性生殖器系疾患	56,919	7.40%	7.31	5.00	6.00	8.00	11.00	C672	17,451	30.66%
110280xx99000x	慢性腎炎症候群・慢性間質性腎炎・慢性腎不全　手術なし　手術・処置等１なし　手術・処置等２なし　定義副傷病なし	○	11	腎・尿路系疾患及び男性生殖器系疾患	41,070	5.34%	12.23	5.00	9.00	15.00	24.00	N180	17,544	42.72%
11012xxx020x0x	上部尿路疾患　経尿道的尿路結石除去術等　手術・処置等１なし　定義副傷病なし	○	11	腎・尿路系疾患及び男性生殖器系疾患	32,272	4.20%	5.75	4.00	5.00	6.00	9.00	N201	19,059	59.06%

2016 年度 DPC 導入の影響評価に係る調査「退院患者調査」の結果報告よりデータ活用

方法など様々なホルモン療法があります。

2．事例

診療科：泌尿器科

現病歴：高血圧症，脂質異常症，糖尿病既往のある75歳の男性。5年前の健診でPSA値3.17，3年前の人間ドックでPSA値4.23と上昇を指摘されていた。その後PSA値は4以上5未満で経過していたが，今年に入りPSA値6.8のほか，MRIで前立腺癌が疑われたため前立腺生検を施行したところ，TNMはcT2bN0M0でGleasonスコアはGS 4+3だった。

Ⅱ期の前立腺癌と診断し，手術療法を計画した。今回，RARP（**ロボット支援根治的前立腺摘出術**）を目的に入院となった。

入院経過：本人はRARPを希望したが，前立腺生検後に急性前立腺炎となったことから，しばらく経過を見ていた。入院時検査CTおよびシンチで明らかな転移なく，LN（リンパ節）腫大も見られなかった。

入院2日目，RARP・神経温存なし・リンパ節郭清なしを施行した。開脚仰臥位頭低位，全身麻酔，経腹膜アプローチ，右手モノポーラカーブドシザーズ，左手フェネストレイテッドバイポーラ，プログラスプフォーセプスを使用，尿口損傷なし，直腸損傷なしとして出血510gで手術は予定どおりに終了した。病理診断（Adenocarcinoma prostate prostatectomy）によりpT2aN0M0，ABCD分類Bとした。手術後5日目でカテ抜去後に尿閉が起こり，カテを再留置した。再留置後3日目でカテ抜去，その後，尿閉なく経過良好。全身状態も良好で入院より17日目で退院となった。

医療資源病名：前立腺癌（C61）

DPC：**110080xx01xxxx**

3．コーディング解説

入院の経過から，まずは前立腺癌に関する基本的な情報を押さえます。

前立腺癌の治療方針は，病期（TNM／ABCD分類，**図表6-92**）並びに癌の悪性度〔Gleason（グリーソン）スコア，**図表6-93**〕，PSA値（前立腺特異抗原），年齢などで決定されます。

前立腺内に癌が留まる場合（T1，T2／A，B）**は，早期癌として根治的前立腺摘出術が選択されます**。そのなかでGleasonスコア，PSA値がともに低く，腫瘍容量が小さい場合には，放射線療法の小線源治療あるいはPSA監視療法の適応となります（余命が10年以上ある年齢の患者には手術も考慮する）。一方でPSA値が高い，あるいはGleasonスコアが高い場合には，手術あるいは放射線療法＋ホルモン療法が併用されることもあり，高齢者の場合には，待機療法やホルモン療法のみを行う場合もあります。

前立腺癌が進行し，前立腺外に浸潤した場合（T3／C）は，ホルモン療法＋放射線療法の併用が第一選択肢です。リンパ節転移や遠隔転移がある場合（N1，M1／D）には，ホルモン療法の

図表6-92　病期を示すABCD分類とTNM分類

ABCD分類	
A	組織学的に偶然発見された偶発癌
B	前立腺内に限局する腫瘍
C	前立腺皮膜を超え，周囲に浸潤する腫瘍
D	転移が認められる腫瘍

TNM分類		
T原発巣	TX	評価不可能
	T0	がんは見つからない
	T1	触診や画像では診断できない
	T2	前立腺の中にがんが留まっている
	T2a	片葉の1/2以下
	T2b	片葉の1/2以上
	T2c	両葉に渡って存在
	T3	前立腺の外にまでがんが拡がっている
	T3c	被膜の外へ浸潤（片葉または両葉）
	T3b	精嚢に浸潤
	T4	隣接するほかの臓器まで拡がっている（膀胱頚部，外括約筋，直腸，骨盤壁など精嚢以外の周辺臓器に浸潤）
所属リンパ層	N0	リンパ節に転移なし
	N1	リンパ節に転移あり
遠隔転移	M0	遠隔転移なし
	M1	遠隔転移あり

図表6-93　悪性度を示すGleasonスコア

Gleasonスコア2～6	：比較的進行の遅い高分化型の前立腺がん
Gleasonスコア7	：中等度の悪性度の前立腺がん
Gleasonスコア8～10	：悪性度の高い低分化の前立腺がん

がん細胞を悪性度によって5種類に分け，悪性度が低い順番に並べたものを基準とする。組織検査で見つかったがん細胞の顔つきを調べ，最も多い種類の数字と2番目に多い種類の数字を足す。

みに限定して施行されることもあります。

したがって，今回の事例のように**前立腺全摘術が施行されている場合は，早期癌に対する治療**であることがわかります。

次にICD-10コードを確認しましょう。**前立腺の悪性新生物のコードは単体コード（C 61）で，病態や部位を示す細分化された4桁コードは存在しません**。したがって病名選択には特に気を配る必要はなく，標準病名マスターの病名表現である「前立腺癌」または「限局性前立腺癌」の傷病名選択を検討します。今回の診療記録には限局性や進行性の記載はないので，**前立腺癌（C 61）**を選択します。

続いて入院経過を見ましょう。PSA値は0〜4 ng/mLが正常値ですが，事例では「入院時6.8 ng/mL」に上昇していたため，PSA値は高値と言えます。また，すでに前立腺生検（前立腺針生検）が実施されており，前立腺癌の診断が確定しています（TNM：cT2bN0M0）。病期の記載やCTおよびシンチの記載からも確認できるとおり，癌のリンパ節転移および遠隔転移はありませんから，**明らかに限局性の前立腺癌**であることがわかります。一方，治療方針に大きく影響するのがGleasonスコア（**図表6-93**）です。組織検査から見つかったがん細胞のうち，最も多い種類の悪性度（1〜5）と2番目に多い種類の悪性度（1〜5）を足します。事例では，現病歴の記載に「GS 4＋3」とあり，第1パターン4，第2パターン3をプラスして7が導かれます。

なお，「**ロボット支援腹腔鏡下前立腺全摘術**」の略語には注意が必要です。最近は「RARP」に代わり「**RALP**」が診療記録に記載されることもあります。

最後にDPCコーディングですが，「医療資源病名：前立腺癌（C 61）」よりMDC 110080が選択され，「手術あり」の分岐で「K 843等」を選択。手術・処置等および定義副傷病の分岐はないので「110080xx01xxxx」にコードを確定します。

図表6-94　前立腺の悪性腫瘍のDPCコード（抜粋）　『DPC早見表』p. 265

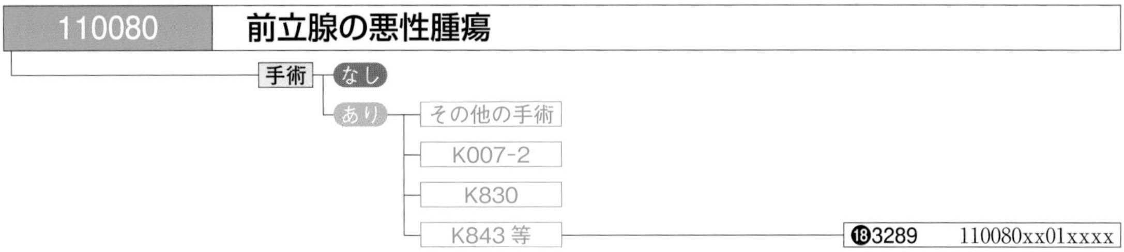

110080　前立腺の悪性腫瘍

手術
- なし
- あり
  - その他の手術
  - K007-2
  - K830
  - K843等 — ⑱3289　110080xx01xxxx

手術

K 843等
- K 843　前立腺悪性腫瘍手術
- K 843-2　腹腔鏡下前立腺悪性腫瘍手術
- K 843-3　腹腔鏡下小切開前立腺悪性腫瘍手術
- K 843-4　腹腔鏡下前立腺悪性腫瘍手術（内視鏡手術用支援機器を用いるもの）

樹形図番号	入院期間			入院期間A日以下		入院期間A日超B日以下		入院期間B日超C日以下	
	A	B	C	入院期間①	点数／日	入院期間②	点数／日	入院期間③	点数／日
❶3272	4	9	30	1〜4日	2,671	5〜9日	2,055	10〜30日	1,747
⑰3288	4	13	60	1〜4日	2,668	5〜13日	2,158	14〜60日	1,834
⑱3289	6	12	30	1〜6日	2,712	7〜12日	2,004	13〜30日	1,704

35　尿路結石症

MDC 11012x

MDC11腎・尿路系疾患及び男性生殖器系疾患より尿路結石症を取り上げます。この疾患は尿路管腔内に結石が留まった状態を指しますが，DPC分類上では**11012x上部尿路疾患**と**11013x下部尿路疾患**の２つに分かれており，尿路結石症をはじめ尿路疾患にかかわる様々なMDCがこの２つに集約されています。

本事例の尿管結石症は，主に上部尿路結石という括りに属します。**結石が存在する部位と疾患の概念等に注意**しながらコーディングしてみましょう。

1．疾患の概要

尿路結石の成分は，**腎から尿道に至る尿路管腔内の尿成分の一部が結晶化し，これらが集合・沈着・増大して石のようになったものです。**尿路結石は，この結石が尿路の中に存在する状態をいいます。結石の多くは腎杯・腎盂・膀胱で形成され，結石の位置によって，腎結石・尿路結石・膀胱結石という表現が用いられます。**腎・尿管にある結石を「上部尿路結石」，膀胱・尿道・前立腺にある結石を「下部尿路結石」**といいます。尿路結石症の大半は上部尿路結石が占め，下部尿路結石はわずかに発生する程度という特徴があります。

さらに腎内にある結石の多くは無症状で経過し，**結石が尿管に嵌頓すると，わき腹や下腹部に突然激しい痛みが生じます。**また，**尿の流れが悪くなると腎盂・腎杯が腫れ，水腎症が併発する**こともあります。

治療は，まずは疼痛発作に対して緩和のために鎮痛薬を投与し，自然排石を促進するといった保存的療法が行われます。手術療法としては，緊急を要する病態（重症尿路感染，腎後性腎不全，尿の腎盂外溢流等）の場合には，尿管ステントを挿入し尿路閉塞を解除します。

2．事例

診療科：泌尿器科

現病歴：３カ月前に疝痛発作により救急外来を受診。CT検査で尿路結石６mmが確認され，排石促進薬による保存療法を先行する方針となり経過観察となった。その後，外背部痛が続き，痛みを繰り返すなど症状に改善が見られず，CT検査を実施したところ水腎症を伴うことからTUL目的に入院となった。

入院経過：入院時，疝痛発作はNSAIDsにて落ち着いていた。左尿管結石性閉塞による水腎症＋＋の診断にてTULを実施した。手術経過については，全身麻酔，砕石位にて開始し，左尿管口よりトルネードGWを挿入，下部尿管で既知の結石を確認した。結石の一部は尿管内に埋没していたが，レーザーで可及的に破砕し，残った結石はバスケット鉗子で回収した。尿管ステントを留置し手術を終了した。

術後の血尿も１週間程度で軽快し，経過良好により９病日で退院となった。

医療資源病名：左尿管結石症（N 13.2）

DPC：**11012xxx020x0x**

3．コーディング解説

尿路結石の診断について，現病歴より把握します。３カ月前に疝痛発作によりCT検査を行い，尿路結石が確認されています。尿路結石症のICD-10は，N 20-N 23尿路結石症のうちN 20.1が該当しますが，入院時CT検査で水腎症があることに注目し，尿路結石と水腎症の関係を押さえます。

疾患の概要で「尿の流れが悪くなると腎盂・腎杯が腫れ，水腎症が併発する」と述べました。そこで，入院経過にある「左尿管結石性閉塞による水腎症」という記述に目を止め，診断名を**「尿管結石性閉塞を伴う水腎症」**に改め，ICD-10をN 13.2とします。

続いて治療を確認します。TUL（**経尿道的尿路結石破砕術**）を目的とした入院であることが明らかであるので，入院経過の手術に関する記録を確認します。「レーザーで可及的に破砕し，残った結石はバスケット鉗子で回収した」とあ

第6章　実践事例

るので，『**K 781 経尿道的尿路結石除去術「1」レーザーによるもの**』を選択し，手術コードをK 7811 とします。

これらの情報を得て，DPC コーディングに入ります。診断群分類は N 13.2 より 11012x が該当し，手術分岐は K 781 $ を選択します。次に「手術・処置等 1」の分岐を見ると，経皮的腎（腎盂）瘻造設術が設定されていますが，特段，当該手技は行われていないので「なし」として，続いて定義副傷病の有無を確認します。合併症の 180010 敗血症の発症は確認されていないので，「定義副傷病」も「なし」として，コーディングを **11012xxx020x0x** として確定します。

図表 6-95　上部尿路疾患の DPC コード（抜粋）　『DPC 早見表』p. 267

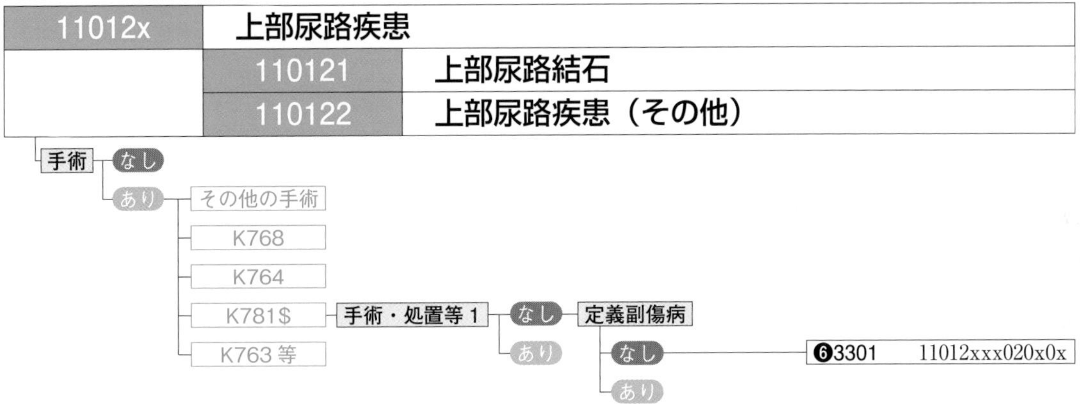

手術

K 781 $

K 781 $　経尿道的尿路結石除去術

樹形図番号	入院期間 A	B	C	入院期間 A 日以下 入院期間①	点数／日	入院期間 A 日超 B 日以下 入院期間②	点数／日	入院期間 B 日超 C 日以下 入院期間③	点数／日
❶3296	2	5	30	1～2日	3,605	3～5日	2,161	6～30日	1,836
❺3300	5	10	30	1～5日	2,606	6～10日	1,926	11～30日	1,637
❻3301	2	5	30	1～2日	2,475	3～5日	2,025	6～30日	1,823
❼3302	10	19	60	1～10日	3,006	11～19日	2,222	20～60日	1,888

36　子宮癌

MDC 12002x

DPCコードでは，**120021 子宮頸部の悪性腫瘍，120022 子宮体部の悪性腫瘍，120023 子宮の悪性腫瘍（その他）**を一体化させ，子宮の悪性腫瘍全部位として「12002 x」に集約しています。

子宮の部位は，大別すると頸部と体部に分かれますが，発生する悪性腫瘍細胞の組織からみると，扁平上皮癌であれば**子宮頸癌**，腺癌であれば**子宮体癌**という特性があります。

この事例は子宮体部に発生した悪性腫瘍ですが，子宮体癌は子宮内膜に発生する上皮性疾患となります。

子宮体癌の手術事例には，国際産婦人科連合（FIGO）の分類をもとにした**日本産婦人科学会の進行期分類（図表6-96）**が使用されます。この分類は手術によって得られた情報から癌の大きさや広がり，浸潤や転移の状況をみたうえで判断し，手術後の治療方針などに使用されます。進行分類など特有の記号が多く使われていますので，注意しながらコーディングしてみましょう。

1．疾患の概要

子宮体癌は子宮内膜から発生する悪性腫瘍ですが，子宮体部に発生することから，子宮体癌という表現が用いられます。一方で，子宮内膜癌ともいいます。また，組織学的に分類した表現もあり，類内膜腺癌を代表的に，漿液性腺癌，明細胞腺癌，粘液性腺癌など，組織型の違いにより分かれる表現もあります。

一方，発生する特徴（女性ホルモン）を捉え2つに大別し，**1型はエストロゲン（卵胞ホルモン）の影響を受けて増殖するもの，2型はエストロゲンが直接関係しないもの**として区分されます。

子宮体癌は，上記発生する特徴の2区分からもわかるように，女性ホルモンと密接な関係にあり，多くが**エストロゲンによる刺激によって子宮内膜が増殖**し，一部が悪性化します。

症状は，初期は閉経後不正性器出血，進行期は疼痛が出現します。

図表6-96①　子宮癌の進行期分類　（FIGO 2008）

Ⅰ期：癌が子宮体部に限局するもの
　ⅠA期：浸潤が子宮筋層1/2以内のもの
　ⅠB期：浸潤が子宮筋層1/2を超えるもの
Ⅱ期：癌が頸部間質に浸潤するが，子宮を超えていないもの＊
Ⅲ期：癌が子宮外に広がるが，小骨盤を超えていないもの，または所属リンパ節へ広がるもの
　ⅢA期：子宮漿膜ならびに／あるいは付属器を侵すもの
　ⅢB期：腟ならびに／あるいは子宮傍結合織へ広がるもの
　ⅢC期：骨盤リンパ節ならびに／あるいは傍大動脈リンパ節転移のあるもの
　　ⅢC1期：骨盤リンパ節陽性のもの
　　ⅢC2期：骨盤リンパ節への転移の有無にかかわらず，傍大動脈リンパ節陽性のもの
Ⅳ期：癌が小骨盤腔を超えているか，明らかに膀胱ならびに／あるいは腸粘膜を侵すもの，ならびに／あるいは遠隔転移のあるもの
　ⅣA期：膀胱ならびに／あるいは腸粘膜浸潤のあるもの
　ⅣB期：腹腔内ならびに／あるいは鼠径リンパ節転移を含む遠隔転移のあるもの

＊頸管腺浸潤のみはⅡ期ではなくⅠ期とする。
注1：すべての類内膜腺癌は腺癌成分の形態によりGrade1，2，3に分類される。
注2：陽性腹腔洗浄細胞診の予後因子としての重要性については一致した報告がないので，ⅢA期から細胞診を除外する方向で行くべきであるとしたが，細胞診は進行期決定に際し必要な推奨検査として含まれるべきであり，すべての症例でその結果は記録されるべきであるとしている。
注3：体癌の進行期分類は悪性混合性ミュラー管腫瘍（MMMT）にも適用される。MMMT，漿液性乳頭状腺癌，明細胞腺癌，G3類内膜腺癌においては横行結腸下の大網の十分なサンプリングが推奨される。
注4：再発リスクの低い体癌では転移が疑われる骨盤リンパ節の切除のみでよい。一方再発リスクの高いものでは骨盤リンパ節と傍大動脈リンパ節の系統的な廓清を行うべきである。

図表6-96②　子宮体部腺癌の組織学的分化度

すべての類内膜腺癌は腺癌成分の形態によりGrade 1，2，3に分類される。
Grade 1：充実性増殖Solid growthの占める割合が腺癌成分の5％以下であるもの
Grade 2：充実性増殖の占める割合が腺癌成分の6～50％以下のもの，あるいは充実性増殖の割合が5％以下でも細胞異型の著しく強いもの
Grade 3：充実性増殖の占める割合が腺癌成分の50％を超えるもの，あるいは充実性増殖の割合が6～50％でも細胞異型の著しく強いもの

第6章　実践事例

治療は手術療法がメインとなり，単純子宮全摘術または準広汎子宮全摘術，広汎子宮全摘術，骨盤内臓器摘出術が行われ，手術後は必要に応じて放射線治療や化学療法，ホルモン療法が追加されます。

2．事例

診療科：婦人科

現病歴：不正性器出血を主訴に婦人科外来を受診した。超音波検査上子宮内に21 mm大の腫瘤が認められ，子宮頸部細胞診Class Ⅴ，内膜細胞診Class Ⅳ，内膜組織診で類内膜腺癌が疑われG2の評価であった。子宮体癌と診断確定し，手術目的により入院とした。

入院の経過：入院時のMRI画像検査で子宮底部に38×26×27 mmの腫瘤が腔内を占拠していることを確認，腫瘍の広がりを見たCT画像検査では膵，脾，腎，副腎に明らかな転移性の腫瘍は認められなかった。

入院より3日目に「腹式単純子宮全摘術＋両側付属器摘出＋骨盤リンパ節郭清＋傍大動脈リンパ節郭清」の手術を実施し，術中病理診断で類内膜腺癌（endometrioid adenocarcinoma）G2の診断であった。

術後ドレーン抜去，経過良好にて，今後，外来での化学療法を併用することとし，退院とした。

医療資源病名：子宮底癌（C 54.3）

DPC：**12002xxx01x0xx**

3．コーディング解説

現病歴より子宮体癌であることは明らかですので，まずは適切なICD-10コーディングのための情報を集めます。子宮体癌のICD-10分類は，部位を優先するコード体系（峡部C 54.0，内膜C 54.1，筋層C 54.2，子宮底C 54.3，境界部病巣C 54.8，部位不明C 54.9）で構成されるため，原発巣の発生部位を確認します。入院経過のMRI所見より**子宮底部**の記載があるのでC 54.3と考えます。なお，子宮体部の各部位は**図表6-97**を参考に，特に峡部C 54.0は「体下部」を指すことなども知識として得ておくとよい。

図表6-97　子宮体部の各部位

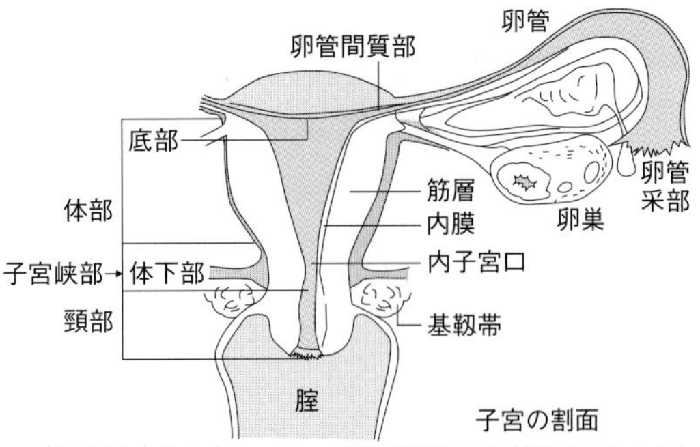

（滋賀県立成人病センター病理診断教育支援機構HPより）

次に，子宮体癌の病理組織に注目します。現病歴で類内膜癌が疑われ，最終的に術時の病理検査で確定診断に至っています（**図表6-96**①注1および②参照）。多臓器への浸潤や転移がないことや手術以外の治療が行われていないこと，化学療法は外来化学療法が考慮されていることを診療経過の後半の記述から情報を得てDPCコーディングに入ります。

標準病名マスターから子宮体癌をみるとC 54.9が指定されているため，やむを得ず**C 54.3子宮底癌**を選択します。DPC分類のMDCでは子宮頸癌も体癌も**12002x「子宮頸・体部の悪性腫瘍」**に包含されることを押えます。主たる術式として腹式単純子宮全摘術より**K879子宮悪性腫瘍手術**が挙がり，手術・処置等2の化学療法，放射線療法の選択をなしとしてコーディング12002xxx01x0xxを確定します。

図表 6-98　子宮癌の DPC コード（抜粋）　　『DPC 早見表』p. 277

12002x	子宮頸・体部の悪性腫瘍
120021	子宮頸部の悪性腫瘍
120022	子宮体部の悪性腫瘍
120023	子宮の悪性腫瘍（その他）

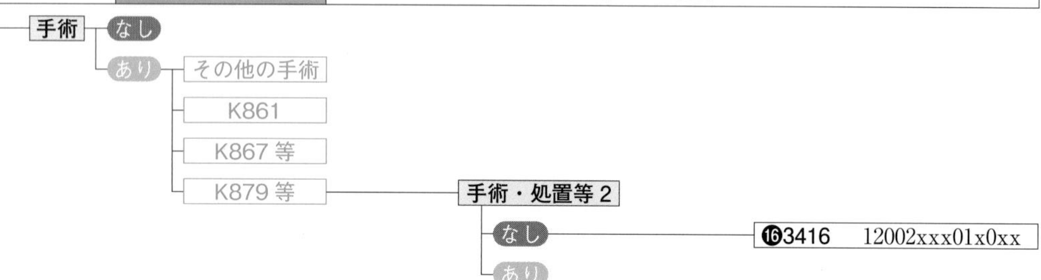

手術

K 879 等
K 6277　リンパ節群郭清術　後腹膜
K 6278　リンパ節群郭清術　骨盤
K 645　骨盤内臓全摘術
K 877　子宮全摘術
K 879　子宮悪性腫瘍手術
K 879-2　腹腔鏡下子宮悪性腫瘍手術

樹形図番号	入院期間 A	入院期間 B	入院期間 C	入院期間 A 日以下 入院期間①	入院期間 A 日以下 点数／日	入院期間 A 日超 B 日以下 入院期間②	入院期間 A 日超 B 日以下 点数／日	入院期間 B 日超 C 日以下 入院期間③	入院期間 B 日超 C 日以下 点数／日
❶3401	2	7	30	1～2日	2,875	3～7日	2,358	8～30日	2,005
⓯3415	1	3	30	1日	2,572	2～3日	2,105	4～30日	1,894
⓰3416	6	11	30	1～6日	2,803	7～11日	2,072	12～30日	1,761
⓱3417	10	19	60	1～10日	3,024	11～19日	2,235	20～60日	1,900

37 子宮筋腫，子宮腺筋症

MDC 120060

MDC 12 女性生殖器系疾患及び産褥期疾患・異常妊娠分娩のなかから**子宮筋腫**，**子宮腺筋症**を取り上げます。いずれの疾患も子宮の腫大をきたす良性疾患で，婦人科疾患として頻繁に目にするものです。発生原因は異なりますが，症状や他覚的所見・検査所見，治療法が同じことが多く，両者が合併することも少なくないため，子宮筋腫として表現されることがあります。しかし，ICD-10 の分類はまったく異なり，これに伴い MDC は，子宮筋腫を **120060 子宮の良性腫瘍**，子宮腺筋症を **120100 子宮内膜症**として別に取り扱うので注意が必要です。

1．疾患の概要

子宮筋腫は子宮筋層の良性の腫瘍で，主に**平滑筋腫**（leiomyoma）です。一方，子宮腺筋症は子宮の内膜にあるはずの細胞が骨盤腹膜や卵巣などの子宮以外に発生したもので，子宮筋層に発生した場合，**子宮腺筋症**といいます。病理は腺筋症（adenomyosis）となります。治療は両疾患とも同じで，手術療法と薬による薬物療法に分かれ，薬物療法では**ホルモン療法**が主になります。手術療法は**子宮全摘術**や**子宮筋腫核出（摘出）術**が行われます。

2．事例

診療科：産婦人科

現病歴：35 歳頃より子宮筋腫を指摘。10 日前より不正出血が続くため，近くのレディースクリニックを受診。凝血を伴う不正子宮出血により当院を紹介され入院となった。

入院の経過：凝血を伴う出血に対し，輸血，止血剤の内服，リュープリンの注射を行った。輸血後は，貧血の進行はなく回復。子宮体部，頸部のスメアの結果は Class Ⅰ。MRI，超音波検査で粘膜下の子宮筋腫が確認されたため，子宮筋腫が原因の出血と判断し，子宮全摘術を行うこととした。

帝王切開の瘢痕を除去し腹腔内に入り，両側円靱帯を切断結紮，両側付属器を残し切断二重結紮。腟管より切断し子宮を摘出した。術後病理結果は leiomyoma および adenomyosis であった。

術後の経過良好にて退院となった。

医療資源病名：子宮粘膜下筋腫（D 25.0）

DPC：**120060xx01xxxx**

3．コーディング解説

入院時に，不正出血による貧血，その原因を子宮筋腫と診断して手術適応を判断している経過を押さえます。貧血の治療が先行し，輸血等で回復しています。子宮筋腫に対しては，悪性腫瘍の鑑別を行うため細胞診を行い，癌は否定され**子宮筋腫**の診断が確定しました。治療としてホルモン注射（リュープリン® 注射）の後に子宮全摘術が行われています。総合的に判断しても，医療資源は子宮筋腫に施されたことがわかりますが，手術時の病理診断に注目し，**平滑筋腫** leiomyoma に加え，**子宮腺筋症** adenomyosis が出ていることを確認します。

医療資源病名の選択は，子宮筋腫，子宮腺筋症の両病名の治療方法，実施時期も同じであることから医師の判断を仰ぎます。事例では，子宮筋腫としての診断および入院経過が長く取り扱われていることを考慮して，医療資源病名を**子宮筋腫**とします。この根拠は，コーディングテキストに入院期間を考慮することが挙げられているためです。DPC コードは，子宮全摘術の手術分岐のみとなるので，この点を注意して DPC コードを確定します。DPC コードは 120060xx01xxxx。なお，子宮筋腫の ICD-10 コードの部位は，診療録の MRI，超音波検査の記述から **D 25.0 粘膜下子宮平滑筋腫**とします（**図表 6-99**）。

4．その他

ICD コードについては**図表 6-99** をみてください。女性疾患の場合，患者が妊娠中か否かで ICD-10 コードの設定が異なります。子宮筋腫であれば，新生物のコードの D 25 と妊娠時の O 34 とをどのように区別してコーディングするのかという点を理解する必要があるのです。

図表 6-99　妊娠の有無による子宮筋腫，子宮腺筋症関連の ICD-10 コード

D 25　子宮平滑筋腫	N 80　子宮内膜症
D 25.0　粘膜下子宮平滑筋腫 D 25.1　壁内子宮平滑筋腫 D 25.2　漿膜下子宮平滑筋腫 D 25.9　子宮平滑筋腫，部位不明	N 80.0　子宮の子宮内膜症，腺筋症 N 80.1　卵巣の子宮内膜症 N 80.2　卵管の子宮内膜症 N 80.3　骨盤腹膜の子宮内膜症 N 80.4　直腸膣中隔および膣の子宮内膜症 N 80.5　腸の子宮内膜症 N 80.6　皮膚瘢痕における子宮内膜症 N 80.8　その他の子宮内膜症 N 80.9　子宮内膜症，詳細不明
O 34.1　子宮体腫瘍のための母体ケア 下記のための母体ケア：子宮体ポリープ，子宮筋腫 除外：子宮頚（部）腫瘍のための母体ケア（O 34.4）	O 99.8　妊娠，分娩および産褥に合併するその他の明示された疾患および病態 O 34.5　妊娠子宮のその他の異常のための母体ケア

簡単に説明すると，ある特定の疾患が妊娠・分娩に合併し，入院（治療）に影響を与えた場合にはOコードを選択し，妊娠・分娩に影響（関係）なく併存症として治療を施した場合には，疾病そのもののICDコードを付けるということです。しかし事例のように，産婦人科という一つの診療科内の疾患のケースもあるので，妊娠・分娩に影響を与える疾病として治療対象になった場合には妊娠・分娩のOコードを選択し，妊娠・分娩にかかわらず治療を必要とした疾病の場合には，個々のICDコードを選ぶという解釈が望ましいと思われます。

DPC担当者は，これらの知識を基に，最終的には病理診断で病名を確認します。子宮筋腫はuterine leiomyoma，子宮腺筋症はadenomyosisと所見に記載されますので，しっかりと組織診断情報を得るようにしてください。

図表 6-100　子宮の良性腫瘍の DPC コード（抜粋）　『DPC早見表』p. 281

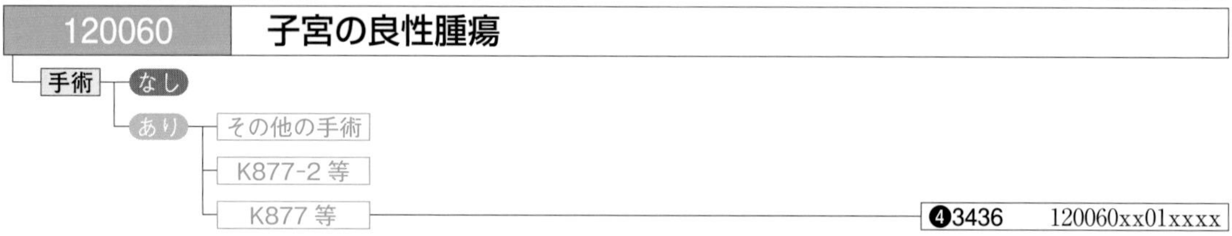

120060　子宮の良性腫瘍

- 手術
  - なし
  - あり
    - その他の手術
    - K877-2 等
    - K877 等 ―― ❹3436　120060xx01xxxx

手術

K 877 等

K 871	子宮息肉様筋腫摘出術（腟式）
K 8721	子宮筋腫摘出（核出）術　腹式
K 8722	子宮筋腫摘出（核出）術　腟式
K 876	子宮腟上部切断術
K 876-2	腹腔鏡下子宮腟上部切断術
K 877	子宮全摘術
K 878	広靱帯内腫瘍摘出術
K 878-2	腹腔鏡下広靱帯内腫瘍摘出術

樹形図番号	入院期間			入院期間A日以下		入院期間A日超B日以下		入院期間B日超C日以下	
	A	B	C	入院期間①	点数／日	入院期間②	点数／日	入院期間③	点数／日
❶3433	2	4	30	1～2日	3,100	3～4日	2,339	5～30日	1,988
❸3435	3	6	30	1～3日	2,781	4～6日	2,056	7～30日	1,747
❹3436	5	9	30	1～5日	2,668	6～9日	1,972	10～30日	1,676

（※厚生労働省告示では，入院期間「A」は「Ⅰ」，「B」は「Ⅱ」，「C」は「Ⅲ」）

38 白血病

MDC 130010

白血病は，**悪性リンパ腫を含めた造血器腫瘍**に属し，**WHO分類**によって区分されます。このWHO分類は新しい分類体系で，従来は急性白血病の病期分類である**FAB分類**が標準的に使用され，DPC調査でも使用されてきました。最近はWHO分類が用いられていますが，白血病の研究の進展によって現在も学会レベルでは分類が議論されているようです。大変に難解な疾患の一つですので，しっかりと確認していきましょう。

1．疾患の概要

急性の白血病には**急性骨髄性白血病，急性リンパ性白血病**があり，慢性では**慢性骨髄性白血病，慢性リンパ性白血病**があります。骨髄性とリンパ性の罹患者数の割合をみると4：1で骨髄性が多く，小児においては逆にリンパ性が多いといわれています。一方，急性と慢性の割合は，4：1で急性が多いという特徴があります。

WHO分類体系（**図表6-101**）をみると，急性骨髄性白血病は単独疾患として存在しますが，

図表6-101　造血器腫瘍のWHO分類（左段は骨髄系の腫瘍，右段はリンパ系の腫瘍）

骨髄系の腫瘍	リンパ系の腫瘍
慢性骨髄増殖性疾患（CMPD） 慢性骨髄性白血病（CML） 慢性好中球性白血病（CNL） 慢性好酸球性白血病（CEL） 真性赤血球増加症（PV） 原発性骨髄線維症（PMF） 本態性血小板血症（ET） 慢性骨髄増殖性疾患，分類不能型（MPN，V） **骨髄異形成／骨髄増殖性疾患（MDS/MPD）** 慢性骨髄単球性白血病（CMML） 非定型性慢性骨髄性白血病（a CML） 若年性骨髄単球性白血病（JMML） 骨髄異形成／骨髄増殖性疾患，分類不能型（MDS/MPN，V） **骨髄異形成症候群（MDS）** 不応性貧血（RA） 環状鉄芽球を伴う不応性貧血（RARS） 多系統の異形成を伴う不応性血球減少症（RCMD） 芽球増加を伴う不応性貧血（RAEB） 骨髄異形成症候群，分類不能型（MDS-U） 5q-症候群（5q） 小児不応性血球減少症（RCC） **急性骨髄性白血病（AML）** 特定の遺伝子異常を有する急性骨髄性白血病 多系統の形態異常を伴う急性骨髄性白血病（AML-MFD） 治療関連急性骨髄性白血病および骨髄異形成症候群 上記カテゴリー以外の急性骨髄性白血病 系統不詳の急性白血病（急性混合性白血病）	**BおよびT前駆細胞の腫瘍** B前駆細胞リンパ芽球性白血病／リンパ腫 T前駆細胞リンパ芽球性白血病／リンパ腫 **成熟B細胞腫瘍** 慢性リンパ性白血病（CLL）／小リンパ球性リンパ腫（SLL） B細胞性前リンパ球性白血病（B-PLL） リンパ形質細胞性リンパ腫／Waldenstromマクログロブリン血症 脾辺縁帯リンパ腫 有毛細胞白血病（HCL） 形質細胞腫瘍 節外性辺縁帯B細胞リンパ腫（MALTリンパ腫）（MALT） 節性辺縁帯B細胞リンパ腫（MZBCL） 濾胞性リンパ腫（FL） マントル細胞リンパ腫（MCL） びまん性大細胞型B細胞リンパ腫（PLBCL） 縦隔（胸腺）大細胞型B細胞リンパ腫 血管内大細胞型B細胞リンパ腫 原発性滲出液リンパ腫（PEL） Burkittリンパ腫／白血病（BL） リンパ腫様肉芽腫症 **成熟T・NK細胞腫瘍** T細胞性前リンパ球性白血病（T-PLL） T細胞大顆粒リンパ性白血病 アグレッシブNK細胞白血病 成人T細胞白血病／リンパ腫（HTLV-1，ATLL） 節外性NK／T細胞リンパ腫，鼻型 腸管症型T細胞リンパ腫 肝脾T細胞リンパ腫 皮下脂肪組織炎様T細胞リンパ腫 芽球性NK細胞リンパ腫 菌状息肉症／Sezary症候群 原発性皮膚CD 30陽性T細胞リンパ増殖性疾患 血管免疫芽球性T細胞リンパ腫（AILT） 末梢性T細胞リンパ腫，非特定型 未分化大細胞型リンパ腫（ALCL） **Hodgkinリンパ腫** 結節性リンパ球優位型Hodgkinリンパ腫（NLP） 古典的Hodgkinリンパ腫

（医療情報科学研究所：病気がみえるVol.5血液，メディックメディア，p.67を元に筆者が加工）

図表 6-102　急性骨髄性白血病の治療のフローチャート

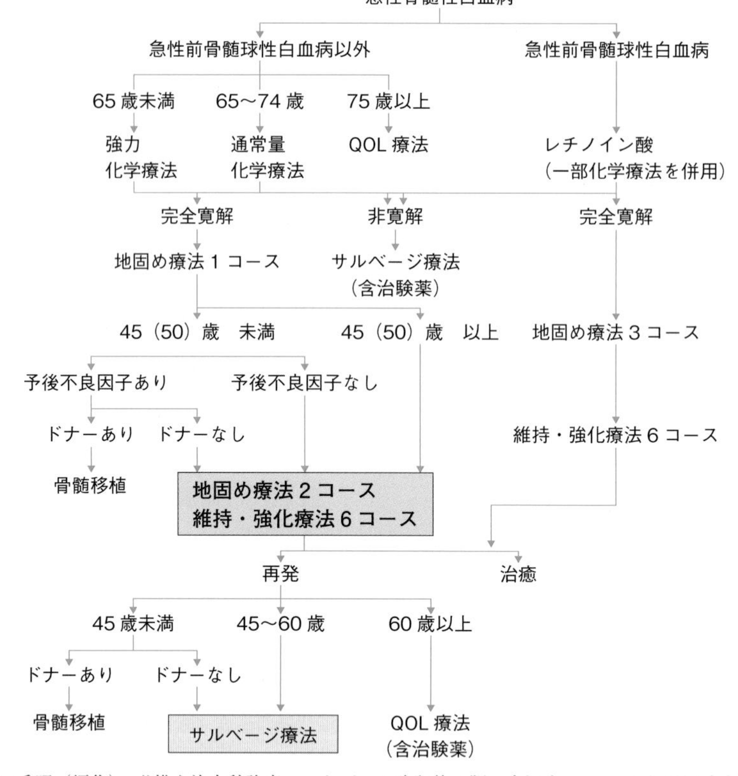

〔溝口秀昭（編集）：必携血液内科診療ハンドブック改訂第2版，南江堂，p.124より引用改変〕

慢性骨髄性白血病は**慢性骨髄増殖性疾患**というグループに含まれています。さらに，急性・慢性のリンパ性白血病という病名も存在していないことに気付きます。実は，急性・慢性のリンパ性白血病は「**BおよびT前駆細胞腫瘍**」のなかに入り，白血病もリンパ腫も一緒の分類になっているのです。つまりリンパ系腫瘍は，BおよびTの前駆細胞が同じであれば，白血病も悪性リンパ腫も同じ分類にまとめられています。

2．事例

診療科：血液内科

現病歴：2016年5月，咳嗽・発熱で発症。未分化型急性骨髄性白血病AML（M1）の診断で，○○大学病院で寛解導入療法（IDR／Ara-Cイダマイシン+キロサイド）を受けた。一時，肺真菌症（肺アスペルギルス症）を併発したが軽症で，回復した。1コースで寛解となり，自宅より近い当院で地固め療法を希望し，転院となった。

入院の経過：地固め療法：第1コースMIT／Ara-C（ノバントロン+キロサイド），第2コース：DNA／Ara-C（ダウノマイシン+キロサイド），第3コース：ACR／Ara-C（アクラシノン+キロサイド），第4コース：A triple V（ラステット+キロサイド+オンコビン+フィルデシン）を行い，輸血を実施した。重症感染症など重篤な合併症はなく，順調に治療を終えた。BMA（骨髄穿刺）を施行し，その結果は外来で説明することとして，退院となった。

医療資源病名：急性骨髄性白血病（C92.0）

DPC：**130010xx97x2xx**

3．コーディング解説

他院で**未分化型急性骨髄性白血病，AML（M1）**の診断を受け，完全寛解後に転院しています。地固め療法目的で入院し，4コースの**抗癌剤治療（レジメン）**を順調に行いました。最終的な治癒の判断のために**BMA（骨髄穿刺）**を実施しましたが，結果は外来で説明として保留しています。

白血病の治療としては，安全性を重視し，あらかじめ院内で投与手順と薬剤の組み合わせを決めたレジメンによる化学療法が施行されます。入院経過の記述から今回の4コースは，薬剤の組み合わせに略語が用いられているところをみると，レジメンが使用されていることは明らかです。

急性骨髄性白血病のICD-10分類で特にむずかしいところはありませんが，AML（acute myeloid leukemia）など，白血病・リンパ腫関係には病期分類や薬剤も含めて診療録に略語が多く使用されるので注意が必要です。

また，事例では合併症として肺アスペルギルス症が挙げられていますが，この疾患を医師は現病歴のなかで肺真菌症と表現していることに注意します。重症化するとこの治療（抗菌薬等）に多くの医療資源を伴いますが，今回の入院では軽症のため医療資源病名に採り上げるほどではありません。医療資源病名においては，未分化型急性骨髄性白血病の現病歴の診断が急性骨髄性白血病（C 92.0）となっていることに注目します。標準病名では，「未分化型」の病名は存在しないため，この表現が用いられています。一方，DPCコーディングの分岐では，輸血を伴っているため手術「あり」が選択され，手術・処置等2で化学療法が該当しますので，130010xx97x2xxにコーディングを決定します（**図表6-103**）。

4．その他

白血病のICD-10では，大きく**C 91 リンパ性白血病**，**C 92 骨髄性白血病**，**C 93 単球性白血病**に分かれ，急性・慢性・亜急性などが4桁目で区分されています。DPC分類では，MDC 13が血液・造血器・免疫臓器の疾患となっており，白血病は**130010 急性白血病**，**130050 骨髄増殖性疾患**に分かれます。

ここで，再びWHO分類に注目すると，**骨髄異形成症候群**が造血器腫瘍に存在していることに気付かれたでしょうか。骨髄異形成症候群は，前白血病状態といわれています。DPCでは**130060 骨髄異形成症候群**として単独で分類が存在しており，病態としては，骨髄中の芽球の割合が20％以上になると急性骨髄性白血病に診断されます。そして，骨髄異形成症候群の1/3は急性骨髄性白血病に移行するといわれているほどで，入院中に急性骨髄性白血病に移行した患者さんを著者もみてきました。よって，DPCコーディングにおいては，骨髄異形成症候群なのか，急性骨髄性白血病に移行したのかに十分注意し，点検の重要ポイントとして押さえていなければなりません。

最後に白血病の治療について触れましょう。**図表6-102**は，急性骨髄性白血病の治療のフローチャートです。事例は，急性骨髄性白血病に対し地固め療法を4回行ったものですが，その治療過程は，フローチャートを指で追っていけば，理解できます。ただし，気をつけてほしい点は，標準的な治療方針を示したフローチャートでは，地固め療法は2コースとありますが，事例では4コース行っています。このように，臨床においては，治療内容に個別性があるようです。この点に注意し，自院のパターンに対応してください。

急性白血病

骨髄には多くの造血幹細胞があり，この造血幹細胞は自分自身を複製したり，分化・増殖・成熟を繰り返し，様々な種類の血球となる。この過程に異常が起こる疾患のひとつが急性白血病である。急性白血病はその細胞の染色（ペルオキシダーゼ染色）の結果によって，急性骨髄性白血病（AML）と急性リンパ性白血病（ALL）に大別される。

図表 6-103　急性白血病の DPC コード（抜粋）　『DPC 早見表』p. 294

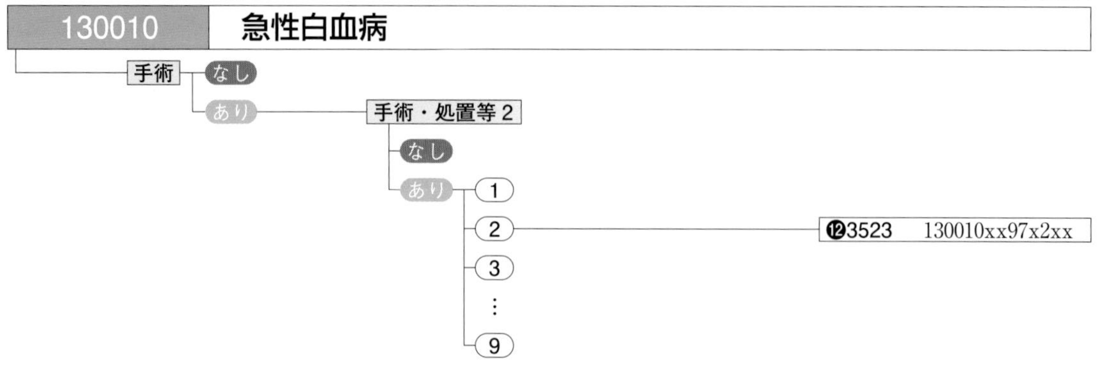

手術

K 626＄　リンパ節摘出術
K 711　脾摘出術
K 711-2　腹腔鏡下脾摘出術
その他の K コード

手術・処置等 2

1　G 005　中心静脈注射
J 0384　人工腎臓　その他の場合
J 045＄　人工呼吸
放射線療法
2　化学療法
3　イマチニブメシル酸塩
4　ゲムツズマブ　オゾガマイシン
5　三酸化ヒ素製剤
6　ダサチニブ
ボスチニブ
ポナチニブ塩酸塩
7　クロファラビン
ネララビン
ギルテリチニブフマル酸塩
キザルチニブ塩酸塩
8　イノツズマブ　オゾガマイシン
9　ブリナツモマブ

樹形図番号	入院期間			入院期間 A 日以下		入院期間 A 日超 B 日以下		入院期間 B 日超 C 日以下	
	A	B	C	入院期間①	点数／日	入院期間②	点数／日	入院期間③	点数／日
❶3512	2	5	30	1～2日	3,527	3～5日	2,759	6～30日	2,345
⓫3522	9	25	90	1～9日	4,097	10～25日	3,262	26～90日	2,773
⓬3523	19	37	90	1～19日	3,889	20～37日	2,874	38～90日	2,443
⓭3524	18	37	90	1～18日	4,479	19～37日	3,310	38～90日	2,814

（※厚生労働省告示では，入院期間「A」は「Ⅰ」，「B」は「Ⅱ」，「C」は「Ⅲ」）

39 多発性骨髄腫

MDC 130040

血液疾患のなかで白血病に次いで多い**多発性骨髄腫**についてコーディングを行ってみましょう。疾患の概念が非常にむずかしい悪性腫瘍の一つですので，注意してコーディングしましょう。

1．疾患の概要

多発性骨髄腫は，**異型性をもった形質細胞（骨髄腫細胞）が骨髄で増殖することによって発症する全身性の腫瘍性疾患**です。発症は骨痛があり，特に腰痛を初発症状とすることが多く，病的骨折を伴うことがあります。

診断は，主に骨髄穿刺で異型形質細胞の増殖で判断します。多発骨髄腫の分類は，産生されるＭ蛋白によって５つの型に分類され，① IgG，② IgA，③ IgD，④ IgE，⑤ Bence-Jones 型に分類されます（このなかでIgGが多くみられます）。また，診療録を確認するとどの型であるか医師は記載しています。

治療には，**化学療法**（**VAD 療法，MP 療法**），**造血幹細胞移植**に加えて，今回のボルテゾミブやサリドマイドといった新たな**分子的治療薬**も効果を得ています。この新薬については，手術・処置等２のレジメンの分岐に考慮されるほか，DPC 対象外の薬剤に追加されることもあります。

2．事例

診療科：血液内科

現病歴：今年に入り腰痛・貧血が出現し，近医を受診したところ，総蛋白上昇の診断により，近くの総合病院を紹介された。同院での骨髄検査で多発性骨髄腫 IgG 型，ISS；Ⅲ期と診断され，当院での加療を希望したため，ベルケイド導入目的で転院となった。

入院の経過：入院時，低 Alb 血症，第３腰椎の病的骨折認め，骨髄検査の結果では，骨髄血中に骨髄腫細胞を 45%認めた。初回治療としてBD 療法を行った。ベルケイド注射用 3 mg を３回投与し，IgG 値の低下，Ｍ蛋白は減少傾向となった。

医療資源病名：多発性骨髄腫（C 90.0）

DPC：**130040xx99x5xx**

3．コーディング解説

はじめに，診断された病名を整理します。多発性骨髄腫の症状に多い腰痛・貧血の症状から，骨髄検査が行われ，原疾患の多発性骨髄腫が診断されているため，C 90.0 をコーディングします。多発性骨髄腫により DPC コード（MDC）130040 が導かれ，手術は特に該当しないので，手術・処置等２の分岐に入ります。

治療はBD 療法「ベルケイド注射用 3 mg（ボルテゾミブ）」が施行されていることを押さえ，手術・処置等２の分岐を検討します。ベルケイド注射用の一般名は「ボルテゾミブ」ですから，薬剤の商品名と一般名の置き換えを行い，手術・処置等２「あり」の⑤を選択します（**図表 6-104**）。

4．その他

多発性骨髄腫の病型分類は，「意義不明の単クローン性ガンマグロブリン血症（D 472)」，「くすぶり型多発性骨髄腫（C 90.0）」「多発性骨髄腫（症候性骨髄腫）（C 90.0）」「孤立性形質細胞腫（C 90.3）」「形質細胞白血病（C 90.1）」が代表的な分類になります。

診断は大変むずかしいため，診療録から得られる情報からみてコーディングに疑義がある場合には，医師に確認することが必要です。

図表 6-104　多発性骨髄腫，免疫系悪性新生物の DPC コード（抜粋）　　『DPC 早見表』p. 297

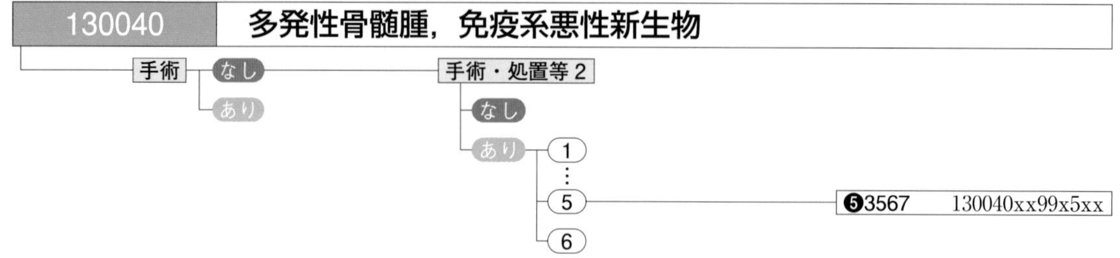

手術・処置等 2

1	G 005	中心静脈注射
	J 0384	人工腎臓　その他の場合
	J 039	血漿交換療法
	J 045＄	人工呼吸
2		放射線療法
3		化学療法ありかつ放射線療法なし
4		サリドマイド
5		パノビノスタット乳酸塩
		ボルテゾミブ
		ポマリドミド
		レナリドミド
		カルフィルゾミブ
		イキサゾミブクエン酸エステル
6		ダラツムマブ（ボルテゾミブ併用）
		エロツズマブ

樹形図番号	入院期間			入院期間 A 日以下		入院期間 A 日超 B 日以下		入院期間 B 日超 C 日以下	
	A	B	C	入院期間①	点数／日	入院期間②	点数／日	入院期間③	点数／日
❶3563	5	11	30	1～5日	3,104	6～11日	2,359	12～30日	2,005
❹3566	9	18	60	1～9日	3,017	10～18日	2,230	19～60日	1,895
❺3567	10	21	60	1～10日	5,806	11～21日	4,291	22～60日	3,526
❻3568	4	14	60	1～4日	14,208	5～14日	7,941	15～60日	6,750

40 末梢血幹細胞採取

MDC 130040

多発性骨髄腫の造血幹細胞移植のための末梢血幹細胞採取の入院を取り上げます。DPC制度では，臓器移植関連は出来高算定となりますが，今回のように**移植前に行う幹細胞採取はDPCによる包括請求の対象**となります。造血幹細胞は，通常は骨髄の中にあるものですが，G-CSF製剤等を皮下注することによって末梢血中に造血幹細胞が流れ出てくるため，末梢血より幹細胞を採取することができるのです。したがって，この一連の行為を末梢血幹細胞採取といいます。

ここで，医療行為を説明する前に，今回の末梢血幹細胞採取を巡り，レセプト請求において返戻となったケースがありましたので，説明を加えておきます。

K 921「2」末梢血幹細胞採取の診療報酬は次のとおりです。

> K 921 造血幹細胞採取（一連につき）
> 　2　末梢血幹細胞採取
> 　　イ　同種移植の場合　21,640点
> 　　ロ　自家移植の場合　17,440点
> 　注2　造血幹細胞採取に当たって薬剤を使用した場合は，薬剤の費用として，第4節に掲げる所定点数を加算する。

この「注2」に示された造血幹細胞採取に係る薬剤として，G-CSF製剤（グラン）を別途出来高請求したところ，返戻を受けました。関係各所への調査を行いましたが，最終的に末梢血幹細胞採取に係るG-CSF製剤は，「注2」に示された薬剤には該当せず，包括内に入ることとされていました。

ところが，下記の疑義解釈（その11）（2017年5月26日付事務連絡）が出されたことにより，今後は**出来高請求が可能**となっています。

> 問1　K 921 造血幹細胞採取を行うにあたり，造血幹細胞の末梢血中への動員のためにG-CSF製剤やプレリキサホルを投与するが，K 921 造血幹細胞採取を算定する日以外の日に投与したこれらの薬剤料について，DPCレセプトにおいて手術の部で出来高で算定することができるか。
> 答　本件は，K 921 造血幹細胞採取の「注2」の加算に該当するため，造血幹細胞採取にあたって当該薬剤を使用した場合についても，K 921 造血幹細胞採取を算定する日にK 921 造血幹細胞採取の所定の点数に当該薬剤の点数を加算する。

1．疾患の概要

多発性骨髄腫は，骨髄の中で免疫グロブリンを産生する形質細胞が腫瘍化したもので，免疫系に関わるがんといわれます。つまり，腫瘍化した形質細胞（骨髄腫細胞）があると，正常な骨髄機能が損なわれ，白血球や血小板の減少や赤血球数の減少から貧血が起こります。また，骨がダメージを受け骨折が起きることや，正常な免疫グロブリンが低下するため感染症も併発します。

基本的な治療法は，化学療法が中心になりますが，腫瘍を全滅させるために大量化学療法（および放射線療法）を行います。この際，正常な血液細胞も全滅するため，大量化学療法の後に，**あらかじめ採取した造血幹細胞を移植し，破壊された造血組織を再生させる**ことによって正常化を図ります。造血幹細胞移植（末梢血幹細胞採取）には，同種移植と自家移植がありますが，あらかじめ患者自身から末梢血幹細胞採取を行う**自家幹細胞移植**が最も一般的な方法として選択されています。

そして本事例では，化学療法の併用は行われていませんが，一般的には，末梢血幹細胞採取と抗癌剤の投与が一入院期間に実施されることが多く行われています。

2．事例

診療科：血液内科

現病歴：人間ドックにて両側の肺に索状影が確認され，近隣の総合病院呼吸器内科を受診したが，異常は認められなかった。その後，頭痛，顔面浮腫が伴い，再度受診したところ，腎機能障害，高Ca血症があり，腎臓内科に緊急入院，透析を行った。X－PおよびCTで多発骨病変が認められ，多発骨髄腫疑にて当院血液内科を紹介された。骨髄

検査の結果，多発骨髄腫（病期Ⅲ）が診断されている。

　これまでの治療としては，骨髄移植を含めた治療を行っていく方針として，まずは，入院にてVEL/DEX治療を行い，週3回の血液透析を行った。その結果，腎機能は改善し，尿毒症症状も改善された。引き続き外来にてVD4コース行い，治療後の効果判定で寛解を得たため，今回，末梢血幹細胞採取目的で入院となった。

入院の経過：採取前のdisease statusはCR。腎機能が悪いため，G-CSF単独でハーベストを行った。day4にWBC 54450，HPC 8/μLでPBSCHを行った。目標のCD34陽性細胞数を確保できなかったため，day5もPBSCHを行った。結果CD34細胞数は確保され，大きな副作用もなくハーベストは終了し，翌々日，合併症なく退院とした。

医療資源病名：多発性骨髄腫（C90.0）

DPC：**130040xx97x00x**

3．コーディング解説

多発性骨髄腫のICD-10は極めて単純で，C90.0が該当するので，MDCは**130040多発性骨髄腫，免疫系悪性新生物**が該当します。ときに感染症など合併症の治療を伴うケースや末梢血幹細胞採取のG-CSFと一緒に化学療法を実施することも珍しくないので，治療内容をしっかりと確認し，医療資源を確認したうえでコーディングを行います。血液疾患の治療が複雑でむずかしいため，末梢血幹細胞採取を一連の移植内と考え，出来高で請求する誤りもあるので，気をつけます。

また**血液内科は，医師の診療録のなかでも略語が多く使われる**ので，医学的な知識については，しっかりと押さえます。現病歴にあるVELはベルケイド（ボルテゾミブ），DEXはデカドロン（デキサメタゾン）といった治療薬剤の略語です。VD療法はVボルテゾミブ+Dデキサメタゾンを使用する化学療法の治療法を指し，入院の経過にあるCR（complete response）は治療評価の略語で，完全寛解を示します。また，ハーベストおよびPBSCHは，どちらもK921「2」末梢血幹細胞採取を指すものです。

これらの情報を整理し，MDC以降のコーディングに入ります。手術有無の判断は，末梢血幹細胞採取により「あり」。次に，手術・処置等2を確認します。入院中，分岐に関わる化学療法や放射線治療はなかったので，すべて「なし」にし，末梢血幹細胞採取のみとしてコーディングを確定します。

図表6-105　多発性骨髄腫，免疫系悪性新生物のDPCコード　　『DPC早見表』p. 297

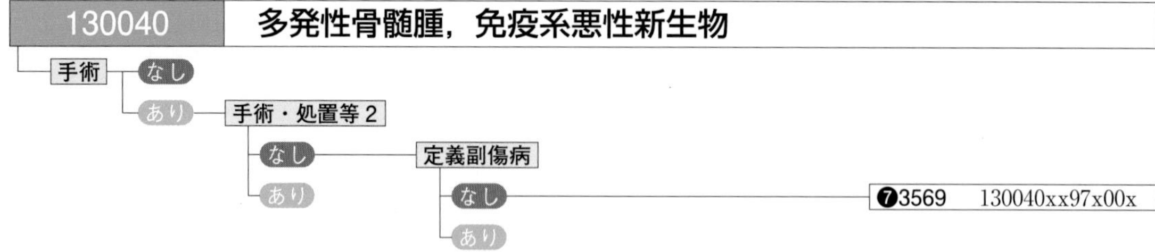

手術

手術あり

樹形図番号	入院期間 A	B	C	入院期間A日以下 入院期間①	点数／日	入院期間A日超B日以下 入院期間②	点数／日	入院期間B日超C日以下 入院期間③	点数／日
❶3563	5	11	30	1～5日	3,104	6～11日	2,359	12～30日	2,005
❻3568	4	14	60	1～4日	14,208	5～14日	7,941	15～60日	6,750
❼3569	6	13	60	1～6日	3,192	7～13日	2,413	14～60日	2,049
❽3570	12	24	60	1～12日	3,230	13～24日	2,387	25～60日	1,913

41 川崎病

MDC 150070

川崎病は「**小児急性熱性皮膚粘膜リンパ節症候群**」(MCLS；mucocutaneous lymphnode syndrome）といい，主として乳幼児にみられる**原因不明の急性熱性疾患**で，全身の血管炎がみられ，主に皮膚・粘膜・リンパ節等が侵される疾患です。DPC分類では，2歳以上，2歳未満の分岐が第一にあり，心臓カテーテル検査やガンマグロブリンの投与など，冠動脈の障害や治療によって主なコーディング分岐が設定されています。

1．疾患の概要

川崎病は，主に**5歳未満の乳幼児に好発する原因不明の急性熱性疾患**で，炎症性サイトカインによる全身炎症と中小動脈の血管炎を併発します。特に重度の血管炎症例では血管壁が脆弱化し，その結果，血管が拡張して冠動脈瘤として後遺症を残すことがあります。

診断には，川崎病診断の手引きにより，原則として6つの主要症状のうち5つ以上の症状を伴う場合に診断確定となります（**図表6-106**）。

治療は発症から10日以内の治療開始が重要な意味をもち，急性期の治療目的は，炎症の抑制，血栓形成の抑制，冠動脈病変発生の抑制となります。主に，①**免疫グロブリン大量療法**（IVIG），②**アスピリンによる抗凝固療法**，③**心血管系以外の合併症〔髄膜炎，播種性血管内凝固（DIC）〕の対策**――などが行われます。

2．事例

診療科：小児科

現病歴：1歳6カ月児，保育所から帰宅し38.5℃の発熱あり，かかりつけの近医を受診。上気道炎の診断で解熱剤と抗生剤を処方された。その後，一時的に発熱は改善傾向となるが，再び発熱を繰り返し，眼球結膜の充血および下腹部周辺と背部体幹に赤い皮疹の出現を認めた。そのため，近医を再受診したところ，川崎病の疑いにて当院紹介受診（発熱より6日目の受診）。

外来にて診断項目を確認し，①5日以上続く発熱，②両側眼結膜充血，③口腔内粘膜のびまん性発赤，④不定形発疹，⑤急性期における非化膿性リンパ節炎の発症を満たし（四肢末端の変化は明らかではない），川崎病と診断したため，入院となった。

入院の経過：同日より入院加療として，IVIG療法（献血ベニロン-Ⅰ）およびアスピリンによる治療を開始。IVIG療法開始後の2日目に39.4℃あった発熱も36.2℃まで解熱した。身体所見上も皮疹や眼球結膜充血等は消退し，IVIG療法は奏効したと判断した。また，適宜施行した超音波検査でも，明らかな冠動脈の拡張や瘤形成，腹水貯留は認めず良好な経過をたどる。内服継続による肝障害，腎障害の出現なく，今後は外来での冠動脈のフォローアップを行っていくこととし，退院となった。

医療資源病名：川崎病（M 30.3）

DPC：**150070x1xx01xx**

川崎病

日本人の小児に多く見られる疾患であるが，最近，世界の各地から人種の壁を越えて発生の報告が見られる。

診断基準は，一般的に，①5日以上続く発熱（ただし，治療により5日未満で解熱した場合も含む），②両側眼球結膜の充血，③口唇，口腔所見：口唇の紅潮，苺舌，口腔咽頭粘膜のびまん性発赤，④不定形発疹，⑤四肢末端の変化（急性期；手足の硬性浮腫，掌蹠ないしは指趾先端の紅斑，回復期；指先からの膜様落屑），⑥急性期における非化膿性頸部リンパ節腫脹――の主要症状のうち5つ以上の症状を伴うものを本症とする。

男児に多く，4歳以下が80～85%を占める。冠動脈病変に基づく心臓の障害で突然死をきたすことがある。死亡頻度は0.3～0.5%。いまだに病気の原因は明らかではない。

3．コーディング解説

川崎病の診断および治療についてまずは押さえます。**図表6-106**の診断の手引きの項目に沿って診断が確定し，IVIG（免疫グロブリン大量療法；献血ベニロン-Ⅰ）およびアスピリン療法の治療が行われています。また，超音波検査により，冠動脈疾患の発症も否定されていることを把握します。治療経過は良好で，その他の合併症もなく治療が完結しています。次にコーディングに入ります。

ICD-10のコーディングは病名からM30.3をコードし，150070のMDCコードを導きます。続いて年齢の分岐（2歳）があるので，1歳6カ月より2歳未満を選択します。手術・処置等1の心臓カテーテル検査には該当しないので「なし」とし，手術・処置等2の「ガンマグロブリン」の分岐に注意します。IVIG療法はガンマグロブリンに一致するので，手術・処置等2を「あり」としてコーディングを150070x1xx01xxに決定します（**図表6-107**）。

図表6-106　川崎病診断の手引き（改訂第5版）より一部抜粋

主要症状
1．5日以上続く発熱（ただし，治療により5日未満で解熱した場合も含む）
2．両側眼球結膜の充血
3．口唇，口腔所見：口唇の紅潮，いちご舌，口腔咽頭粘膜のびまん性発赤
4．不定形発疹
5．四肢末端の変化：
（急性期）手足の硬性浮腫，掌蹠ないしは指趾先端の紅斑
（回復期）指先からの膜様落屑
6．急性期における非化膿性頸部リンパ節腫脹

※6つの主要症状のうち5つ以上の症状を伴うものを本症とする。ただし，上記6主要症状のうち，4つの症状しか認められなくても，経過中に断層心エコー法もしくは心血管造影法で，冠動脈瘤（いわゆる拡大を含む）が確認され，他の疾患が除外されれば本症とする。

4．その他

川崎病のICD-10は，全身性結合組織障害の結節性多発（性）動脈炎および関連病態に属し，**M 30.3 皮膚粘膜リンパ節症候群**としてコードします。

図表6-107　川崎病のDPCコード（抜粋）　『DPC早見表』p. 327

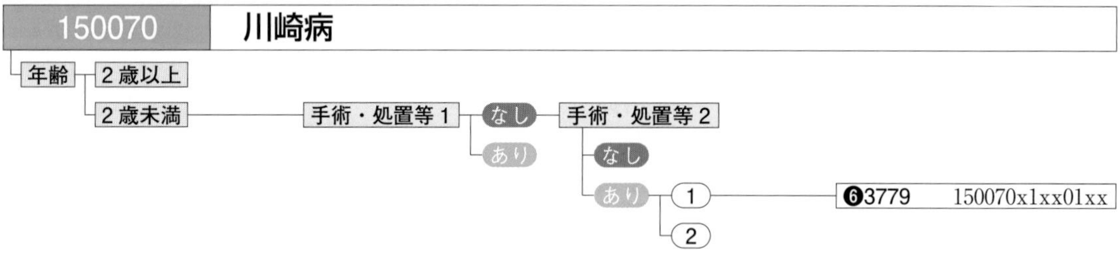

150070　川崎病
- 年齢
  - 2歳以上
  - 2歳未満 ― 手術・処置等1
    - なし ― 手術・処置等2
      - なし
      - あり
        - 1 ― ❻3779　150070x1xx01xx
        - 2
    - あり

手術・処置等2

1　J039　血漿交換療法
　J045$　人工呼吸

2　ガンマグロブリン
　インフリキシマブ

樹形図番号	入院期間 A	B	C	入院期間A日以下 入院期間①	点数／日	入院期間A日超B日以下 入院期間②	点数／日	入院期間B日超C日以下 入院期間③	点数／日
❶3774	2	5	30	1～2日	2,239	3～5日	1,832	6～30日	1,649
❺3778	2	5	30	1～2日	2,239	3～5日	1,832	6～30日	1,649
❻3779	1	9	30	1日	19,889	2～9日	1,828	10～30日	1,727
❼3780	7	14	30	1～7日	6,026	8～14日	2,217	15～30日	1,823

（※厚生労働省告示では，入院期間「A」は「Ⅰ」，「B」は「Ⅱ」，「C」は「Ⅲ」）

42 急性腹症，脾損傷

MDC 160510

急性腹症は，入院時の契機病名として用いられる場合がありますが，診療録を確認し，必ず診断と治療の組合わせを確認しながら医療資源病名の検索に入りましょう。今回の急性腹症の事例は，診断の結果，外傷による脾損傷と判明したわけですが，ICD-10 コーディングの際には，損傷が示す外傷の程度を理解しておかなければなりません。

図表 6-108 は，ICD-10 第 1 巻（2013 年版）の内容例示にある内臓損傷の定義です。臨床的な病名（挫滅，裂傷）を損傷として置き換える際，この定義を認識しておくと，より正確なコーディングにつながることでしょう。

1．疾患の概要

急性腹症の定義は，**激しい腹痛を主訴に，外科的治療（開腹手術）が必要か否かの鑑別を要する腹部の急性疾患の総称**です。原因となる主な疾患は，腹膜炎，虫垂炎，膵炎などの炎症性疾患，胃十二指腸穿孔，胆嚢穿孔などの穿孔破裂疾患，閉塞性イレウスなどの閉塞疾患，そして血行障害などです。なお，最近は，急性腹症を広義に捉え，「緊急手術の適応を判断しなければならない，消化管出血，閉塞性黄疸，腹部外傷も合わせて取り扱う」ようです。

2．事例

診療科：消化器外科

現病歴：昨夜，自宅で友人とけんかになり，腹部を殴打された。その後，腹部の痛みを感じていたが，就寝時特に異常はなかった。今朝になり突然，激しい心窩部痛が出現し，救急車を要請した。

当院救急外来に搬送され，急性腹症と診断されたため，消化器外科に緊急入院となった。

入院の経過：腹部造影 CT の所見により，肝臓脾臓周囲，ダグラス窩に腹水がみられ，臓器損傷が疑われた。エコー下で腹腔穿刺を行ったところ，血性腹水（血液）がみられ，腹腔内出血が確認された。しかし，明らかな出血源は不明。腹膜，腸間膜，大網あたりからの出血が疑われ，脾損傷の可能性も否定できないため，止血を目的とした緊急開腹手術を施行した。

手術では，上腹部を正中切開して出血源を検索したところ，腹腔内に新鮮血が大量に貯留していた（1200 mL）。吸引・洗浄を行い，損傷部位を検索すると，脾臓にⅡ型の被膜損傷が確認された。まずは止血処置を試みたが，止血不十分と判断し，損傷の状態から脾臓摘出は行わず，脾縫合術を施行した。術後は，再出血および貧血もなく順調に経過した。

術後 3 日目で心窩部痛も収まり，術後 4 日目から食事を開始した。術後の経過も安定しているため，13 病日で退院となった。

医療資源病名：脾損傷（S 36.00）

DPC：**160510xx9700xx**

3．コーディング解説

現病歴にある入院時の急性腹症に注目します。この疾患は病態を示す疾患のため，原疾患を検索します。腹部造影 CT により，腹腔内の損傷が疑われ，超音波検査下で腹腔穿刺を行い，出血が確認されています。この段階で，入院時の急性腹症の病名は**外傷性腹腔内出血**に変わりますが，この「腹腔内出血」も症状を示す病名ですので，引き続き病名検索は行います。

次に，止血のため開腹手術が行われましたが，損傷部位（出血源）の確認目的もあることを理解します。手術によって，脾臓の被膜損傷が確認されました。なお，損傷分類のⅡ型に該当することも知識として得ておくとよいです（**図表 6-109**）。治療は，脾臓摘出は避けられ，脾縫合術

図表 6-108　ICD-10 による内臓損傷の定義
（ICD-10 2013 年版 p.789）

爆風損傷	外傷性
皮下出血	・血腫
振とう〈盪〉（症）	・穿刺創
挫滅	・破裂
裂傷〈laceration〉	・裂傷〈断裂〉〈tear〉

図表 6-109　日本外傷学会　脾損傷分類

Ⅰ型（被膜下損傷）

脾被膜の連続性が保たれている損傷をいう。これには脾被膜下血腫（subcapsular hematoma）および脾内血腫（intrasplenic hematoma）が含まれる。後者は術中，肉眼的に観察することは困難であるが，脾損傷患者の経過中，画像診断学上みられることがあるものをいう。

Ⅱ型（被膜損傷）

被膜損傷のみか，僅かの実質損傷を伴うものをいう。主な損傷は被膜の損傷である。実質損傷の深さは2～3 mm 位のもので，現在の画像診断学では診断困難な程度の損傷をいう。

Ⅲ型（実質損傷）：

Ⅲa.（単純型）とは創縁，創の走行などが単純で，組織挫滅がないか少ないものをいう。

Ⅲb.（離断型）とは脾臓が完全に離断しているか，これに近いものをいう。

Ⅲc.（複雑型）とは創縁，創の走行などが複雑で，組織挫滅を伴うことがあるものをいう。

Ⅲd.（粉砕型）とは三つ以上の脾片に分断されているものをいう。

※深さと損傷形態の複雑性の移行については以下のように考えるとよい。

Ⅱ型（被膜損傷）→Ⅲ型（実質損傷）
Ⅲa（単純型）→Ⅲb（離断型）＊
Ⅲb（離断型）→Ⅲc（複雑型）＊
Ⅲc（複雑型）→Ⅲd（粉砕型）

Ⅳ型（脾門部血管損傷）

脾動・静脈本幹から脾実質に入るまでの血管のみの損傷をいう。脾損傷に脾門部血管損傷を伴う場合は appendix に記載した略語を附記する。

（出典：日本外傷学会脾損傷分類委員会：日本外傷学会脾損傷分類。日外傷会誌 1997；11：30。一部抜粋のうえ改編）

が行われました。

ICD コーディングに入ります。入院契機病名に挙げられている急性腹症は症状を表すR 10.0のため使用を避け，**S 36.80 外傷性腹腔内出血**を付けます。医療資源病名となった最終診断の脾損傷は，S 36.00 とします。なお，S 36 コードの5桁目は，腹腔に達する開放創がある場合には1，なければ0となります。本事例は，腹部の開放創はないので，0となります。

続いて，DPC コーディングに入ります。入院契機病名は急性腹症⇨外傷性腹腔内出血です。手術によって脾損傷と診断が確定しましたので，いずれの病名も同じ状態を示した経時的な病名と捉え，医療資源は脾損傷に投入されたと考えます。DPC は **160510 肝・胆道・膵・脾損傷**が選択され，**K 710 脾縫合術**（部分切除を含む）により，手術「あり」とします。手術・処置等1に血管塞栓術が指定されていますが，特に行われていないので，「なし」とし，さらに手術・処置等2も「なし」とし 160510xx9700xx に確定します（**図表 6-110**）。

図表 6-110　肝・胆道・膵・脾損傷の DPC コード（抜粋）　『DPC 早見表』p. 336

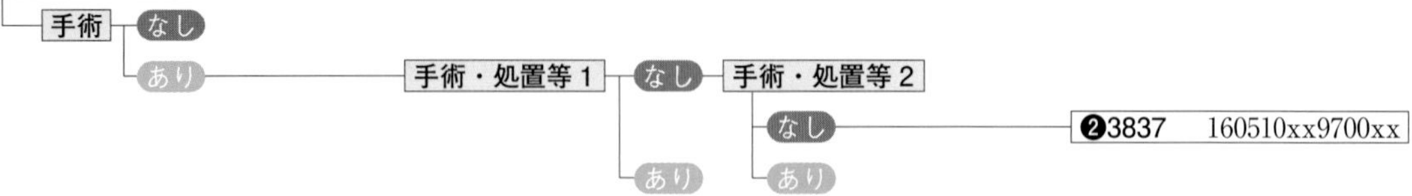

手術

K 6071	血管結紮術　開胸又は開腹を伴うもの
K 6232	静脈形成術，吻合術　腹腔内静脈
K 636	試験開腹術
K 6374	限局性腹腔膿瘍手術　その他のもの
K 637-2	経皮的腹腔膿瘍ドレナージ術
K 672	胆嚢摘出術
K 673	胆管形成手術（胆管切除術を含む）
K 680	総胆管胃（腸）吻合術
K 682＄	胆管外瘻造設術
K 682-2	経皮的胆管ドレナージ術
K 682-3	内視鏡的経鼻胆管ドレナージ術（ENBD）
K 688	内視鏡的胆道ステント留置術
K 690	肝縫合術
K 695＄	肝切除術
K 695-2＄	腹腔鏡下肝切除術
K 700	膵中央切除術
K 700-2	膵腫瘍摘出術
K 700-3	腹腔鏡下膵腫瘍摘出術
K 701	膵破裂縫合術
K 702＄	膵体尾部腫瘍切除術
K 702-2＄	腹腔鏡下膵体尾部腫瘍切除術
K 703＄	膵頭部腫瘍切除術

図表 6-110（続き）

Ｋ706　膵管空腸吻合術
Ｋ707＄　膵嚢胞外瘻造設術
Ｋ708　膵管外瘻造設術
Ｋ708-2　膵管誘導手術
Ｋ710　脾縫合術（部分切除を含む）
Ｋ711　脾摘出術
その他のＫコード

樹形図番号	入院期間			入院期間Ａ日以下		入院期間Ａ日超Ｂ日以下		入院期間Ｂ日超Ｃ日以下	
	A	B	C	入院期間①	点数／日	入院期間②	点数／日	入院期間③	点数／日
❶3836	4	8	30	1～4日	3,113	5～8日	2,301	9～30日	1,956
❷3837	6	13	30	1～6日	3,224	7～13日	2,383	14～30日	1,979
❸3838	14	29	90	1～14日	4,294	15～29日	2,062	30～90日	1,752

（※厚生労働省告示では，入院期間「A」は「Ⅰ」，「B」は「Ⅱ」，「C」は「Ⅲ」）

43 上腕骨の骨折

MDC 160740

MDC 16の骨折の分類には，**070370 脊椎骨粗鬆症**の定義副傷病の設定が各所にみられます。定義副傷病のありによって，包括期間の設定が長くなる傾向がみられます。高齢者の場合，特に注意が必要ですので，しっかりと確認しコーディングを検証してみましょう。

1．疾患の概要

骨折には，正常骨にその抵抗力以上の外力が加わって生じる「**外傷性骨折**」と，骨に基礎疾患があるためわずかな外力で骨折に至る「**病的骨折**」，骨の同一部位に繰り返し微力な外圧が加わって折れる「**疲労骨折**」があります。転倒による骨折の事例ですが，外傷性の骨折と捉えるのではなく，高齢者の女性が転倒し基礎疾患に骨粗鬆症があるため前腕を骨折した病的骨折として捉える症例です。

病的骨折というと，臨床的には悪性腫瘍の骨転移や骨肉腫などによる骨折をイメージする方が多いのかもしれませんが，その概念は「骨脆弱性のために微力な外力で生じる骨折」です。その原因としては，骨腫瘍や化膿性骨髄炎などのほか，代謝性疾患といわれる骨粗鬆症や骨軟化症などがあります。

2．事例

診療科：整形外科

現病歴：帰宅途中，自転車を押して歩いていたところ転倒し，左手を突き受傷。変形・腫脹あり，救急車を要請し，当院の救急外来に搬送された。画像検査で上腕骨遠位端骨折と診断。転位，腫脹変形を認めたため，観血的手術を目的に入院となった。

入院の経過：疼痛は自制内であった。周術期の糖尿病コントロールを依頼するため，内分泌内科を受診した。HbA1c 6.6～6.7，eGFR＝50程度とその他の合併症もなく，血糖は手術時のインスリン管理で問題ないと判断した。入院から7日目に全身麻酔下でORIFを施行した。

固定性良好で外固定なく術後2日目からリハビリテーションを開始し，作業療法プログラム（ROM訓練）を実施した。その後，順調に経過した。3年前より骨粗鬆症に対しボナロンを投与しているため，持参薬を確認し，退院となった。

医療資源病名：左上腕骨遠位端骨折（S 42.40）

DPC：**160740xx01xx1x**

3．コーディング解説

骨折は，**開放創か否かによってICDコーディングが異なる**ため，はじめに傷の状態を確認します。表在損傷（創傷）など外傷の記述はないので，ICD-10の5桁目のコード「閉鎖性0，開放性1」の選択が「閉鎖性0」とします。

次に，**図表6-111**からICD-10コード体系に沿った骨折部位を押さえます。骨折部位は左上腕骨の遠位端骨折となりますので，ICD-10コードはS 42.40を選択し，MDCは**160740 肘関節周辺の骨折・脱臼**を導きます。治療法はORIF（観血的整復固定術）の手術が行われたので，**K 0461 骨折観血的手術**（上腕）が該当し手術「あり」にします。

また，この160740には定義副傷病の分岐が設定されているのでチェックします。

骨粗鬆症にはボナロンの投薬（持参薬）が続けられていることや，入院中の併存症として医療資源の投入量に影響があったと判断し，定義副傷病ありとします。なお，高齢者では骨粗鬆症を有することが多いため，高齢者の骨折の場合，普段から診療録の記載について，骨粗鬆症による病的骨折か否かを明示してもらうよう，医師と取り決めておいたほうがよいと思います。そうした記載がない場合は，最終的には骨粗鬆症から生じた骨脆弱性の骨折と考えるか否かは主治医に判断してもらいます。今回の事例が，主治医のもとで病的骨折と判断されたとすれば，まずはM 80となりますが，骨粗鬆症の要因に関する情報として「閉経後骨粗鬆症」という記述がありますのでM 80.0を選択し，さらに部位は前腕なので最終的にはM 80.03に決定します。

図表 6-111　前腕の骨折の ICD-10 コード

S 52　前腕の骨折（0　閉鎖性，1　開放性）
S 52.0　尺骨近位端骨折
S 52.1　橈骨近位端骨折
S 52.2　尺骨骨幹部骨折
S 52.3　橈骨骨幹部骨折
S 52.4　尺骨および橈骨の両骨幹部の骨折
S 52.5　橈骨遠位端骨折
S 52.6　尺骨および橈骨の両遠位端の骨折
S 52.7　前腕の多発骨折
　除外：尺骨および橈骨両者の骨折：
　　・骨幹部（S 52.4）
　　・遠位端（S 52.6）
S 52.8　前腕のその他の部位の骨折
　尺骨の遠位端
　尺骨頭
S 52.9　前腕の骨折，部位不明

ここで，医師が挙げた入院時併存症病名欄に骨粗鬆症がないことに気付くことが重要です。そして，医師に病名付与を依頼すると同時に，前腕の骨折の定義副傷病に骨粗鬆症が設定されていることをしっかりと伝えることも効果的です。よってこの事例は医師より，骨粗鬆症が副傷病選択の病名に該当することを確認したこととします（**図表 6-113**）。

4．その他

骨粗鬆症の ICD-10 分類は，**図表 6-112** のとおり病的骨折の有無でコードが別に分かれています。

また DPC では，**図表 6-113** のように副傷病に 070370 脊椎骨粗鬆症が設定されている DPC コードが複数あります。副傷病を漏らすことなくコーディングするように努めましょう。

なお，骨に関する病名には，部位に加えて「**近位端・遠位端・骨幹部**」という表現が用いられる場合があります（**図表 6-111**）。これらは，四肢について一本の骨の端を体幹に近いほうから近位端，遠い方を遠位端，真中を骨幹部と表わしていますので，併せて覚えておきましょう（体幹では，頭側を近位端，殿部側を遠位端）。

図表 6-112　骨粗鬆症の ICD-10 分類

疾病・形態	M 80 骨粗鬆症 病的骨折を伴うもの	M 81 骨粗鬆症 病的骨折を伴わないもの
閉経後骨粗鬆症	M 80.0	M 81.0
卵巣摘出（術）後骨粗鬆症	M 80.1	M 81.1
廃用性骨粗鬆症	M 80.2	M 81.2
術後吸収不良性骨粗鬆症	M 80.3	M 81.3
薬物誘発性骨粗鬆症	M 80.4	M 81.4
特発性骨粗鬆症	M 80.5	M 81.5
限局性骨粗鬆症	—	M 81.6
その他の骨粗鬆症	M 80.8	M 81.8
詳細不明の骨粗鬆症	M 80.9	M 81.9

図表 6-113　定義副傷病名による医療資源病名の検索リスト（一部）

定義副傷病名		診断群分類		
疾患コードまたは ICD コード	疾患名	MDC	コード	分類名
070370	脊椎骨粗鬆症	10	0140	甲状腺機能亢進症
		16	0740	肘関節周辺の骨折・脱臼
		16	0780	手関節周辺の骨折・脱臼
		16	0870	頸椎頸髄損傷

図表 6-114　肘関節周辺の骨折・脱臼の DPC コード（抜粋）　『DPC 早見表』p. 345

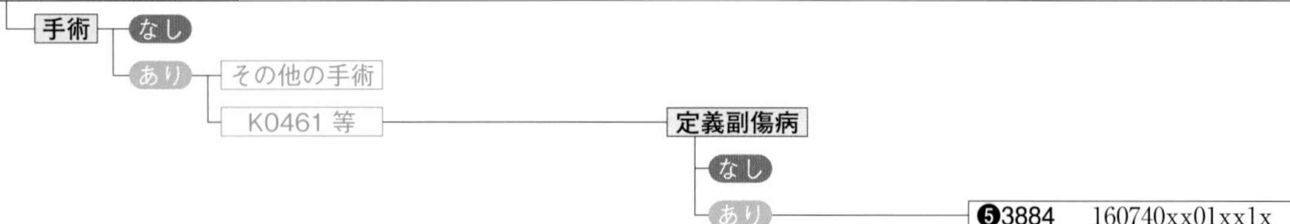

手術

K 0461 等

K 0451　骨折経皮的鋼線刺入固定術　肩甲骨，上腕，大腿
K 0452　骨折経皮的鋼線刺入固定術　前腕，下腿
K 0461　骨折観血的手術　肩甲骨，上腕，大腿
K 0462　骨折観血的手術　前腕，下腿，手舟状骨
K 046-21　観血的整復固定術（インプラント周囲骨折に対するもの）　肩甲骨，上腕，大腿
K 046-22　観血的整復固定術（インプラント周囲骨折に対するもの）　前腕，下腿
K 0482　骨内異物（挿入物を含む）除去術　その他の頭蓋，顔面，肩甲骨，上腕，大腿
K 0542　骨切り術　前腕，下腿
K 0632　関節脱臼観血的整復術　胸鎖，肘，手，足
K 0652　関節内異物（挿入物を含む）除去術　胸鎖，肘，手，足
K 0731　関節内骨折観血的手術　肩，股，膝，肘
K 0732　関節内骨折観血的手術　胸鎖，手，足
K 073-21　関節鏡下関節内骨折観血的手術　肩，股，膝，肘
K 0743　靱帯断裂縫合術　指（手，足）その他の靱帯
K 188＄　神経剥離術

定義副傷病

手術あり

070370　脊椎骨粗鬆症
100300　代謝性疾患（糖尿病を除く）

樹形図番号	入院期間 A	入院期間 B	入院期間 C	入院期間 A 日以下 入院期間①	点数／日	入院期間 A 日超 B 日以下 入院期間②	点数／日	入院期間 B 日超 C 日以下 入院期間③	点数／日
❶3880	2	10	30	1～2日	3,205	3～10日	1,934	11～30日	1,644
❹3883	2	5	30	1～2日	2,553	3～5日	2,008	6～30日	1,707
❺3884	6	15	60	1～6日	2,463	7～15日	1,923	16～60日	1,634

（※厚生労働省告示では，入院期間「A」は「Ⅰ」，「B」は「Ⅱ」，「C」は「Ⅲ」）

44 敗血症

MDC 180010

敗血症は，**細菌が血中に侵入・増殖し，それによる炎症反応の結果生じる循環動態と多臓器の障害**です。治療には抗菌薬が投与されますが，抗菌薬の前に必ず血液培養を行うことが重要になります。

グラム陰性桿菌による敗血症では，ショックや DIC が発症することが多くみられ，何よりも細菌の感染巣の検索を優先し，みつかれば除去（治療）することがポイントになります。

1．疾患の概要

敗血症は，感染症を基礎疾患として血液中に病原体が入り込み，重篤な全身状態を引き起こす病気です。疾患の背景には，癌や糖尿病，肝臓・腎臓疾患，膠原病などがある場合と，高齢者や術後といった患者の状態に影響して発症することもあるようです。

敗血症を引き起こす病原菌は，黄色ブドウ球菌（MRSA 含む）などの**グラム陽性球菌**や，大腸菌，肺炎桿菌，緑膿菌といった**グラム陰性桿菌**，カンジダ属などの**真菌**によります。グラム陰性桿菌の場合には，**エンドトキシン（内毒素）による敗血症性ショック**を起こすことがあるようです。この状態は，血中にエンドトキシンが散布されることで化学伝達物質や蛋白質（サイトカイン）によって末梢血管の拡張が起こり，末梢血管が拡張すると血液が末梢血管に停滞し，血の巡りが悪くなることでショック（エンドトキシンショック）に至るそうです。血流が減衰するので**播種性血管内凝固症候群（DIC）**の合併の確率が高くなり，DIC は出血傾向をもたらし，微小循環をさらに阻害して，心筋，肺への酸素供給を妨げ，腎血流量を低下させ，その結果，心拍出量が低下して心不全になる場合や，そのほかにも呼吸不全や尿量の減少により重篤な状態になるという臨床経過を辿るようです。

敗血症は，2016 年 2 月に**国際的な診断基準が改められ**，日本の診療においても，この定義が臨床の場で用いられるようになってきています。敗血症はそもそも症候群の一つという括りで考えられる病名であり，診断やその定義をめぐっては，過去にたくさんの議論が重ねられてきた経緯があるようです。

下記に出てくる SOFA（Sequential Organ Failure Assessment）**というスコア**を初めてみる読者の方も少なくないと思われますので，簡単に解説します。このスコアは，項目にある呼吸器や循環器および中枢神経系，そして凝固系などの各項目にある区分に対して，それぞれの障害度合いをスコア化し，その合計点で重症度

図表 6-115　SOFA スコア

項目	点数				
	0 点	1 点	2 点	3 点	4 点
呼吸器 PaO_2/FiO_2（mmHg）	≧400	＜400	＜300	＜200 ＋呼吸補助	＜100 ＋呼吸補助
凝固能 血小板数（$\times 10^3/\mu L$）	≧150	＜150	＜100	＜50	＜20
肝機能 ビリルビン（mg/dL）	＜1.2	1.2～1.9	2.0～5.9	6.0～11.9	＞12.0
循環機能 平均動脈圧（MAP） （mmHg）	MAP≧70	MAP＜70	DOA＜5 γ あるいは DOB 使用	DOA 5.1～1.5 あるいは Ad≦0.1 γ あるいは NOA≦0.1 γ	DOA＞15 γ あるいは Ad＞0.1 γ あるいは NOA＞0.1 γ
中枢神経系 GCS	15	13～14	10～12	6～9	＜6
腎機能 クレアチニン（mg/dL）	＜1.2	1.2～1.9	2.0～3.4	3.5～4.9	＞5.0
尿量（mL/日）				＜500	＜200

図表 6-116　qSOFA スコア

呼吸数≧22 回/分 意識レベルの変化（GCS<15） 収縮期血圧≦100 mmHg

を判定するものです。各スコアは，**図表 6-115** のとおりです。

2．事例

診療科：救急科

現病歴：70 歳女性。1 週間ほど前より膀胱炎症状あり，血尿も伴っていた。昨日より発熱，嘔吐，下痢があり，本日 21 時頃から意識障害が出現し，救急要請となった。来院時，血圧低下，頻脈と皮膚の湿潤あり，C（循環）不安定* と判断。発熱を認め，qSOFA 3 点に合致することから重症敗血症（敗血症性ショック）を疑い緊急入院となった。

＊循環不安定の意。重症の救命救急患者を診療する現場では，ABCDE アプローチが行われる。A：気道，B：呼吸，C：循環，D：意識障害，E：環境要因 ── を指す。

入院の経過：救急よりただちに両前腕に 20 G で静脈路を確保し，外頸静脈怒張がないことを確認し，外液全開投与を開始したところ，徐々に血圧は安定した。身体所見上，左 CVA（肋骨脊椎角）叩打痛，左腎把握痛を認め，腎盂腎炎が疑われることから，精査目的に造影 CT を行ったところ，左腎の造影不良域，周囲には脂肪混濁を認め，急性巣状性細菌性腎炎（AFBN）を確認した。

SOFA スコア 6 点，抗乳酸血症消失しており，新定義で敗血症性ショックには含まれないため，AFBN による敗血症と診断した。治療として，フェニバックス 0.5 g の投与を開始したが，培養結果から起炎菌は大腸菌であることが判明したので，抗菌薬を ABPC へ変更した。治療継続し，抗菌薬を 2 週間投与したところ経過良好となり，バイタルサインも安定して退院となった。

医療資源病名：敗血症（グラム陰性桿菌敗血症）（A 41.5）

DPC：**180010x0xxx0xx**

3．コーディング解説

発熱，嘔吐，意識障害を伴う重篤な敗血症の事例です。現病歴にある「**qSOFA**」は新しい敗血症診断基準で，臓器障害を簡便にスコア化して記述することを目的に開発されたスコアリングシステム SOFA の簡易版です（**図表 6-116**）。頭にある q は「quick」を表しています。簡便に素早く敗血症を診断することが求められる救急外来などで，頻繁に使用されています。この項目が 2 項目（2 点）以上であれば，積極的に敗血症を疑い，臓器障害の評価を行うこととされています。現病歴に記載されている qSOFA 3 点は全項目が合致していることになるため，重症敗血症疑いにより入院となっています。

なお，前述のとおり敗血症は 2016 年 2 月に「敗血症および敗血症性ショックの国際コンセンサス定義第 3 版（Sepsis-3）」が発表され，「**敗血症は感染症に対する制御不能な宿主反応に起因した生命を脅かす臓器障害**」と定義されています。これは，**臓器障害を伴う病態のみが敗血症**ということになり，重症敗血症という用語は使用しなくなりました。これにより，「敗血症」と「敗血症性ショック」の 2 つの定義（診断基準）に統一されています（**図表 6-117**）。現病歴の

図表 117　敗血症・敗血症性ショックの定義

敗血症	**定義**：感染に対する宿主生体反応の調節不全で，生命を脅かす臓器障害 **診断基準**：感染症が疑われ，SOFA スコアが 2 点以上増加したもの
敗血症性ショック	**定義**：敗血症の部分集合であり，実質的に死亡率を上昇させる重度の循環・細胞・代謝の異常を呈するもの **診断基準**：十分な輸液負荷にもかかわらず，平均動脈圧 65 mmHG 以上を維持するために血管作動薬を必要とし，かつ血清乳酸菌が 2 mmol/L を超えるもの

図表 6-118　敗血症の ICD-10 コード体系（抜粋）

A 40	**連鎖球菌性敗血症**
A 40.0	A 群連鎖球菌による敗血症
A 40.1	B 群連鎖球菌による敗血症
A 40.2	D 群連鎖球菌による敗血症
A 40.3	肺炎連鎖球菌による敗血症 ※肺炎球菌性敗血症
A 40.8	その他の連鎖球菌性敗血症
A 40.9	連鎖球菌性敗血症，詳細不明
A 41	**その他の敗血症**
A 41.0	黄色ブドウ球菌による敗血症
A 41.1	その他の明示されたブドウ球菌による敗血症 ※コアグラーゼ陰性ブドウ球菌による敗血症
A 41.2	詳細不明のブドウ球菌による敗血症
A 41.3	インフルエンザ菌による敗血症
A 41.4	嫌気性菌による敗血症
A 41.5	その他のグラム陰性菌による敗血症
A 41.8	その他の明示された敗血症
A 41.9	敗血症，詳細不明

重症敗血症の記述には定義が切り変った意味も含まれています。

続いて，臨床経過を見ていきます。入院時の記述から感染症発生の原因を追究し，腎盂腎炎を疑い造影 CT を行ったところ，急性巣状性細菌性腎炎（AFBN）と診断されています。AFBN とは，腎実質に巣状に強い細菌感染症を生じ，腎盂腎炎が進行した病態をいいます。

事例では，この AFBN が敗血症の原因と捉え，治療はフェニバックス（カルバペネム系抗生物質製剤）が投与されています。途中，細菌検査（培養結果）によって細菌が特定され，大腸菌の感染が明らかになったことにより，ペニシリン系の抗生剤（ABPC）に切り替えられ，治療が完了しています。

敗血症の ICD-10 は，細菌により詳細にコード区分が分かれています（**図表 6-118**）。敗血症は，標準病名マスターでそのまま引くと A 41.9 となるため，大腸菌を特定した ICD コードにします。大腸菌はグラム陰性の桿菌となるので，**A 41.5（その他のグラム陰性菌による敗血症）**とします。このコードから MDC を導き，**180010 敗血症**を選択し，分類冒頭の年齢区分に入ります。事例は 70 歳女性ということで「1 歳以上」を選び，手術・処置等 2 の分岐を確認します。治療は抗生剤の投与のみであるので「なし」とし，180010x0xxx0xx を導き，コーディングを確定します（**図表 6-119**）。

図表 6-119 敗血症の DPC 分類（抜粋） 『DPC 早見表』p. 364

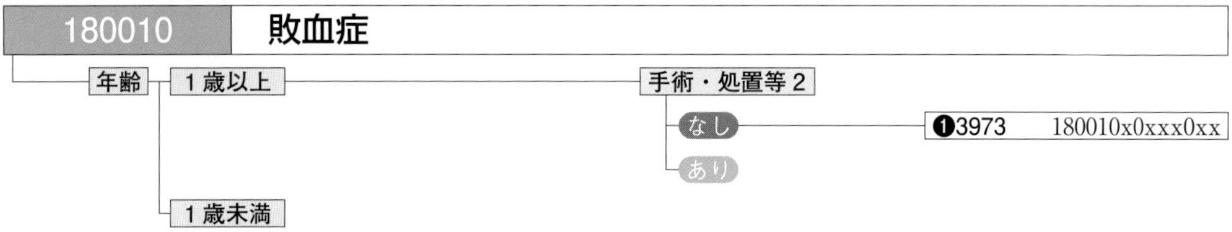

180010 敗血症
- 年齢
  - 1 歳以上
    - 手術・処置等 2
      - なし → ❶3973 180010x0xxx0xx
      - あり
  - 1 歳未満

樹形図番号	入院期間 A	入院期間 B	入院期間 C	入院期間 A 日以下 入院期間①	入院期間 A 日以下 点数／日	入院期間 A 日超 B 日以下 入院期間②	入院期間 A 日超 B 日以下 点数／日	入院期間 B 日超 C 日以下 入院期間③	入院期間 B 日超 C 日以下 点数／日
❶3973	9	17	60	1～9日	3,001	10～17日	2,218	18～60日	1,885
❷3974	10	20	60	1～10日	4,743	11～20日	2,221	21～60日	1,888

（※厚生労働省告示では，入院期間「A」は「Ⅰ」，「B」は「Ⅱ」，「C」は「Ⅲ」）

敗血症

日本版敗血症診療ガイドライン 2016 による新しい定義「新診断基準（Sepsis-3）」により，定義，診断基準，重症度分類が下記のように区分された。

敗血症の定義：感染に対する制御不能な宿主反応に起因した生命を脅かす臓器障害を呈する状態である。

敗血症の診断基準：ICU の患者と非 ICU の患者（院外，救急外来，一般病棟）で区別する。

①**ICU 患者**：感染症が疑われ，SOFA 総スコア 2 点以上の急上昇があれば敗血症と診断する。

②**非 ICU 患者**：quickSOFA（qSOFA）2 項目以上で敗血症を疑う。最終診断は ICU 患者に準じる。

SOFA（Sequential Organ Failure Assessment）スコア：6 臓器（意識・呼吸・循環・肝・腎・凝固）の機能不全を 0～4 点で点数化し，最大 24 点で評価を行う。

qSOFA 基準：意識変容（Glasgow Coma Scale≦13），呼吸数≧22/min，収縮期血圧≦100 mmHg の 3 項目のうち 2 項目以上を満たす。

重症度分類：敗血症と敗血症性ショックの 2 分類とする。

敗血症性ショックの定義：敗血症に急性循環不全を伴い，細胞障害および代謝異常重度となる状態として区分し，具体的には輸液蘇生しても平均動脈血圧 65 mmHg 以上を保つのに血管収縮薬を必要とし，かつ血清乳酸値 2 mmol/L（18 mg/dL）を超える病態とする。

ICD-10（2013 年版）においては，敗血症性ショックは R 57.2 に分類されるため，医療資源病名には使用できない。

2018 年度から様式 1 において，入院契機傷病名，医療資源病名，入院時併存症，入院後発症疾患のいずれかが 180010 に定義される傷病名の場合には，SOFA スコア（小児は qSOFA スコア）測定日と測定値の入力が必要となったため，診療録への記載が重要。

45　感染性腸炎（ジアルジア症）

MDC 180030

感染性腸炎は病原体が腸管に感染して発症する疾患ですが，病原体には主に細菌・ウイルス・寄生虫があります。2016年度までの旧診断群分類では，これら腸炎に係る疾患がMDC 15（小児疾患）に分類（150010 ウイルス性腸炎，150020 細菌性腸炎，150021 偽膜性腸炎）されたため，これら疾患の対象が小児に限られるのではないかといった誤認識が生じてしまいました。2018年度改定では，**上記の分類すべてがMDC 06（消化器系疾患）に移動**しています（060380 ウイルス性腸炎，060390 細菌性腸炎，060391 偽膜性腸炎）。

ご紹介するのは，感染性腸炎のなかでも，寄生虫による腸炎の事例です。日頃，寄生虫による疾患は頻繁に見られるものではありませんので，細菌性腸炎の疑いから寄生虫の診断が確定するまでをしっかりと押さえながら，コーディングしてみましょう。

1．疾患の概要

感染性腸炎については，**夏季に細菌性腸炎，冬季にウイルス性腸炎が多く発症する傾向**があり，一方で寄生虫による腸炎は海外への渡航者（特に発展途上国）にしばしば発症します。

腸炎の症状は，下痢，発熱，腹痛，悪心，嘔吐であり，診断に当たっては，細菌性腸炎は便や腸液を培養して細菌を検出します。ただし，**培養での陽性率はあまり高くないため，培養が陰性であっても腸炎を否定せず，症状を優先して治療にあたる**ことが少なくありません。

ウイルス性腸炎は，吐物や便からウイルスに特異的な物質や遺伝子を検出して診断しますが，寄生虫による腸炎は原虫を疑うため，診断には直接鏡検で赤痢アメーバ，ランブル鞭毛虫（べんもうちゅう），サイクロスポーラ，イソスポーラの囊子，糞線虫などの原虫の幼虫などを検出して診断します。さらに横川吸虫，回虫，鉤虫，鞭虫などでは検便により虫卵を検出するといった方法も行われます。

治療は対症療法が中心になり，脱水の補正や電解質・糖の補給によって全身状態の改善を図ります。例えば下痢に伴う脱水が見られれば，輸液を先行します。実際のところ治療薬の投与については，細菌性腸炎においても抗菌薬は使用されません。一方で寄生虫疾患に対しては，基本的に抗寄生虫薬が投与されます。

2．事例

診療科：消化器内科

現病歴：2型糖尿病治療中の40歳男性。先月下旬から約2週間，20回/日程度の緑色水様性下痢が継続していた。近医を受診し，抗菌薬（CAM）を処方され内服したが改善せず，今月に入り，当院の総合診療科を受診した。整腸剤で経過観察となるも改善に乏しく，再度外来を受診し，造影CT等，画像検査を行ったが器質的異常は見られなかった。症状継続することから，精査目的で消化器内科に入院となった。

入院の経過：感染性胃腸炎疑いとして外来にて診療を行っていたが改善に乏しく，直接鏡検を実施することとし，CS含め精査加療目的で入院となった。採血では大きな異常を認めず，CSでも腸管浮腫を認めるのみであったが，便培養からランブル鞭毛虫が検出されたため，ジアルジア症の診断とした。治療はメトロニダゾールにて加療を開始し，5日間の静注を行った。その後，再度CSを行い，直接鏡検を行うも発赤・びらんを認めるだけで，洗浄液検体からも明らかな原虫は認めなかった。

抗生剤投与後は，経時的に下痢の改善を認め，食事摂取も良好となったため退院とした。

医療資源病名：ジアルジア症（A 07.1）

DPC：**180030xxxxxx1x**

3．コーディング解説

外来時診断の感染性胃腸炎疑いを押さえつつ，抗菌薬CMA〔clarithromycin（クラリスロマイシン）〕の投与で効果が得られなかったことを現病歴より得ます〔この抗菌薬はマクロライド系抗菌薬といい，幅広い適応菌種を持ってい

第6章　実践事例

る分，抗菌薬適正使用（耐性菌の問題）で取り上げられている薬剤の 1 つです〕。

このような情報を基に感染性腸炎の原因精査（直接鏡検）が行われ，CS によって得られた検体の便培養（細菌検査）で「ランブル鞭毛虫（べんもうちゅう）」が検出され，傷病名として「ジアルジア症」の診断が確定しています。なお，このジアルジア症とは，ランブル鞭毛虫の感染によって起きる鞭虫症で，ICD-10 では，A 07 その他の原虫性腸疾患のなかに「A 07.1 ジアルジア症［ランブル鞭毛虫症］」として両方の表現が明記されています。

続いて，治療に目を移します。治療はメトロニダゾール静注を 5 日間投与し，再度，直接鏡検 CS を行い，状態を確認したうえで退院となっています。これらの情報を得て，DPC コーディングを行います。

医療資源病名の選択は，迷いなく「ジアルジア症」を選択し，ICD-10 コード「A 07.1」より MDC 180030 その他の感染症（真菌を除く）が導かれます。この分類は，手術も手術・処置等の分岐もまったくない単線の出来高の分類ですが定義副傷病 10007x の設定があります。2 型糖尿病現病歴に 2 型糖尿病の治療中とあるので定義副傷病ありとして，180030xxxxxx1x に決定します。

図表 6-120　その他の感染症（真菌を除く）の DPC コード（抜粋） 『DPC 早見表』p. 365

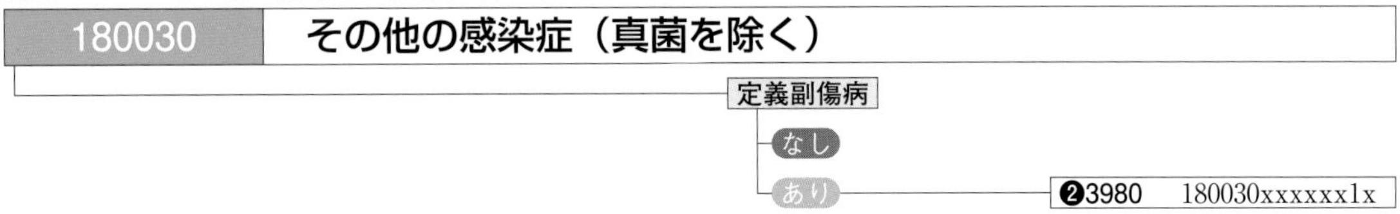

180030　その他の感染症（真菌を除く）

定義副傷病
- なし
- あり ― ❷3980　180030xxxxxx1x

定義副傷病

手術あり・なし共通

10007x　2 型糖尿病（糖尿病性ケトアシドーシスを除く）

樹形図番号	入院期間			入院期間 A 日以下		入院期間 A 日超 B 日以下		入院期間 B 日超 C 日以下	
	A	B	C	入院期間①	点数／日	入院期間②	点数／日	入院期間③	点数／日
❶3979	4	8	30	1 ～ 4 日	3,058	5 ～ 8 日	2,295	9 ～30日	1,951
❷3980	9	20	60	1 ～ 9 日	3,488	10～20日	2,655	21～60日	2,257

（※厚生労働省告示では，入院期間「A」は「Ⅰ」，「B」は「Ⅱ」，「C」は「Ⅲ」）

〔著者略歴〕

須貝　和則（すがい　かずのり）

国際医療福祉大学院　診療情報管理学修士

1987 年　財団法人癌研究会付属病院　入職

1991 年　診療録管理士　取得

1995 年　学校法人昭和大学病院　入職

1997 年　診療情報管理士　取得

2002 年　日本医師会医療安全推進者養成講座　修了

2005 年　診療情報管理士指導者　取得，AIS コーディングプロバイダーコース　修了

2006 年　社会医療法人ジャパンメディカルアライアンス　入職

2012 年　国立研究開発法人国立国際医療研究センター　入職　現在に至る

日本診療情報管理士会副会長，日本診療情報管理学会理事，

日本病院会診療情報管理士教育委員会委員，同医師事務作業補助者コース委員長

DPC 請求 NAVI 2020-21

＊定価は裏表紙に
表示してあります

2009 年 4 月 30 日　第 1 版第 1 刷発行
2020 年 10 月 21 日　第 7 版第 1 刷発行

著　者　須　貝　和　則

発行者　小　野　　章

発行所　医学通信社

〒 101-0051 東京都千代田区神田神保町 2-6 十歩ビル

TEL　03-3512-0251（代表）

FAX　03-3512-0250（注文）

03-3512-0254（書籍の記述についてのお問い合わせ）

https://www.igakutushin.co.jp/
※　弊社発行書籍の内容に関する追加情報・訂正等を掲載しています。

装丁デザイン／EBranch　冨澤崇

印刷・製本／アイワード

落丁，乱丁本はお取り替えいたします。

ISBN 978-4-87058-788-5